W0294373

DROEMER

Liane
Moriarty

Vorsehung

ROMAN

Aus dem Englischen
von Alice Jakubeit

DROEMER

Die englische Originalausgabe erschien 2024 unter dem Titel
»Here One Moment« bei Pan Macmillan Australia Pty Ltd 1 Market Street,
Sydney, New South Wales, Australia, 2000.

Besuchen Sie uns im Internet:
www.droemer-knaur.de

MIX
Papier | Fördert gute Waldnutzung
FSC® C014496

Deutsche Erstausgabe Mai 2025
© Liane Moriarty 2024
© 2025 der deutschsprachigen Ausgabe Droemer Verlag
Ein Imprint der Verlagsgruppe
Droemer Knaur GmbH & Co. KG
Maria-Luiko-Straße 54, 80636 München
Alle Rechte vorbehalten. Das Werk darf – auch teilweise –
nur mit Genehmigung des Verlags wiedergegeben werden.
Die Nutzung unserer Werke für Text- und Data-Mining
im Sinne von § 44b UrhG behalten wir uns explizit vor.
Das Zitat von Samuel Johnson stammt mit freundlicher Genehmigung aus:
James Boswell, *Dr. Samuel Johnson, Leben und Meinungen*,
Aus dem Englischen von Fritz Güttinger
Copyright der deutschsprachigen Übersetzung
© 2008 Diogenes Verlag Zürich AG
From ON DEATH AND DYING by Dr. Elisabeth Kubler-Ross.
© 1969 by Elisabeth Kubler-Ross; copyright renewed
© 1997 by Elisabeth Kubler-Ross.
Reprinted with the permission of Scribner,
an imprint of Simon & Schuster LLC. All rights reserved.
Redaktion: Birgit Förster
Covergestaltung: KRISTIN PANG nach einem Design von Christopher Brand
Coverabbildung: Corbis/VCG/Getty Images, tovfla/Getty Images
Satz und Layout: Adobe InDesign im Verlag
Druck und Bindung: GGP Media GmbH, Pößneck
ISBN 978-3-426-56279-6

Kontaktadresse nach EU-Produktsicherheitsverordnung:
produktsicherheit@droemer-knaur.de

2 4 5 3 1

Für Marisa und Petronella

*»Verlassen Sie sich darauf, wenn einer weiß,
daß er in vierzehn Tagen gehängt wird,
konzentriert sich sein Denken ganz erstaunlich.«*

Samuel Johnson

Kapitel 1

Später wird sich kein Mensch daran erinnern, die Dame am Flughafen Hobart an Bord gehen gesehen zu haben.

Nichts an ihrer Erscheinung oder ihrem Verhalten lässt irgendwelche Alarmsirenen schrillen oder Augenbrauen in die Höhe gehen.

Sie ist nicht betrunken, streitlustig oder berühmt.

Sie ist nicht verletzt wie der brilletragende Hipster, der einen Arm in der Schlinge trägt und ihn dadurch permanent ans Herz drückt, als wollte er seine Liebe oder Aufrichtigkeit beteuern.

Sie ist nicht entnervt wie die verschwitzte junge Mutter, die ein zappelndes Baby, ein wütendes Kleinkind und viel zu viel Handgepäck im Griff zu behalten versucht.

Sie ist nicht gebrechlich wie das gebeugt gehende, betagte Ehepaar, das mehrere Kleidungsschichten trägt, als wollte es sich Kapitän Scotts Antarktisexpedition anschließen.

Sie ist nicht mürrisch wie die diversen Personen mittleren Alters, die in Gedanken bei diversen Mittleres-Alter-Themen sind, oder der einzige unbegleitete Minderjährige auf diesem Flug, ein Sechsjähriger, der die Lasertag-Party seines Freunds verpasst, weil die Sorgerechtsvereinbarung seiner geschiedenen Eltern vorsieht, dass er jeden Freitagnachmittag diesen Flug nach Sydney nimmt.

Sie ist nicht geschwätzig wie das Paar, das so ausführlich von seinem Urlaub erzählt, dass man sich unwillkürlich fragt, ob die beiden undercover für eine Tourismusinitiative der tasmanischen Regierung tätig sind.

Sie ist nicht extrem schwanger wie die extrem schwangere Frau.

Sie ist nicht extrem groß wie der extrem große Mann.

Sie ist nicht zittrig vor Flugangst, Espresso oder (wir wollen es nicht hoffen) Amphetaminen wie die junge Frau mit dem oversized Hoodie und den sehr kurzen Shorts, in denen sie aussieht, als trüge sie gar keine Hose, und irgendjemand sagt, sie sei mit diesem Schauspieler zusammen, aber jemand anderes sagt, nein, das ist sie nicht, ich weiß, wen Sie meinen, aber das ist sie nicht.

Sie hat keine leuchtenden Augen wie die Hochzeitsreisenden, die noch ihre elegante Hochzeitskleidung tragen, diese verrückten jungen Leute, denen eine Welle des Wohlwollens folgt und die sogar zwei Passagiere veranlassen, ihnen ihre Businessclass-Sitze anzubieten, was Braut und Bräutigam zur großen Erleichterung des anderen Paars höflich, aber entschieden ablehnen.

Die Dame weist nichts auf, woran irgendjemand sich später erinnern wird.

Der Flug hat Verspätung. Nur eine halbe Stunde. Es gibt mürrische Gesichter und Seufzer, aber die meisten Passagiere sind bereit, diese Unannehmlichkeit hinzunehmen. So ist das mit dem Fliegen heutzutage.

Wenigstens ist er nicht annulliert worden. »Noch nicht«, sagen die Pessimisten.

Über Lautsprecher kommt knisternd eine Durchsage: Passagiere, die besondere Hilfe benötigen, dürfen jetzt an Bord gehen.

»Na bitte!« Die Optimisten springen auf und hängen sich ihre Taschen um.

Während des Boardings bleibt die Dame nicht stehen, um ein-, zwei-, dreimal an den Flugzeugrumpf zu klopfen, was Glück bringen soll, oder mit einem Flugbegleiter zu flirten oder fieberhaft über das Display ihres Telefons zu wischen, weil ihre Bordkarte mysteriöserweise verschwunden ist – vor einer Minute war sie noch da, wieso passiert das immer?

Die Dame macht sich nicht nützlich wie die Passagiere, die Eltern und Ehepartnern helfen, verschwundene Bordkarten wiederzufinden, oder der breitschultrige Mann mit dem kantigen Kinn und dem grauen Bürstenschnitt, der den Leuten im Vorbeigehen mühelos die Taschen in die Gepäckfächer hebt, ohne aus dem Tritt zu kommen.

Als sämtliche Passagiere eingestiegen sind, sich gesetzt und angeschnallt haben, stellt sich der Pilot vor und erklärt, es gebe ein »kleines technisches Problem, das wir noch lösen müssen«, und die »Passagiere wissen es bestimmt zu schätzen, dass die Sicherheit an erster Stelle steht«. Die Flugbegleiter, betont er mit nur der Andeutung eines Lächelns in seiner tiefen, vertrauenswürdigen Stimme, erfahren es auch gerade erst. (Also lasst sie in Ruhe.) Er dankt den »Leuten« für ihre Geduld und bittet sie, sich zurückzulehnen und zu entspannen, innerhalb einer Viertelstunde sollten sie unterwegs sein.

Sie sind nicht innerhalb einer Viertelstunde unterwegs.

Das Flugzeug steht quälende zweiundneunzig Minuten auf der Rollbahn, ohne sich von der Stelle zu rühren. Das ist nur unwesentlich länger als die erwartete Flugdauer.

Schließlich sagen nicht einmal mehr die Optimisten: »Ich bin sicher, wir schaffen es noch!«

Alle sind verstimmt: Optimisten und Pessimisten gleichermaßen.

In dieser Zeit drückt die Dame nicht den Rufknopf, um einer Flugbegleitung von ihrem Anschlussflug oder ihrer Tischreservierung, ihrer Migräne, ihrem Unbehagen in beengten Räumen oder ihrer sehr beschäftigten Tochter zu erzählen, die mit ihren drei Kindern bereits auf dem Weg zum Flughafen Sydney ist, um sie abzuholen, und was soll sie jetzt machen?

Sie wirft nicht den Kopf in den Nacken und heult zwanzig unerträgliche Minuten lang wie das Baby, das eigentlich nur die Gefühle aller zum Ausdruck bringt.

Sie verlangt nicht, man solle dafür sorgen, dass das Baby aufhört zu weinen, wie die drei Passagiere in mittleren Jahren, die dieses Alter anscheinend alle mit der Überzeugung erreicht haben, dass Babys auf Verlangen aufhören zu weinen.

Sie fragt nicht höflich, ob sie jetzt bitte wieder aussteigen könne, wie der unbegleitete Minderjährige, der nach vierzig Minuten Verspätung an seine Grenzen kommt und hofft, dass die Lasertag-Party vielleicht doch im Bereich des Möglichen liegt.

Sie verlangt nicht, man solle ihr gestatten, mit ihrem aufgegebenen Gepäck von Bord zu gehen wie die Frau im leopardengemusterten Jumpsuit, die irgendwo*hin* muss, die *nie wieder* mit dieser Fluggesellschaft fliegen wird, die sich aber irgendwann doch beschwichtigen lässt und sich daraufhin so wirksam betäubt, dass sie bald tief und fest schläft.

Sie ruft nicht aus lauter Verzweiflung irgendwann abrupt aus: »Ach, kann denn nicht irgendjemand etwas *tun?*«, wie die rotgesichtige Frau mit dem krausen Haar, die zwei Reihen hinter dem weinenden Baby sitzt. Es ist nicht klar, ob sie will, dass jemand etwas gegen die Verspätung, das weinende Baby oder den Zustand des Planeten unternimmt, aber just da steht der Mann mit dem kantigen Kinn auf und zeigt dem Baby einen gewaltigen klirrenden Schlüsselbund. Als Erstes demonstriert er, dass ein rotes Licht aufleuchtet, wenn man einen bestimmten Knopf an einem der Schlüssel drückt, und zur grenzenlosen Erleichterung der Mutter und aller anderen Anwesenden verstummt das Baby freudig-erstaunt.

Zu keinem Zeitpunkt tätigt die Dame einen theatralischen Anruf, bei dem sie jemandem in verbittertem Ton erzählt, sie »sitze in einem Flugzeug fest«, »immer noch hier«, »den Anschluss erreichen wir auf keinen Fall«, »macht einfach ohne mich weiter«, »wir müssen den Termin verschieben«, »muss alles absagen«, »nichts zu machen«, »Ich *weiß!* Es ist unglaublich«.

Niemand wird sich daran erinnern, die Dame während der Wartezeit auch nur ein Wort sprechen gehört zu haben.

Anders als der elegant gekleidete Mann, der sagt: »Nein, nein, Schatz, es wird knapp, aber ich bin immer noch sicher, dass ich es schaffe«, aber daran, dass er sich mit dem Telefon nervös an die Stirn klopft, merkt man, dass er weiß, er wird es nicht schaffen, auf keinen Fall.

Anders als die beiden Freundinnen zwischen zwanzig und dreißig Jahren, die an der Flughafenbar auf leeren Magen Prosecco getrunken haben, woraufhin die Passagiere in ihrer Nachbarschaft intime Details ihrer komplexen Gefühle betreffend »Poppy« erfahren, einer gemeinsamen Freundin, die nicht so nett ist, wie sie allen weismachen will.

Anders als die beiden Mittdreißiger, die sich nicht kennen, aber eine bemerkenswert gut hörbare und außerordentlich langweilige Unterhaltung über Proteinshakes beginnen.

Die Dame reist allein.

Sie hat keine Angehörigen, die sie durch ihre bloße Existenz reizen wie die vierköpfige Familie, die nach Geschlecht geordnet sitzt: Mutter und minderjährige Tochter, Vater und minderjähriger Sohn, alle unterschwellig vor Wut kochend wegen einer heiklen Angelegenheit, bei der es um ein Handyladegerät geht.

Die Dame hat einen Platz am Gang, 4D. Sie hat Glück: Es ist ein relativ voller Flug, aber der Sitz zwischen ihr und dem Mann am Fenster ist frei. Diverse Passagiere werden sich hinterher neidvoll an diesen leeren Mittelplatz erinnern, nicht jedoch an die Dame. Als sie schließlich Starterlaubnis erhalten, muss die Dame nicht gebeten werden, ihren Sitz in eine aufrechte Position zu bringen oder ihre Tasche unter dem Vordersitz zu verstauen.

Sie applaudiert nicht mit langsamen, sarkastischen Bewegungen, als das Flugzeug endlich zur Startbahn rollt.

Während des Flugs schneidet die Dame sich weder die Zehennägel, noch benutzt sie Zahnseide.

Sie ohrfeigt keinen Flugbegleiter.

Sie ruft keine rassistischen Beschimpfungen. Sie singt nicht, brabbelt nicht, nuschelt nicht.

Sie zündet sich nicht beiläufig eine Zigarette an, als hätten wir 1974.

Sie nimmt keine sexuellen Handlungen an einem Fremden vor.

Sie entkleidet sich nicht.

Sie weint nicht.

Sie übergibt sich nicht.

Sie versucht nicht, mitten im Flug den Notausgang zu öffnen.

Sie verliert nicht das Bewusstsein.

Sie stirbt nicht.

(In der Luftfahrtbranche weiß man aus leidvoller Erfahrung, dass dies alles möglich ist.)

Eines ist klar: Die Dame ist eine Dame. Niemand wird sie hinterher als »Frau« bezeichnen. Und selbstverständlich wird niemand sie »Mädchen« nennen.

Bei ihrem Alter herrscht Uneinigkeit. Möglicherweise Anfang sechzig? Vielleicht Mitte fünfzig. *Eindeutig* Mitte siebzig. Anfang achtzig? So alt wie deine Mutter. So alt wie deine Tochter. So alt wie deine Tante. Deine Chefin. Deine Unidozentin. Der unbegleitete Minderjährige wird sie als »sehr alte Frau« beschreiben, das betagte Ehepaar als »Dame mittleren Alters«.

Vielleicht liegt es an ihrem grauen Haar, dass man sie so eindeutig der Kategorie »Dame« zuordnet. Es ist das weiche Silbergrau eines teuren Kätzchens. Schulterlang. Ansprechend frisiert. Schönes Haar.

»Schönes Grau.« Die Sorte Grau, bei der man überlegt, selbst graues Haar zu tragen! Eines Tages. Jetzt noch nicht.

Die Dame ist klein und zierlich, doch nicht so klein und zierlich, dass sie Fürsorglichkeit wecken würde. Sie zieht kein wohlwollendes Lächeln oder Hilfsangebote auf sich. Man denkt bei ihrem Anblick nicht unwillkürlich, wie sehr man seine Großmutter doch vermisst. Man denkt bei ihrem Anblick an gar nichts. Man könnte ihren Beruf, ihren Charakter oder ihr Sternzeichen nicht erraten. Man würde sich nicht die Mühe machen.

Man würde nicht sagen, sie sei *unsichtbar*, an und für sich.

Vielleicht halb durchsichtig.

Die Dame ist weder atemberaubend schön noch bedauerlich hässlich. Sie trägt eine hübsche grün-weiß gemusterte Bluse mit Kragen, die sie in ihre schmale graue Hose gesteckt hat. Ihre Schuhe sind flach und bequem. Sie ist nicht ungewöhnlich gepierct, mit Schmuck behangen oder tätowiert. Sie trägt kleine silberne Ohrstecker und am Blusenkragen eine silberne Brosche, die sie häufig berührt, wie um sich zu vergewissern, dass sie noch da ist.

All das bedeutet, dass die Dame auf dem Drei-Uhr-zwanzig-Flug von Hobart nach Sydney, die später als »Todesdame« bekannt werden wird, keinen zweiten Blick wert ist, niemandem, keinem Besatzungsmitglied, keiner Passagierin, bis sie tut, was sie tut.

Selbst dann dauert es noch länger, als man denken sollte, bis jemand schreit, bis jemand beginnt zu filmen, bis Ruftasten aufleuchten und es überall im Passagierraum »ding« macht wie bei einem Flipper.

Kapitel 2

Seit dem Start sind fünfundvierzig Minuten vergangen, und die Stimmung an Bord ist ruhig, stoisch, nur einen Hauch verärgert. Das zähe Warten, als die Zeit sich verlangsamte und ausdehnte, bis sie dünn wurde, sodass jede Minute ihre sechzig Sekunden voll ausreizte, ist Vergangenheit. Jetzt vergeht die Zeit wieder unsichtbar in ihrem üblichen flotten Tempo.

In der Hauptpassagierkabine wurde ein »leichter Imbiss« aus Mandeln, Salzbrezeln, Kräckern und Salsa serviert. Die fünf Businessclass-Passagiere genießen eine »leichte Mahlzeit« (alle haben Huhn gewählt) mit ziemlich viel Wein (alle haben den Pinot genommen).

In der Hauptpassagierkabine sind die Abfälle größtenteils abgeräumt und die Tische wieder hochgeklappt worden. Das Baby und das Kleinkind schlafen. Ebenso die Braut, während der Bräutigam auf seinem Telefon herumtippt. Der unbegleitete Minderjährige spielt ein Computerspiel. Das gebrechliche Ehepaar beugt die Köpfe über separate Kreuzworträtsel. Die Flugbegleiter unterhalten sich in gedämpftem Ton über ihre Pläne für das Wochenende und den Dienstplan der nächsten Woche.

Die Leute gehen zur Toilette. Sie ziehen ihre Schuhe wieder an. Sie lutschen Pfefferminzbonbons. Sie tragen Lippenbalsam auf. Sie gehen im Kopf die nächsten Reiseschritte durch: Gepäck abholen, für ein Taxi anstehen, ein Uber bestellen, demjenigen schreiben, der sie abholt. Sie sehen sich durch die Tür ihres Hauses, Hotelzimmers oder ihrer Airbnb-Unterkunft gehen und müde das Gepäck fallen lassen. »Was für ein Albtraum«, werden sie zu ihren Partnern, Haustieren oder Wänden sagen, und dann werden sie ihr Leben wieder aufnehmen.

Die Dame löst den Sicherheitsgurt und steht auf.

Sie ist eine Dame, die etwas aus dem Gepäckfach nehmen möchte.

Oder eine Dame, die zur Toilette gehen will. Sie ist nicht von Bedeutung, nicht wichtig, nicht von Interesse, nicht gefährlich.

Sie neigt den Kopf und drückt die Fingerspitze auf die kleine Anstecknadel an ihrer Bluse.

Sie tritt hinaus auf den Gang und bleibt stehen.

Einer Person fällt das auf.

Diese Person ist ein zweiundvierzigjähriger Bauingenieur mit Sodbrennen und Kopfschmerzen.

Leopold Vodnik, niemals Leopold, einfach Leo für alle außer seiner Großmutter mütterlicherseits, die tot ist, und einem alten Freund von der Universität, den er längst aus den Augen verloren hat, sitzt auf 4C direkt neben der Dame auf der anderen Seite des Mittelgangs.

Ihre Reihe ist die erste in der Hauptpassagierkabine. Sie blicken auf eine Wand, an der steht: *Ab hier nur Businessclass*. Ein Vorhang ist diskret zugezogen, um das Luxusleben zu verbergen, das gleich dahinter geboten wird.

Leo sieht aus, als gehörte er in die Businessclass. Er ist von mittlerer Statur und hat olivfarbene Haut, eine große, markante Nase und eine hohe Stirn, die unvermittelt in einen grau gesprenkelten dunklen Lockenschopf Marke verrückter Professor übergeht. Eine seiner Schwestern hat ihm kürzlich einen Artikel darüber geschickt, dass Wissenschaftler das Gen für das »Syndrom der unkämmbaren Haare« entdeckt haben.

Er trägt ein blaues Leinenhemd mit bis zu den Ellbogen aufgekrempelten Ärmeln, eine graue Chino und Wildlederschuhe. Seine Frau sagt, er kleide sich besser als sie selbst. (Das ist nicht schwer. Neves Kleidung ist meistens achtlos zusammengewürfelt wie die eines Menschen, der gerade eine Naturkatastrophe überlebt hat.)

Leo kaut schon den ganzen Flug über Tabletten gegen Sodbrennen, massiert sich mit den Fingerspitzen die Stirn und sieht immer wieder auf die Uhr.

Es ist vorbei. Er muss den Tatsachen ins Auge blicken. Das Schulmusical seiner elfjährigen Tochter beginnt in fünf Minuten. Er wird nicht dort sein, weil er hier ist: zehn Kilometer hoch in der Luft.

»Natürlich werde ich mehr als rechtzeitig für den *König der Löwen* zurück sein«, sagte er seiner Frau, als er zum ersten Mal erwähnte, dass er möglicherweise runter nach Hobart fliegen würde, um seine Mutter zu einem Facharzttermin zu begleiten.

»Außer dein Flug hat Verspätung«, entgegnete Neve.

»Wird er nicht«, beteuerte Leo.

»Klopf auf Holz«, sagte Neve, ohne auf Holz zu klopfen.

Es fühlt sich irgendwie so an, als wäre die Verspätung ihre Schuld. Warum hat sie diese Möglichkeit überhaupt erwähnt? Er ist doch der Pessimist in ihrer Beziehung.

Wer hätte denn auch ahnen können, dass sie *zwei Stunden* Verspätung haben würden?

Neve anscheinend.

Wieder sieht Leo auf die Uhr. In diesem Augenblick sollte er in der Schulaula seiner Tochter zittern und seinem Teenagersohn ins Ohr zischen, er solle sein Telefon wegstecken und seine Schwester anfeuern, würde mit den anderen Eltern über die arktischen Temperaturen in der klimatisierten Aula scherzen, seine Frau im Flüsterton nach dem Namen von Samiras Vater fragen, Samiras Vater sagen, sie müssten endlich einmal zusammen ein Bier trinken gehen, wozu es, wie sie beide wissen, niemals kommen wird, weil: das Leben.

Sein Kopf pocht vor Schuldgefühlen. *Genau jetzt* geht das Licht aus. *Genau jetzt* geht der Vorhang hoch. Er beugt sich so weit vor, dass er praktisch die Absturzhaltung einnimmt.

Niemand außer ihm selbst ist daran schuld. Niemand hat ihn gebeten, das zu tun. Seine Mutter sagte: Bitte Leo, verschwende kein gutes Geld für einen Flug nur für einen Tag. Seine drei Schwestern waren ihm nicht dankbar dafür, dass er seinen familiären Verpflichtungen nachkam. Ganz im Gegenteil: In der WhatsApp-Familiengruppe warfen sie ihm vor, er wolle den Märtyrer spielen.

Doch er hatte sich des eigenartigen Gefühls nicht erwehren können, dass mit der Gesundheit seiner Mutter etwas nicht in Ordnung war und er dabei sein sollte, um zu hören, was der Facharzt sagt.

Als sein Vater vor zwei Jahren krank wurde, war er abgelenkt gewesen. Er hatte gerade erst seine aktuelle Stelle angetreten, und die Arbeit hatte ihn vollständig mit Beschlag belegt. Das tat sie immer noch. Er weiß nicht, was er dagegen tun soll.

Und dann: das schrille Läuten seines Telefons, das ihn um fünf Uhr morgens weckt, und die Stimme seiner Mutter, so laut, so sicher und so wach. »Ihr müsst euch sofort ins Flugzeug setzen, du und deine Schwestern.« Sie die Erwachsene, er der murmelnde, noch halb schlafende kleine Junge. »Was, Mum? Was … warum?« Es drang nicht einmal richtig zu ihm durch, dass sein Vater schwer krank war, ganz zu schweigen von der Möglichkeit, dass er sterben könnte, was auch geschah, noch am selben Tag, während Leo und seine Schwestern am Gepäckband auf die Tasche seiner mittleren Schwester warteten. Sie hatte eine Tasche *aufgegeben*.

Seitdem hat er das Gefühl, dass er seinen Vater vielleicht hätte retten können, wenn er nur achtsamer, nicht so auf seine Arbeit fixiert gewesen wäre. Er ist der Älteste. Der einzige Sohn. Er ist fest entschlossen, bei seiner Mutter alles richtig zu machen.

So weit zu eigenartigen Gefühlen, derer man sich nicht erwehren kann. Der Facharzt benötigte fünf Minuten, für die er dreihundert Dollar berechnete, um zu erklären, dass Leos Mutter sich bester Gesundheit erfreute.

Leo ist *nicht* enttäuscht darüber, dass seine Mutter gesund ist.

Natürlich nicht.

Nun, offen gesagt ärgert er sich doch ein bisschen darüber, dass seine Mutter gesund ist. Es wäre eine Genugtuung gewesen, wenn man etwas Ernstes, aber Heilbares bei ihr festgestellt hätte.

Und schmerzlos. Leo liebt seine Mutter sehr.

»Tja«, sagte Neve, als er sie wegen der Verspätung anrief. Da hatte er noch gedacht, er würde es schaffen, würde nur ein bisschen zu spät kommen. Er hatte sich durchs Gate sprinten und sich in der Taxischlange vordrängeln sehen – um seiner Tochter willen hätte er gegen seinen eigenen Moralkodex verstoßen! Doch dann stand das Flugzeug trotzig weiter auf dem Rollfeld, während der Pilot immer wieder seine ärgerlichen »Sorry, Leute«-Durchsagen machte und Leo verdammt noch mal fast wahnsinnig wurde.

»Du kannst nichts tun.« Neve sagte nicht, sie habe es ihm ja gesagt. Das tat sie nie. So demonstrierte sie ihre Macht. »Bridie wird es verstehen.« Er konnte Bridie im Hintergrund hören: »Das ist hoffentlich *nicht* Daddy, der sagt, dass er zu spät kommt!«

Wochenlang hat er Bridie abgehört. »Es ist eine kleine, aber wichtige Rolle, Daddy«, erklärte sie ihm feierlich, als sie zum ersten Mal mit dem Text nach Hause kam, und Leo war Neves Blick ausgewichen, weil Bridie empfindlich auf elterliche Blickwechsel reagierte. Sie spielt »Zazu« (jetzt, genau jetzt). Zazu ist ein »steifer, sittsamer Nashornvogel«, und wie Bridie die Rolle sofort verkörpert hat, ist einfach wunderbar. Diese Gesten! Steife, sittsame Gesten! Sie ist Meryl Bridie Streep. Sie ist objektiv so gut. Vergessen Sie Mufasa. Vergessen Sie Simba. Zazu wird der strahlende Star der heutigen Aufführung sein. Leo rechnet voll und ganz mit Standing Ovations für Bridie. Und er verpasst es.

Das ist die Sorte Fehler, die man auf dem Sterbebett bereut.

Er atmet geräuschvoll aus und lehnt sich zurück, öffnet die Schnalle des Sicherheitsgurts und schließt sie wieder. Öffnet und schließt sie. Die Frau neben ihm blickt von ihrer Zeitschrift auf, und Leo verschränkt die Hände. Er fällt ihr auf die Nerven. So etwas könnte auch sein vierzehnjähriger Sohn machen.

Bei dem Gedanken an seinen Sohn stolpert sein Herz kurz. Schon seit Monaten verspricht er Oli, dass sie diese schöne Wanderung durch den Nationalpark machen werden, die ihnen beiden so gefällt, nächsten Sonntag, aber es ist immer »nächsten Sonntag«, weil Leo so oft am Wochenende arbeiten muss, und diesen Sonntag muss er all das nacharbeiten, was er heute nicht getan hat, was ihn übrigens noch nicht zu einem »Workaholic« macht, nur zu einem Mann mit einem Job.

Seine Chefin hält eine gesunde Work-Life-Balance für wichtig. »Die Familie kommt immer an erster Stelle, Leo«, sagte sie, als Leo erwähnte, dass er sich heute freinehme, aber einer von Leos wichtigsten Leistungsindikatoren ist das Verhältnis seiner »abrechenbaren Stunden« zu seiner wöchentlichen Arbeitszeit. Dieses Verhältnis hat er immer im Kopf: Es ist eine sirrende Mücke, die er nicht totschlagen darf. Manchmal arbeitet er vierzehn Stunden am Tag, kann aber nur acht in Rechnung stellen. Es ist knifflig. Das Leben ist knifflig. Er muss bloß sein Zeitmanagement in den Griff bekommen. Seine Chefin, der sehr viel an diesem Thema liegt, empfiehlt ihm Bücher und Podcasts und gibt ihm nützliche Tipps. Sie ist eine beeindruckende, inspirierende Frau in einem von Männern dominierten Beruf, und er versucht, von ihr zu lernen, so, wie er auch von seinem ersten Vorgesetzten gelernt hat, der Leo seine Zeichnungen immer mit roter Tinte bedeckt zurückgab, was Leo zwar in den Wahnsinn trieb, ihn aber letztlich zu einem besseren Ingenieur gemacht hat. Neulich erzählte ihm Lilith, der erste Schritt zur Produktivitätssteigerung sei eine »detaillierte Zeiterfassung«, doch dafür hatte Leo bisher keine Zeit.

Oli wirkt nicht einmal mehr enttäuscht, wenn Leo abermals sagt: »Vielleicht machen wir die Wanderung nächstes Wochenende.« Er hebt bloß zynisch den Daumen, als hätte er es mit dem schon mehrfach nicht eingehaltenen Lieferversprechen eines Händlers zu tun.

Die Frau auf dem Mittelplatz räuspert sich dezent, und da merkt er, dass sein linkes Bein auf und ab wippt, als hätte er einen Stromschlag bekommen. Er legt die Hand auf den Oberschenkel, um ihn zur Ruhe zu bringen.

Er hat die Stimme seiner Frau im Ohr: *Nicht grübeln, Liebling.*

Als sie ihn zum ersten Mal Liebling nannte, konnte er es kaum glauben. Was für ein herrliches Gefühl das war.

Er lächelt angespannt in die ungefähre Richtung seiner Sitznachbarin und hofft, dass sie das als unausgesprochene Entschuldigung, nicht aber als Aufforderung zum Plaudern verstehen wird.

Sie heißt Sue, und ihr Ehemann auf dem Fensterplatz ist Max.

Leo weiß dies und noch vieles mehr über die beiden, denn in der Wartezeit auf dem Rollfeld blieb ihm keine andere Wahl, als mitzuhören, während das Paar erstaunlich viele Telefonate führte: »Warte, Sue möchte kurz mit dir reden!« »Ich gebe dir wieder Max!«

Max und Sue sind ein gut gelauntes, überschwängliches, mittelaltes Paar, das gerade von einer Tasmanien-Rundreise mit dem Wohnmobil zurückkehrt. Es war toll! Sue ist zierlich, hat rosige Wangen, leuchtende Augen und einen großen Busen. Ein Silberarmband mit vielen Anhängern klimpert, wenn sie gestikuliert. Max ist braun gebrannt, hat weißes Haar und einen großen, festen Bauch, den er stolz vor sich herträgt. Ein Nikolaus nach dem Sommerurlaub. Er strahlt die gleiche selbstbewusste Männlichkeit aus wie die Vorarbeiter, mit denen Leo bei der Arbeit zu tun hat: kräftige, laute Männer, die wissen, was sie tun, und keine Probleme mit ihrem Zeitmanagement haben.

Anfangs versuchte Sue, mit Leo zu plaudern, gab aber auf, als er so einsilbig antwortete, dass es kaum noch höflich war. Er weiß, er hätte ihr erzählen können, dass er Bridies Musical verpasst, und er weiß, sie und Max sind Menschen, die sofort ihr Mitgefühl und Interesse bekundet hätten (den ganzen Telefonaten hat er entnommen, dass sie Enkel haben – »Opa und ich können es kaum erwarten, dich zu sehen!«), aber er war zu angespannt zum Plaudern.

Wieder sieht er auf die Uhr. Bridie ist genau jetzt auf der Bühne.

Denk nicht mehr daran.

Sein Magen knurrt. Er hat einen Mordshunger. Den »leichten Imbiss« hat er abgelehnt, denn – und das ist so bescheuert – er wollte die Flugbegleiter nicht aufhalten. Hinterher ärgerte er sich unvernünftigerweise über all die Leute, die fröhlich ihre Nüsse und Brezeln aßen. Die Leute sollten sich darauf *konzentrieren,* schnell nach Sydney zu kommen.

Die Dame auf der anderen Seite des Gangs löst den Sicherheitsgurt.

Sie steht auf.

Bis jetzt war sie eine undeutliche Gestalt in seinem peripheren Blickfeld. Auf Nachfrage hätte er sie als kleine Dame mit silbernem Haar beschreiben können, sie aber niemals bei einer Gegenüberstellung unter mehreren kleinen, silberhaarigen Damen identifizieren können.

Sie tritt hinaus auf den Gang, direkt neben ihn, und dreht sich zum Heck des Flugzeugs um.

Dann bleibt sie stehen.

Was tut sie da?

Leo hält den Blick höflich auf die Sitztasche an der Wand vor ihm gerichtet. Er liest die oberste Zeile einer Werbeanzeige auf dem hinteren Cover des Bordmagazins: *Worauf warten Sie noch? Buchen Sie Ihre »Juwelen Europas«-Flusskreuzfahrt noch heute!* »Wenn solche Flusskreuzfahrten uns reizen, wissen wir, dass wir alt sind«, sagt Neve immer. Leo hat ihr nicht gestanden, dass die Idee, eine Flusskreuzfahrt zu unternehmen, ihn schon jetzt reizt.

Die silberhaarige Dame rührt sich noch immer nicht vom Fleck. Sie steht da schon zu lange. Sie bedrängt ihn gewissermaßen. Fällt ihm auf die Nerven.

Er blickt nach unten. Ihre Schuhe sind klein, braun, blank poliert und ordentlich zugebunden.

Mit ruhiger, klarer Stimme sagt sie: »Ich zähle bis drei.«

Kapitel 3

Nun, ich liebte einst einen sehr großen, mageren Jungen mit einem unfassbar verletzlichen Hals, der mir den Mut verlieh, auf Partys zu gehen und zu tanzen, obwohl ich so schüchtern war, dass ich dachte, ich werde gleich ohnmächtig.

»Ich zähle bis drei«, sagte er immer, während mir das Herz bis zum Hals klopfte und alles vor meinen Augen verschwamm, und dann nahm er meine Hand. »Eins. Zwei. Drei.«

Und wir gingen hinein.

Das könnte erklären, warum ich bis drei gezählt habe: Ich dachte gerade an ihn.

Kapitel 4

Sie zählt bis drei, und dann?

Leo mustert die Dame. Ihr Gesicht ist blass und ausdruckslos. Sie wirkt verstört. Möglicherweise unglücklich. Schwer zu sagen. Er blickt sich um, ob ihr jemand im Weg steht, aber der Gang ist frei.

Er hebt den Blick wieder. Sie hat das gleiche Alter, die gleiche Körpergröße und Statur wie Leos Mutter, nur dass Leos Mutter sich nicht einmal tot in flachen, bequemen Schuhen sehen ließe. (Buchstäblich. Leos Mutter möchte in ihren Jimmy Choos begraben werden. Leos jüngste Schwester sagte: »Klar, Mum, machen wir«, während sie an Leo gewandt lautlos mit den Lippen formte: *Auf keinen Fall,* und auf ihre eigenen Füße deutete.)

Leos Mutter mag es nicht, wenn jemand sie »gönnerhaft behandelt«. Wäre es gönnerhaft, diese Dame zu fragen, ob sie Hilfe benötigt?

Ihm fällt eine silberne Anstecknadel an ihrer Bluse auf.

Seine Eltern haben in Hobart vierzig Jahre lang ein Juweliergeschäft betrieben, und auch wenn weder Leo noch seine Schwestern Lust hatten, das Geschäft weiterzuführen, bemerken alle in der Familie Schmuckstücke ganz automatisch. Die Brosche ist klein, möglicherweise antik? Es ist irgendein Symbol. Ein altes, altertümliches Symbol. Er kann es nicht genau erkennen, ohne sich vorzubeugen, was unangemessen wäre, aber irgendetwas an der Brosche wirkt irritierend vertraut. Eigenartigerweise scheint sie irgendeinen Bezug zu ihm selbst zu haben. Sie weckt ein … Gefühl von Verantwortlichkeit in ihm. Vages Vergnügen? Es muss etwas mit dem Juweliergeschäft seiner Eltern zu tun haben, aber was?

Oder ist es das Symbol selbst, das ihm etwas bedeutet? Moment mal, etwas aus der Schulzeit? Nein. Universität? Der Gedanke an die Universität weckt zwangsläufig eine seiner unangenehmsten Erinnerungen: er selbst auf einer Straße vor einem Pub, brüllend, wie er noch nie zuvor und auch seither nicht mehr gebrüllt hat, allerdings hat es nichts mit diesem Symbol zu tun, Moment mal, gleich hat er es …

»Eins«, sagt die Dame.

Wird sie bei drei ein Lied anstimmen? Hat sie vielleicht Schmerzen? Bereitet sie sich innerlich darauf vor, einen Schritt zu tun? Neves Großmutter leidet unter schrecklichen Fußschmerzen, die Arme, aber diese Dame ist viel jünger.

Leos Vater sagte immer, seit dem 11. September sei er stets auf Ärger vorbereitet, wenn er verreise. »Ich werfe jeden zu Boden, der sich auch nur minimal verdächtig verhält«, sagte er mit seinem osteuropäischen Akzent, und zwar sehr ernsthaft, obwohl er ein eins dreiundsechzig großer, gutmütiger, adretter Städter war, ein lieber Mann, der in seinem ganzen Leben niemanden zu Boden geworfen hatte. »Ohne zu zögern, Leo.«

Hätte sein Vater diese Frau mittlerweile zu Boden geworfen?

Ohne zu zögern, Leo.

Himmel, Dad, das ist eine harmlose Dame! Du würdest so was von zögern!

»Zwei.«

Sie ist harmlos! Natürlich ist sie harmlos.

Man kann keine Waffen mehr durch die Sicherheitskontrolle schmuggeln.

Und Frauen entführen keine Flugzeuge.

Ist das sexistisch? Er hört seine jüngste Schwester sagen: *Ich könnte eher ein Flugzeug entführen als du, Leo.*

Kein Zweifel.

Leo räuspert sich. Er wird die Dame fragen, ob es ihr gut geht. Das ist die korrekte, angemessenste Vorgehensweise.

»Verzeihung«, beginnt er, »geht es Ihnen …?«

»Drei.«

Die Dame dreht sich um, streckt einen Arm aus und deutet direkt auf den Passagier auf dem Fenstersitz in ihrer eigenen Reihe, einen drahtigen Mann um die fünfzig, der sich über einen Laptop krümmt und mit zwei Fingern auf die Tastatur einhämmert.

»Ich erwarte«, sagt die Dame. Sie hält inne, deutet aber noch immer direkt auf den Mann. Es ist, als klagte sie ihn an.

Sie erwartet was?

»Ich erwarte einen verheerenden Schlaganfall.«

Verwirrt blickt der Mann hoch und hält sich eine Hand hinters Ohr. »Tut mir leid, das habe ich nicht mitbekommen.«

»Ich erwarte einen verheerenden Schlaganfall«, wiederholt sie, zurückhaltend, aber entschieden, ohne den Arm zu senken. »Zweiundsiebzig Jahre.«

Der Blick des Mannes zuckt umher. »Tut mir leid, ein verheerender ... Ich verstehe nicht ... wie kann ich Ihnen helfen?«

Die Dame antwortet nicht. Sie lässt den Arm sinken, dreht sich um und wendet sich Leos Sitzreihe zu.

Der Mann begegnet Leos Blick. Er reißt gespielt erschrocken den Mund auf, als wollte er sagen: *Bisschen schräg!* Leo blickt mitfühlend. Der Mann zuckt die Achseln und prügelt weiter auf seinen Laptop ein.

Leo ist jetzt ganz ruhig. Kein Grund, sie zu Boden zu werfen. Mit schrulligen alten Damen kennt er sich aus. Sie ist eine willkommene Ablenkung von seiner Misere mit dem verpassten Musical. Hiermit kann er umgehen.

Leos Großmutter litt in ihren letzten Lebensjahren unter vaskulärer Demenz, und der Familie wurde geraten, in ihrer alternativen Realität mitzuspielen, sofern es gefahrlos möglich war. Für jemanden, der so »verkrampft« ist wie Leo offenbar (dieses Wort wird ihm oft an den Kopf geworfen, und zwar mit Nachdruck), war er unerwartet flexibel, wenn es darum ging, die Wahnvorstellungen seiner Großmutter mitzutragen.

Er wird sich an die Rolle halten, die diese Dame benötigt. »Verheerender Schlaganfall«: Bedeutet das, dass sie früher Ärztin oder Pflegekraft war? Leo erinnert sich, von einem pensionierten Arzt mit Demenz gehört zu haben, der seine Tage damit verbrachte, bei seinen Mitbewohnern im Pflegeheim Krankheiten zu diagnostizieren. Er lief mit einem vermeintlichen Rezeptblock herum und stellte effizient immer das gleiche Rezept für Antibiotika aus.

»Ich erwarte«, sagt die Dame. Sie deutet auf Leos Sitznachbarn Max, der gerade durchs Flugzeugfenster fotografiert.

Max wendet sich vom Fenster ab und grinst, bereit für einen Plausch. »Hm? Wie war das, meine Liebe?«

»Ich erwarte eine Herzerkrankung«, sagt die Dame. »Vierundachtzig Jahre.«

Max runzelt die Stirn. »Herz…? Das habe ich nicht ganz mitbekommen, meine Liebe. Die Motorengeräusche sind so laut!« Hilfe suchend stupst er seine Frau an.

Sue lächelt die Dame strahlend an und hebt die Stimme. »Tut mir leid, das haben wir nicht richtig mitbekommen.«

»Herzerkrankung«, wiederholt die Dame, lauter diesmal. »Vierundachtzig Jahre.«

»Sie haben eine Herzerkrankung?«

»Nein! Nicht ich! *Sie!*«

»Mit meiner Pumpe ist alles in Ordnung.« Max klopft sich mit der Faust fest auf den fassförmigen Brustkorb.

»Mit vierundachtzig Jahren«, wiederholt die Dame. »Wie bereits gesagt.«

Ratlos sieht Max seine Frau an, und Sue interveniert, wie es gute Ehefrauen tun, um ihre Männer aus verwirrenden gesellschaftlichen Situationen zu erretten.

»Das tut mir sehr leid«, sagt sie. »Haben Sie in letzter Zeit jemanden verloren?«

Die Dame wirkt verärgert, erklärt aber in nachsichtigem Ton: »Todesursache. Lebenserwartung.«

Da kapiert Leo. *Sie stellt keine Diagnose, sie prophezeit.*

»Todesursache. Lebenserwartung«, wiederholt Sue bedächtig. Sie legt die Hand auf die Schnalle ihres Sicherheitsgurts. »Na gut.«

»Mein lieber Herr Gesangsverein«, sagt ihr Mann.

Die Dame deutet auf Sue. »Ich erwarte Bauchspeicheldrüsenkrebs. Sechsundsechzig Jahre.«

Sue lacht unbehaglich. »Sie erwarten Bauchspeicheldrüsenkrebs? Als meine Todesursache? Du liebe Güte. Mit *sechsundsechzig?* Das erwarten Sie für mich? Nein, danke!«

»Geh nicht darauf ein.« Max senkt die Stimme und tippt sich an die Stirn. »Sie ist nicht ganz …«

»Da stimmt etwas nicht«, bestätigt Sue leise.

Sie blickt wieder die Dame an und spricht in diesem sehr speziellen Kommandoton, an den Leo sich so gut von den Krankenschwestern erinnert, die sich um seine Großmutter kümmerten. »Wir *landen* bald, *Schätzchen!*« Es ist ein Tonfall, der Verwirrung und Schwerhörigkeit durchdringen soll. Leo hasst ihn. Er fand es unerträglich, wenn man mit seiner Respekt einflößenden Großmutter sprach wie mit einem nicht allzu aufgeweckten Vorschulkind. »Falls Sie also noch zur *Toilette* wollen, sollten Sie vermutlich *jetzt* gehen.«

Die Dame seufzt. Sie dreht sich um und taxiert Leo.

Leo sagt: »Sie erzählen uns, woran und wann wir sterben werden?«

Später wird er sich Vorwürfe machen. Er wird denken, er hätte sich ein Beispiel an Sue nehmen und gar nicht auf die Dame eingehen sollen, aber seine Gefühle sind durch Erinnerungen an die verwirrt gerunzelte Stirn seiner geliebten Großmutter beeinflusst, die er – Leo! – glätten konnte, indem er bei ihren Wahnvorstellungen mitspielte. Darin war er besser als seine Schwestern. Das waren die letzten Geschenke, die er seiner Großmutter machte. Er wird es auch für diese Dame tun. Es spielt keine Rolle, was für Unsinn sie redet.

»Todesursache. Lebenserwartung«, sagt die Dame. »Es ist eigentlich ganz einfach.«

»Klingt ganz einfach«, bestätigt Leo. »Nur heraus damit.«

Die Dame richtet ihren Finger wie eine Pistole auf die Mitte von Leos Stirn. »Ich erwarte einen Arbeitsunfall.« Ihre Augen haben eine hübsche Farbe: das weiche Blau einer ausgeblichenen Jeans. Ihr Blick wirkt nicht verrückt. Er wirkt traurig, vernünftig, resigniert. »Dreiundvierzig Jahre.«

Dreiundvierzig! Leo empfindet es nicht als Schock – er nimmt das alles so ernst wie einen Glückskeks oder ein Horoskop –, aber einen kleinen Stromstoß verspürt er doch. Glückskekse und Horoskope sind in der Regel nicht so konkret. Er wird im November dreiundvierzig.

»Ich werde bei einem Arbeitsunfall sterben? Dann muss ich die Arbeit vielleicht aufgeben.«

Max lacht anerkennend in sich hinein, während Sue milde besorgt schnalzt wie eine Mutter, die sieht, dass ihr Kind etwas leicht Riskantes macht.

»Gegen das Schicksal kommt man nicht an«, sagt die Dame und runzelt die Stirn, während ihr Blick an Leo vorbeigleitet.

»Dann bringe ich wohl besser meine Angelegenheiten in Ordnung!«, bemerkt Leo, jetzt an sein Publikum gewandt. Diese fidele Seite an ihm erwacht normalerweise erst nach zwei Drinks. *Dieser* Mann ist nicht verkrampft! Er grübelt nie! Er liegt nicht nachts wach und sorgt sich um seine abrechenbaren Stunden. *Diesem* Mann wirft niemand vor, er sei ein Workaholic.

Die Dame antwortet nicht. Ihr Gesicht wirkt wie eine zugeschlagene Tür. Sie ist fertig mit ihm. Bedächtig geht sie einen Schritt weiter.

Leo dreht sich auf seinem Sitz um, um sie zu beobachten. Sie steht an der nächsten Sitzreihe. Noch immer so nahe, dass er sie berühren könnte.

»Ich erwarte.« Sie deutet auf eine junge Frau, die ein Kopftuch und darüber einen riesigen Kopfhörer trägt. »Erkrankung der Harnwege. Zweiundneunzig Jahre.«

Die Frau zieht mit dem Daumen eine Hörmuschel vom Ohr. »Wie bitte?«

»Meine Güte«, staunt Sue, die ebenfalls den Hals reckt, um die Dame zu beobachten, während Max den Kopf schüttelt und Leo albern grinst wie der lockere, entspannte Typ, der er nicht ist, und zu ignorieren versucht, dass er das Gefühl hat, ihm drückte jemand sanft, aber beharrlich einen Eiswürfel ans Steißbein.

Kapitel 5

Man hat mir gesagt, ich hätte mit dem Finger auf Passagiere gezeigt und mehrmals gesagt: »Gegen das Schicksal kommt man nicht an.«

Mir wurde beigebracht, dass es unhöflich ist, mit dem Finger auf Menschen zu zeigen, deshalb war ich in diesem Punkt skeptisch, bis ich das Foto sah, das irgendwann in den Zeitungen erschien und auf dem ich ganz eindeutig mit dem Finger auf jemanden zeige, recht theatralisch, so als spielte ich König Lear. Peinlich.

Mir fiel auf, dass mein Haar auf diesem Foto sehr hübsch aussah.

Selbstverständlich ist das keine Entschuldigung.

Jedenfalls stammt der Satz »Gegen das Schicksal kommt man nicht an« von meiner Mutter, nicht von mir. Sie hat ständig solche Redensarten verwendet: *Dem Schicksal entgeht man nicht. Es hat nicht sollen sein. Es war vorherbestimmt.*

Vermutlich bedeutet das, dass sie eine »Deterministin« war.

Das jedenfalls sagte mir im Sommer 1984 bei einer Dinnerparty ein bärtiger Mann. An seinen Namen erinnere ich mich nicht, nur an seinen prächtigen, buschigen braunen Bart. Er streichelte ihn häufig und zärtlich wie ein geliebtes Haustier, das sich auf seiner Brust zusammengerollt hat.

Wir aßen in einem beigefarbenen Klinkerhaus im nördlichen Sydneyer Vorort Terrey Hills zu lange gegartes Aprikosen-Hähnchen mit zu kurz gegartem braunen Reis. Es war ein heißer Abend, und unsere Gastgeber hatten in einer Ecke des Raums einen Ventilator aufgestellt. Alle paar Sekunden blies uns eine gewaltige Bö das Haar aus dem Gesicht, sodass wir Hunden ähnelten, die den Kopf aus dem Autofenster streckten, und der Bart des bärtigen Mannes flatterte nach links wie eine patriotische Fahne.

Im Nachhinein ist es amüsant, doch damals lachte meines Wissens niemand darüber. Wir waren jung, also nahmen wir uns selbst ernst.

Ich hatte versehentlich eine zutiefst persönliche Geschichte über meine Mutter erzählt. Manchmal mache ich das, wenn ich nervös bin und zu viel trinke, und von beidem kann bei Dinnerpartys ausgegangen werden.

Die Geschichte, die ich erzählte, veranlasste den bärtigen Mann zu der Bemerkung, meine Mutter sei »offensichtlich eine Deterministin«, ebenso wie er. Keiner wusste, was das bedeutete, daher hielt er uns wohlwollend einen Minivortrag (er war Universitätsdozent, er genoss es noch mehr als der Durchschnittsmann, Vorträge zu halten), während unsere Gastgeber sich leise, aber erbittert darüber stritten, ob brauner Reis *so* knackig sein sollte.

Die Idee des Determinismus, sagte der bärtige Mann, sei, dass alles, was geschieht, jede Entscheidung, die man trifft, jede Handlung, die man vollzieht, »kausal unausweichlich« sei. Warum? Weil alles von etwas verursacht werde: von einer vorhergehenden Handlung, Situation oder einem Ereignis.

Nun. Keiner von uns wusste, wovon zum Henker er redete. Darauf war er vorbereitet. Er vereinfachte es.

Er sagte, Menschen *könnten* nur so handeln, wie sie handeln. Ein Mörder beispielsweise wird irgendwann morden, seine Kindheit, seine Gene, seine Gehirnchemie, seine sozioökonomische Situation, seine Angst vor Zurückweisung, die wehrlose Frau an der dunklen Straßenecke, die praktischerweise verfügbar ist, all das wird unweigerlich dazu führen, dass er mordet.

Jemand sagte, und zwar recht leidenschaftlich, so als ginge es um einen bestimmten und nicht einen hypothetischen Mord: »Aber er hat sich *entschieden* zu morden! Er hatte einen freien Willen!«

Der bärtige Mann sagte, er selbst sei ein Vertreter des »harten Determinismus« und glaube daher nicht an den freien Willen. Zwischen zweien seiner Schneidezähne steckte ein braunes Reiskorn, und niemand, nicht einmal seine Frau, wies ihn darauf hin. Möglicherweise hielt sie es für kausal unausweichlich.

Was ich mich frage und was ich den bärtigen Mann jetzt gerne fragen würde, ist: Wenn der freie Wille nicht existiert, wenn alle Entscheidungen und Handlungen unausweichlich sind, muss man sich dann trotzdem dafür entschuldigen?

Kapitel 6

Was zum Henker? Die Sehnen in Sue O'Sullivans Hals protestieren, als sie den Kopf zu schnell dreht, um zu sehen, was die verrückte Dame jetzt macht.

»Au.« Sie blickt wieder nach vorn.

Sue ist Pflegefachkraft in der Notfallambulanz, Mutter von fünf erwachsenen Söhnen und Großmutter von drei wunderschönen kleinen Mädchen und vier wunderschönen kleinen Jungen. Sie ist die Sorte Mensch, die regelmäßig sagt: »Alles schon gehört, alles schon gesehen«, weil sie schon alles gehört und gesehen hat, aber dass eine Fremde ihr im Flugzeug seelenruhig mitteilt, sie habe nur noch drei Jahre zu leben, hört sie zum ersten Mal.

Sie hätte in ihrem Beruf nicht lange durchgehalten, wenn sie sich alles zu Herzen nähme. Tagtäglich hat sie es mit zornigen, gewalttätigen, verstörten, betrunkenen, drogensüchtigen und psychotischen Menschen zu tun. Sie werfen ihr scheußliche Beleidigungen an den Kopf, dazu die eine oder andere sexuell aufgeladene Todesdrohung. Sie lässt es an sich abperlen. Es kratzt sie nicht.

Nun allerdings verspürt sie den überaus törichten Drang, dieser Dame hinterherzulaufen und eine andere Vorhersage zu verlangen, bitte schön. Eine nettere Vorhersage.

Sue plant, mit sechsundsechzig in Rente zu gehen, nicht mit sechsundsechzig zu sterben.

Sie und Max haben Australien noch nie verlassen. Sue hat nicht schon alles gesehen. Überhaupt nichts hat sie gesehen! Ein ganzer Planet voller Burgen und Kathedralen, Gemälde und Skulpturen, Berge und Ozeane wartet darauf, von Sue und Max O'Sullivan gesehen und bewundert zu werden. Im Moment sind sie besonders zuversichtlich gestimmt, was ihre zukünftigen Reiseaussichten betrifft, denn wenn sie es geschafft haben, mit dem Wohnmobil kreuz und quer durch Tasmanien zu fahren, warum dann nicht auch durch Frankreich? Warum nicht Italien? Sie können auch auf der falschen Straßenseite fahren! Da sind sie sich ziemlich sicher!

Und jetzt hört sie, dass es keine solche Reise geben wird, weil sie sehr bald sehr krank werden und Bauchspeicheldrüsenkrebs bekommen wird.

Den schlimmen Krebs. Jeder Krebs ist schlimm, aber dieser besonders. Schwierige Früherkennung. Keine guten Heilungschancen.

Natürlich stimmt es nicht, aber es gemahnt auf beängstigende Weise daran, dass Menschen mit Plänen krank werden können. Fachärzte verteilen täglich grausame Diagnosen. Was sonst anderen Menschen zustößt, kann auch ihr zustoßen.

»Ich glaube, sie macht diese Vorhersagen für das ganze Flugzeug«, sagt der Mann auf dem Gangplatz neben ihr. Er wendet sich Sue zu, und sie begegnet zum ersten Mal seinem Blick. Es ist, als ob sie für ihn plötzlich zu einem echten Menschen geworden wäre. Bis jetzt war er ein unangenehmer Sitznachbar: hat herumgezappelt wie ein Kleinkind, mit den Fingern auf den Oberschenkeln getrommelt, jeden Blickkontakt gemieden und keinen Zweifel daran gelassen, dass er sehr wichtig und sehr spät dran ist (ja, Mr Wichtig, wir sind *alle* spät dran!) und daher nicht zum Plaudern aufgelegt.

»Sollten wir einen Flugbegleiter rufen?«, fragt Sue ihn. Es ist immer am besten, einen Mr Wichtig bei Laune zu halten, indem man ihn nach seiner Meinung fragt.

»Vielleicht?«, erwidert der Mann, während Max zugleich gereizt sagt: »*Ignorier* sie doch einfach.«

Max reibt mit dem Telefon in schnellen Kreisen über seine Armlehne. Gleich wird er das Display zerbrechen. Er hat gut reden. Ihm wurden noch Jahrzehnte zu leben gegeben. Es sind Sue und dieser zappelige Mann, deren Tage gezählt sind.

Sue sucht nach ihrer bevorzugten Flugbegleiterin, einer atemberaubend schönen jungen Frau mit glänzendem Haar namens Allegra (Sue liest Namensschilder immer), die während der Wartezeit charmant mit ihnen geplaudert hat. Sie würde lieber Allegras Blick auffangen, als die Ruftaste zu drücken wie so eine »Karen« mit Anspruchshaltung.

Sie hört: »Ich erwarte Herzstillstand. Einundneunzig Jahre.«

Sue dreht den Kopf noch weiter nach hinten, ist aber nicht groß genug, um gut sehen zu können.

»Ich erwarte Alzheimer. Neunundachtzig Jahre.«

Die Dame klingt immer selbstsicherer, und ihre Stimme wird mit jeder Vorhersage lauter.

Fetzen milde belustigter Bemerkungen werden trotz des Motorenlärms hörbar. Niemand klingt allzu besorgt.

»Sie hat Alzheimer?«

»Vorher hat sie etwas über Harn gesagt.«

»Vielleicht muss sie zur Toilette?«

Wieder die Stimme der Dame, beinahe triumphierend: »Ich erwarte Drogentod. Siebenunddreißig Jahre.«

»Ich bin siebenundzwanzig, nicht siebenunddreißig.«

»Bro. Sie hat nicht dein Alter gesagt. Sie sagt, in diesem Alter stirbst du an einer Überdosis.«

Sue löst ihren Sicherheitsgurt.

»Setz dich.« Max zieht sie am Ärmel, als sie aufsteht und zum Heck blickt. Sie schüttelt seine Hand ab und kniet sich auf ihren Sitz. Der Vorteil, wenn man klein ist.

»Das Anschnalllämpchen ist an«, sagt Max.

»Ist es nicht!« Sie blickt den Gang entlang und nimmt diejenigen Passagiere zur Kenntnis, mit denen Max und sie sich in Hobart unterhalten haben. Dort ist die schwangere Frau, die bei der Sicherheitskontrolle die Schuhe ausziehen musste, die Arme. Sue half ihr. Es ist ihr erstes, bis auf Sodbrennen fühlt sie sich großartig, das Geschlecht kennt sie noch nicht. Da der Bauch eher spitz nach vorn gewölbt ist, prophezeit Sue einen Jungen. (Ihre Bilanz bei Geschlechtsprophezeiungen ist makellos.)

Weiter hinten in der Ausgangsreihe sitzt der sehr große schlaksige junge Mann, der kein Basketballer ist. Sues Söhne hatten alle den gleichen verlegenen, dümmlichen Blick, als sie plötzlich in die Höhe schossen: *Ich weiß gar nicht, wie ich hier hochgekommen bin!* Sue hat im Zeitschriftenladen mit ihm und dem großen militärisch wirkenden Mann mit dem Bürstenschnitt geplaudert. Zuerst hielt sie die beiden für Vater und Sohn, fand jedoch schnell heraus, dass das nicht stimmte. Nicht alle großen Menschen sind miteinander verwandt, wie Max betonte.

Die arme junge Mutter mit dem Baby und dem Kleinkind kann sie nicht entdecken, gehört haben sie das Baby allerdings, aber hallo! Oh, Moment, da ist die liebe junge Frau, die beim Aufgeben ihrer Tasche so stark zitterte, dass sie ihr Telefon zweimal fallen ließ. Max hob es für sie auf, beide Male, und Sue brauchte nicht lange, um in Erfahrung zu bringen, dass das arme Kind Flugangst hat und heute zum ersten Mal allein fliegt. Sie heißt Kayla. Sue kennt eine mittelalte Kayla, die ein Tierasyl leitet, und erzählte der jungen Kayla ausführlich von ihr, was dieser Gelegenheit gab, Sue Fotos des Welpen zu zeigen, den sie zum achtzehnten Geburtstag geschenkt bekommen hat, und das hat sie hoffentlich abgelenkt.

Der Passagier auf dem mittleren Sitz gleich hinter Sue, dessen grausam harte Kniescheiben sich ihr immer wieder ins Kreuz bohren, sieht Sue nicht. Seine Aufmerksamkeit gilt der Dame, die gerade zu ihm sagt: »Ich erwarte unbeabsichtigte Verletzung. Neunundsiebzig Jahre.«

Seine Augenbrauen schießen in die Höhe. »Sie sind verletzt?«

»Todesursache, Lebenserwartung, wie ich, glaube ich, schon mehrfach sagte.«

Unwillkürlich muss Sue über ihren beherrschten Tonfall lächeln. Es ist der Tonfall einer berufstätigen Frau, die eine Aufgabe zu erledigen hat und mit Leuten konfrontiert ist, die nicht zuhören. Sue kann es ihr nachfühlen.

Am Flughafen ist ihr die Dame nicht aufgefallen, doch jetzt betrachtet sie sie wie beim Triagieren der Patienten in der Notfallambulanz. Klare, aber tief in den Höhlen liegende Augen, trockene, rissige Lippen. Dehydriert? Sue schätzt sie auf Anfang siebzig. Jung für Demenz, aber möglich wäre es. Nicht erregt, gewalttätig, rastlos oder verwirrt. Nichts deutet auf Substanzmissbrauch hin. Sie wirkt normal, vertraut und nett, wie jemand, den Sue von der Wassergymnastik oder vom Einkaufen her kennen könnte. Ihre Bluse ist schön. Weiß mit kleinen grünen Federn. Es ist die Sorte Bluse, die Sue ansprechen würde, wenn sie sie in einem Geschäft sähe, allerdings könnte sie sie sich vermutlich nicht leisten. Wenn sie nebeneinandersäßen, hätte Sue ihr ein Kompliment zu ihrer Bluse gemacht.

»Ich erwarte.« Die Dame deutet auf eine verdrießlich blickende Frau um die vierzig, die eines dieser schreiend bunten, paillettenbesetzten, kaftanartigen Oberteile trägt. *Sie* sieht eher wie eine Wahrsagerin aus als die Dame. »Lungenentzündung. Vierundneunzig Jahre.«

Sue ist empört. Warum bekommt die Kaftanfrau vierundneunzig Jahre? Sie wirkt nicht sonderlich gesund. Sue würde auf Bluthochdruck wetten.

Die Dame geht weiter den Gang entlang, und Sue kann sie bei dem Motorenlärm nicht mehr hören.

Die Kaftanfrau sieht Sue an. »Wissen Sie, was das sollte?«

»Sie sagt vorher, wann man stirbt«, erklärt Sue.

»Oh, dann habe ich ja Glück. Was ist mit Ihnen?«

Sue tut so, als hätte sie das nicht gehört. Sie setzt sich wieder hin und schnallt sich an. Der Mann hinter ihr bohrt ihr seine Knie sogar noch fester ins Kreuz. Sie hört ihn sagen: »Also, Moment mal, sie sagt, ich werde fünfundsiebzig? Hat sie das gesagt? Oder war es neunundsiebzig?« Als wollte er auf keines der ihm zustehenden Jahre verzichten.

»Du weißt doch, dass sie dummes Zeug redet, oder?« Max legt Sue die Hand auf den Oberschenkel. »Reg dich nicht auf.« Seine Hand fühlt sich zu schwer an. »Sie hat keinen Zugang zu unseren Gesundheitsdaten. Es sei denn, sie wäre eine Hackerin. Heutzutage nicht ausgeschlossen.« Er lacht gezwungen.

»Na ja, sie könnte Hellseherin sein«, sagt Sue. »Oder sich für eine halten.«

»Du glaubst nicht an Hellseherinnen.«

»Woher weißt du das?«, fragt Sue, einfach um schwierig zu sein. Max geht oft stillschweigend davon aus, dass ihre politischen Ansichten und Erinnerungen, ihre Vorlieben beim Essen und Fernsehen sich decken, und meistens stimmt das auch, aber nicht immer! Sie sind separate Menschen!

»Warst du mal bei einer? Nein. Warst du nicht.«

»Doch, war ich«, erwidert Sue. »Ich habe mir die Karten legen lassen. Haben wir zu Janes Fünfzigstem alle getan.«

»Na und? Haben diese Karten irgendetwas darüber gesagt, dass du … bekommst, was sie gesagt hat?«, fragt Max. Er will das Wort »Krebs« nicht aussprechen. Wenn er von einer schweren Krankheit hört, ist der erste Ausdruck, der unwillkürlich über sein Gesicht huscht, reiner Abscheu. Als Widerwille getarnte Angst.

»Nein«, antwortet Sue. Es war vor über zehn Jahren. Die Frau, die ihnen die Tarotkarten legte, prophezeite Sue, ihr Mann werde im folgenden Jahr eine Affäre mit einer Italienerin haben. Sue hat Max nie davon erzählt. Sie wollte ihn nicht auf dumme Gedanken bringen. Sie gab bloß mehr Gas beim Sex und hielt ihn beschäftigt. Sicherheitshalber. Er wirkte erfreut. Womöglich hat sie ihr Schicksal verändert.

»Na also«, sagt Max.

»Nun, ich bin sicher, es gibt gute und schlechte Hellseherinnen. Es ist ja keine exakte Wissenschaft.«

Max knallt sein Telefon auf die Armlehne. »Es ist überhaupt keine Wissenschaft!«

»Schon gut, reg dich ab.«

Plötzlich kapiert sie es: Max will, dass sie sich keine Sorgen macht, weil er selbst besorgt ist. Ihr Mann ist selbstständiger Installateur, ein überaus praktisch veranlagter Mensch. Er kann alles reparieren oder anfertigen, vom Spielhaus über Kuchen bis hin zu einem »Modell des Verdauungstrakts« für eine Enkelin, das am nächsten Tag fertig sein musste, doch wenn ihm etwas Sorgen macht, er aber nichts unternehmen, es nicht reparieren kann, kann er damit nicht umgehen.

Insgeheim sorgt er sich, dass diese Dame doch etwas über ihre Zukunft weiß. Max' Gefühle äußern sich immer als etwas anderes, genauso wie Nacken-, Kiefer- oder Schulterschmerzen auf einen Herzinfarkt hindeuten können. So war es von dem Moment an, als sie sich vor vierzig Jahren in einer kirchlichen Jugendgruppe kennenlernten, als ein blonder, breitschultriger Junge zu ihr marschiert kam und sie barsch fragte, ob sie mit ihm ins Kino gehen wolle, bitte. Bis heute weiß Sue nicht, warum sie Ja gesagt hat, denn er wirkte, als hätte ihm jemand die Pistole auf die Brust gesetzt, so unfreundlich war seine Miene. Erst als sie einwilligte, verwandelte sich sein Gesicht. »Wirklich?« Er grinste jungenhaft und bekam dabei die berühmten O'Sullivan-Grübchen, die er allen fünf Söhnen und zweien ihrer Enkelkinder vererben sollte. »*Wirklich?* Ich war ganz sicher, dass du Nein sagst.« Als sie diese Grübchen sah, war es um sie geschehen.

»Niemand kann in die Zukunft sehen«, ärgert sich Max.

Onkologen schon, denkt Sue. Onkologen, Neurologen, Kardiologen, Hämatologen. Alle diese verdammten Ologen. Sie sind die Wahrsager. Sie deuten keine Karten, sie deuten Blutuntersuchungen, Röntgenbilder, Gentests und sehen Schlimmes in der Zukunft.

»Ich sterbe nicht mit sechsundsechzig, Liebling.« Sie zieht das Bordmagazin aus der Sitztasche vor sich und deutet auf die Werbung auf der Rückseite. »Wir werden durch Europa tingeln.«

»Genau.« Max' Schultern entspannen sich. »Das arme alte Mädchen spinnt.« Er hält das Telefon übers Magazin und macht ein Foto von der Flusskreuzfahrtanzeige.

Dann beugt er sich vor und wendet sich an den Mann neben Sue auf der anderen Seite des Gangs. »Sie machen sich hoffentlich keine Sorgen wegen des ›Arbeitsunfalls‹, Kumpel? Sie glauben doch nicht an Hellseher, oder?«

»Eigentlich nicht«, erwidert der Mann. »Aber nächstes Jahr werde ich wohl besonders vorsichtig sein. Ich werde im November dreiundvierzig.«

»Haben Sie einen gefährlichen Beruf?«, fragt Sue.

»Bauingenieur.«

»Dann behalten Sie mal lieber den Helm auf«, sagt Max.

»Ach, na ja, ich sitze meistens am Computer, aber ja, sicher, ist vielleicht eine gute Idee –« Er wölbt die Hände über seinem Kopf und duckt sich, um einem imaginären Flugobjekt auszuweichen.

»Entschuldigen Sie, wir haben uns gar nicht vorgestellt«, sagt Sue. »Ich bin Sue, und das ist Max.«

»Leo.« Der Mann beugt sich über Sue und schüttelt Max die Hand.

Kurz herrscht Schweigen. Leo zupft an seiner Hose. Max verschränkt die Hände vor dem Bauch. Ein bisschen zu viel gutes Essen und guter Wein in Tasmanien. Diese Woche kommt viel Salat auf den Speisezettel. Sue malt mit dem rechten Fuß die Buchstaben des Alphabets in die Luft. Sie hatte vor vielen Jahren einen Bänderriss und versucht, die kräftigenden Übungen beizubehalten, sooft es ihr einfällt.

Jetzt dreht Leo sich zur Seite und wendet sich Sue formell zu, als wären sie bei einer eleganten Abendgesellschaft und er richtete das Wort an den Gast zu seiner Linken. Er hat schöne grüne Augen. Sue hört mit dem Knöchelkreisen auf und lächelt. Sie verspürt mütterliche Gefühle für ihn, aber auch eine milde Anziehung. Es ist befremdlich, wie oft ihr das neuerdings passiert.

»Es tut mir leid, dass ich so ungesellig war«, sagt er. »Ich verpasse wegen der Verspätung das Schulmusical meiner Tochter.«

»*O nein*«, sagt Sue. »So ein Pech.« Sie tätschelt seinen Arm. Vergisst die Anziehung und ist jetzt ganz Oma. Sie hat ihn völlig falsch eingeschätzt. Er ist nicht Mr Wichtig, er ist ein gestresster junger Vater. »Wie alt ist sie?«

Ehe er antworten kann, übertönt eine besorgte jugendliche Stimme das Dröhnen des Flugzeugs. »Moment mal, Sie erwarten *was?*«

»Okay, ich glaube, wir sollten wirklich … «, setzt Sue an, aber Max und Leo strecken schon die Hände nach den Ruftasten aus.

Kapitel 7

Schauen Sie, ich kann meine Frage selbst beantworten. Ich muss den bärtigen Mann nicht fragen.

Man sollte sich immer für seine Handlungen entschuldigen. Ob man an den freien Willen glaubt oder nicht.

Manieren sind wichtig.

Eine aufrichtige Entschuldigung kann eine Freundschaft, eine Ehe, sogar ein Leben retten.

Sagen Sie einfach, dass es Ihnen leidtut. Das ist alles, was Sie tun müssen.

Es tut mir leid. Unendlich leid.

Es könnte mir wirklich nicht mehr leidtun.

Kapitel 8

Die Kabinenchefin Allegra Patel ist auf der Toilette, als die Rufsignale ihr kleines Quengelkonzert anstimmen. Also mal wieder Murphys Gesetz. Oder vielmehr Allegras Gesetz. Ihre Periode ist eine Woche zu früh gekommen, und jetzt kramt sie in ihrer Tasche nach einem Tampon. Jedes Mal, wenn sie glaubt, sie hätte einen gefunden, ist es wieder ihr Lippenpflegestift, worüber sie leise und ein bisschen diabolisch lachen muss.

Heute ist ihr achtundzwanzigster Geburtstag, und sie hat zwar nicht mit Champagner und Regenbogen gerechnet, aber doch angenommen, es werde ein erfreulich unspektakulärer Freitag werden, nicht einer von diesen Tagen, an denen alles ein klein wenig schiefgeht und sich unter den Augenlidern dieses Sandpapiergefühl aufbaut.

»Sachte, sachte«, murmelt sie, als sie den ersten grausamen Klammergriff eines Krampfs spürt. Wenn sie fliegt, sind die Krämpfe immer schlimmer.

Sie arbeitet sich in die hintersten Ecken ihrer Tasche vor.

Überschwängliche Erleichterung: ein einzelner, herrlicher Tampon. Danke, Universum.

Als sie den Dienstplan für ihren Geburtstag bekam, freute sie sich: Sydney–Hobart, Hobart–Sydney. Rechtzeitig zum Abendessen mit Eltern und Bruder zu Hause. Sie mag diese Strecke. Der Flug ist nicht allzu lang, aber auch nicht so kurz, dass man sich ein Bein ausreißen muss, um alles zu schaffen. Als Bonus war ihr Freund Anders, den sie seit der Bodenausbildung kennt, für dieselbe Crew eingeteilt. Er traf mit Donuts und einem herzförmigen Heliumballon in Metallic-Rot zum Briefing vor dem Flug ein.

Von da an ging es leider bergab.

»Nicht diese beiden Wichser *zusammen*«, stöhnte Anders, als ihre Piloten wie Filmhelden in den Crew-Raum stolzierten. »Für zwei so aufgeblasene Egos ist im Cockpit nicht genug Platz.«

Kapitän Victor »Vic« Levine wandte sich in der gewohnten schroffen Kürze an sie. Wetter unauffällig. Flüge voll. Levine ist nicht unhöflich. Er nimmt nur die Existenz anderer nicht zur Kenntnis, es sei denn, sie sind ebenfalls Piloten. Für ihn ist die gesamte Kabinenbesatzung austauschbar. Sie sind nicht ganz real für ihn. Sie sind wie Hologramme.

»Geburtstag, was?«, sagte der Erste Offizier Jonathan »Jonny« Summers, anstatt ihr zu gratulieren wie ein echter Mensch. Er nahm einen Donut, aß ein winziges Stück, verzog das unverschämt gut aussehende Gesicht, als hätte er in eine Zitrone gebissen, und *ließ ihn vor aller Augen in den Mülleimer fallen.*

»Ich werde nie jemanden so sehr lieben, wie ich diesen Kerl hasse«, flüsterte Anders Allegra ins Ohr. Er war besonders bekümmert über den geringschätzigen Umgang mit dem Donut, weil er selbst sich gerade einem rigorosen Intervallfasten unterzieht. Nächste Woche ist er zu einer Hochzeit eingeladen, bei der er einem Ex begegnen wird, den er seit fünf Jahren nicht gesehen hat. Allegra wird froh sein, wenn diese Hochzeit endlich vorüber ist.

Die beiden anderen Mitglieder von Allegras heutiger Crew sind in Ordnung: nur mäßig nervig.

Kim ist eine behäbige, gut gepolsterte Frau, die seit den Achtzigern bei dieser Fluggesellschaft arbeitet, durch die Kabine schlendert wie die Gastgeberin einer Grillparty und gerne mal den Ellbogen auf die Rücklehne eines Sitzes stützt, um ausgiebig mit Passagieren zu plauschen. Ein guter Service ist ein schneller Service, aber wenn Kim auf der anderen Seite deines Wagens steht, ist der Service niemals schnell. Ellie ist genau das Gegenteil von Kim, sie ist jung und übereifrig. Sie hat gerade erst die Ausbildung abgeschlossen und strotzt vor neuem Wissen, möchte Eindruck schinden und am liebsten jede Ansage übernehmen.

Auf dem Hinflug informierte Ellie Allegra darüber, dass Anders eine Tüte Brezeln vom Essenswagen genommen hatte, was für Ellie »streng genommen Diebstahl« war. Warum sind frischgebackene Flugbegleiter immer solche Petzen?

»Mir war flau im Magen!«, erklärte Anders, der sich mehr dafür schämte, dass er mit einer halben Brezel sein Fasten gebrochen hatte, als wegen des Verstoßes gegen die Vorschriften.

»Iss sie alle auf, du siehst aus wie eine Leiche!«, zischte Allegra und fragte sich, ob diese bescheuerte Diät sich zu einem echten Sicherheitsrisiko auswachsen würde, mit dem sie sich befassen musste.

Und dann: die Startverzögerung.

Es wäre nett gewesen, wenn das Cockpit sie auf dem Laufenden gehalten hätte, da sie diejenige war, die dafür verantwortlich war, eine zunehmend erregte Kabine unter Kontrolle zu halten, doch sie hörte ewig nichts von dort, während das Baby kreischte wie eine defekte Autoalarmanlage und die Gemüter sich erhitzten und überkochten.

Schließlich wurde ihr verraten, dass der Grund ein defekter Sicherheitsgurt im Cockpit war. Sie mussten warten, bis ein Techniker aus Sydney kam, denn in Hobart ist keiner vor Ort. Wenn die Passagiere davon erfahren hätten, hätten sie sich erboten, den Gurt selbst zu reparieren. Zweifellos hätte der Typ mit dem kantigen Kinn, den Anders »Superheld« nannte, ihn mit geschlossenen Augen reparieren können.

»Er würde die Berge durchwandern, um uns zu retten, ehe wir zu Kannibalen werden«, hatte er ihr zugeflüstert, als sie den Mann durch den Gang marschieren sahen. Allegra stieß Anders mit dem Ellbogen in die Rippen. Zwar hatte er nicht explizit »Flugzeugabsturz« gesagt, aber angedeutet hatte er es auf jeden Fall.

Allegra hätte den Gurt selbst reparieren können. Sie ist handwerklich begabt. Leider entspricht das nicht den Sicherheitsvorschriften. Sie hat einmal auf einem Flug gearbeitet, bei dem sie eine Stunde auf einen Techniker warten mussten, der ein defektes Gepäckfach reparieren sollte, was er mithilfe eines Stücks *Kreppband* tat. Er brauchte drei Sekunden dafür, riss das Band mit den Zähnen ab und lud sie zugleich auf einen Drink ein.

Sie wäscht sich die Hände, sieht in den Spiegel, und da überkommt sie dieses nicht unangenehme Gefühl von Körperlosigkeit, das sie kennt, seit sie mit sieben einmal in den Badezimmerspiegel sah und ihren Körper für einige Sekunden verließ. »Ich hab meinen Körper verlassen!«, erzählte sie ihrer Mutter. »Ach ja, *Beta?*«, antwortete ihre Mutter. »Das ist ja toll.«

»Weißt du, dass du wahnsinnig schön bist?«, fragte der letzte Mann, mit dem sie Sex hatte (vor nunmehr zwei Wochen und nie wieder, auf keinen Fall, damit war sie fertig), während er ihr mit der Fingerspitze immer wieder über das Schlüsselbein strich.

»Du bist fertig mit ihm, Allegra«, flüstert sie ihrem Spiegelbild zu. »*Fertig.*«

Er ist wie Junkfood: zuerst so köstlich, dass es süchtig macht, dann bedauert man es.

Wahnsinnig schön.

Ich meine, das ist ein hübsches Kompliment.

Nichts da. Hör auf.

Sie bekommt so oft Komplimente, dass es Heuchelei wäre, nicht zu glauben, dass sie attraktiv ist, aber die Highschool hat unauslöschliche Spuren hinterlassen. Damals galten nur große, magere, blonde Mädchen als schön, diejenigen, die ironischerweise immer sonnengebräunt aus den Sommerferien zurückkehrten und bewundernde Ausrufe und Komplimente ernteten. Ihre Haut war dann fast so dunkel wie Allegras, aber Allegras Braun war nicht das richtige Braun. Sogar Allegras Mutter sagte immer: »Geh nicht raus in die Sonne, Allegra, sonst wirst du zu dunkel.« Heute würde ihre Mutter das nicht mehr sagen. Sie hat sich weiterentwickelt, wie alle.

Allegra denkt an Sara Perkins, die in der Achten sagte: »Stellt euch vor, wie schön Allegra wäre, wenn sie nicht, ihr wisst schon …« Vielsagendes Kopfruckeln. Sie sagte das in Allegras Gegenwart. Sie dachte, es sei ein Kompliment oder jedenfalls keine Beleidigung. Allegra fragt sich, ob Sara Perkins manchmal schweißgebadet aufwacht und denkt: »O Gott, habe ich das wirklich gesagt?« *Ja, wirklich, Sara Perkins, du hast es wirklich gesagt.*

Sie findet Paracetamol in ihrer Tasche, wirft zwei Tabletten ein, schluckt sie ohne Wasser hinunter (lebensrettende Fähigkeit) und frischt den Lippenstift auf. Make-up trägt sie nur bei der Arbeit. Es wird »verlangt«, dass sie ein »Mindestmaß« an Grundierung, Lidschatten und Lippenstift trägt. Männliche Flugbegleiter wie Anders müssen nur glatt rasiert sein und dürfen das Haar nicht länger als bis zum Hemdkragen tragen, was ironisch ist, denn Anders hat Allegra alles beigebracht, was sie über Make-up weiß. Als sie in Melbourne zusammen ihre Ausbildung absolvierten, gab er Anleitungen. Allegra muss jedes Mal lachen, wenn sie sich daran erinnert, wie er mit erhobenem Make-up-Pinsel traurig den Kopf schüttelte und sagte: »Ich *fasse* es nicht, dass ihr Mädels nicht wisst, wie man konturiert.«

Niemals wird sie die reine Freude vergessen, die sie an dem Tag empfand, als sie ihr Zertifikat bekam. Ihr Traumjob. Nicht der Job, den ihre Mutter sich für sie erträumt hatte. Sie hatte immer gewollt, dass Allegra Zahnärztin wird, eine eigenartig spezifische Berufswahl, die anscheinend auf Allegras hervorragender Zahnpflege als Kind beruhte. Allegras Vater freut sich für sie – er mag die Vergünstigungen in Form von kostenlosen Stand-by-Flügen für Angehörige. Zum Glück hat ihr Bruder einen medizinischen Abschluss gemacht. So können ihre Eltern mit Taj bei den Großeltern angeben, während Allegra sie »interessant« erscheinen lässt. Sie flog gleich am Tag nach dem Abschluss ihrer Bodenausbildung. Als sie an jenem ersten Morgen durch den Flughafen ging, fühlte sie sich glamourös und lebendig. Jahre später empfindet sie sich noch immer als Glückspilz und bedauert ihre Freundinnen mit den regelmäßigen Arbeitszeiten insgeheim. Von *ihnen* erwartet niemand, dass sie interessante Anekdoten über ihre Arbeit zu erzählen haben (und die haben sie auch nicht), aber von Allegras Erfahrungen als Flugbegleiterin hören die Menschen gern.

Alle wollen wissen, ob es schon vorgekommen sei, dass die Sauerstoffmasken herabgefallen sind, und Allegra genießt es, ihnen von dem einen Mal zu erzählen, als der Druck in der Kabine abfiel, die Masken herauspurzelten und sie in die entsetzten Gesichter der Passagiere blickte, die erkannten, dass sie bei den Sicherheitshinweisen vielleicht doch besser aufgepasst hätten. Außerdem hatte sie einmal eine Schwangere, deren Fruchtblase platzte. Wer hätte gedacht, dass in einem »Babybauch« *so viel* Fruchtwasser herumschwappt? Das Schreiben der Gynäkologin, das die heutige hochschwangere Passagierin ihr beim Boarding gereicht hat, hat Allegra sorgfältig studiert. »Ich bin erst in der fünfundzwanzigsten Woche«, erklärte die Frau seufzend. »Ich sehe bloß riesig aus.«

Kim hatte einmal zwei Passagiere, die sich wegen einer abgesenkten Rückenlehne in die Haare bekamen – fliegende Fäuste, Geschrei, Polizei, virales Video –, aber Anders toppt sie alle, denn ihm starb letztes Jahr ein Passagier. Es könnte sogar genau auf dieser Strecke gewesen sein. Die arme Ehefrau des Mannes saß direkt neben ihm. Dachte, er mache ein Nickerchen. Anders sagte, der Mann sei alt gewesen, aber nicht, na ja, Dumbledore-alt. Allegra hat ein wachsames Auge auf das betagte Paar auf diesem Flug. Es sind Ärzte im Ruhestand, sie benötigen keine Rollstühle, sondern verwenden Gehstöcke, und sie tragen jeder eine schicke Apple Watch, was rührend ist. Sie möchte die beiden heil und gesund in Sydney abliefern.

Allegra richtet sich auf, drückt einmal die frisch geschminkten Lippen aufeinander und beobachtet im Spiegel, wie ihr Gesicht in den Arbeitsmodus übergeht: professionell, höflich, kommen Sie mir nicht blöd.

Bitte, liebes Universum, mach, dass diese Rufsignale nicht einen Todesfall, eine Schlägerei oder ein Baby bedeuten. Dafür habe ich zu heftige Krämpfe. Außerdem macht es zwar *hinterher* Spaß, Horrorgeschichten über die Arbeit zu erzählen, aber währenddessen weniger.

Sobald sie die Toilette verlässt, sieht sie auf den Monitor des Kabinenmanagementsystems, der ihr die exakte Position aller aktiven Rufsignale anzeigt. Drei in der ersten Reihe der Economyclass. Während sie noch auf den Bildschirm schaut, ertönt ein weiteres Signal. Irgendetwas ist da los. Allegra weiß, dass Anders die hintere Bordküche aufräumt, aber warum kümmert sich Ellie, die Übereifrige, nicht darum? Wie Ellie sehr wohl wissen dürfte, sollen sie die Kabine im Blick behalten und auf jeden Passagierruf schnellstmöglich reagieren.

Kim ist damit beschäftigt, die Businessclass-Passagiere mit Salzkaramellschokokugeln und ausgefallenen Komplimenten zu jemandes Ohrringen zu pampern.

»Irgendetwas, das ich wissen sollte?«, fragt Allegra sie. Der Vorhang ist zugezogen, daher können sie nicht sehen, was in der Economy vorgeht.

»Hm, was?« Kim hat nichts bemerkt. Natürlich nicht.

Eine Passagierin hebt ihr Weinglas. »Kim, dürfte ich Sie bitten, mir nachzuschenken?«

»Aber gern, Mrs Lee!«, Kim strahlt. »Bin gleich wieder da.«

Allegra knirscht mit den Zähnen und überlässt die Businessclass Kim. Sie zieht den Vorhang zurück und lässt den Blick durch die Kabine wandern. Auf den ersten Blick sieht sie nichts Ungehöriges. Leute stehen im Gang, wie es zu diesem Zeitpunkt zu erwarten ist: Sie gehen zur Toilette, öffnen Gepäckfächer. Allerdings hat sich die Atmosphäre kaum merklich verändert. Nicht dramatisch, aber *ein bisschen.* Leises Stimmengewirr. Nicht direkt erregt, aber es wird mehr gesprochen, als man erwarten würde.

Na gut. Fang vorn bei diesen redseligen Eheleuten an, die Allegra während der Wartezeit mehr über ihren Tasmanienurlaub erzählt haben, als ihr lieb war. Sie kennt ihre Namen, weil sie sich so begeistert vorgestellt haben, als erwarteten sie, dass sie nach diesem Flug in Verbindung bleiben würden: Sue und Max O'Sullivan.

Lächelnd beugt sie sich vor, um Max' Ruflämpchen auszuschalten. »Was kann ich für Sie tun, Mr O'Sullivan?«

»Da ist eine Dame, die die Leute möglicherweise beunruhigt«, antwortet Sue anstelle ihres Mannes. Sie deutet über ihre Schulter nach hinten, als würde sie auf einer Party diskret auf jemanden hinweisen. »Nicht uns! *Wir* sind nicht beunruhigt. Uns geht es wunderbar.«

»Sie sagt Tode vorher«, erklärt Max.

»Tode? Sie bedroht jemanden?« Allegra erbleicht.

»Nein, nein, meine Liebe, eher wie eine Hellseherin. Hält sich für eine Wahrsagerin oder so.« Er lässt den Zeigefinger neben seinem Ohr kreisen. »Harmlos.«

Eine Passagierin in einem paillettenbesetzten Kaftan, die versucht, ihr prallvolles Handgepäck zurück ins Gepäckfach zu schieben, verstellt Allegra den Blick zum Heck.

Der gut gekleidete, nervöse Mann auf dem Gangplatz neben Sue sagt: »Sie sitzt mir gegenüber.« Er deutet auf den leeren Sitz auf der anderen Seite des Gangs. Vier Delta.

»Okay.« Allegra versucht, sich die Passagierin vor Augen zu rufen. Sie schaltet auch sein Ruflämpchen aus. »Vielen Dank, dass Sie mir Bescheid gegeben haben.«

Drei Reihen weiter hinten ertönt eine Männerstimme. »*Was* haben Sie da gerade zu mir gesagt?«

Allegra spürt, dass ihr Herzschlag sich beschleunigt. *Du kriegst das hin,* sagt sie sich. *Kim ist mit einer Schlägerei fertiggeworden; du wirst mit einer einzigen schrulligen Wahrsagerin fertig.*

»Verzeihung«, sagt sie zu der Kaftanfrau. »Dürfte ich bitte vorbei?«

»Oh, natürlich, aber würden Sie mir kurz helfen?« Die Frau lässt den Koffer wieder zu Boden fallen. Streng genommen sollen Flugbegleiter Passagieren nicht beim Heben ihres Gepäcks helfen. *Wer packen kann, kann auch heben.* Aber in der Praxis hilft Allegra den Leuten immer.

»Am besten mit den Rädern voran«, sagt sie. Sie bückt sich nach dem Bordcase und geht davon aus, dass die Frau mit anpackt, doch die lässt den Griff los, tritt zurück und sieht mit gerunzelter Stirn zu, als wäre Allegra eine Kofferträgerin, der das Wohlergehen ihres kostbaren Gepäcks obliegt – das Ziegelsteine zu enthalten scheint.

Allegra, die flache Schuhe angezogen hat, sobald sie in der Luft waren, erreicht so genau die Mindestgröße ihrer Fluggesellschaft. Sie hat den Eindruck, sie könne geschrumpft sein, seit sie beim Assessment-Center diesen beängstigenden Test machen musste. Es war die allererste Hürde, die die zweihundert Bewerberinnen und Bewerber an der Tür zum Assessment-Saal nehmen mussten. Sie mussten die Schuhe ausziehen, die Arme nach oben strecken und mit den Fingerspitzen ein Stück Klebeband berühren. »Streck dich nach deinen Träumen, Liebelein!«, flüsterte Anders Allegra ins Ohr, bevor sie seinen Namen erfuhr. Hinterher sagte er, er habe befürchtet, dass sie sich die Schulter auskugelt.

»Uff.« Als sie sich auf die Zehenspitzen stellt, um den Koffer ins Gepäckfach zu zwängen, spürt sie ein deutliches Reißen im unteren Rücken. »Der könnte zu schwer für das Handgepäck sein, Ma'am.« Sie knallt die Klappe zu.

»Schuhe«, erwidert die Kaftanlady. »Wir Mädels brauchen unsere Schuhe.«

»Wiegen Sie ihn beim nächsten Mal«, sagt Allegra mit ihrem charmantesten Lächeln, während sie sich vorstellt, der bescheuerten Frau mit ihrer Anspruchshaltung die Daumen in die Augenhöhlen zu rammen, wie man es ihr in der Schule in Selbstverteidigung beigebracht hat.

Eher beleidigt als dankbar setzt die Frau sich hin. Jetzt hat Allegra einen unverstellten Blick auf den Gang.

Eine kleine grauhaarige Dame steht in der Mitte des Flugzeugs und deutet nacheinander auf die Passagiere zu beiden Seiten des Gangs, als teilte sie ihnen Aufgaben zu. Es ist deutlich zu sehen, dass sie kleine

Wellen milder Bestürzung erzeugt. Praktisch alle Köpfe drehen sich, um sie zu beobachten.

Allegra geht zügig durch den Gang. Zwei weitere Ruflämpchen leuchten auf, doch sie bleibt nicht stehen. Die Dame ist etwa sieben Reihen vor ihr, deutet noch immer auf Passagiere, verkündet immer noch irgendetwas. Allegra holt auf. Da hebt ein Mann in einem Hawaiihemd unvermittelt die Hand wie ein Schüler, der die richtige Antwort kennt. »Miss?«

»Ich bin gleich bei Ihnen, Sir.« Allegra geht weiter, doch plötzlich wird ihr der Weg verstellt, diesmal von der erstaunlich schwangeren Frau, so breitbeinig wie ein Cowboy, der mit den Händen auf den Revolvern eine Bar betritt, nur dass die Hände der Frau auf den Sitzlehnen neben ihr liegen.

»Hab gerade erfahren, dass ich nicht mal vierzig werde, also Pech für mich«, erzählt sie Allegra ohne Umschweife, als wären sie alte Freundinnen. Ihr riesiger Ballonbauch drückt Allegra gegen die Hüfte. Mit einem mulmigen Gefühl denkt Allegra an die vielen Liter Fruchtwasser, die darin herumschwappen. »Diese Dame scheint sich für eine Art Orakel zu halten.«

»Ja, es tut mir sehr leid.« Allegra versucht, an der Schwangeren vorbeizusehen. »Ich versuche, sie aufzuhalten.«

»Schon gut. Ich habe bloß gelacht. Lieber das als die Horrorgeburtsgeschichten, von denen die Leute meinen, ich müsste sie unbedingt hören.« Die Schwangere kichert. »Oder Sprüche wie dieser: ›Von dieser Achterbahn kommen Sie jetzt nicht mehr runter! Schlafen Sie, solange Sie noch können! Sie sehen aus, als könnten Sie jeden Moment platzen!‹«

»Sie können gern die Businessclass-Toilette benutzen.« Allegra tritt zur Seite und deutet zum Bug des Flugzeugs.

»Ach, das ist schon okay, ich brauche keine Sonderbehandlung!« Die Frau trommelt mit den Fingern auf ihrem Bauch, als spielte sie Akkordeon.

Ein Stück weiter hinten ruft eine Frau: »Jesus ist der einzig wahre Prophet, meine Liebe!«

»Bitte.« Allegra zwängt sich vor die Knie eines anderen Passagiers, um die Schwangere vorbeizulassen.

Der Eigentümer der Knie nutzt die Gelegenheit. »Da ist eine Dame …«

»Ja.« Allegra sieht den Passagier gar nicht an. »Ich weiß von der Dame.«

Zwei weitere Rufsignale ertönen. Dann ist eine konsternierte Stimme zu hören. Das Baby beginnt wieder zu weinen. Ellie und Anders sind noch immer verschollen.

»Junge, Junge.« Die Schwangere runzelt die Stirn. »Ich frage mich, ob manche Leute sie ernst nehmen.«

»Genau, *eigentlich* versuche ich gerade …«

»Ach, warum sagen Sie das nicht gleich?«

Die Schwangere schiebt sich und ihren gewaltigen Bauch aus dem Weg, und Allegra geht weiter, so schnell sie es wagt, ohne den Eindruck zu erwecken, dies sei ein echter Notfall, obwohl sie sich allmählich fragt, ob die Voraussetzungen dafür womöglich doch erfüllt sind.

Kapitel 9

»Wenn meine Zeit um ist, dann sei es so!«

Es war diese leichtfertige Bemerkung, die mich vor langer Zeit veranlasste, versehentlich eine sehr persönliche Geschichte über meine Mutter zum Besten zu geben, während wir bei jener Dinnerparty unser furchtbares Aprikosen-Hühnchen aßen.

Der Mann mir gegenüber hatte irgendein Krankheitssymptom, weigerte sich jedoch, es von einem Arzt untersuchen zu lassen. Seine Frau machte sich Sorgen.

An das Symptom selbst erinnere ich mich nicht. Keine Angst. Es ist nicht relevant.

Ich erklärte, dass ich es für idiotisch hielt, nicht zum Arzt zu gehen.

Bis dahin hatte ich kaum etwas gesagt, und meine Bemerkung verursachte eine Gesprächspause. Mir war sofort klar, dass »idiotisch« zu schroff für den leichten Ton unserer Unterhaltung war.

»Unklug« wäre eine bessere Wortwahl gewesen. So klang es, als nähme ich die Gesundheit dieses Mannes zu wichtig. Er war ja nicht *mein* Ehemann! Ich hatte ihn gerade erst kennengelernt! Ich befürchtete, die anderen könnten denken, dass ich mich zu diesem Mann hingezogen fühlte.

Ich fühlte mich zu ihm hingezogen. Er sah sehr gut aus.

Verlegen versuchte ich, meine vehemente Verurteilung zu erklären. Ich erzählte die Wahrheit.

Ich erklärte den anderen, dass meine Mutter Ärzte gehasst hatte. Sie war zimperlich und abergläubisch gewesen, daher hatte sie die Symptome der Krankheit, die sie schließlich getötet hatte, mutwillig ignoriert.

»Gegen das Schicksal kommt man nicht an!«, hatte sie immer wieder gesagt, bis ich hätte schreien mögen.

Genau genommen, so erinnere ich mich, habe ich wirklich einmal geschrien, im Auto unterwegs zum Einkaufen, um ihr Ginger Beer zu besorgen, das Einzige, was ihr Magen in den letzten Wochen bewältigen konnte. Ein kleiner Junge auf dem Rücksitz des Fahrzeugs, das neben mir an der Ampel stand, starrte mich halb erschrocken, halb fasziniert an, während ich, für ihn unhörbar, schrie.

Sie starb eine Woche vor ihrem sechzigsten Geburtstag. Es war ein vermeidbarer Tod, doch sie beschloss, ihn nicht zu vermeiden.

»Nun, sehen Sie, Ihre Mutter war Deterministin«, sagte der bärtige Mann, und schon legte er mit seinem Vortrag über Determinismus los.

»Meine Mutter war eine Idiotin«, sagte ich, nachdem er geendet hatte. Damals war ich immer noch sehr wütend auf meine Mutter. Ich brauchte sie und vermisste sie sehr.

Der bärtige Mann merkte an, dass Albert Einstein im Alter von sechsundsiebzig Jahren eine lebensrettende Operation verweigerte, vermutlich verbunden mit der stillschweigenden Annahme, dass wohl niemand *Einstein* für einen Idioten halten würde.

»Ich habe mein Teil getan, es ist Zeit zu gehen«, sagte Einstein. (Angeblich.) »Ich werde es elegant tun.«

Alle waren beeindruckt von dieser Anekdote. Wie gesagt, wir waren jung. Folglich hielten wir sechsundsiebzig für ein absolut akzeptables und möglicherweise auch elegantes Alter, um zu sterben.

Allerdings weiß ich noch, dass ich mich fragte, wie Einsteins Kinder über seine Entscheidung, sich nicht operieren zu lassen, gedacht hatten, ob ihnen vielleicht auch danach war, im Auto zu schreien, ob sie ihn anflehten: »Dad. Bitte. Lass dich operieren.«

Im Internet erfahre ich, dass der attraktive Mann, der sich weigerte, zum Arzt zu gehen, noch lebt. Seine Zeit ist noch immer nicht um. Sein Symptom, was es auch war, hatte offenbar nichts zu bedeuten.

Symptome haben oft nichts zu bedeuten, weil sie gar keine Symptome sind, sondern bloß ganz normale Unpässlichkeiten und Problemchen im Leben.

Der attraktive Mann hat noch immer volles Haar und eine zweite, viel jüngere Ehefrau, was jede Frau hätte vorhersagen können.

Kapitel 10

Jesus ist der einzig wahre Prophet, meine Liebe!

Paula Binici schlägt die Augen auf. Was zum …? Hat sie das geträumt, oder hat das wirklich jemand gesagt?

Sie ist sechsunddreißig Jahre alt, allerdings sagt man ihr oft, sie sehe viel jünger aus; möglicherweise hat es etwas mit ihrer Gesichtsform (herzförmig) zu tun, oder aber es ist ihr blödes Haar, das sehr fein und schwer zu bändigen ist, Friseure ratlos macht und sie permanent wie vom Winde verweht aussehen lässt. Jedes Mal, wenn sie erwähnt, dass sie Juristin ist, geht eine Augenbraue kaum merklich in die Höhe. Im Moment sieht sie aus wie eine unglückliche Hausfrau und Mutter, was sie auch ist, anstatt wie die kompetente, allseits respektierte, gut bezahlte Vertragsanwältin, die sie zuvor war und sehr bald wieder sein wird, wenn ihre Kinder erst in die Schule kommen, was, wie die Leute ihr versichern, »im Nu« geschehen wird. *Die Tage sind lang, aber die Jahre sind kurz,* sagt ihre Mutter. Angeblich wird sie das eines Tages verstehen.

Sie muss eingedöst sein, aber sie weiß nicht, wie lange. Es ist irgendetwas los. Sie hat irgendeine wichtige Entwicklung verpasst. Aber was?

Ihre Kinder schlafen, und beide atmen noch. Das Anschnalllämpchen leuchtet nicht. Keine Turbulenzen. Keine herabgefallenen Sauerstoffmasken. Vorsichtig setzt sie sich anders hin, ohne ihre Kinder zu wecken, die sie beide als Kopfkissen benutzen. Ihre kleinen, wunderschönen Köpfe sind so schwer und so hart wie Bowlingkugeln. *Es geht so schnell,* sagen die Leute. Zum Totlachen. Sie sitzt seit tausend Jahren in diesem Flugzeug. Die Zeit ist noch nie langsamer vergangen.

Timmys Wange an ihrer Brust klebt vom Sabber, eine Grübchenhand hält ihr T-Shirt gepackt und zieht es zur Seite, sodass die ergrauende Spitze ihres ältesten Still-BHs zu sehen ist. Die kalte Schnalle der Gurtverlängerung liegt auf Timmys nackter Haut gleich oberhalb seiner Windel, doch Paula hat den Versuch, es ihm bequemer zu machen, aufgegeben. Hauptsache, er ist sicher. Willows Wange ist genauso klebrig und an Paulas Arm gedrückt, ihr offener Mund bildet ein perfektes Oval, die Lippen haben einen Schokoladenrand. Paula hat sie mit so vielen verbotenen Leckereien bestochen, dass ihr bestimmt bald schlecht wird. Das wird die logische nächste Entwicklung auf diesem albtraumhaften Flug sein.

Während der Wartezeit auf dem Rollfeld waren Willow und Timmy anfangs noch vergnügt, sie merkten ja nicht, dass sie nicht losflogen und diese Zeit daher nicht zählte. Paula war klar, dass sie ihre kostbaren Vorräte an Wohlverhalten aufbrauchten, und lenkte sich damit ab, über die rechtlichen Folgen dieser Verspätung nachzudenken. *Wann würde eine Flugverspätung als Vertragsverletzung betrachtet? Wenn Zeit von entscheidender Bedeutung ist. Sie ist von entscheidender Bedeutung. Ich fliege zur Hochzeit meiner Schwester am kommenden Samstag in Sydney. Meine Tochter wird Blumenmädchen, und sie brauchen Zeit, um gegebenenfalls ihr Kleid zu ändern. Was ist überhaupt der anzuwendende Vertrag? Ein Beförderungsvertrag. Moment, die Garantien für Verbraucher wären anzuwenden. Paragraf 62. In Ermangelung einer Vereinbarung wird die Dienstleistung innerhalb eines vernünftigen Zeitraums erbracht. Aber was bedeutet »vernünftiger Zeitraum«? Mit so etwas hängt man immer total in der Luft. Ha, ha. Niemand weiß jemals, was »vernünftig« bedeutet oder wer der vernünftige Mann ist. Wo ist dieser schwer zu greifende »vernünftige Mensch«, den die Gerichte immer anführen? Bin ich mit ihm verheiratet? Matt hält sich für ach so vernünftig.*

Als sie gerade über einen deutschen Fall nachlas, in dem Passagiere, die in einem Flugzeug festgesessen hatten, wegen Freiheitsberaubung geklagt hatten, fing Timmy an zu schreien. Ohne Vorwarnung. Die hochschwangere Frau weiter vorn, die Paula dabei beobachtet hatte, wie sie ihren Babybauch mit dem stolzen Überschwang der Erstgebärenden umfasste, hat wahrscheinlich den Schreck ihres Lebens bekommen, auch wenn die Frau bestimmt davon überzeugt ist, *sie* werde ihr Kind niemals so schreien lassen. Tatsächlich hat Paula noch nie erlebt, dass Timmy so hysterisch schreit. Allmählich befürchtete sie, er könne wirklich in ihren Armen sterben, an einem Blinddarmdurchbruch oder so. Dann begann Willow zu weinen, so kläglich wie ein

Kind in einem Fernsehwerbespot, der um Pflegeeltern wirbt. Paula hörte jemanden sagen, ohne dass derjenige auch nur die Stimme gesenkt hätte: »Wenn man seine Kinder nicht im Griff hat, fliegt man nicht, ganz einfach.«

Noch nie im Leben war Paula so gestresst und verschwitzt gewesen. Ein Bild von sich selbst, wie sie unisono mit dem Baby aus vollem Hals brüllt, schoss ihr durch den Kopf und blieb in dieser vertrauten, gut eingefahrenen Endlosschleife hängen, in der es hin und her rollte wie eine Murmel in diesen neuartigen Bürospielzeugen für Führungskräfte. Sie stellte sich die entgeisterten Mienen vor, die Flugbegleiter, die zu ihr rannten, um sie zu beruhigen, die Polizei riefen, einen Arzt riefen, eine psychologische Untersuchung verlangten.

Sie debattierte mit sich, führte einen dieser hin und her wogenden Wortwechsel, auf die sie spezialisiert war.

Das wirst du nicht tun, das würdest du niemals tun.

Aber wenn doch?

Aber du wirst nicht.

Aber wenn doch?

Aber du wirst nicht.

Und sie tat es auch nicht, weil ein netter Mann, der einige Reihen hinter ihr saß, aufstand, Timmy seine Autoschlüssel gab und mit tiefer Chris-Hemsworth-Stimme sagte: »Fantastische Lunge, kleiner Mann«, als wäre es ein Kompliment, keine Beschwerde. Die Schlüssel beruhigten Timmy sofort. Paula hatte den Verdacht, es liege daran, dass ein großer starker Mann sie ihm gegeben hatte. Timmy ist ein echter Kerl. Nie wirkte er behaglicher oder selbstgefälliger, als wenn er bei Daddy auf dem Schoß saß.

Paula sitzt in der Mitte, Willow am Gang. »Lass sie nicht neben irgend so einem lüsternen Fremden sitzen«, hat Matt gesagt, daher hat sie Willow pflichtschuldig an den Gang gesetzt, doch der Mann neben Paula ist sicherlich viel zu distinguiert und zu gut gekleidet, um ein Triebtäter zu sein. Sie schätzt ihn auf Anfang sechzig, sein schottischer Akzent ist so breit, als wäre er aus einer Tube gedrückt worden, und er trägt eine schöne blaue Krawatte, die er nicht einmal minimal gelockert hat. Während des großen Heuldebakels blickte er nicht missbilligend, sondern zuckte nur hin und wieder zusammen, während er stetig die Seiten irgendeines dicht bedruckten Buchs umblätterte. Unterdessen musste Paula Willow immer wieder zurück auf den Sitz ziehen, damit sie nicht jemandes achtlos schwingende Tasche oder einen Ellbogen an den Kopf bekam oder vom Getränkewagen k. o. geschlagen wurde. Vielen Dank, *Matt.*

Sie muss an ihre frühere Arbeit in einer Hobarter Kanzlei denken. Im Moment ist die Vorstellung, in ihrem bibliotheksstillen, klimatisierten, mit weichem Teppich ausgelegten Büro in der Innenstadt zu sitzen, neben sich auf dem Schreibtisch einen To-go-Kaffee und vor sich eine knifflige Vertragsklausel, die entwirrt werden muss, so himmlisch wie die Erinnerung an einen herrlichen Urlaub in den Tropen. Jetzt erkennt sie, dass ihr die Arbeit nicht nur Spaß gemacht hat – sie hat sie *geliebt.* Sie ist ein Mensch, dessen Verstand Gewissheit und Kontrolle, Regeln und feste Abläufe braucht, vielleicht mehr als der Durchschnittsmensch, doch in der Mutterschaft gibt es nichts davon, und an manchen Tagen dreht sie vor Langeweile schier durch.

Nein, denk das nicht, Paula, das ist scheußlich.

(Ein Gedanke ist nur ein Gedanke.)

Die Mutterschaft ist eine erfüllende, wichtige Arbeit, und jeden Tag erlebt sie einen Augenblick reiner, tiefer Glückseligkeit. Das ist wahr. Jedenfalls an den meisten Tagen. Ja, bei der Arbeit gibt es Gewissheit und Kontrolle und Befriedigung, aber keine glückseligen Augenblicke.

Willow wimmert im Schlaf, und Paula denkt: Spucktüte.

Sie streckt die Hand um Timmy herum zur Sitztasche aus, doch sie reicht nicht heran, ohne ihn zu wecken.

»Diese Dame, die da durch den Gang läuft, scheint irgendeinen … Tumult zu verursachen«, sagt ihr schottischer Sitznachbar. Er hat das Buch zugeklappt, einen Finger zwischen die Seiten gesteckt.

»Welche Dame?«, fragt Paula nach einer Sekunde, denn wegen seines Akzents braucht sie etwas länger, bis sie seine Worte decodiert hat. Wenn sie nicht in Panik gerät, versteht sie ihn bestens.

»Da kommt sie.« Er deutet mit dem Kinn nach vorn. »Sie scheint mit allen Passagieren zu reden, vielleicht beleidigt sie sie? Oh, ich glaube, eine Flugbegleiterin versucht, sie aufzuhalten – nein, die Flugbegleiterin wurde abgefangen!«

Überaus neugierig reckt er den Kopf.

Vor ihnen sagt jemand: »Sie erzählt den Leuten, wann sie sterben werden.«

Paula und der Schotte reißen die Augen auf, sehen sich an und heben die Augenbrauen. Plötzlich sind sie Teil eines Publikums, das ein Improtheaterstück anschaut.

Sie verfolgen, wie die grauhaarige Dame sich an sämtliche Passagiere in der Reihe vor ihnen wendet.

»Ich erwarte Herzversagen. Zweiundachtzig Jahre. Ich erwarte Diabetes. Neunundsiebzig Jahre. Ich erwarte einen Schlangenbiss. Achtundvierzig Jahre.«

»Das ist ein bisschen gewagt«, sagt Paula. »Ein Schlangenbiss! Wie wahrscheinlich ist das denn?«

»Vielleicht eine außer Kontrolle geratene Hellseherin, was meinen Sie?«, schlägt ihr Sitznachbar vor. »Ich glaube, letztes Wochenende war in Hobart ein New-Age-Festival.«

»Ach ja, dafür habe ich Werbung gesehen«, erwidert Paula. »Glauben Sie an all … das?« Sie findet diese Erwachsenenunterhaltung so stimulierend wie einen doppelten Espresso.

»Ich gestehe, ich habe Vergnügen an allem Okkulten«, sagt der Schotte. »Aber ich glaube nicht wirklich daran.«

»Was sind Sie von Beruf?«, fragt Paula, weil er ihr zu distinguiert erscheint, um ihn zu fragen: »Was machen Sie?«

»Ich bin Professor der Psychiatrie in der Abteilung Schlaf und Chronobiologie der University of Tasmania. Diese Woche spreche ich bei einer Konferenz in Sydney. Was ist mit Ihnen? Wenn Sie nicht damit beschäftigt sind, sich um diese beiden zu kümmern? Ich schätze, Sie bekommen im Moment nicht viel Schlaf.«

Er ist so reizend! Warum haben sie sich nicht schon früher unterhalten? Alles, was er zu sagen hat, interessiert sie brennend!

»Vertragsrecht«, setzt Paula an, doch jetzt ist die Dame fast bei ihnen.

»Haben Sie mir gerade gesagt, ich hätte *Diabetes?*«, fragt die Passagierin unmittelbar vor Paula.

»Todesursache, Lebenserwartung«, sagt die Dame kurz und bündig. »Deutlicher geht es nicht.«

»Tolle Art, eine Frau aus der Bahn zu werfen, die sich aufgemacht hat, ihr Gewicht zu reduzieren!«

Eine ältere Frau mischt sich ein: »Danielle, sie meint nicht, dass du Diabetes hast.«

»Also, ich glaube, sie meint genau das, Mum!«

Der Schotte kichert. »Ich sollte nicht lachen.«

Die Dame spricht jetzt mit den drei breitschultrigen Männern, die nebeneinandergezwängt in der Reihe schräg gegenüber sitzen. »Ich erwarte Herzerkrankung, vierundachtzig Jahre. Ich erwarte Demenz, neunundachtzig Jahre. Ich erwarte einen Skiunfall, fünfundfünfzig Jahre.«

Drei Köpfe wenden sich ihr erschrocken zu.

»Eine Menge Herzerkrankungen«, kommentiert der Schotte. »Vielleicht wird sie von der Herzstiftung gesponsert?« Er gluckst ausgiebig über seinen eigenen Scherz, und Paula lacht mit.

Die Dame tritt vor.

»Ooh! Wir sind dran!« Der Schotte reibt sich die Hände.

Paula denkt: *Moment, die kenne ich.* Etwas an ihrem Mund? Sie kann sie sich lächelnd vorstellen. Lachend. Jetzt lacht sie jedenfalls nicht. Sie blickt grimmig.

Paula hat sich schon immer hervorragend Gesichter merken können und glaubt manchmal, sie könne ein »Super-Recognizer« sein, eine von den zwei Prozent der Bevölkerung, die über eine derart überragende Fähigkeit zur Gesichtserkennung verfügen, dass sie vom Militär beschäftigt werden. Wahrscheinlich überschätzt sie sich allerdings, einfach weil sie so gut ist im Vergleich zu ihrer Schwester, die notorisch schlecht bei Gesichtern ist. Einmal stand sie im Supermarkt hinter Paula an der Kasse und starrte sie diverse Sekunden leeren Blicks an, bis Paula sagte: »Lisa, du Idiotin, ich bin's.«

Paula ist eindeutig kein Super-Recognizer, denn falls sie diese Frau schon einmal gesehen hat, kann sie sich nicht erinnern, wo. So weit zu ihrer Karriere beim Militär.

»Ich erwarte Lungenentzündung.« Die Dame deutet auf den Schotten. »Einundneunzig Jahre.«

»Ah. Lungenentzündung. Die Freundin des alten Mannes.« Der Schotte nickt befriedigt, als hätte er genau damit gerechnet. »Sehr wahrscheinlich. Sicher haben Sie recht.«

Die Dame deutet auf Paula. »Ich erwarte …«

»Ich möchte die Zukunft nicht vorhergesagt bekommen«, unterbricht Paula sie. »Danke trotzdem.« Sie hält das Baby anders.

»Ich erwarte chronisch obstruktive Lungenerkrankung. Vierundachtzig Jahre.«

»Wirklich?« Paula weiß nicht genau, was eine chronisch obstruktive Lungenerkrankung ist, aber vierundachtzig kommt ihr nicht sonderlich alt vor. Ihre Großmutter ist gerade achtundachtzig geworden, erfreut sich bester Gesundheit und spielt noch immer zweimal die Woche Golf. Sie hat weitaus mehr Energie als Paula.

»Tatsächlich sind wir in unserer Familie außerordentlich langlebig.« Sie weiß nicht genau, ob sie um des Schotten willen versucht, geistreich zu sein, oder ob sie wirklich hofft, die Dame davon zu überzeugen, ihr eine andere Prognose zu geben. »Deshalb hätte ich gedacht, dass ich neunzig werde.«

Es spielt keine Rolle, denn die Dame ist nicht interessiert. Sie deutet auf Willow. »Ich erwarte …«

»*Nein*«, sagt Paula. »Nein, danke. Auf keinen Fall. Sie ist noch zu klein. Bitte nicht.«

»Lungenentzündung. Einhundertdrei.«

»Schon wieder!«, sagt der Schotte. »Wobei ich gedacht hätte, dass sie bis dahin ein Heilmittel gegen Lungenentzündung haben, nicht wahr?«

»Einhundertdrei«, wiederholt Paula. »Tja, na gut.« Sie betrachtet die verfilzten Locken ihrer Tochter und stellt sie sich als verhutzelte alte Dame vor. Sie wird so mürrisch sein! Die Altersleiden werden Willow nicht gefallen. Die Kleine bekommt schon einen Wutanfall, wenn ihre Nase verstopft ist.

Jetzt blickt die Dame zur Reihe hinter ihnen und will schon weitergehen, doch da bemerkt sie das Baby in Paulas Armen und sieht nochmals zu ihnen.

Sie bleibt wie angewurzelt stehen, deutet auf Timmys Hinterkopf und sagt erst einmal nichts. Sie atmet schneller.

»Was?«, fragt Paula. Sicher wird sie gleich sagen, dass auch Timmy über hundert wird wie seine Schwester, aber die Dame sagt nichts. Sieht sie traurig aus? Ist das *Traurigkeit?*

»*Was?*«

»Ich erwarte«, sagt sie.

Paula spürt einen akuten Anflug von Panik. »Nein, halt, ich möchte nicht …«

»Ertrinken«, sagt die Dame. »Sieben Jahre.«

Paula empfindet es wie einen Schlag in den Solarplexus. »Sagen Sie das nicht. Das ist absolut nicht wahr.«

»Ach, *natürlich* ist es nicht wahr.« Der Schotte hält einen Arm schützend vor Timmy.

Zu Paula sagt er: »Diese Leute sind Scharlatane. Es tut mir so leid. Ich hätte sie nicht noch ermutigen sollen.« Dann wendet er sich an die Dame und spricht lauter, und sein Akzent wird noch breiter. »Das genügt, Madam, bitte gehen Sie weiter. Wir haben kein Interesse an Ihren sogenannten Erwartungen.«

Die Dame rührt sich nicht. Sie starrt Timmy an, einen beängstigenden Ausdruck nackter Qual im Blick.

Paula dreht Timmy weg, um ihn vor diesem grässlichen Blick zu schützen. Dabei rutscht Willows Kopf von ihrem Arm. Willow ist sofort wach, setzt sich auf und reibt sich mit den Fingerknöcheln die Augen. Timmy löst die Wange von Paulas Brust, und sein ganzer Körper spannt sich an.

»Sie sollten so etwas nicht sagen!« Paula treten die Tränen in die Augen. Immer wenn sie wütend ist, weint sie, was sehr ärgerlich ist. Es vermittelt die falsche Botschaft.

»Aber sehen Sie, gegen das Schicksal kommt man nicht an«, flüstert die Dame.

»Mummy?«, fragt Willow mit zittriger Stimme, während Timmy zu wimmern beginnt, doch Paula ist noch nicht fertig mit dieser Dame, auch wenn die Dame anscheinend fertig mit ihr ist und zur nächsten Sitzreihe weitergeht.

Paula dreht sich auf ihrem Sitz um und ruft: »Es ist *abscheulich*, so etwas zu einer Mutter zu sagen!«

Kapitel 11

Es ist wirklich abscheulich, so etwas zu einer Mutter zu sagen. Wenn ich die Hände an die Wangen lege, kann ich meine brennende Scham immer noch spüren.

Ich habe meinen Beruf, den Beruf, den ich liebe, an jenem Tag schwer in Verruf gebracht, und wir haben ohnehin ein Imageproblem.

Kapitel 12

»Verzeihung! Madam!« Allegra macht Boden gut. Das Donnern ihrer Schritte auf dem Boden pflanzt sich in ihrem Körper fort.

Mit ihrem unteren Rücken ist etwas ganz und gar nicht in Ordnung. Vielleicht ist es auch die Rückenmitte. Sie hält sich steif, weil es sich anfühlt, als würde schon die kleinste Bewegung Schmerzen auslösen.

Sie kann die Mutter sehen, die das schreiende Baby wiegt. Ihr anderes Kind, ein kleines Mädchen mit geröteten Wangen, zappelt auf dem Gangplatz herum und wölbt den Rücken, wie Kinder es häufig tun. Der Mann neben der Mutter wühlt hektisch in der Sitztasche.

Eine Mikrosekunde bevor es passiert, weiß Allegra genau, was jetzt kommt, hat aber zu viel Schwung, um stehen zu bleiben.

Kapitel 13

Die Vereinigung australischer Hellseher, der ich nicht angehöre, gab eine Erklärung heraus, in der man meine Handlungen verurteilt. Wie es sich gehört.

Meine Mutter hat nie jemandem, der zu ihr kam, etwas Schlimmes oder Beunruhigendes gesagt, das sie in der Zukunft desjenigen sah.

»Wozu?«, fragte sie. »Sie kommen zu mir, weil sie Hoffnung brauchen.«

»Wenn man gegen das Schicksal nicht ankommt«, wandte ich ein, »wozu dann das alles?«

Doch ich wusste, wozu. Damit bezahlte sie unsere Rechnungen.

Kapitel 14

Paula wiegt Timmy. Sie setzt die Atemtechniken ein, die sie für die Geburt gelernt hat.

Wie kann man nur etwas so Beängstigendes und Grausames über ihr Baby sagen? Sie wird sich deswegen keine Sorgen machen. Sie ist nicht »spirituell«. Sie ist anglikanisch.

Wenn Timmy niemals in die Nähe von Wasser kommt, wird er nicht ertrinken. Ganz einfach. Sie werden in die Wüste ziehen. Sie wird ihn einschließen. Um Himmels willen, sie *glaubt* doch diesen Mist nicht.

»*Mummy?*«, fragt Willow. »Mummy?«

»Ich fürchte, die Kleine könnte …«

Einen Augenblick lang starrt Paula das Dokument an, das der Schotte ihr reicht, stumpf und wie betäubt. Sie kneift die Augen zusammen, um es zu lesen, als wäre es ein Vertrag oder eine Akte, die sie bearbeiten muss, aber dafür hat sie gerade wirklich nicht den Kopf frei.

Dann kapiert sie es. Natürlich ist das kein Dokument, du Idiotin, es ist eine Spucktüte.

Sie nimmt die Tüte. Eine Flugbegleiterin eilt durch den Mittelgang.

Willow dreht den Kopf.

»Nein«, sagt Paula.

Kapitel 15

Ich denke, für das kleine Mädchen kann man mich gerechterweise nicht verantwortlich machen. Ich habe gesehen, was die Kleine im Abflugbereich aß. Man braucht keine hellseherischen Fähigkeiten, um dieses spezielle Ergebnis vorherzusagen.

Kapitel 16

»Nein!«, kreischt Allegra.

Nicht die richtige Reaktion für jemanden im Service.

Diese Situation wurde in der Bodenausbildung nicht behandelt, und die Bodenausbildung war krass.

Sie hat echte Brände gelöscht. Sie hat *»Brace! Brace! Brace!«* geschrien, immer wieder, während sie sich vorstellte, wie ihr Arbeitsplatz abstürzt. Sie hat in einem Schwimmbecken ein Rettungsboot bereit gemacht, während Sprinkler starken Regen simulierten und über ihr künstliche Blitze zuckten. Sie ist vollständig bekleidet durch einen Swimmingpool geschwommen und hat dabei Anders' totes Gewicht hinter sich hergezogen, der die Rolle des verletzten Passagiers mit vollem Einsatz spielte und stöhnte und schrie und nicht einmal hin und wieder die Beine bewegte, um ihr ein bisschen zu helfen.

Sie kann wiederbeleben, beschwichtigen und Charme versprühen. Sie ist textsicher in jeder Übung, jedem Ablauf. Sie ist bereit und willens, den Passagieren das Leben zu retten: sogar den weinerlichen und gierigen. Sie ist jedoch nicht darauf vorbereitet, dass ein kleines Kind ihr in hohem Bogen auf die Uniform kotzt wie eine Wiedergängerin des Mädchens in *Der Exorzist*. Es ist die Menge. Die *Geschwindigkeit*. Die unfassbare Widerwärtigkeit. Das Zeug ist überall auf Allegras Rock. In ihren Schuhen. Es sickert durch ihre Nylonstrümpfe. Es ist zwischen ihren Zehen.

Die verzweifelte Mutter blickt derart entsetzt, dass man glauben könnte, Allegra wäre von ihrer Tochter erstochen worden und verblutete vor ihren Augen, und dieser Gesichtsausdruck ist auch angemessen.

Jetzt holt die Mutter irgendwoher feuchte Tücher hervor wie eine Zauberkünstlerin, die einen stetigen Strom bunter Schals aus dem Hut zieht, und drückt sie Allegra in die Hände. »Tut mir leid. Tut mir leid. O mein Gott, es tut mir so leid.«

»Das ist kein Problem.« Allegra bemüht sich, sich nicht zu übergeben, während sie ihre Kleidung abtupft. Ihr fällt ein, dass sie heute keine Ersatzuniform mitgebracht hat, weil sie nicht die größere Tasche nehmen wollte. »Das ist wirklich kein Problem.«

Die Dame spricht jetzt mit den Ärzten im Ruhestand, die glücklicherweise beide noch am Leben sind. Sie nicken und lächeln höflich, anscheinend unerschüttert von dem, was die Dame sagt. Vielleicht haben sie durch ihren Beruf und ihr Alter keine Angst, der eigenen Sterblichkeit ins Auge zu blicken, oder vielleicht hören sie ja auch kein Wort von dem, was sie sagt, und tun nur so, als hätten sie sie verstanden.

Allegra beugt sich vor, und in ihrem Rücken verschieben sich tektonische Platten.

Ich habe doch Geburtstag, denkt sie kläglich, während ihr vor Schmerzen die Tränen in die Augen treten, und sie versucht, das kleine Mädchen anzulächeln, das mit glasigen Augen, einem erleichterten, leicht benommenen Gesichtsausdruck und dem Daumen im Mund nach hinten gesunken ist.

»Alles in Ordnung, Schätzchen?« Sie verdient einen Oscar für ihren fürsorglichen, liebevollen Tonfall.

»Es tut mir so leid«, sagt die Mutter des Mädchens noch einmal. »Ich war abgelenkt von dieser grässlichen Dame.«

»Bitte machen Sie sich keine Sorgen«, sagt Allegra. »So etwas kommt vor.« Ihr Entschluss, kinderlos zu bleiben, ist jetzt in Stein gemeißelt.

Die Dame schreitet so ruhig und effizient durch das Flugzeug wie eine gewissenhafte Flugbegleiterin, die den Imbiss serviert.

Kapitel 17

In Hobart war es ein kühler, klarer Aprilmorgen.

An jenem Tag. Dem Tag des Flugs. Dem Tag, an dem ich tat, was ich tat.

Es gab kein Frühstück. Gestern war kein guter Tag für mich gewesen. Es hatte einen beunruhigenden Vorfall im Fast-Fitness-Studio gegeben, unmittelbar gefolgt von einer peinlichen Situation im Everyday-Fresh-Supermarkt, und infolgedessen war kein Essen im Haus.

Ich hatte einen Flug zu erreichen. Es ist etwas Eigentümliches an Tagen, an denen man einen Flug zu erreichen hat. Selbst einen Inlandsflug nach Sydney. Selbst wenn man häufig fliegt. Es ist ein Hindernis im Tagesablauf, an dem man nur schwer vorbeisehen kann.

Nur zwei Nächte wollte ich in Sydney bleiben. Meine Reisetasche war bereits gepackt. Nur Handgepäck. Ich bin gut organisiert und hervorragend im Packen.

Ich weiß nicht, ob es von Bedeutung ist, aber ich erinnere mich, dass ich an jenem Morgen große Schwierigkeiten hatte, meine Brosche an der Bluse zu befestigen. Einerlei, wie ich es versuchte, ich bekam es einfach nicht hin. Ich trage diese Brosche seit dreißig Jahren jeden Tag meines Lebens. Ich habe sie bei Tausenden von Gelegenheiten angesteckt und wieder abgenommen. Ich habe sie an guter Seide und billiger Baumwolle befestigt, an Jeansstoff und Leinen, an Wolle und einer ganzen Menge Polyester. Bis zu diesem Tag hatte ich es jeden Morgen beim Ankleiden getan, ohne darüber nachzudenken, so wie ich meine Zähne putze.

Stellen Sie sich vor, Sie merkten mit einem Mal, dass Sie Ihre Zähne nicht putzen können. Vielleicht wären Sie dann auch bestürzt.

Gerade eben fiel mir wieder ein, dass meine Großmutter, als sie ihre Fingerfertigkeit verlor, die Zahnbürste mit einem Gummiband an ihrer Hand befestigte, wenn sie sich die Zähne putzte.

Ich bin nicht darauf erpicht, dass es mir genauso ergeht.

»Was soll das denn?«, fragte ich laut und versuchte, den Anschein zu erwecken, als wäre ich nicht fuchsteufelswild über meine missliche Lage, sondern milde amüsiert, als handelte es sich um etwas Belangloses wie ein Schraubglas, das sich nicht öffnen lässt, wobei das in Wirklichkeit durchaus von Belang sein kann, je nachdem, was man zum Abendessen plant. Im leeren Haus klang meine Stimme rau wie die einer Raucherin. Ich dachte: Wer *ist* das? Die Stimme klang wie meine Tante Pat, die ihr Leben lang geraucht hat, obwohl es nicht die »Kippen« waren, woran sie gestorben ist. Sie starb an einer Nierenerkrankung, verursacht durch die hohen Phenacetin-Dosen in dem Schmerzmittel Bex, das sie täglich gegen ihre Kopfschmerzen nahm. Sie arbeitete in einem Bekleidungsbetrieb in Redfern und erzählte, dort nähmen alle Frauen Bex. Vielleicht kennen Sie deren auf Frauen abzielende Kultwerbung: *Jetzt ein Tässchen Tee, ein Tütchen Bex und ein schönes Nickerchen.* Heute ist es eine amüsante popkulturelle Referenz, aber für all die Frauen, die an einem Nierenschaden starben, war es nicht amüsant.

Wie auch immer.

Das war das erste Mal, dass meine eigene Stimme mich überrascht hat, mein Gesicht hingegen erstaunt mich jeden Tag. Da ist immer diese eine verdutzte Millisekunde, bevor ich mich darauf einstelle: Oh, ja, stimmt, ich vergaß, du bist das, so siehst du jetzt aus. Ich erwarte nicht, mein zwanzigjähriges Gesicht zu erblicken. Ich denke, ich rechne mit meinem fünfundvierzig- oder fünfundfünfzigjährigen Gesicht. Es kommt mir wie ein Irrtum vor, aber ich bin nicht enttäuscht. Eitel war ich noch nie.

Ich korrigiere: In Bezug auf meine professionellen Fähigkeiten war ich durchaus eitel.

Ich korrigiere: Es gab Zeiten in meinem Leben, da ich mich schön fühlte und es genoss. Beispielsweise besaß ich einmal ein schmeichelhaftes, eng anliegendes, smaragdgrünes Häkelkleid. Wenn ich dieses Kleid trug, erntete ich immer anerkennende Pfiffe, und einmal bezeichnete mich ein Mann als »Sexbombe«. Das hat mir sehr gefallen. Möglicherweise war – und bin – ich im Hinblick darauf, wie gut ich in diesem Kleid aussah, ein bisschen eingebildet. Anerkennende Pfiffe sind nicht mehr akzeptabel, und vielleicht ist es ebenso inakzeptabel, zuzugeben, dass sie einem früher gefielen, vermutlich weil dieses Verhalten in die gleiche Kategorie fällt wie die weitverbreitete, fröhliche Aufforderung an Baustellen: »Zeig uns deine Titten!«. Das will niemand hören. Oder manche Menschen vielleicht doch, ich weiß es nicht. Jeder nach seiner Fasson.

Auch auf mein Haar bilde ich mir durchaus etwas ein.

Wie auch immer. Irgendwann legte ich meine Brosche auf den Frisiertisch und ging hinaus auf die hintere Veranda, um mich zu beruhigen.

Ich lebe in Battery Point in einem kleinen »Arbeiter-Cottage«, Baujahr 1895, das ich zum Zeitpunkt des Flugs noch nicht lange besaß. Es fühlte sich noch nicht wie zu Hause an. Es fühlte sich an wie ein schwerer Fehler.

Von meiner hinteren Veranda aus sehe ich an einer Seite den Mount Wellington. Wenn ich direkt geradeaus blicke, sehe ich den Gezeitensaum und bis über den Derwent. Ich sehe Jachtklubs, den Jachthafen, und wenn ich direkt nach unten blicke, sehe ich Teile der Gärten und hinteren Veranden an der Straße, die ein Stück den Hügel hinab parallel zu meiner verläuft.

An jenem Morgen lag Schnee auf dem Berg. Hobart hatte gerade die kältesten Ostern seit achtzig Jahren erlebt. Das Weiß des Schnees vor dem Blau des Himmels erinnerte mich an die weiß getünchten Häuser mit den blauen Dächern auf den griechischen Inseln.

Die Luft war frisch wie ein knackiger Apfel.

Ich mache mir nichts aus Äpfeln.

Um meine steifen Hände zu lockern, krümmte und streckte ich wiederholt die Finger.

Aus dem Augenwinkel sah ich eine Bewegung und entdeckte eine Frau, die auf ihrer hinteren Veranda stand und mir begeistert zuwinkte. Sie hatte meine Handbewegungen missverstanden. Sie dachte, ich winkte ihr zu. Das hätte ich niemals getan! Meiner Meinung nach ist es ein Gebot der Höflichkeit, so zu tun, als könnte man die Menschen in der Privatsphäre ihres Zuhauses nicht sehen.

Ihre Gesichtszüge konnte ich nicht richtig erkennen, aber sie hatte dunkles Haar und eine modische Frisur und trug einen Morgenmantel aus weißer Seide.

Sehen Sie, ich konnte unmöglich wissen, ob der Stoff Seide oder ihre Frisur modisch war. Es hatte einfach etwas damit zu tun, wie sie sich bewegte; sie bewegte sich wie eine Frau mit einer modischen Frisur und einem seidenen Morgenmantel. In ihrem Garten stand irgendein Bagger. Sie winkte also nicht nur; sie *ließ umgestalten*. Es würde Lärm und Staub geben. Wunderbar, dachte ich.

Da kam ein jüngerer Mann aus dem Haus und reichte ihr eine Tasse Kaffee. (Es hätte auch Tee sein können, aber Kaffee schien mir wahrscheinlicher.) Er blickte nach oben, und möglicherweise hob auch er die Hand, um zu winken, doch ich ging schnell zurück ins Haus. Es war bereits mehr als genug gewinkt worden für einen Morgen.

Erneut versuchte ich, die Brosche an meiner Bluse zu befestigen, und mittlerweile war ich extrem gereizt. Wieder bekam ich die scharfe kleine Nadel offenbar nicht richtig zu fassen. Ich war unglaublich frustriert! Was machte ich anders? Ich weiß noch, dass ich im Frisierspiegel meinem Blick begegnete und mich *anknurrte*. An diese eigenartige Dualität, dass ich so aggressiv wütend auf mich selbst war, erinnere ich mich noch heute.

Meine Reaktion war überzogen und unerwartet. In einem Anfall von Wut schleuderte ich die Brosche von mir, als wäre es ihre Schuld. Dies war kein Verhalten, wie man es von meinem Persönlichkeitstyp erwartet. Angeblich sind Queen Elizabeth und ich der gleiche Persönlichkeitstyp, wobei ich nicht weiß, ob die Queen sich für ihre Position dem Myers-Briggs-Persönlichkeitstest unterziehen musste. Ich vermute, jemand hat ihren Typ auf der Grundlage von Beobachtungen festgestellt.

Bestimmt können Sie sich vorstellen, was geschah, nachdem ich die Brosche durch den Raum geschleudert hatte.

Genau.

Ich fand sie nicht wieder. Es ist ein sehr kleines, filigranes Schmuckstück. Vom Verstand her wusste ich, dass sie irgendwo in diesem Raum sein musste, aber sie schien sich in Luft aufgelöst zu haben.

Nun ging ich systematisch vor. Ich ließ mich auf Hände und Knie nieder. Dann legte ich ein imaginäres Raster aus etwa dreißig mal dreißig Zentimeter großen Quadraten über den Schlafzimmerboden. Ich begann ganz hinten, nahm mir ein Quadrat nach dem anderen vor und fuhr mit den Händen über die Dielen und das graue Mischgewebe meines rutschfesten Teppichs.

Es dauerte vierzehn Quadrate, bis ich sie fand.

Sie lag in der Nähe des Betts. Weit weg von dort, wo ich sie vermutet hätte. Ich stand auf und befestigte die Brosche seelenruhig an meiner Bluse, völlig problemlos, genauso wie ich es die etwa elftausendmal oder so davor getan hatte.

Dann setzte ich mich in meinem Arbeitszimmer auf den Sessel, die gepackte Reisetasche zu meinen Füßen, und wartete, bis es Zeit für mein Taxi wurde.

Das müssen mindestens vier Stunden gewesen sein, eine lange Zeit, um reglos dazusitzen, ohne einen einzigen Gedanken zu fassen. Ich frühstückte nicht. Hatte keinen Vormittagsimbiss. Aß nicht zu Mittag. Ich trank nicht einmal ein Glas Wasser oder eine Tasse Tee. Ich aß keinen Monte-Carlo-Doppelkeks.

Irgendetwas stimmte nicht mit mir an jenem Tag.

Aber ich denke, das wissen Sie bereits.

Kapitel 18

Ethan Chang beschäftigt sich gedanklich bereits mit dem Tod, als die Todesdame an seine Reihe tritt.

Das ist dann wohl Ironie oder Zufall oder möglicherweise der Beweis dafür, dass er in einer Simulation lebt.

Er denkt auch nicht bloß beiläufig über den Tod nach. Er ist auf das Thema *fixiert*. Den ganzen Tag schon denkt er an nichts anderes.

Eine der Stewardessen auf dem Hinflug ab Sydney heute Morgen fragte ihn, ob er »beruflich oder zum Vergnügen nach Hobart« reise, und schenkte ihm ein strahlendes Lächeln.

»Beerdigung«, erwiderte Ethan, und die arme Frau wusste nicht, wohin mit ihrem Lächeln.

Es war seine allererste Beerdigung. Mit neunundzwanzig. Seine Mitbewohnerin Jasmine war mit ihm die Beerdigungsetikette durchgegangen. Sie sagte, er solle sich kleiden wie für ein Bewerbungsgespräch, nicht zu spät kommen, nicht Kaugummi kauen, das Telefon auf lautlos schalten und jede Unterhaltung mit »Mein herzliches Beileid« beginnen. Sie sagte, sein gebrochenes Handgelenk sei keine Entschuldigung dafür, nicht zur Beerdigung zu gehen. Beerdigungen seien nicht wie Geburtstage. Er bekomme nächstes Jahr keine neue Gelegenheit.

Jasmine war schon auf extravaganten Beerdigungen überall auf der Welt. Sie war bei einer Gedenkfeier, auf der die Gäste Champagner tranken, während die Asche des Verstorbenen vermittels eines prachtvollen Feuerwerks verstreut wurde. Sie sagte, es sei berührend gewesen, doch man hätte das Feuerwerk lieber mit der Musik synchronisieren sollen.

Sie bewegt sich in anderen Kreisen als Ethan, weil sie eine Erbin ist. Eine TK-Fisch-Erbin. So hat er sie auf den Gesellschaftsseiten beschrieben gesehen: *TK-Fisch-Erbin Jasmine Dumas trifft zu verschwenderischer Celebrity-Hochzeit in Rom ein.*

Tiefkühlfisch hat Jasmines Vater reich gemacht, »reicher als Gott«, aber er legt Wert darauf, dass seine Kinder lernen, »wie die reale Welt funktioniert«. Daher hat man in der Wohnung, die er Jasmine in Sydney gekauft hat, nur vom großen Schlafzimmer aus einen mickrigen Meeresblick, und für alle anderen Kosten wie Strom, Wasser und so weiter lässt er sie selbst aufkommen. Von neun bis fünf zu arbeiten ist Jasmine lebensphilosophisch zuwider (sie ist Unternehmerin und braucht kreativen Freiraum), deshalb hat sie auf Flatmate Finders nach einem Mitbewohner gesucht, der das kleinere Schlafzimmer nimmt, und so hat sie Ethan gefunden.

Jasmine hat sich als gute Vermieterin wie auch als gute Mitbewohnerin erwiesen.

Nach seinem Kletterunfall zerkleinerte sie ihm sogar sein Steak. Sie tat es einfach, ohne auch nur zu fragen. Sie sagte, ihr Bruder (der mittlerweile ganz in Paris lebt, auch seine Wohnung gewährt nur mickrige Blicke auf den Eiffelturm, auch hier soll es »real bleiben«) stehe ebenfalls auf Extremsport und habe sich sieben Knochen gebrochen. Ethan hat Jasmine nicht erzählt, dass er definitiv *nicht* auf Extremsport steht. Es war sein erster Besuch in der Kletterhalle gewesen, und er war nicht einmal bis zu der angeblich leichten »Boulderwand« gekommen, bevor er beim Anlegen des Gurts über seinen eigenen Rucksack stolperte und sich das Kahnbein brach.

»Mountainbiking? Skateboarden? Snowboarden?«, riet die attraktive Stewardess, als er ihr seine Bordkarte reichte, um nach Hause zu fliegen, und aus irgendeinem Grund erzählte er ihr die Wahrheit. Als er ihr überraschtes, erfreutes Lachen hörte, das ihm durch den Mittelgang folgte, überlegte er, ob er es Jasmine vielleicht auch erzählen sollte. Ihm war aufgefallen, dass man bei Frauen oft exakt das *Gegenteil* von dem tun sollte, was man instinktiv tun wollte.

»Warum verlieben sich Typen wie wir immer in Frauen, die in einer anderen Liga spielen?«, hatte sein Freund Harvey gefragt, nachdem er Jasmine zum ersten Mal getroffen hatte.

Da hätte Ethan Harvey irgendwie gern eine reingehauen.

(Er glaubte, er war cool geblieben.)

(Ja, sie spielt *offensichtlich* in einer anderen Liga.)

Harvey sagt oft etwas, wobei Ethan die Hutschnur platzt. Zum Beispiel: »Typen wie wir kommen nicht über das mittlere Management hinaus.« »Typen wie wir fahren nicht solche Autos.« »Typen wie wir sind nie gut im Sport.«

Natürlich hat Ethan Harvey nicht geschlagen, er hat noch nie im Leben jemanden geschlagen (»Typen wie wir geraten nicht in Schlägereien«), und er wird Harvey auch niemals schlagen, weil Ethan gerade auf Harveys Beerdigung war, und jetzt liegt Harvey in einem großen, glänzenden schwarzen Sarg unter ziemlich viel Erde, und Ethan kann es nicht glauben, er kann es einfach nicht glauben.

Harvey ist tot. Harvey »sagt« nichts mehr. Harvey »sagte«. Harvey ist für immer in der Vergangenheitsform. Er hat alles gesagt, was er jemals wird sagen können.

Harvey wird Ethan nie wieder irgendein zufälliges, aus einer merkwürdigen Perspektive aufgenommenes Foto von einem Schild, einem Baum oder einer Straßenecke schicken – von etwas, das Harvey etwas bedeutet, Ethan aber nicht. Harvey wird Ethan niemals mehr wie seine Großmutter grundlos zu unpassender Stunde anrufen, einfach um »mal zu hören, wie es dir geht« oder, genauer gesagt, um über sein Leben und seine Entscheidung, zurück nach Hobart zu ziehen, zu klagen, die möglicherweise nicht die richtige war, und ob er seinen Namen ändern sollte, weil Frauen jedes Mal an Harvey Weinstein dachten, sobald sie seinen Vornamen hörten, und das war nicht der beste Start, also, die Frauen wurden eigenartig streitlustig, als ob Harvey gleich seine Macht missbrauchen würde, obwohl Typen wie wir ganz offensichtlich keine Macht haben. Harvey wird niemals einen neuen Job oder eine neue Freundin finden, einen besseren Haarschnitt oder eine neue Perspektive bekommen.

Das war's! Er ist fertig!

Es ist unfassbar.

Die drei Worte *Harvey ist tot* scheinen nichts von ihrer Schockwirkung zu verlieren, gleichgültig, wie oft Ethan sich gestattet, sie zu denken.

Ihm ist ein bisschen übel, aber er hat auch Hunger. Er dürfte keinen Hunger haben. Er hat sich beim Leichenschmaus den Bauch vollgeschlagen, womit er nicht gerechnet hätte, doch ihm fiel auf, dass viele Leute genauso fieberhaft und mechanisch aßen und sich das Essen in den Mund schaufelten. Ethan und einer von Harveys Cousins verdrückten zusammen einen ganzen Servierteller voller mit Huhn und Pilzen gefüllter Mini-Vol-au-Vents. »Mein herzliches Beileid«, sagte Ethan, und Harveys Cousin entgegnete, es brauche ihm nicht leidzutun, es sei ja nicht Ethans Schuld, und außerdem habe er Harvey immer nur zu Weihnachten gesehen, und in gewisser Weise sei er ein Idiot gewesen, und dabei grinste er, doch dann bebte seine Unterlippe, und Ethan musste rasch den Blick abwenden.

Es war ein Aneurysma. Ethan hat es nachgeschlagen, und wenn er richtig verstanden hat, ist das, als wäre in Harveys Gehirn vor Jahren Malware installiert worden und hätte da gewartet und schließlich dafür gesorgt, dass er im Foyer seines örtlichen Kinos zusammenbrach. Er hatte eine Eintrittskarte für den neuesten Marvel-Film gekauft. Er war allein. Harvey ging oft allein ins Kino. Er hatte sich einen Jumbobecher Popcorn gekauft, und als er zu Boden stürzte, flog das ganze Popcorn durch die Gegend. Alle diese Details stammen von Harveys Cousin.

Ethan versucht, sich die Szene vorzustellen. Harvey stürzt zu Boden. Ob er Angst hatte? Was waren seine letzten Gedanken? *Was passiert mit mir?* Harvey mochte Popcorn. Teilte nicht gern. Er sagte immer: »Kauf dir selbst welches.« Der Gedanke, dass er sein Popcorn einfach fallen ließ, ist verstörend.

Also hat Harvey den Film nie gesehen. Er war nicht gut. Harvey hätte sich die Zeit genommen, eine lange boshafte Besprechung auf Rotten Tomatoes zu schreiben.

Zu sterben ist mit Abstand das Schrägste, Interessanteste, Glamouröseste und Abgefahrenste, was Harvey je getan hat. So als wäre er nach Sibirien gezogen, Priester geworden oder zur NASA gegangen.

»Du musst dir erlauben zu trauern«, sagte Jasmine ernst, während sie Ethans Steak in sehr kleine Stücke schnitt. »Nimm dir eine Weile frei. Nur ein, zwei Monate.«

Nur ein, zwei Monate. Sie ist so süß. Als ob er zu seinem Chef sagen könnte: »Ich nehme ein, zwei Monate frei, um zu trauern.«

Harveys Tod macht Ethan fassungslos, aber er *trauert* nicht um ihn. Das erschiene ihm als zu ernsthafte, zu dramatische Bezeichnung für das, was er empfindet. Ist Trauer nicht nur für Angehörige?

Er kennt Harvey erst seit … wie vielen Jahren? Vier? Nein, fünf. Sie wurden beide am selben Tag als Junior-Softwareentwickler von der Techfirma eingestellt, bei der Ethan noch immer arbeitet. Harvey, der in Hobart aufgewachsen war, zog vor rund sechs Monaten dorthin zurück.

Hatte er den Mann überhaupt richtig gemocht? Er konnte einen schon runterziehen. Bei der Beerdigung stand jemand auf und sagte: »Harvey hat jeden Raum heller gemacht«, und Ethan dachte: Was? Harvey hat in seinem ganzen Leben keinen Raum heller gemacht. Er war der Typ, der immer in der Ecke stand und verächtliche Kommentare über die Musik abgab.

Ethan hatte sich gefragt, ob er sich eine Ausrede einfallen lassen würde, um nicht zu Harveys dreißigstem Geburtstag gehen zu müssen, der Gegenstand einer Menge trübseliger, deprimierender Unterhaltungen gewesen war. *Ich weiß nicht, ob ich überhaupt feiern soll. Hast du nicht auch geglaubt, wir hätten mit dreißig mehr erreicht, Ethan?*

Jetzt würde Harvey überhaupt nichts mehr erreichen.

Keine neuen Errungenschaften mehr für dich, Harvey.

Manche Teile der Beerdigung erschienen ihm opernhaft. Beispielsweise als Harveys Onkel Dudelsack spielte und als Harveys Vater im Zeitlupentempo zusammenbrach, so wie eine Lawine langsam beginnt und schneller wird. Harveys Großvater versuchte noch, Harveys Vater am Ellbogen zu packen, war aber zu gebrechlich, und stattdessen kam Harveys Schwester angelaufen, um zu helfen.

Harvey hat nie erwähnt, dass seine Schwester so scharf ist.

Ethan hofft, dass Harveys scharfe Schwester nicht gehört hat, wie er sich lächerlich machte, als er einer Angestellten des Cateringservices sein herzliches Beileid aussprach. Sie trug eine weiße Bluse und eine schwarze Hose und hielt ein Tablett mit Schinkensandwiches in Händen. Es gab durchaus Anhaltspunkte.

Harvey hätte das zum Schreien komisch gefunden. Er wäre in sein stummes, keuchendes Lachen ausgebrochen, bei dem er aussah, als erstickte er gerade an einer Weintraube. Bei der Arbeit hat ein Mann einmal den Heimlich-Handgriff eingesetzt, als Harvey so lachte. Es war das Komischste, was Ethan je gesehen hat. Harvey glaubte, der Mann habe ihm dabei eine Rippe gebrochen.

Die Frau neben Ethan flucht.

»Das Baby«, erklärt sie und deutet nach vorn. »Es hat wieder angefangen.«

»Oh, ja, stimmt«, erwidert Ethan. Er kann das Baby schreien hören – und er weiß, es hat bereits lange geschrien, als sie auf dem Rollfeld standen –, aber das ist nur ein Hintergrundgeräusch, es stört ihn eigentlich nicht. »Klingt, als hätte es irgendwas.«

»Die CIA foltert mit diesem Geräusch Gefangene«, sagt die Frau.

»Ich würde niemals mit einem Baby fliegen«, sagt ihre Freundin auf dem Fensterplatz. »Das ist Kindesmisshandlung. Ich glaube, es schädigt ihre Ohren.«

»Ich mache mir mehr Sorgen um *meine* Ohren.« Die Frau auf dem Mittelplatz verschränkt die Hände im Nacken, drückt das Kinn an die Brust und die Arme fest an die Ohren. Auf ihrem Scheitel klemmt eine Sonnenbrille mit herzförmigen Gläsern.

Unter normalen Umständen wäre Ethan sich der beiden attraktiven Frauen neben sich intensiv bewusst gewesen. Beim Einsteigen waren sie ein bisschen beschwipst, und er erinnert sich vage an eine lange emotionale Unterhaltung über eine gemeinsame Freundin, »Poppy«. Wahrscheinlich hätte er ein Gespräch angefangen. Das kann er. Es ist eine seiner Fähigkeiten. Frauen finden ihn nicht einschüchternd. Er hätte ihnen seine Meinung zu den Problemen mit Poppy gesagt. Er hat eine ältere Schwester und sich in seiner Kindheit und Jugend mit all ihren Freundinnen unterhalten, deshalb strahlt er möglicherweise »Kleine-Bruder-Vibes« aus, was ein Problem sein könnte. Seine letzte ernsthafte Beziehung liegt über ein Jahr zurück. Er ist in den Apps unterwegs. Bereit, sich zu committen. Er sieht anscheinend nicht übel aus; das kann man selbst nur schwer beurteilen.

»Typen wie wir landen immer in der Friendzone«, hat Harvey einmal gesagt. »Das liegt daran, dass wir Betamännchen sind. Niemand will Betamännchen. Sie SAGEN, sie wollten die Betas, aber sie lügen, sie wollen die Alphas.«

Diese »Betamännchen«-Bemerkung ist wahrscheinlich der Grund dafür, dass Ethan beschloss, es mit Klettern zu versuchen.

Danke auch, Harvey.

»Ich habe den Eindruck, die alte Dame, die da durch den Mittelgang kommt, hat irgendeinen Anfall«, sagt die Frau auf dem Fensterplatz.

»Ooh! Da kommt die Flugbegleiterin, um ihr Bescheid zu stoßen. Oh. Mein. Gott. Das kleine Mädchen da hat gerade die Flugbegleiterin vollgekotzt!«

»Ekelhaft«, sagt die Frau auf dem Mittelplatz, ohne den Kopf zu heben.

Ethan lehnt sich zur Seite. Eine Dame läuft durch den Mittelgang und zeigt auf Passagiere.

»Sie sagt Tode vorher«, lässt sich eine scharfe Stimme vernehmen. »Ich habe sie ›Todesursache, Lebenserwartung‹ sagen gehört, was ja überhaupt nicht abgedreht ist.«

Die Frau auf dem Fensterplatz stupst ihre Freundin an. »Hast du das gehört? Das muss eine Hellseherin von diesem Festival sein!«

Beide Frauen heben simultan die Telefone und beginnen zu filmen.

»Wenn ich es mir leisten könnte, würde ich einmal die Woche oder so zu einer Hellseherin gehen«, verkündet die Fensterplatzfrau.

»Ich auch«, sagt ihre Freundin. »Ich finde es wirklich beruhigend.« Sie wendet sich an Ethan. »Interessieren Sie sich für Hellseherei? Ich wette nicht. Männer sind so …« Sie imitiert eine tiefe Männerstimme: »Ich brauche *Beweise!* Ich brauche *Fakten!*«

Ethan sagt nichts, da seine Meinung eindeutig nicht gefragt ist. Außerdem: Sie hat recht. Er interessiert sich nicht für Hellseherei, und ja, er braucht Beweise, er braucht Fakten.

Die Dame deutet auf das ältere Paar schräg gegenüber von Ethan. Er hört sie sagen: »Ich erwarte Altersschwäche, einhundert Jahre. Ich erwarte Altersschwäche, hunderteins.«

Das ältere Paar nickt höflich, anscheinend nicht beunruhigt. Warum auch? Die Vorhersagen für sie sind ja ziemlich harmlos und naheliegend. Ist das nicht der Traum? Hundert zu werden und an Altersschwäche zu sterben?

Jetzt steht die Dame neben Ethan. Sie ist klein. Sie wirkt harmlos. In Eile. Ein bisschen reizbar. Sie erinnert Ethan an seine Großmutter, als sie erfuhr, dass sie eine App herunterladen muss.

Zuerst deutet sie auf die Frau am Fenster. »Ich erwarte ein Melanom, neunundsiebzig Jahre.«

»Musst die Sonnenbank drangeben, Süße.« Ihre Freundin, die noch immer filmt, gluckst. »Ooh – ich bin dran!«

Die Dame deutet auf Ethans Sitznachbarin. »Ich erwarte Lebererkrankung, siebenundachtzig Jahre.«

»Musst die Espresso Martinis drangeben, Süße«, sagt ihre Freundin.

Jetzt ist Ethan an der Reihe. Automatisch lächelt er sie an, wie er es bei jeder älteren Dame machen würde, die mit ihm reden möchte.

Sie sagt: »Ich erwarte einen tätlichen Angriff.«

»Einen tätlichen Angriff?!« Sein Lächeln erlischt. »Sie meinen, ich werde bei einer Schlägerei sterben?«

»Einen tätlichen Angriff«, wiederholt die Dame. »Wie ich bereits sagte. Dreißig Jahre.«

Dreißig? Ethan spürt es wie einen Schlag in die Magengrube. Eine schemenhafte Variante dessen, was er empfand, als er von Harveys Tod erfuhr. »Ich gerate eigentlich nicht in …«

»Gegen das Schicksal kommt man nicht an!« Sie geht weiter.

Seine Sitznachbarin stupst ihn an. »Und? Wie alt sind Sie?«

»Neunundzwanzig«, antwortet Ethan leise, ohne sie anzusehen.

»Na, das ist ja ätzend für Sie.« Sie klingt mitfühlend, aber zugleich so unbekümmert, dass Ethan grinst, doch da passiert es, wie ein Vollidiot denkt er: *Warte, bis ich Harvey davon erzähle.* Harvey liebt solche schrägen Geschichten. Er wird seine ziemlich gute Morgan-Freeman-Imitation zum Besten geben: »Ethan Chang war neunundzwanzig Jahre alt, als er erfuhr, wie er sterben würde.«

Doch er kann es Harvey nicht erzählen. Es gibt keine Telekommunikationsplattform, auf der Harvey zu erreichen wäre. Es ist, als hätte Ethan erst jetzt begriffen, dass Harvey tot ist, obwohl er gerade bei seiner Beerdigung war, obwohl er schon den ganzen Tag buchstäblich an nichts anderes als Harveys Tod denkt.

Er hört ein befremdliches Geräusch, wie das Hecheln eines Hundes. Das ist er selbst.

Seit seiner Kindheit hat Ethan nicht mehr so geweint – echte salzige Tränen, die von seinem Kinn tropfen. Er wusste gar nicht, dass sein Körper noch über die Fähigkeit verfügt, so zu weinen. Es ist, als hätte er die Kontrolle über seine Blase verloren. Es ist ihm unendlich peinlich. Seine Brille beschlägt. Seine Nase läuft.

Typen wie wir sterben nicht jung, Harvey. Typen wie wir werden alt, kahl und bekommen einen Wanst. Typen wie wir erreichen ihren Zenit mit Mitte fünfzig, wenn sie in kurzärmeligen karierten Hemden um den Grill herumstehen und über Cholesterin und Zinsen reden.

»Oooch, Süßer«, sagt die Frau neben ihm. »Sie sterben nicht bei einer Schlägerei. Die denken sich nur etwas aus! Nichts davon ist wahr!«

Sie schnallt sich ab, steht so schnell auf, dass die Herzchen-Sonnenbrille ihr aus dem Haar vor die Augen rutscht und ruft: »Hey, *Lady,* Sie haben diesen Mann zum *Weinen* gebracht!«

Was sehr lustig und sehr peinlich ist.

Ethan sieht Harvey lachen. Irgendwo im Multiversum lacht Harvey sich kaputt, aber in diesem Universum wird Ethan Harveys bescheuertes stummes, keuchendes Lachen nie wieder erleben.

Und jetzt denkt er an Harveys Mutter und Vater und an Harveys Großvater und an Harveys scharfe Schwester und an Harveys Cousin und an ihre verdammt traurigen, eingefallenen Gesichter, und diese Leute hätte er auf Harveys dreißigstem Geburtstag kennenlernen sollen, nicht auf seiner *Beerdigung,* und wenn Ethan schon so traurig ist, wie traurig müssen *sie* dann erst sein, und es ist nicht richtig, der Tod ist nicht richtig, es ist nicht fair, es ist unfassbar traurig. *Harvey, Kumpel, komm zurück, natürlich wäre ich zu deinem dreißigsten Geburtstag gekommen, den hätte ich doch nicht verpasst.* Ethan hat das Gefühl, er werde nie mehr aufhören können zu weinen. Er weiß nicht, wie er damit aufhören soll.

Ethan Chang spricht sich selbst sein mehr als tief empfundenes Beileid aus.

Kapitel 19

Ich habe erfahren, dass ich den verletzten jungen Mann zum Weinen gebracht habe, und das bekümmert mich.

Ich erinnere mich an ihn. Auf dem Flughafen Hobart stand ich an der Sicherheitskontrolle hinter ihm in der Schlange.

An der Sicherheitskontrolle werden viele Menschen nervös und klopfen in heller Aufregung ihre Taschen ab, doch ihm gelang es mit nur einer Hand, Telefon, Brieftasche und Schlüssel in eine Wanne zu legen. Ich bewunderte seine Geschicklichkeit, zumal nach dem Erlebnis mit meiner Brosche am Morgen.

Als er sich dann umdrehte und ich ihn im Profil sah – die Brille mit dem schwarzen Gestell, die markante, schöne Kieferpartie –, erlebte ich eine große Überraschung.

Henry!, dachte ich.

Es war natürlich nicht Henry.

Henry arbeitete in den Sechzigern im Hornsby Picture Theatre, wo er in einer lackierten Holzkabine die Kinokarten verkaufte. Ich sah immer nur seine obere Hälfte hinter einer Glasscheibe mit einer runden Öffnung darin. Meine Freundin Ivy und ich gingen immer in die Matineevorstellung am Sonntag. Zwei Filme, ein Zeichentrickfilm, eine Fortsetzungsgeschichte und die Wochenschau für sechs Penny. Sehr preiswert. »O nein, ich brauche nur *eine* Eintrittskarte«, sagte ich freundlich, als ich das letzte Mal eine kaufte, und nahm an, der gelangweilte junge Mann an der Kasse habe einen Fehler gemacht. »Sie haben nur eine Karte bekommen«, erwiderte er. Nicht so höflich wie Henry.

Henry lächelte immer freundlich, wenn er Ivy und mich sah, und sagte: »Hallo noch mal, die Damen!«

Wir waren keine Damen. Wir waren noch klein. Elf oder zwölf.

Ivy sagte dann: »Hallo noch mal, Henry!« Zu laut, meiner Meinung nach.

Ich flüsterte dann: »Hallo.« Ich war zu schüchtern, um seinen Namen laut auszusprechen. Jede Woche dachte ich: *Diesmal sage ich seinen Namen.* Ich tat es kein einziges Mal, und dafür schämte ich mich.

In einer meiner frühesten Erinnerungen löst meine Mutter meine Finger von ihrem Rock. »Sie ist *schüchtern.*«

Logischerweise konnte der verletzte junge Mann nicht Henry sein, das war mir klar, aber die Ähnlichkeit erschreckte mich trotzdem. Ich fragte mich, ob er womöglich Henrys Sohn war. Oder sein Enkel?

Ich erwog zu sagen: *Verzeihen Sie, das klingt jetzt vielleicht komisch, aber hieß Ihr Vater Henry und hat im Hornsby Picture Theatre in Sydney gearbeitet?*

Doch als mir dann ein Uniformierter mit einem Nicken bedeutete, ich sei an der Reihe, durch den Metalldetektor zu gehen, sah ich im Abflugbereich ein Paar, das um Kaffee anstand, und mein Herz machte vor Freude einen Satz, weil ich dachte: *Da sind Bert und Jill, ich habe sie so lange nicht mehr gesehen!*

Ich wollte zu ihnen laufen und sie in die Arme nehmen, doch ich wusste, auch sie konnten es nicht sein, ebenso wenig wie dieser junge Mann Henry sein konnte, und trotzdem ähnelten sie ihnen so sehr, dass ich erstarrte und sie einfach ansah.

Der Mann hatte weißes Haar und trug ein blaues Polohemd, und neben seiner Frau, die klein und dunkelhaarig war, wirkte er wie ein großer Eisbär. Selbst aus der Ferne konnte ich sehen, dass sie wie Jill ein Energiebündel und immer in Bewegung war. Während sie warteten, machte die Frau irgendeine gymnastische Übung, stellte sich auf ein Bein und wippte auf und ab. Eine Übung zur Stärkung des Knöchels oder Knies vielleicht, und ich dachte: Hat Jill nicht genau *diese* Übung gemacht? Ich beobachtete, wie sie schwankte, und der Mann, der wie Bert aussah, sie mit sanfter Hand stützte, genauso wie Bert es getan hätte, und ich wusste, das war nicht Bert, das war nicht Jill, aber sie waren es, sie *waren* es, ich spürte, dass sie es waren.

Ich rührte mich nicht vom Fleck, bis eine Frau hinter mir ungeduldig sagte: »Sie dürfen *gehen!*«, während der Uniformierte blaffte: »Kommen Sie *durch,* Madam!«

Auf dem Weg zum Gate geschah es immer wieder. Jede einzelne Person hatte irgendeine Bedeutung für *mich.* Allmählich wurde es mir unheimlich, ich fühlte mich wie das Opfer eines gut vorbereiteten Streichs oder der ahnungslose Star einer Reality-Show.

Es waren nicht nur die Ähnlichkeiten. Da waren auch Symbole und Zeichen. Alles hatte etwas zu bedeuten.

Der Mann am Tisch neben mir trug ein gemustertes Hemd, und als ich genauer hinsah, stellte ich fest, dass darauf Kängurus waren. *Graue* Riesenkängurus. Ich hörte einen Mann mit einem breiten schottischen Akzent, der ihn fragte: »Ist dieser Platz besetzt?«

Graue Riesenkängurus und ein schottischer Akzent. Diese beiden Dinge zusammengenommen hatten nur für *mich* eine Bedeutung.

Ein betagtes Paar mit silbernen Apple Watches wankte vorüber, gefolgt von einer schönen Frau mit ernstem Gesicht, die Koreanerin und Mitte vierzig sein mochte.

Auf einem Barhocker an der Bar saß eine Frau in einem Jumpsuit mit Leopardenmuster. Zwar war ich zu weit entfernt, um sicher zu sein, aber gut möglich, dass sie einen Brandy Alexander trank.

Ein unglaublich großer junger Mann schritt auf langen Beinen vorüber, unmittelbar gefolgt von einem kleinen Jungen mit einem graugrün gemusterten Tarnrucksack.

Dann hielten alle inne und starrten das schöne junge Brautpaar an, das gerade durch die Sicherheitskontrolle ging. Die beiden trugen noch ihre Hochzeitskleidung und zogen kleine Rollkoffer hinter sich her, die brandneu aussahen.

Einige Leute applaudierten und pfiffen.

Die Braut und der Bräutigam wirkten nicht vertraut, aber ihr Kleid erkannte ich wieder.

Weil es meines war.

Es war mein Hochzeitskleid.

Ich sagte mir: *Es ist nur ein ähnlicher Stil.* Aber nach längerer Betrachtung dachte ich: *Nein, es ist identisch.* Hochgeschlossen, Empiretaille. Chiffon und Spitze. Alles daran war gleich.

Die beiden kamen direkt an meinem Tisch vorbei, und da sah ich den Saum ihres Kleids. Ich weiß, dass ich mir das nicht eingebildet habe, weil ich hoffte, es nicht zu sehen, aber ich sah es.

Sechs blasse gelbe Pünktchen, die einen Kreis bildeten.

Es waren Pollenflecken. Meine Pollenflecken. An denen meine Trauzeugin schuld war, meine Kindheitsfreundin Ivy, der es schrecklich peinlich war. Sie hatte für den Fotografen posiert und dabei ihren Blumenstrauß über dem Kopf geschwenkt.

Meine Mutter sagte: »Diese Flecken gehen nie mehr raus.« Dann sagte sie leiser zu Tante Pat: »Ich habe versucht, ihr zu erklären, dass Lilien *Beerdigungsblumen* sind.«

Ivy sagte: »Es sieht aus wie eine kleine Sonne. Ich glaube, das bringt Glück.«

Der Fotograf sagte: »Ich bin sicher, Sie haben recht«, hob die Kamera und machte ein Foto von ihr.

(Ivy und dem Fotografen brachte es Glück. Sie heirateten zwei Jahre später. Nahaufnahmen von Ivy machen einen großen Teil meiner Hochzeitsfotos aus.)

Braut und Bräutigam gingen an die Bar, und ich wandte den Blick ab und sah Ivy selbst!

Sie kam mit einem Taschenbuch in der Hand aus dem Buchladen und telefonierte angeregt, vierzig Jahre zu jung, um Ivy zu sein, es war nicht Ivy, Ivy ist nach Amerika gezogen, und sie hat keine Tochter oder Enkelin, aber die Sache ist die: Die Frau, die wie Ivy aussah, trug eine künstliche *Lilie* im Haar.

Lilien sind Beerdigungsblumen, hatte ich meine Mutter im Ohr.

Ein Mann in einer schwarzen Steppjacke ging vorüber und schwang eine lange Röhre an einem Riemen. Sie war aus Segeltuch mit einer Lederkappe. Es war die Transportröhre meines Vaters für seine Angelrute! Wie war dieser Mann da herangekommen? Er hatte den besorgten Gesichtsausdruck meines Vaters, und dann entdeckte er in der Ferne jemanden, und die besorgte Miene verschwand, und er lächelte über das ganze Gesicht, genauso wie mein Vater lächelte, wenn er mich oder meine Mutter vom Zug abholte.

Nicht noch mehr, dachte ich, bitte nicht noch mehr.

Doch dort war meine Klavierlehrerin aus meiner Kindheit. Sie trommelte mit den Fingern nervös auf dem Tisch, als übte sie Tonleitern. Das gleiche liebe Gesicht, der gleiche lange blonde Zopf, nur trug sie ein voluminöses Hoodie und weinte nicht wie meine Klavierlehrerin früher, jedenfalls anfangs nicht, doch während ich sie noch betrachtete, drehte sie sich schnell um und stieß dabei mit dem Ellbogen gegen eine Getränkedose, und als sie daraufhin mit Papierservietten die ausgelaufene Flüssigkeit aufnehmen wollte, schob sie mit dem anderen Ellbogen ihr Telefon vom Tisch, und da verzog sie das Gesicht, als würde sie gleich in Tränen ausbrechen.

Ein Mann mit Elvis-Presley-Koteletten und einem moosgrünen Polohemd von Ralph Lauren studierte mit zusammengekniffenen Augen die Abflugtafel. Parfüm von Ralph Lauren in einer grünen Flasche und Elvis-Presley-Koteletten. Erneut ergab beides zusammengenommen etwas, was nur für mich und *mein* Leben, in *meiner* Vergangenheit, *meinen* Erinnerungen eine Bedeutung hatte, und ich dachte bei mir: Niemand hat heute noch solche Koteletten, niemand!

Alles hatte etwas zu bedeuten.

Ich schloss die Augen, um nicht alle diese Zeichen zu sehen, aber das half auch nicht, weil meine übrigen Sinne übernahmen. Ich roch das Parfüm meiner Mutter (Avon: To A Wild Rose) und Tante Pats Zigaretten (Pall Mall Slim). Ich hörte das Lachen meines Vaters, als er meinen Gesichtsausdruck sah, nachdem ich meinen ersten Fisch gefangen hatte (eine Meerbrasse von ganz ordentlicher Größe), und hatte den Geschmack der Scones meiner Großmutter auf der Zunge (von der Vereinigung der Landfrauen anerkannt!).

Ich schlug die Augen wieder auf, sah meine Hände mit den hervortretenden Adern und den Altersflecken und sagte mir: *Hör auf. Das ist albern. Du machst dich zum Narren. Das alles bildest du dir ein. Das ist eine ganz normale Abflughalle. Du bist nicht der Nabel der Welt, und hier geht es nicht nur um dich.*

Ich war verwirrt, verängstigt und einsam. Ich war voller Wut und Verbitterung über das, was ich erledigen musste. Ich brauchte eine Tasse Tee und einen Monte-Carlo-Doppelkeks.

Eine Tasse Tee hätte vielleicht alles wieder ins Lot gebracht.

Kapitel 20

Eve schläft in einem klebrigen, kratzigen Wust aus Chiffon und Spitze, die Wange an die Flugzeugwand gequetscht. Sie erwacht mit einem dramatischen, deutlich hörbaren Schnappatemzug, als wäre sie bewusstlos aus dem Meer gezogen und mit einer Herzdruckmassage wiederbelebt worden.

Das ist schon einmal ausgesprochen peinlich.

»Hoppla!«, sagt ihr Ehemann Dom. Buchstäblich ihr Ehemann. Er hebt kurz den Blick vom Telefon. »Alles in Ordnung?« Er holt alle seine Rätsel nach. Er will keine seiner Streaks abreißen lassen.

»Ja.« Sie setzt sich auf, wischt sich mit dem Handrücken über den Mund und fischt noch ein Rosenblütenblatt aus ihrem Dekolleté.

Die Konfettikanonen mit den Rosenblüten sind sehr gut angekommen. Vielleicht zu gut. Einige ihrer Freunde ähnelten Soldaten, die wild um sich schossen. Doms Freund Zeb hat vor der Kirche allen Ernstes »Aaaattacke!« geschrien, was nicht romantisch war.

Sie zupft ihren Ausschnitt zurecht.

Ihre Mutter hat gesagt: »Du kannst in diesem Kleid nicht in ein Flugzeug steigen! Das wird sehr unbequem sein. Mach's dir doch gemütlich!«

Konnte es ein deprimierenderes Wort als »gemütlich« geben? Als ob es irgendjemand auf dem Weg in die Flitterwochen gemütlich haben wollte.

Ihr Hochzeitskleid hatte fünfzig Dollar gekostet. Es ist wunderschön. Nicht so wie die Hochzeitskleider anderer Frauen. Sie ist gern anders, wenn auch unauffällig anders, nicht anders im Sinne von »ich setze ein Zeichen«. Sie bemühte sich, nicht großspurig zu klingen, wenn sie ihr Kleid wieder einmal als »vintage« bezeichnete.

»Soll heißen: gebraucht«, sagte ihre Mutter.

»Soll heißen: nicht in einem Ausbeuterbetrieb hergestellt«, entgegnete Eve. »Soll heißen: umweltfreundlich.«

Sie hatte es im hinteren Teil eines Vinnies-Wohltätigkeitsladens in Hobart auf einem Kleiderständer mit einem Schild gefunden, auf dem stand: *Vorgeliebte Hochzeitskleider*. Die Frau im Laden schätzte, es sei etwa vierzig Jahre alt. »Es hat so einen Siebzigerjahrelook«, sagte sie. »Damals waren Puffärmel ganz groß in Mode.«

Ärgerlicherweise hatte ihre Mutter auf den ganz winzigen, klitzekleinen Fleck am Saum hingewiesen.

»Er sieht aus wie ein kleines Sonnen-Emoji«, sagte Eve.

»Er sieht aus wie ein Urintropfen«, entgegnete ihre Mutter, aber dann tat es ihr wohl leid, denn sie fügte hinzu: »Prinzessin Diana hatte auch einen Fleck auf ihrem Hochzeitskleid, du befindest dich also in bester Gesellschaft.«

Ähm … nein, das ist nicht in bester Gesellschaft, Mum, sie hat sich scheiden lassen und ist gestorben.

Alle sagten, Eve sehe fantastisch aus, und niemand erwähnte den Fleck. Sie hat sich den ganzen Tag so schön gefühlt, aber jetzt wünschte sie ehrlich gesagt irgendwie, sie hätte am Flughafen eine Jogginghose angezogen. Es ist ärgerlich, wenn ihre Mutter recht behält. Sie wird es ihr nicht sagen.

Oder doch, sie wird es ihr sagen, eines Tages, als kleines Geschenk, wenn ihre Mutter gestresst ist und eine Aufmunterung braucht.

Es wäre alles bestens gewesen, wenn sie nicht so lange auf dem Rollfeld hätten warten müssen. Dann wären sie jetzt schon in ihrem Hotelzimmer. Wahrscheinlich unbekleidet.

Es ist weniger das Kleid als ihre neuen Dessous, was sie wahnsinnig macht. Normalerweise trägt sie diese Sorte kratziger Spitzenreizwäsche nicht, aber ihre Freundinnen haben sie davon überzeugt, dass sie in der Hochzeitsnacht buchstäblich Pflicht ist.

Dom könnte denken, wenn sie andere Unterwäsche trägt, muss er seine Technik ändern. Eher pornoartiges Zeug machen. Wie Würgen. Würgen ist im Moment sehr in. Nein, danke.

»Ich glaube, ich habe gesabbert«, flüstert sie ihm zu.

»Das ist ja so scharf.« Dom tippt weiter auf seinem Telefon.

»Ich kann es nicht erwarten, mir den BH vom Leib zu reißen«, sagt Eve.

Dom blickt hoch und grinst. »Klingt gut.«

»Dann werfe ich ihn in den Müll«, sagt Eve.

»Also gut.« Dom blickt wieder aufs Telefon und kaut auf der Unterlippe.

Eve kratzt sich am Kopf. Durch das ganze Haarspray fühlt sich ihr Haar wie Stroh an, und eine Million Haarklammern bohren sich in ihre Kopfhaut, als wäre sie ein Igel.

Dom fühlt sich in seinem Smoking pudelwohl. Er hat den Verschluss der vorgebundenen Krawatte geöffnet, sodass sie ihm lose um den Hals hängt und den fröhlichen Schokoladenfleck mitten auf seinem Hemd nicht verbirgt. Ihm ist er wahrscheinlich gar nicht aufgefallen, oder falls doch, ist er ihm egal. Ihre Hochzeitstorte war Schokolade, dreistöckig, *semi-naked*, mit einer durchscheinenden Vanilleglasur und essbaren Blumen. Sie sah fantastisch aus, doch Eve konnte nichts davon essen! Sie hat bei der Hochzeit so gut wie gar nichts hinunterbekommen, sie war viel zu aufgeregt. Sie hatte den ganzen Tag das Gefühl, nicht tief durchatmen zu können. Jetzt ist sie halb verhungert. Sie hätte vierzig Portionen von diesem »leichten Imbiss« verdrücken können.

Dom hat ihr den Fensterplatz überlassen und selbst den in der Mitte genommen, weil er sich wie ein Ehemann verhalten und sehr galant sein wollte. Möglicherweise bereut er das jetzt, so wie sie die Wahl ihrer Unterwäsche bereut.

Am Flughafen hat es solchen Spaß gemacht, die Hochzeitskleidung zu tragen, sie fühlten sich wie Promis. Eve spürte auf Schritt und Tritt die Blicke der Leute auf sich ruhen. Ihr gefielen die lächelnden Gesichter, das Winken und die Kommentare: »Oooh, junge Liebe!« Aber jetzt spürt sie den Druck des Ruhms und will ihre Anonymität zurück. Was, wenn jemand ein Foto von ihr gemacht hat, als sie mit sperrangelweit offenem Mund schlief, und es online gepostet hat? Mit einer gemeinen Überschrift? *Potthässliche Braut.*

Sie seufzt.

»Alles in Ordnung?«, fragt Dom erneut.

»Klar«, erwidert Eve.

O mein Gott, das klang schnippisch. Eve hatte angenommen, in ihren Flitterwochen würden sie nur in liebevollem Ton miteinander reden. Sie wusste, dass das nicht *für immer* durchzuhalten war, aber sie hatte gedacht, wenigstens diesen Tag würden sie es schaffen.

»Entschuldige«, sagt sie.

Dom antwortet nicht. Er tippt weiter auf seinem Telefon herum. »Hm?«

»Mach dir keine Sorgen.« Sie tätschelt sein Bein. Seine Knie berühren fast den Vordersitz.

Sie hätten annehmen sollen, als diese Leute ihnen ihre Businessclass-Sitze anboten, doch Eve war sich nicht sicher, ob sie ihr Angebot überhaupt ernst meinten. Und wenn sie nun »gern« gesagt hätten, obwohl sie hätten lachen sollen, weil es einer dieser schrägen Witze der älteren Generation war? Wie peinlich. Dom und sie sind bei so etwas linkisch. Vorausschauend hat Eve ihre Mutter gefragt, was zu beachten sei, wenn sie heute Abend in ihrem Hotel eincheckten. Eve war noch nie in einem schicken Hotel. Sie war auch erst circa zweimal im Leben auf dem Festland. Sie ist nicht kultiviert. Es kümmert sie nicht. Na gut, es kümmert sie durchaus, wenn Leute heimlich über sie lachen.

»Du schlenderst direkt zum Tresen und sagst deinen Namen«, erklärte ihre Mutter. »Ich schätze, du sagst: ›Ich bin Mrs Eve Archer-Fern und möchte in der Hochzeitssuite einchecken!‹ Es sei denn, du machst voll auf Retro und nimmst auch den Vornamen deines Mannes. Dann würdest du sagen: ›Ich bin Mrs Dominic Archer-Fern.‹«

Eves Mutter kann zickig sein. Angeblich liegt das an der Menopause (so viel wollte ich gar nicht wissen, du brauchst nicht weiter ins Detail zu gehen, Mum), aber Eve hat den Verdacht, ihre Mutter könnte schon als Schulmädchen gemein gewesen sein. Sie streitet das *sehr* vehement ab, wahrscheinlich, weil sie ein schlechtes Gewissen hat.

Eves Mutter versteht nicht, »warum die Frauen heutzutage die Namen ihrer Männer annehmen wie Hausfrauen in den Fünfzigern«. Eves Mutter war alleinerziehend und ist eine begeisterte Anhängerin der Me-too-Bewegung sowie stolze Feministin. Eve ist nicht *keine* Feministin, und natürlich: Gut gemacht, ihr alle bei Me-too, aber warum hat das so lange gedauert? Es ist einfach so: Wenn sie anfängt, ihrer Mutter zuzustimmen, wo soll das enden? Die Leute reden jetzt schon darüber, wie ähnlich sie sich sehen. Wird sie irgendwann auch absonderliche Statement-Halsketten tragen und Fremden Komplimente zu ihren Schuhen machen? Werden ihre Hüften … na ja, wie die Hüften ihrer Mutter werden? Nichts gegen die Hüften ihrer Mutter, sie sind prima, für *sie*. Von wegen positive Einstellung zum Körper und all das. Es ist bloß so, dass Eve lieber tot wäre.

Eves Mutter blickte entgeistert, als Dom und sie ihre Verlobung bekannt gaben, und das ist nicht normal. Normale Mütter weinen vor Freude, schlagen sich die Hand vor den Mund und gehen dann mit ausgebreiteten Armen auf ihre lachenden Töchter zu. Dafür gibt es online Unmengen von Belegen. Nicht so Eves Mutter. Sie sagte: »Aber *warum?* Zieht doch einfach zusammen! In deinem Alter zu heiraten ist bizarr!«

Eve empfand das Wort »bizarr« als verletzend.

Sie hatte gedacht, ihre Mutter möge Dom. Wie konnte sie Dom nicht mögen? Er ist objektiv perfekt.

Sie haben eine Wohnung im Hobarter Vorort Glenorchy gemietet und alles vorbereitet, aber sie haben noch keine Nacht dort verbracht. Dom wird sie über die Schwelle tragen, und das ist nicht bizarr, sondern romantisch.

Als Eves Mutter einmal akzeptiert hatte, dass die Hochzeit stattfinden würde, hatte sie interessanterweise einiges zum Ablauf zu sagen.

Das Baby weint wieder. Der Geräuschpegel hier im Flugzeug scheint zu steigen. Es ist wie auf einer Party, auf der anfangs alle in gedämpftem Ton reden und dann mit steigendem Alkoholpegel lauter werden. Irgendjemand schreit buchstäblich.

Knisternd ertönt eine Durchsage: »Cabin crew, please prepare the cabin for landing.«

»Nicht mehr lange jetzt.« Dom legt das Telefon hin und nimmt ihre Hand, und Eve ist erleichtert, weil sie wieder romantisch und liebevoll gestimmt ist und sich sexy fühlt.

Vielleicht sollten sie es doch mit Würgen probieren? Ihre Freundin Liv sagt, es sei berauschend. Es sei so wie damals in der Siebten, als sie sich immer zum Hyperventilieren gebracht haben. Eve solle versuchen, nicht so brav zu sein. Mal was Verrücktes probieren. Sie legt sich die Hand an den Hals und drückt versuchsweise zu.

Nein! O mein Gott, das ist definitiv nichts für sie. In der Siebten hat sie immer nur so getan, als würde sie hyperventilieren. Sie lässt die Hand sinken. Sie willigt nicht ein.

Im Mittelgang steht eine alte Dame und sieht sie an. Sie zeigt direkt auf Eve, als hätte diese etwas falsch gemacht.

»Ähm …« Nervös sieht Eve zu Dom. Gegen welche Regel hat sie verstoßen? Sie setzt sich aufrecht hin.

»Ich erwarte Tötung durch Intimpartner. Fünfundzwanzig Jahre.«

Kapitel 21

Hoffentlich habe ich ihnen nicht die Flitterwochen verdorben. Flitterwochen sollen etwas ganz Besonderes sein.

Natürlich gibt es dafür keine Garantie.

Meine beispielsweise waren eine Katastrophe. Das würde ich niemandem wünschen.

Vielleicht hat die Braut nicht daran geglaubt. Angeblich glauben nur vier von zehn Personen an Hellseherei. Ich kann diese Zahlen nicht überprüfen. Sie gehören zu den »Fakten«, die ich im verschmutzten Meer des Internets treiben fand. (Um das klarzustellen: Ich finde das Internet großartig, trotz der Verschmutzung.)

Ich glaube, in Wahrheit kann die Einstellung zum Wahrsagen so vielschichtig wie eine Schwarzwälder Kirschtorte sein. Der Verstand sagt: *Unsinn!* Das Unterbewusstsein sagt: *Und wenn es doch stimmt?*

Manchmal hängt es von der Tageszeit ab. Jemand, der im Sonnenschein darüber spottet, kann in der dunklen Tiefe der Nacht mit wild klopfendem Herzen erwachen.

Ich weiß nicht, wie die Braut auf meine furchtbare Prophezeiung reagiert hat. Ich weiß nicht, ob sie skeptisch oder wütend, beleidigt oder erschrocken war.

Ich weiß nicht, ob sie sich dabei an irgendeinen wahren Vorfall erinnerte, an etwas, das sie zu vergessen, bagatellisieren oder rechtfertigen versucht hatte, und nun dachte: *Und wenn es doch stimmt?*

Kapitel 22

Cabin crew, please prepare the cabin for landing.

Jemand muss dem Cockpit antworten und die Anweisung bestätigen. Normalerweise wäre das Allegra, aber sie steckt in der Flugzeugmitte fest, mitten in dem, was möglicherweise der schlimmste Flug ihrer Karriere ist. Wenn niemand auf die Durchsage antwortet, werden sie sie wiederholen oder in der Kabine anrufen, um sich zu vergewissern, dass bei ihnen alles in Ordnung ist, und ist bei ihnen alles in Ordnung? Denn es gibt noch immer keine Spur von Ellie und Anders, und unterdessen schluchzt der verletzte Mann, und die Wahrsagerin prescht fröhlich weiter. Im Moment spricht sie mit dem Brautpaar.

Steif dreht Allegra sich zum Bug des Flugzeugs um, und Gott sei Dank, da ist Kim und zieht den Vorhang vor der Businessclass zurück. Allegra mimt mit der Hand »Telefon«. Kim kapiert und nickt. Das wäre also geregelt, und wieder geht Allegra durch den Mittelgang, den Rock feucht an den Oberschenkeln, und bemüht sich, nicht den toxischen, Übelkeit erregenden Geruch des Erbrochenen dieses scheinbar so süßen kleinen Mädchens einzuatmen. (Ist etwas davon auch in ihrem *Haar?*) »Würden Sie bitte Ihren Tisch hochklappen, Sir? Würden Sie bitte Ihre Sichtblende öffnen, Madam?«

Die Vorbereitungen auf die Landung müssen erledigt werden, auch wenn eine Passagierin Todesprophezeiungen verteilt.

Endlich sieht Allegra Ellie aus der Bordküche kommen. *Wurde auch Zeit! Danke!*

Ellie tritt der Dame gegenüber. Sie wechseln ein paar Worte. Ellie legt der Dame die Hand auf den Arm.

Gut gemacht, Ellie, dreh sie um und schaff sie zurück an ihren Platz.

Doch Ellie lächelt und nickt der Dame zu, geht um sie herum und kommt flotten Schrittes auf Allegra zu. Die Dame setzt ihren Weg fort.

Allegra kann es nicht fassen. »Warum hast du sie nicht *aufgehalten?*«, zischt sie, als Ellie vor ihr steht.

»Wen aufgehalten? Ich war bei Anders.« Ellie senkt die Stimme. »Er ist ohnmächtig geworden.«

»Was?« Um Himmels willen! »Geht es ihm gut?« Den bringt sie um. Verdammtes Intervallfasten.

»Ich habe ihm etwas zu essen gegeben«, sagt Ellie beflissen. »Jetzt geht es ihm gut.«

»Gut. Gut gemacht. Dann hilf mir jetzt, diese Dame aufzuhalten.« Allegra deutet auf sie.

Ellie blickt sich um. »Diese Dame? Warum denn? Es geht ihr gut. Sie geht nur zur Toilette. Sie hat etwas von Blasenkrebs gesagt, glaube ich. Und dass sie achtundachtzig ist. Ich habe ihr gesagt, wie leid mir das tut, und sie soll uns wissen lassen, wenn sie irgendetwas braucht.«

»Nein, sie meint nicht …« Allegra beißt sich auf die Zunge. »Sie regt die Leute auf. Wir müssen sie zurück zu ihrem Platz schaffen.«

»Das Anschnallzeichen leuchtet noch nicht«, wendet Ellie ein. Ihre Nasenlöcher zucken, und sie blickt entgeistert, als sie sieht, in welchem Zustand Allegras Uniform ist. »Was ist *dir* denn passiert?«

Ein Passagier sagt: »Jetzt hören Sie beide mal auf zu plaudern und bringen diese durchgeknallte Wahrsagerin unter Kontrolle.«

In Allegras Brust baut sich wie eine Welle ein Gefühl auf, das halb Lachen und halb Weinen ist. Sie ignoriert den Passagier und geht weiter auf die Dame zu.

Ellie folgt ihr. »Entschuldige, mir war nicht klar … Moment mal, hat sie mir etwa gerade die Zukunft geweissagt?«

Allegra erreicht die Dame, als diese gerade auf eine Passagierin in der vorletzten Sitzreihe deutet.

»Ich erwarte«, sagt sie.

»Verzeihung.« Allegras Stimme ist laut und fest. Ihre Hand schwebt respektvoll über der Schulter der Dame, ohne sie tatsächlich zu berühren. »Madam?«

»Bitte unterbrechen Sie mich nicht.« Die Dame sieht sie an. »Ich muss mich konzentrieren.«

Die Passagierin auf dem Platz am Gang hat eine wilde graue Lockenmähne und eine Brille mit rotem Gestell. »Ja, lassen Sie sie, sie soll sich konzentrieren!«, sagt sie vergnügt. »Ich bin an der Reihe! Ich möchte hören, was sie zu sagen hat.«

»Madam.« Allegra seufzt.

»Ich erwarte Herzversagen, fünfundneunzig Jahre.«

Die Frau mit der Lockenmähne hebt die Hand. »High five! Die nehme ich. Fünfundneunzig, juhuu!«

Manche Leute sind speziell.

Die Dame ignoriert die zum High five erhobene Hand und wendet sich dem Fensterplatz auf der anderen Seite des Gangs zu, wo ein Mann mit einem schwarzen Hoodie und AirPods in den Ohren in sich zusammengesunken sitzt.

Die Dame deutet auf ihn. »Ich erwarte Verkehrsunfall, vierundsechzig Jahre.«

Er bemerkt es gar nicht, hört sie nicht, reagiert nicht, wird niemals erfahren, dass er darauf achten muss, zuerst in beide Richtungen zu sehen, wenn er vierundsechzig ist.

»Sie müssen jetzt wirklich an Ihren Platz zurückkehren«, sagt Allegra. »Wir werden bald in Sydney landen.«

»Ich erwarte Rauchvergiftung, Wohnhausbrand, neunundfünfzig Jahre.« Die Dame deutet auf eine Frau, die sich stetig durch eine Tüte Chips arbeitet.

Die Frau hält inne, einen Chip auf halbem Weg zum Mund. »Ein Brand? Wo?«

»Es gibt keinen Brand«, sagt Allegra. »Absolut nicht.«

Der Superheld kommt von der Toilette und zupft am Bund seiner Jeans.

Die Dame deutet auf seine fassförmige Brust. »Ich erwarte Nierenerkrankung, dreiundneunzig Jahre.«

»Bitte setzen Sie sich jetzt wieder, Madam«, sagt Allegra.

»Sobald ich meine Aufgabe erfüllt habe«, erwidert die Dame.

»Ich glaube, wir tun lieber, was die Flugbegleiterinnen uns sagen«, sagt der Superheld mit seiner tiefen Superheldenstimme. »Sie haben hier das Kommando.«

Er ist wie eine Mauer. An ihm kommt man nicht vorbei.

»Ich glaube nicht, dass ich schon fertig bin!« Die Dame versucht, um den Mann herumzusehen.

Ellie meldet sich zu Wort. »Nein, Madam, es ist alles gut, Sie sind fertig. Sie haben, ähm, Ihre Aufgabe erfüllt.«

»Ich habe meine Aufgabe erfüllt?« Diese Worte scheinen der Zauberspruch zu sein. Offenbar können sogar durchgeknallte Wahrsagerinnen aufgabenzentriert sein. Hoffnungsvoll blickt die Dame Ellie an. »Ja?«

»Voll und ganz«, sagt Ellie. »Gut gemacht! Sie brauchen wahrscheinlich ein Glas Wasser.«

»Die Flüssigkeitszufuhr ist in meinem Alter so wichtig«, sagt die Dame nachdenklich.

»Sehr wichtig«, bestätigt Ellie. »Sie setzen sich auf Ihren Platz, und ich bringe Ihnen sofort Ihr Wasser.« Möglicherweise hat Allegra Ellie unterschätzt.

»Danke«, sagt die Dame. »Mit Eis bitte.«

»Kein Problem«, erwidert Ellie.

»Ich bin erschöpft«, vertraut die Dame Allegra an, als diese sie an ihren Platz zurückführt.

»Ich auch«, sagt Allegra.

Sie spürt die neugierigen Seitenblicke der Passagiere. Das Baby ist still. Niemand spricht oder ruft. Die Atmosphäre ist wie in einem Klassenzimmer, nachdem die Lehrkraft die Beherrschung verloren hat.

Die Dame setzt sich, schnallt sich geschickt an, seufzt.

Ellie erscheint mit einem Plastikbecher mit eisgekühltem Wasser, den sie Allegra reicht.

Jetzt sieht Allegra Anders im Heck des Flugzeugs. Es scheint ihm gut zu gehen, er lächelt und versprüht seinen Charme, macht wieder seine Arbeit, beugt sich vor, um jemandes Sitz in aufrechte Position zu bringen.

»Hier, bitte.« Allegra reicht der Dame den Becher, und diese trinkt durstig.

Der Sitz neben ihr ist frei, was ein Glück ist, und der Mann am Fenster ist damit beschäftigt, seinen Laptop wegzupacken.

»Geht es Ihnen gut?«, fragt Allegra.

»Ich erfreue mich bester Gesundheit«, sagt die Dame. »Ich nehme keinerlei Medikamente.«

Darüber sollten Sie vielleicht noch einmal nachdenken, denkt Allegra.

»Wir sind bald in Sydney, also …«

Die Dame deutet auf Allegras Stirn. Sie nuschelt jetzt, als setzte die Wirkung eines Betäubungsmittels ein. »Ich erwarte Selbstverletzung. Achtund… achtund…«

Ihre Stimme verklingt. Sie blickt in ihren Becher.

»Achtundwas?«, fragt Allegra unwillkürlich. Sie beugt sich zu ihr hinab und sieht zu dem Mann auf dem Fensterplatz, um sich zu vergewissern, dass er nichts von ihrem unprofessionellen Interesse an der eigenen Zukunft bemerkt, doch er ist noch immer mit dem Wegpacken seines Laptops beschäftigt.

Die Dame lehnt den Kopf an. Den Plastikbecher hält sie noch in der Hand. Ihre Augen schließen sich.

Selbstverletzung. Der Begriff schlängelt sich in Allegras Bewusstsein wie ein Parasit. Sie sieht die senfgelben Wände eines kleinen Raums von allen Seiten auf sich zukommen. Dieses Gefühl aus ihrer Kindheit, dass ihr die Nase platt gedrückt wird, ihre Knochen zermalmt werden, ihr die Luft aus dem Körper gepresst wird.

Die Dame öffnet noch einmal kurz die Augen.

Sie sagt: »Achtundzwanzig Jahre.«

Der Pilot sagt: »*Cabin crew, please be seated for landing.*«

Kapitel 23

Ich habe erfahren, dass der achtundzwanzigste Geburtstag der schönen Flugbegleiterin just an diesem Tag war.

Mein Geschenk an sie war, ihr vorherzusagen, dass sie sich das Leben nehmen würde, bevor sie neunundzwanzig wird. Wenn ich ihr nur ein langes glückliches Leben und einen natürlichen Tod prophezeit hätte. Das wäre freundlicher gewesen. Festlicher.

Ganz ehrlich, manchmal schäme ich mich so sehr, dass ich kaum atmen kann.

Kapitel 24

Mir ist gerade aufgefallen, dass ich mich noch nicht vorgestellt habe.

Ich bitte um Verzeihung. Man sollte sich immer schnell vorstellen!

Auf einer Branchenveranstaltung traf ich einmal eine Frau, die sagte: »Hallo, ich bin Jan.« Ihr Name mag Jan gelautet haben oder auch nicht, ich erinnere mich nicht. Machen Sie sich darum keine Gedanken, es war ein gewöhnlicher Name.

Ich sagte: »Hallo, Jan.« Ich sagte es nett, muss allerdings zugeben, dass ich möglicherweise nicht gelächelt habe. Ich zog mir gerade einen Stuhl heran, um mich neben sie zu setzen, und trug zugleich ein Glas Weißwein, eine Jacke, meine Handtasche und eine hohe Metallnummer für meine Essensbestellung. Meine Nummer war sieben, was nicht meine Lieblingsnummer ist, aber Ihre wahrscheinlich. Die meisten Menschen wählen sieben, wenn man sie nach ihrer Lieblingszahl fragt. Meine Lieblingszahl ist null.

Ich hatte die Linguine mit Pesto bestellt. Sie waren nicht gut.

Jedenfalls schnaubte diese Frau und fuhr mich an: »Sagen Sie mir auch *Ihren* Namen?«

Ich *hätte* ihn ihr gesagt! Ich weiß, wie man sich vorstellt. Ich benötigte nur eine Sekunde, um mich zu sammeln und zu setzen.

Nun.

Das ist lange her. Einen solch banalen Vorfall müsste ich mittlerweile wirklich vergessen haben. Es ist nur so, dass ich bei jeder vermeintlichen Kritik an meiner sozialen Kompetenz überempfindlich reagiere. Manchen von uns fällt sie nicht einfach zu, und über meinen Beruf, über Menschen wie mich werden häufig kränkende Witze gerissen, wir wirken »seltsam«, »schrullig« oder sogar »gruselig«.

Ich werde mich auf jeden Fall vorstellen. Eilends!

Mein Name lautet Cherry.

Nicht Cheryl, falls Sie das gehört zu haben meinen. Cherry. In der

Nacht vor meiner Geburt träumte meine Mutter lebhaft von einem Kirschbaum mit blassrosa Blüten, der sich vor einem strahlend blauen Himmel abhob. Meine Mutter nahm ihre Träume so ernst wie ihren Teint. Von daher Cherry.

Mir ist bewusst, dass Cherry und Cheryl sich ähneln. Beide Namen haben sechs Buchstaben, und die ersten vier dieser Buchstaben sind identisch. Doch der Name, der in meiner Geburtsurkunde steht, lautet Cherry. Nicht Cheryl. Auch wenn Sie das noch so gern hätten. Auch wenn ich das noch so gern hätte.

Ich arbeitete einmal mit einem Mann zusammen, der mich fortwährend Cheryl nannte, auch nachdem ich ihn bei mehreren Gelegenheiten höflich korrigiert hatte. (Siebenundzwanzig Mal.)

Eines Tages hatten wir ein Firmenmittagessen zur Teamentwicklung in einem chinesischen Restaurant namens Wok 'n' Roll. Er sagte mit vollem Mund zu mir: »Seien Sie ein Schatz und geben Sie mir mal die Frühlingsrollen, Cheryl.«

Das war das achtundzwanzigste Mal, dass er mich Cheryl nannte, trotz wiederholter höflicher Berichtigungen, und ich machte gerade eine schwierige Zeit durch. Ich verlor die Nerven und die Beherrschung und warf eine Frühlingsrolle nach ihm.

Sie landete mit einem lauten Platschen in seinem Erfrischungsgetränk, und er machte mit zutiefst entsetzter Miene einen Satz zurück. Ich entschuldigte mich, doch er verzieh mir nicht, und er machte sich auch nicht die Mühe, mich von nun an mit meinem richtigen Namen anzusprechen.

Mein Name lautet Cherry.

Wie bereits gesagt. Aber man kann es nicht oft genug wiederholen. Man kann es wahrhaftig nicht oft genug wiederholen.

Der erstaunlich beliebte britische Sänger Ed Sheeran hat eine Ehefrau namens Cherry. Ich frage mich, ob ihre Mutter auch von einem blühenden Kirschbaum träumte oder ihre Eltern vielleicht den Neil-Diamond-Song »Cherry, Cherry« mochten. Ich mag diesen Song sehr. Er kam 1966 heraus, im selben Jahr, in dem Australien auf Dezimalwährung umstellte. Mum war gegen die Umstellung. Es gab einen Jingle, der uns darauf vorbereiten sollte: *»Hereinspaziert kommen Dollars und Cents, sie ersetzen Pfund, Shilling und Pence!«* Ich fand den

Jingle einprägsam. Meine Mutter hielt sich immer die Ohren zu. Dann sang ich umso lauter.

Aber sie mochte Neil Diamond. Wir tanzten zu »Cherry, Cherry« durch die Küche, während wir Kartoffeln schälten und Erbsen palten. Ich tanzte schlecht, aber begeistert. Mum tanzte wunderschön. Das machten wir natürlich nicht jeden Abend. An manchen Abenden sprachen wir nicht miteinander, vom Tanzen ganz zu schweigen. Wir hatten in vielen Punkten unterschiedliche Anschauungen. Wir konnten auch nicht jeden Abend Kartoffeln und Erbsen essen. Wobei es mir so vorkommt, als hätten wir das getan.

Ich vermute, die Angst meiner Mutter vor der Dezimalwährung hatte mit ihrer Abneigung gegen Mathematik zu tun, einer weitverbreiteten Angst, die häufig auf einen grausamen Lehrer zurückzuführen ist. In Wirklichkeit hatte meine Mutter eine größere Begabung für die Mathematik, als ihr klar war. Sie setzte tagtäglich Wahrscheinlichkeitsrechnung ein und nannte es Intuition.

Als ich erfuhr, dass Ed Sheerans Frau und ich denselben Vornamen haben, freute ich mich, denn ich bin ein Ed-Sheeran-Fan. Um das klarzustellen: Ich kaufe weder seine CDs, noch gehe ich zu seinen Konzerten. Ich drehe nur das Radio lauter, wenn seine Songs gespielt werden, was vermutlich keine Einnahmen für ihn generiert. Tut mir leid, Ed Sheeran.

Nun.

Wenn ich nervös bin, werde ich manchmal übermäßig, ja, sogar unangemessen geschwätzig. Ich komme vom Thema ab. Ich sage, was mir in den Sinn kommt, ich nehme alles zu wörtlich, ich bemühe mich zu sehr um Genauigkeit, obwohl die außer mir niemandem wichtig ist und ich den Leuten ansehe, dass ich mich »sonderbar« verhalte, und dann muss ich mich ins Handgelenk kneifen, um mich zum Schweigen zu bringen.

Mein Name lautet Cherry.

Mehr musste ich nicht sagen.

Kapitel 25

Leo wartet am Taxistand vor dem Inlandsterminal. Er steht in einer langen Schlange, die sich mehrmals hin und her windet wie vor einer Attraktion in Disneyland. *Der König der Löwen* ist vorbei. Sein Sohn hat ihm gerade aus dem Auto unterwegs nach Hause geschrieben, es sei langweilig gewesen und Bridie habe eine ihrer Zeilen vergessen. Brüderliche Loyalität.

Seine Chefin hat ihm zwei Textnachrichten und drei E-Mails geschickt. In einer schrieb sie, sie hoffe, Leos Mutter habe »sich erholt«, in einer anderen, sie hoffe, er genieße sein »langes Wochenende«. Außerdem teilte sie ihm mit, dass ein ohnehin knapper Fertigstellungstermin noch knapper geworden war: *Ich weiß, Sie bekommen das hin, Superstar!* Er spürt den knappen Fertigstellungstermin wie eine Schlinge um den Hals.

Leos Sitznachbarn Max und Sue gingen mit ihm durchs Terminal und verabschiedeten ihn an den Aufzügen, da sie zum Gepäckband mussten, um ihre Koffer abzuholen.

»Denkwürdiger Flug, was? Vergessen Sie nur Ihren Helm nicht, ja, Kumpel?« Max schüttelte Leo die Hand, während Sue seinen Arm tätschelte und sagte: »Vor Ihnen liegen noch jede Menge Schulkonzerte, mein Lieber, Ihre Mutter zum Facharzt zu begleiten, war richtig. Vergeuden Sie nicht Ihr Leben mit Bedauern.«

»Danke, Sue.« Beinahe hätte er sie umarmt. Sie ist mütterlicher als seine eigene Mutter. »Viel Glück mit der Torte!«

Max und Sue müssen eine Bluey-Geburtstagstorte für ihren Enkel backen. Offenbar backt Sue, während Max für die »Konstruktion« zuständig ist, und das Verzieren teilen sie sich. Sie haben Leo Fotos von einigen ihrer kunstvollen Schöpfungen gezeigt. Die Feier beginnt morgen um zehn Uhr vormittags! Jetzt sorgt sich Leo außer um seinen eigenen knappen Fertigstellungstermin auch noch um ihren.

Er rückt ein Stück vor und fragt sich, wie lange die durchschnittliche

Backzeit eines Kuchens beträgt. Ein Mann in Warnweste mit Trillerpfeife um den Hals beaufsichtigt die Schlange. »Wie viele?«, fragt er, während er schon so viele Finger hebt, wie er Fahrgäste vermutet. »Zwei? Drei?« Er schickt die Leute zum richtigen Bereich für die jeweilige Fahrgastzahl. Manche stehen im falschen Bereich, und hin und wieder springt ein Fahrer aus seinem Taxi und schreit und gestikuliert. Der Mann mit der Trillerpfeife schreit zurück. Der Druck ist hoch. Leo würde wahnsinnig werden.

»Verzeihung?« Leo dreht sich um. Es ist der junge Mann mit der Armschlinge. Auch ein Tagesausflügler. Sie waren heute Morgen schon im gleichen Flug ab Sydney. Wegen seiner Verletzung bleibt er im Gedächtnis.

»Ich glaube, wir waren im selben Flieger.« Er steht hinter Leo in der Schlange, aber die Schlange verläuft in mehreren Reihen, und so stehen sie im Moment nebeneinander, getrennt durch ein Absperrband. Er ist zwischen zwanzig und dreißig. Sieht sehr cool aus. Ist wahrscheinlich im Webdesign oder in der TV-Produktion. Modische Brille. Sie passt zu ihm. (Leos Sehstärke liegt bei hundert Prozent, aber manchmal wünschte er, er trüge eine Brille.) Volles Haar natürlich, was er garantiert für selbstverständlich hält. Er wirkt müde. Dunkle Ringe unter geröteten Augen. War gestern Nacht bestimmt clubben.

Leo weiß, worüber er reden möchte.

»Der verspätete Flug aus Hobart«, bestätigt er.

»Hat diese Dame etwas zu Ihnen gesagt?« Bei dem Wort »Dame« senkt der coole Typ die Stimme.

»Nehmen Sie sie nicht ernst, Mann«, sagt Leo und ist sofort entsetzt über dieses »Mann«. Will er einen auf Keanu Reaves machen? Tatsächlich wäre er gern ein bisschen mehr wie Keanu Reaves, der wirkt, als wäre er sehr entspannt und möglicherweise erleuchtet. Neve liebt Keanu.

»Nein, mache ich ja nicht«, sagt der coole Typ. »Einfach nur … na ja, es ist schräg.« Er ruckt mit dem Kinn. »Da hinten steht sie.«

Leo dreht sich um. Sie steht mit einem kleinen Rollkoffer am Ende der Schlange: harmlos, autonom, geistig gesund. Eine Großmutter, die regelmäßig verreist. Keine Wahrsagerin. Jetzt, da Leo aus der beengten Flugzeugkabine heraus und zurück in der vertrauten unspektakulären

Welt ist, hat sich die Wirkung ihrer unheilvollen Prophezeiungen fast gänzlich verflüchtigt, ebenso wie die starken Gefühle, die ein Konzert oder ein Film hervorruft, wieder verblassen.

Nachdem die Flugbegleiterin sie zurück zu ihrem Platz gebracht hatte, hat er sie über den Gang hinweg beobachtet. Sie hatte die Augen geschlossen und war offenbar fest eingeschlafen, denn die Landung genügte nicht, um sie zu wecken. Ihr nächster Sitznachbar, der Mann am Fenster, versuchte auch nicht, sie zu wecken. Sobald das Anschnalllämpchen erlosch, schlängelte er sich gewandt an ihren Knien vorbei hinaus auf den Gang. Kurz bevor Leo das Flugzeug verließ, blickte er zurück, um zu sehen, ob sie aufgewacht war, aber ihre Augen waren noch geschlossen. Die übrigen Passagiere musterten sie im Vorbeigehen neugierig, aber niemand versuchte, sie anzusprechen.

»Tja, also, mir hat sie gesagt, dass ich mit dreißig bei einer Schlägerei sterbe.«

»Machen Sie sich deswegen keine Sorgen«, rät Leo. »Mir hat sie auch gesagt, ich würde jung sterben.«

Die Schlange rückt vor, sodass sie nicht mehr nebeneinanderstehen.

»Vergessen Sie's!«, sagt Leo noch über die Schulter, als sie alle ein Stück vorrücken. Er hat den Anfang der Schlange fast erreicht.

Der coole Typ hält ihm den erhobenen Daumen hin. Leo fragt sich, ob es an seiner Verletzung liegt, dass die Dame speziell diese Vorhersage für ihn wählte. Hat sie ernsthaft geglaubt, was sie gesagt hat? Es *schien* so. Er muss an das Symbol auf der Brosche der Dame denken, das eigenartigerweise irgendeine besondere Bedeutung für *ihn* zu haben schien: Wie konnte das sein? Jetzt hat er es nicht einmal mehr vor Augen. War es ein Unendlichkeitszeichen?

Natürlich ist sie zu weit entfernt, als dass er die winzige Brosche von hier aus erkennen könnte. Theoretisch hätte er sich im Flugzeug vorbeugen können, um sie näher zu betrachten, als sie schlief, doch er wollte nicht riskieren, dass eine ältere Dame einen männlichen Passagier über sich aufragen und auf ihre Brust starren sieht, wenn sie die Augen aufschlägt.

Der Mann in der Warnweste hebt einen Finger.

»Nur ich«, bestätigt Leo, doch dann sieht er sich aus einem Impuls heraus nach dem coolen Typen um. »Wo müssen Sie hin?«

Kapitel 26

Das Phänomen, das ich am Flughafen Hobart erlebte, habe ich Ihnen bereits beschrieben: Immer wieder erkannte ich jemanden oder glaubte es, alles und jedes schien etwas von persönlicher Bedeutung für mich zu symbolisieren. Ich war erleichtert, als es Zeit war, an Bord zu gehen. Wenn ich erst im Flugzeug saß, würden diese närrischen Gedanken sicher ein Ende haben. Ich plante, Sudokus zu lösen. Ich hatte ein Sudoku-Buch für Fortgeschrittene, die »ultimative Challenge«, in meiner Tasche.

Ich ging hinter einem sehr großen jungen Mann in einer blauen Jogginghose und einem weißen T-Shirt an Bord. Er erinnerte mich an den sehr großen jungen Mann, den ich einst liebte. Ich sagte mir, dass viele junge Männer einen verletzlichen Hals haben. Es ist das Nebeneinander von breiten Schultern und jungenhaftem Haaransatz, das einem das Herz bricht.

Jemand fragte ihn, ob er Basketballspieler sei, und er verneinte. Er tat es geduldig, doch sein Tonfall ließ mich vermuten, dass ihm diese Frage häufig gestellt wurde.

Eine Frau sagte: »Hoffentlich sitzen Sie in einer Ausgangsreihe«, und er erwiderte, ja, er wähle immer die Ausgangsreihe, und die Frau sagte, das sei sehr vernünftig.

Mir ging durch den Kopf, dass mein großer junger Mann sicher nichts von Ausgangsreihen gewusst hatte, als er zum ersten Mal ein Flugzeug bestieg.

Da befürchtete ich, von einer gewaltigen Erinnerungswelle hinweggerissen zu werden.

Ich zeigte meine Bordkarte einer Flugbegleiterin, die so atemberaubend schön war, dass ich am liebsten stehen geblieben wäre und sie wie einen Meerblick bewundert hätte.

»Willkommen an Bord«, sagte sie lächelnd. » 4D. Auf der linken Seite.«

Zu meiner Erleichterung erinnerte sie mich an niemanden aus meiner Vergangenheit oder Gegenwart, sie symbolisierte oder bedeutete nichts außer Jugend und Schönheit, und ich dachte, der ganze Blödsinn wäre aus und vorbei, doch dann entdeckte ich den Flugbegleiter neben ihr: ein junger Mann. Ebenfalls attraktiv. Blondes Haar, kunstvoll aus der Stirn gekämmt, und grüne Augen. Mein Magen fühlte sich an wie im freien Fall, wie wenn man im Traum hinaus ins Nichts tritt. Er schien mich nicht zu erkennen, und ich dachte: Aber wie kann das sein? Wie kann er einfach … vergessen? In meinem Kopf bestand überhaupt kein Zweifel. Er war es eindeutig.

Ich blieb nicht stehen. Wenn man in ein Flugzeug steigt, ist man eine Suppendose auf einem Förderband. Ich fand meinen Platz.

Ein Mann mit dem Gebaren eines Armeegenerals half mir, meine Tasche im Gepäckfach zu verstauen. Ich hatte ihn nicht um seine Hilfe gebeten, aber ich war ihm dankbar. Möglicherweise habe ich ihm nicht gedankt. Manieren sind wichtig. Ich habe ein schlechtes Gewissen deswegen.

Ich setzte mich. Ich schnallte mich an.

Eine Frau in einem paillettenbesetzten Kaftan knallte mir auf der Suche nach ihrem Sitzplatz den Ellbogen an die Schläfe. Sie entschuldigte sich nicht.

Ein gut gekleideter, distinguierter und besorgt blickender Mann ohne Gepäck besetzte den Gangplatz links von mir. Er hatte eine Ausgabe des Magazins *Construction Engineering Australia* bei sich, die er nicht aufschlug. Sein Haar war lockig und zu grau für sein jugendliches Gesicht. Ich sah nach unten und stellte fest, dass er mit dem Fuß in einem fort auf den Boden klopfte, die Bewegung eines ungeduldigen Mannes, der lieber sterben als warten würde. Er trug schöne beigefarbene Wildlederstiefel. *Armani,* dachte ich, oder vielleicht flüsterte ich es auch.

Der ungeduldige Mann saß neben dem Paar, das nicht meine Freunde Jill und Bert waren, aber die gleiche Freundlichkeit und Gutmütigkeit wie auch ihre entzückende Lebensfreude ausstrahlten.

Ich sah auf die Sitztasche vor mir und las: *Worauf warten Sie noch? Buchen Sie Ihre »Juwelen Europas«-Flusskreuzfahrt noch heute!*

Kapitel 27

Eve und Dom stehen im Flughafen Sydney an der Gepäckausgabe, umgeben von Menschen, die grimmig auf ihre Telefone starren, gelegentlich hochblicken und das Gesicht verziehen, wenn sie noch immer keine Koffer sehen. Niemand lächelt oder gratuliert ihnen wie in Hobart. Jetzt kommt ihnen ihre Hochzeitskleidung wie Halloweenkostüme vor, und es ist nicht Halloween. Niemand denkt: *Ooh, junge Liebe*; wahrscheinlich denken sie eher: *Bah, was für Loser.*

Eve spielt mit ihrem neuen Ehering, gähnt ausgiebig und denkt erst in letzter Sekunde daran, die Hand vor den Mund zu halten. Sie ist so müde, dass sie sich gleich hier auf den schmutzigen Boden des Flughafens legen und einschlafen könnte.

Dom ist still und starrt mit leerem Blick in die Ferne. Woran denkt er? Mit ihrem Freund, nein, nicht Freund, mit ihrem *Ehemann* ist es so: Er kann scheinbar bester Laune sein, lachend und sorglos, und dann, *schnipp,* verrät er ihr etwas, das er seit Tagen oder sogar Wochen mit sich herumträgt. Das ist jedes Mal ein Schreck. Eve weiß nie, ob er nur glücklich tut oder einfach vergisst, was ihm Sorgen macht, und sich irgendwann wieder daran erinnert. Eve kann ihre Gefühle nicht verbergen. Wenn sie etwas auf dem Herzen hat, sagt Dom innerhalb von fünf Minuten: »Na gut, was ist los?«

»Verzeihung?« Eine junge Frau in kurzen Shorts mit einem langen blonden Fischgrätenzopf und dicken schwarzen Wimpern-Extensions macht sich an Eve heran. Sie beugt den Kopf zu Eve und spricht leise, ohne die Lippen zu bewegen, wie eine Schülerin, die sich in der Schulversammlung unterhalten will, ohne dass die Lehrer etwas mitbekommen. »Hat diese Hellseherin auch mit Ihnen gesprochen?«

»Die Dame? Ich glaube nicht, dass sie eine Hellseherin ist«, sagt Eve. Sie spricht in normaler Lautstärke, weil sie älter ist und verheiratet, und sie befindet sich nicht in einer Schulversammlung.

»Pst«, sagt Dom, als hätte sie zu laut gesprochen oder etwas Anstößiges gesagt.

Eve senkt die Stimme. »Ich glaube, diese Dame war nur …«

»Sie sehen übrigens sehr schön aus«, unterbricht die junge Frau sie und legt sanft eine Fingerspitze auf Eves Ärmel. Es ist eine fast kindliche Geste, als ob sie nicht anders könnte. »Diese Spitze! Superschön!«

»Danke.« Eve blickt hinab auf ihr Kleid. »Es ist vintage.« Hoppla, das klang zu angeberisch. »Secondhand.«

»Ich *liebe* vintage Hochzeitskleider.« Die junge Frau seufzt. »So ein Kleid würde ich mir auch aussuchen, wenn ich heirate, aber bis jetzt habe ich nicht mal einen festen Freund, ich weiß also gar nicht, warum ich Ihnen das erzähle! Jedenfalls, Sie glauben nicht, dass sie Hellseherin ist?«

»Garantiert nicht. Nur ein bisschen … Sie wissen schon.« Sie sieht sich um für den Fall, dass die Dame irgendwo in der Nähe auf ihr Gepäck wartet. Dann flüstert sie: »Sie spinnt.«

Eve steckt die Dame in die gleiche Kategorie Mensch wie Junie.

Meistens kann man Junie auf dem Brunnenrand vor der Arztpraxis, in der Eve als Rezeptionistin arbeitet, finden, wo sie scheußlichen grünen Slush trinkt. Sie spricht mit jedem, der vorbeikommt, als ob sie alte Freunde und mitten in einer Unterhaltung wären. In ihrer Mittagspause setzt Eve sich häufig auf den Brunnenrand, um mit Junie zu plaudern. Man weiß nie, was Junie als Nächstes einfallen wird: Die Mondlandung war ein Fake, aber Aliens sind real; einige Angehörige der Royal Family sind eindeutig Reptilien; Junie wird von der CIA überwacht, deshalb muss sie sehr vorsichtig sein, was sie sagt; es ist schwer, bequeme Schuhe zu finden, weil sie sehr breite Füße hat.

»Hey, also, Sie erinnern mich sehr an diese Sängerin, an die, die mit …«, setzt Eve an.

Das Gesicht der jungen Frau leuchtet auf. »Ich weiß, wen Sie meinen, alle sagen, dass ich aussehe wie sie! Das ist schmeichelhaft. Aber ich bin nur die langweilige alte Kayla Halfpenny aus Hobart.«

»Kayla Halfpenny klingt aber wirklich wie der Name einer Berühmtheit«, sagt Eve. Das stimmt auch irgendwie. Manchmal sagt man Sachen, die irgendwie stimmen, um nett zu sein.

»Ach, ich will gar nicht berühmt sein!« Kayla erschauert. »Jedenfalls, ich bin froh, dass Sie sie nicht für eine echte Hellseherin halten. Sie hat mir gesagt, ich würde bei einem Autounfall sterben. Ich habe meinen Führerschein im ersten Anlauf gemacht! Ich bin eine gute Fahrerin! Ich habe schon total schlimme Flugangst, jetzt will ich nicht auch noch Angst vor dem Autofahren bekommen!«

»Keine Sorge«, beruhigt Eve sie. »Mir hat sie Tötung durch Intimpartner vorhergesagt.«

Kayla benötigt eine Sekunde, um diesen Satz zu entschlüsseln, aber dann fliegt ihr Blick zu Dom. Ihre langen Wimpern flattern so schnell, als ob sie Angst hätte, und Dom wird rot, tritt einen Schritt zurück und stößt fast mit jemandem zusammen. Eve fühlt sich schrecklich. Sie muss erklären, dass Dom keiner von *diesen* Männern ist, er steht auf Wortspiele, er singt seinem Hund Schlaflieder, er spielt Netzball gemischt, er respektiert Frauen total!

Eve versucht, es in Ordnung zu bringen. »Was *unmöglich* ist, deshalb weiß ich, dass sie nicht …«

»Sprechen Sie von dieser Dame?« Eine Frau in einem Jumpsuit mit Leopardenmuster hebt den Blick von ihrem Telefon. »Sie hat mich geweckt, um mir zu sagen, dass ich an Alkoholismus sterben würde. Ich habe gesagt: Wie bitte?! So *unhöflich!*«

Ihre Unterhaltung ist eine Flamme, die auflodert und durch die Menge rast. Plötzlich plaudern alle am Gepäckband, erzählen sich, welche Lebenserwartung ihnen prophezeit wurde, sprechen von »ihren gruseligen Augen« und der »entsetzlich nüchternen Art«, wie sie ihnen den Tod vorhergesagt habe. Manche Leute geben zu, dass sie »ein bisschen erschrocken« sind. Andere behaupten, sie könnten sich nicht einmal erinnern, was sie vorhergesagt habe. (Echt jetzt?)

Eve bemerkt, dass Kayla nun mit dem unglaublich großen mageren Typen in der blauen Jogginghose und dem weißen T-Shirt redet und dabei oft ihr Haar berührt. Das ist schon mal nett, so als sähe man einen Liebesfilm an, aber Kayla ist ziemlich klein, deshalb weiß Eve nicht so recht, wie das mit dem Sex funktionieren soll, aber das ist wirklich ein unangemessener Gedanke, Eve, hör auf damit.

»Hellseher sagen den Leuten *nie,* wie sie sterben werden«, behauptet eine Frau von etwa Mitte dreißig, in deren Haar eine Sonnenbrille mit herzförmigen Gläsern steckt.

Ihre Freundin, die sich eine lächerliche große Kunstblume ins Haar gesteckt hat, stimmt ihr zu. »Genau. Sie halten das für total unethisch. Sie ist auf keinen Fall qualifiziert. Das haben wir auch versucht, dem Mann mit dem gebrochenen Arm neben uns zu erklären. Sie hat ihn zum Weinen gebracht. Er konnte gar nicht mehr aufhören, der arme Kerl!«

Gibt es Qualifizierungen für Hellseherinnen?

»Wo ist sie eigentlich?«, fragt jemand. »Ist sie hier?«

»Sie war die Letzte im Flugzeug«, ertönt eine tiefe Stimme. Es ist der starke, muskulöse Mann mit dem militärischen Bürstenschnitt, der so aussieht, als könnte er die Welt im Alleingang retten. »Sie hat tief und fest geschlafen. Wahrscheinlich psychische Probleme. Wir sollten vergessen, was sie gesagt hat. Es hat nichts zu bedeuten. Überhaupt nichts.«

Eine Pause entsteht, als glaubten sie alle, sie müssten tun, was dieser Mann sagt, weil er das Kommando hat, aber dann fällt ihnen wieder ein, dass er gar nicht ihr Chef ist, und sie reden weiter.

»Ich meine, das rückt die Dinge in eine andere Perspektive, nicht wahr? Ich habe nur noch neun Jahre«, sagt eine kraushaarige Frau und spielt mit ihrem Ehering.

»Wir überprüfen auf jeden Fall unsere Brandmelder, wenn wir nach Hause kommen«, sagt jemand anderes.

»Tja, ich werde als Erstes meinen Steuerberater anrufen«, verkündet ein Mann, der selbst wie ein Steuerberater aussieht, und gluckst. »Ich habe nicht dafür vorgesorgt, dass ich achtundneunzig werde!«

Dom beteiligt sich nicht an der Unterhaltung, er wirkt einfach verstört, auch als Eve ihm mit Blicken zu verstehen gibt, dass es okay ist, dass es keinen Grund zur Sorge gibt.

Endlich setzt das Gepäckband sich in Bewegung, und der erste Koffer hat seinen stolzen, ein wenig derangierten Auftritt. Jemand schnappt ihn sich. Die aufgeregten Gespräche verstummen abrupt. Mit ihrem Gepäck wiedervereint zu werden, scheint die Leute wieder in ihrem Leben ankommen zu lassen, und sie gehen eilig davon, ohne sich von den Menschen zu verabschieden, mit denen sie sich gerade noch so angeregt unterhalten haben.

Zuletzt stehen nur noch Eve, Dom und das betagte Paar dort, das viel älter als Eves Großeltern wirkt. Das Gepäckband ist leer. Eve empfindet leise Panik. Haben sie etwas falsch gemacht, als sie ihre Kofferanhänger angebracht haben?

Sie plaudern, allerdings nicht über die Hellseherin, Gott sei Dank, denn es wäre Eve sehr unangenehm, mit diesen Leuten übers Sterben zu reden, bei denen es, na ja, bestimmt eher früher als später ansteht.

Die beiden wollen alles über ihre Pläne für die Flitterwochen wissen und erzählen Eve und Dom, das sie ebenfalls jung geheiratet haben. Wie sich herausstellt, sind die beiden pensionierte Ärzte, und Eve war als kleines Mädchen bei ihnen in der Praxis, als sie einige Jahre in ihrer Gegend wohnte!

»Hatte das Haus ein rotes Dach?«, hakt sie nach, und die beiden bestätigen das, und alle staunen. Sie kann *gewissermaßen* ihre vergleichsweise jüngeren, nicht ganz so runzligen Versionen in ihren runzligen alten Gesichtern sehen, obwohl sie sie niemals wiedererkannt hätte, wenn sie ihr nicht gesagt hätten, dass sie die Dr. Baileys sind. Dr. Brian Bailey und Dr. Barbara Bailey. Eve erinnert sich, wie ihre Mutter einmal am Telefon mit leiser Stimme sagte: »Diesmal brauche ich Dr. *Barbara* Bailey.«

»Haben wir Ihnen geholfen?«, fragt die Ärztin.

Eve erzählt ihnen, dass ihr gar nichts fehlte, sie habe bloß regelmäßig Bauchschmerzen vorgeschützt. Dabei fällt ihr wieder ein, wie supernett die beiden waren, mit funkelnden Augen, sanften Händen und riesigen Gläsern voller Jelly Beans auf den Schreibtischen.

»Sie waren so großzügig mit Ihren Jelly Beans!«, sagt Eve.

Dr. Brian Bailey hebt einen Finger: *Moment.* Er durchwühlt seine Taschen, und Eve denkt: Du liebe Güte, was macht er denn? Und sie will ihre Bemerkung über die Jelly Beans schon wiederholen, lauter und langsamer für den Fall, dass er dachte, sie hätte ihn um Kleingeld oder ein Taschentuch oder was auch immer gebeten, da hält er eine Tüte Jelly Beans in der Hand! »Nehmen Sie zwei! Nehmen Sie drei!«

Eve ist halb verhungert, also nimmt sie sich drei.

Dr. Barbara Bailey sagt Eve, sie solle in ihren Flitterwochen darauf achten, viel Wasser zu trinken und gleich nach dem Sex zur Toilette zu gehen, weil alle ihre Patientinnen mit einer Flitterwochen-Blasenentzündung aus den Flitterwochen zurückgekommen seien. Das ist jetzt ein bisschen peinlich.

Endlich kommen ihre Koffer, und zwar alle auf einmal, und Dom zieht rasch das Gepäck des betagten Paars vom Band, ehe der Mann protestieren kann. Eve fragt sich, ob sie ihnen anbieten sollten, sie irgendwohin mitzunehmen, denn sicher sind sie zu gebrechlich, um allein in der Welt unterwegs zu sein – jemand könnte sie umstoßen –, doch da stürzt eine grauhaarige Frau in einer Skinny Jeans auf sie zu und ruft: »Mum! Dad! Ich bin so eine Idiotin! Ich war im falschen Terminal!«

»Schon gut, Liebes«, sagt die alte Dame, und der alte Mann sagt: »Nein, nein, er hat Rollen, Schatz, das kriege ich hin«, als sie versucht, ihrem Vater den Koffer abzunehmen.

Die Tochter ist noch immer eine Tochter, und Mum und Dad sind noch immer Mum und Dad! Obwohl sie alle drei uralt sind! Eve findet das schwer zu fassen.

Eve und Dom gehen zum Taxistand und stellen sich an, und Eve ist sich ziemlich sicher, dass sie sieht, wie »die Dame« in ein Taxi steigt, doch das sagt sie Dom nicht, weil er allmählich wieder fröhlicher aussieht, wieder mehr wie ein Mann in den Flitterwochen.

Sie wird diese drei abscheulichen, unzutreffenden, unausdenkbaren Worte nie wieder ansprechen oder auch nur daran *denken.* Sie verschließt sie in drei separaten Kästchen:

Tötung.

Durch.

Intimpartner.

Kapitel 28

Nachdem ich die Anzeige für die »Juwelen Europas«-Kreuzfahrt in der Sitztasche sah, kann ich mich an nichts mehr erinnern, bis ich mit pochendem Schädel und ausgetrocknetem Mund die Augen wieder aufschlug.

Die schöne Flugbegleiterin beugte sich zu mir, die Augen besorgt zusammengekniffen, das Gesicht abgespannt. Alles an ihr war irgendwie in Unordnung geraten und anders als vorher.

»Holt Sie jemand ab?«, fragte sie mich.

Ich war verwirrt. Was ging sie das an?

Das ist interessant: Ich hatte kein Gespür dafür, wie viel Zeit vergangen war. Das Einzige, womit ich das vergleichen kann, ist die Erfahrung einer Vollnarkose, wenn man gebeten wird, von zehn herunterzuzählen, und nie bis null kommt, sondern nur bis acht oder bis sieben, wenn man schnell zählt, und im nächsten Augenblick liegt man schon im Aufwachraum, und alles fühlt sich anders an. Es ist beunruhigend. Als würde man teleportiert.

(Meine letzte Vollnarkose war bei einer Darmspiegelung. Mein Arzt fand keine Polypen oder krankhaften Veränderungen. Ich nehme Vorsorgeuntersuchungen wahr. Das sollten Sie auch.)

Ich erinnerte mich nicht an die lange Wartezeit auf dem Rollfeld. Ich erinnerte mich nicht an den Start. Normalerweise genieße ich das Gefühl, wenn das Flugzeug abhebt. Ich glaube, das geht vielen Menschen so, es sei denn, sie haben Flugangst, und die habe ich nicht.

Ich erinnerte mich nicht, dass mir Speisen und Getränke angeboten wurden, die ich offenbar ablehnte.

Ich erinnerte mich nicht, die Entscheidung getroffen zu haben, aufzustehen und zu tun, was ich getan habe.

Ich erinnerte mich nicht an die Landung.

Ich hatte sehr starke Kopfschmerzen und einen ausgetrockneten Mund, und ich war äußerst hungrig. Ich hatte das Gefühl, etwas Katastrophales sei passiert. Mein erster Gedanke war, das Flugzeug müsse abgestürzt sein, doch mir wurde rasch klar, dass das nicht der Fall war, denn das Flugzeug war intakt, es roch nicht nach Rauch, und es schrillten keine Sirenen.

Und dann sah ich mich um und stellte zu meiner Bestürzung fest, dass das Flugzeug fast leer war. Ich sah die letzten Passagiere aussteigen. Einige von ihnen blickten sich nach mir um. Ich vermutete, sie wunderten sich, warum ich noch saß, und wurde verlegen.

Die letzte Person, die das Flugzeug verließ, war ein kleiner Junge mit einem Rucksack. Ich erinnerte mich vom Flugsteig an ihn – insbesondere an seinen Armeerucksack. Er wurde von einer anderen Flugbegleiterin von Bord geführt und drehte sich nach mir um. Unsere Blicke begegneten sich. Ich dachte, vielleicht machte er sich Sorgen, dass ich vergaß auszusteigen, deshalb lächelte ich ihm beruhigend zu und winkte, doch er drehte sich weg und griff nach der Hand der Flugbegleiterin. Dann war er fort.

Ich konnte noch nie gut mit Kindern umgehen.

»Tut mir leid«, sagte ich zu der schönen, jetzt derangierten Flugbegleiterin. »Ich muss eingeschlafen sein.«

Ich sah nach unten und stellte fest, dass ich einen Plastikbecher in der Hand hielt, der bis auf einen Eiswürfel leer war. Ich war so durstig, dass ich den Eiswürfel in den Mund nahm und zerkaute. Es knirschte unangenehm laut, aber ich kaute weiter, um nicht zu ersticken. Wenn man einen Eiswürfel verschluckt, kann es passieren, dass man erstickt, bevor der Eiswürfel geschmolzen ist.

»Brauchen Sie noch mehr Wasser?« Die Flugbegleiterin streckte die Hand nach dem Becher aus. Sie sprach, als hätte ich irgendeinen Anfall gehabt und nicht nur geschlafen. Ich erfreue mich bester Gesundheit. Ich nehme keine Medikamente. In Formularen, in denen ich aufgefordert werde, meine Medikamente aufzuführen, trage ich in stolzen Blockbuchstaben *KEINE* ein, und dann streiche ich das Feld diagonal durch, damit das auch absolut klar ist.

»Nein, nein«, sagte ich, obwohl ich noch immer sehr durstig war, aber ich war ja nicht im Café. »Nein, danke.«

Ich löste den Sicherheitsgurt, stand auf und wunderte mich darüber, dass meine Beine zitterten.

»Brauchen Sie …?« Sie musterte mein Gesicht und lächelte ängstlich und wachsam wie jemand, der beim Auftritt eines grausamen Comedians in der ersten Reihe sitzt. Es war, als glaubte sie, ich könne jeden Augenblick irgendetwas tun oder sagen.

»Brauchen Sie ärztliche Hilfe?«, fragte sie.

»Ganz und gar nicht.« Ich verstand nicht, warum sie das fragte, aber wenn man erst ein gewisses Alter erreicht hat, nimmt man es irgendwann hin, dass junge Leute einen seltsam behandeln. Entweder sie sehen mitten durch einen hindurch, als ob man eine Topfpflanze wäre, oder sie behandeln einen, als wäre man aus Zucker, die Hände stets bereit, einen zu stützen für den Fall, dass man stürzt.

Ich reichte ihr den Plastikbecher und trat hinaus in den Mittelgang. Das Gepäckfach über meinem Sitz stand offen, und nur meine Tasche lag noch darin. Ehe ich danach greifen konnte, holte sie sie für mich herunter. Ich sah eine schmerzverzerrte Grimasse über ihr Gesicht huschen, obwohl ich wusste, dass mein Koffer deutlich unter dem Höchstgewicht für Handgepäck blieb.

Ich zog den Griff heraus, damit ich ihn hinter mir herziehen konnte.

»Danke«, sagte ich und schnupperte, denn es roch nach Erbrochenem, und der Geruch schien von ihr auszugehen. »Vielen Dank. Es tut mir leid, dass Sie auf mich warten mussten.«

»Das ist kein Problem«, sagte sie matt.

»Geht es *Ihnen* denn gut?«, fragte ich. »Allegra?«

Denn das war der Name auf ihrem Schildchen. Das arme Ding sah krank und unglücklich aus, und ich bin ja nicht mehr das schüchterne Mädchen im Hornsby Picture Theatre und habe keine Probleme, die Menschen mit ihren Namen anzureden.

Sie schien zu irgendeiner Entscheidung zu kommen.

»Mir geht es gut. Sehr gut.« Sie lächelte. Ihr Lächeln war atemberaubend. »Danke. Einen schönen Abend.«

Ich stieg aus und ging direkt zum Taxistand, wo ich vor mir in der Warteschlange den verletzten jungen Mann entdeckte. Jetzt sah ich, dass er Henry aus dem Hornsby Picture Theatre überhaupt nicht ähnlich sah, oder wenn doch, dann nur ganz oberflächlich. Ich fragte mich, ob ich eine Gesichtsblindheit entwickelte, woran meines Wissens der überaus gut aussehende Filmstar Brad Pitt leidet.

Als ich ins Taxi stieg, sah ich die junge Frau, die mein Hochzeitskleid trug, und augenblicklich war das Rätsel gelöst. Es gab kein beängstigendes Mysterium, keine Verschwörung. Wie peinlich. Ich hatte das Kleid einem Wohltätigkeitsladen in Hobart gespendet. Sie hatte es gekauft. So einfach war das.

Ich hatte keinen schönen Abend.

Kapitel 29

Ich war heute auf meiner ersten Beerdigung«, erklärt Ethan dem älteren Mann, der sich als Leo vorgestellt hat. »Ich war also schon irgendwie … komisch drauf.«

Sie sitzen auf der Rückbank eines Taxis, das zuerst Ethan zu seiner Wohnung in Waverley und dann weiter nach Coogee fahren wird, wo Leo wohnt. Ethan hätte nicht gedacht, dass er in Coogee wohnt. Er sieht mehr nach Innenstadt aus, eher wie ein Mann, der keinen Sand in seinen Schuhen mag.

»Tut mir leid. War es ein Angehöriger?«, fragt Leo ernst.

»Nein. Es war ein Freund.« Ethan blickt aus dem Fenster und konzentriert sich auf die riesigen Plakatwände, die für Luxusuhren, Hotels und Autos werben.

»Ein Freund? Ein Freund in Ihrem Alter ist gestorben?« Ethan wendet sich vom Fenster ab und sieht, dass Leo ihm den ganzen Körper zugedreht hat, sodass der Sicherheitsgurt ihm in den Hals schneidet. Er blickt entsetzt. Aufrichtig entsetzt. Das tut gut.

»Genau«, sagt Ethan. »Exakt so alt wie ich. Er wird im August dreißig. Ich meine, er wäre dreißig geworden.«

»O Mann, das tut mir sehr leid, ich dachte, Sie würden sagen, es war Ihr Großvater oder so – nicht, dass es nicht traurig ist, wenn man den Großvater verliert, es ist sehr traurig, aber einen Freund im eigenen Alter zu verlieren!« Erregt zerrt er am Gurt. »Das ist etwas, was man niemals vergisst. Sie werden niemals darüber hinwegkommen!« Er verzieht das Gesicht. »Ich meine, *natürlich* kommen Sie darüber hinweg, was sage ich denn da? Entschuldigen Sie.«

Der Taxifahrer macht ein Geräusch, das ein Schnauben sein könnte.

»Schon gut«, sagt Ethan. »Danke.« Die Straßenlaternen beleuchten Leos Gesicht. Er zuckt zusammen, als hätte er sich gerade den Zeh gestoßen. Eigentlich erinnert er Ethan an Harvey: Beide gehören zur selben Unterart der ein bisschen sonderbaren, zutiefst intensiven Menschen. Ethan hat es schon immer zu solchen Persönlichkeiten hingezogen. Es gefällt ihm, wenn er von der Oberfläche ihrer Sonderbarkeit abprallt, ebenso wie er beim Tennis lieber gegen einen Gegner mit einem harten Schlag spielt. Es ist schwerer, die weichen Lobs normaler, ausgeglichener Menschen zurückzuspielen.

»Ich hatte mal einen Freund«, setzt Leo an und bricht ab. Er wischt sich energisch über den Mund, als sorgte er sich, er könnte Tomatensoße an den Lippen haben.

Die Pause dauert zu lange an.

»Ist er … gestorben?«, rät Ethan.

»O nein. Er ist nicht gestorben.« Wehmütig blickt Leo aus dem Fenster. »Wir haben uns einfach aus den Augen verloren.«

Okay, das war jetzt ein bisschen schräg.

»Tut mir leid«, sagt Leo. »Dass Sie Ihren Freund verloren haben, hat mich aus irgendeinem Grund an ihn denken lassen. Das ist natürlich nicht dasselbe.«

Nein, Kumpel, das ist es nicht.

Ethan wechselt das Thema. »Und was ist mit Ihnen? Wie viel Zeit hat die Dame Ihnen gegeben?«

»Oh!« Leo lacht. »Ha, ha. Nicht sehr lang. Bis dreiundvierzig, das ist diesen November. Ein Arbeitsunfall. Und Sie?«

»Ich habe auch nicht mehr lange«, erwidert Ethan. »Im Oktober werde ich dreißig.«

»Und sie hat gesagt, Sie werden bei einer Schlägerei sterben?« Leo macht eine bekloppte kleine Boxbewegung: Gerade, Gerade, Aufwärtshaken. »Geraten Sie oft in Schlägereien?« Er deutet auf Ethans Armschlinge. »Was haben Sie sich getan?«

»Sie hat tätlicher Angriff gesagt. Das bedeutet wohl nicht unbedingt eine Schlägerei. Ich meide Konflikte so ziemlich. Das Handgelenk habe ich mir bei einem Kletter…unfall gebrochen«, erzählt Ethan.

»Mein Vater hat immer gesagt, wenn diese Hellseher wüssten, was sie tun, würden sie im Lotto gewinnen«, sagt Leo.

»Vielleicht *haben* einige von ihnen gewonnen«, wendet Ethan ein. »Und posaunen es nur nicht aus. Aber ja, ich glaube definitiv nicht daran.«

Einen Augenblick lang herrscht Schweigen. Ein Auto wechselt direkt vor ihrem Taxi die Spur. Ihr Fahrer tritt auf die Bremse und knallt gleichzeitig die Hand auf die Hupe. Leo und Ethan werden nach vorn geschleudert. Der Fahrer öffnet das Fenster und brüllt Beschimpfungen.

»Tut mir leid, Jungs!«, sagt er dann. Er hat den gleichen Cockney-Akzent und den gleichen runzligen Hals wie ein Furcht einflößender Gangster in einem Film, den Ethan mit Harvey ansah.

Vor zwei Wochen.

Als Harvey einfach Harvey war. Also, nicht so wichtig. Er war übers Wochenende nach Sydney gekommen. Die Kritiken waren schlecht, aber Ethan und Harvey fanden den Film ziemlich gut.

»Nicht Ihre Schuld, Mann!«, sagt Leo. »Lauter Idioten auf den Straßen heutzutage!«

Sie fahren eine Weile schweigend dahin, bis der Taxifahrer sich räuspert.

»Hoffe, Sie nehmen mir nicht übel, dass ich mitgehört habe. Auf Ihrem Flug war eine Hellseherin?«

»Nur eine arme Seele mit Demenz, glauben wir«, erwidert Leo. »Sie hat allen gesagt, wie und wann sie sterben würden.«

»Stimmt das?« Der Taxifahrer blickt über die Schulter und wechselt geschickt die Spur. »Eine Hellseherin hat einer Tante von mir gesagt, sie würde an ihrem sechzigsten Geburtstag sterben.«

Eine Pause entsteht, und schließlich fragt Leo: »Und … ähm … ist sie da gestorben?«

»Ja, Kumpel!«, sagt der Fahrer fröhlich. »Ist um eine Minute vor Mitternacht an ihrem sechzigsten Geburtstag erstickt! Hatte eine Minipastete gegessen, die bei ihrer Geburtstagsfeier übrig geblieben war. War immer schon ein bisschen gierig gewesen, unser Tantchen Carol, möge das arme alte Huhn in Frieden ruhen.«

»Oje«, sagt Leo. »Man muss sein Essen wirklich gut kauen.«

»Meiner Mutter hat dieselbe Hellseherin zum Glück ein langes, glückliches Leben prophezeit.«

»Und sie lebt noch?«, fragt Ethan.

»Sie ist quicklebendig!«, sagt der Fahrer. »Spielt für ihr Leben gern Rasen-Bowling.«

»Tja, wissen Sie, wir hoffen sozusagen, dass diese Hellseherin *keine*

Superkräfte hat«, erklärt Leo. »Weil einige von uns früher sterben sollen, als uns lieb wäre.«

»Schon klar, Kumpel. Also, wenn die ersten Prophezeiungen eintreffen, ja?« Das Licht einer Straßenlaterne fällt in den Wagen, sodass Ethan die Augen des Fahrers im Rückspiegel sehen kann, strahlend und neugierig. »*Dann* wissen Sie Bescheid.«

Kapitel 30

Ich habe es in meinem Terminkalender nachgeschlagen. Der erste Todesfall ereignete sich am selben Tag wie meine erste Stunde im Kurs »Einführung ins Line Dancing«.

Damals wusste ich nichts davon, auch mehrere Monate danach noch nicht.

Ich möchte nicht leichtfertig klingen.

Beim Tod bin ich nicht leichtfertig. Man könnte sagen, dass der Tod mein Leben bestimmt hat, sowohl persönlich als auch beruflich.

Mit dem Line Dancing hat es nicht funktioniert. Ich weiß auch nicht, wie ich darauf gekommen bin.

Kapitel 31

Es ist der Morgen nach Leos sinnlosem Tagesausflug nach Hobart und der Tragödie der verpassten *König der Löwen*-Aufführung.

Ein Unwetter hat Überschwemmungen verursacht und Hochspannungsleitungen beschädigt sowie, zur Freude der Eltern überall in den Vororten, am Samstagvormittag zur Absage sämtlicher sportlichen Aktivitäten im Freien geführt.

Oli ist bei einem Freund ein Stück die Straße entlang.

Bridie liegt auf der Wohnzimmercouch unter einer Decke, das Gesicht weiß, lila Flecken unter den Augen, Ohrhörer in den Ohren, den Fernseher an. Die Make-up-Reste unter den Augen lassen sie wie eine Jugendliche aussehen, die am Vorabend durch die Clubs gezogen ist, anstatt wie eine Elfjährige, die vom Adrenalin und von der Aufregung, Zazu zu spielen, verkatert ist.

Leo hat das unerwartete Zeitgeschenk genutzt, um Arbeit nachzuholen, und jetzt frühstückt er mit Neve Kaffee und Croissants, während der Regen stetig fällt und der Wind heult.

Er beobachtet, wie Neve Marmelade auf ihr Croissant streicht. Seine Frau trägt eine Schlafanzughose – sie sagt, es sei keine Schlafanzughose, aber die Hose sieht auf jeden Fall so aus, und sie trägt sie im Bett, das sagt doch wohl alles –, dazu ein altes blaues Schulhoodie, das früher Oli gehörte, ihm aber zu klein geworden ist, und natürlich ihre Armbanduhr von Cartier.

Er hat Neve auf einer Party kennengelernt, und es war ihre Uhr, die ihm zuerst ins Auge fiel. Rechteckiges Ziffernblatt, achtzehnkarätiges Weißgold, diamantenbesetzt.

»Das ist eine richtig schöne Uhr«, sagte er, ohne nachzudenken. Normalerweise zerbrach er sich so lange den Kopf über die passende Gesprächseröffnung, bis der richtige Moment vorbei war.

»Danke«, sagte Neve, als sie noch nicht Neve war, sondern eine mäßig betrunkene, hübsche junge Frau, die ziemlich wackelig auf einem

Barhocker saß. Sie trug eine schiefe Brille mit schmutzigen Gläsern, ein hauchdünnes rotes Trägerkleid mit ausgefranstem Dekolleté und Birkenstock-Sandalen. (Leos Mutter liebt Neve, aber ihre Schuhe liebt sie *nicht.*)

Sie hob das Handgelenk, damit Leo die Uhr genauer betrachten konnte, und sagte: »Es war ein Geschenk von meiner Mutter zu meinem einundzwanzigsten Geburtstag.«

Ein Träger ihres Kleids war ihr von der Schulter gerutscht, was bezaubernd war. Heute macht es ihn wahnsinnig, wenn ihr BH-Träger bis zum Ellbogen herunterrutscht. Ständig zupft er ihre BHs zurecht. Sie scheint nicht zu begreifen, wie der Straffungsmechanismus eines BHs funktioniert.

Nachdem sie sich einander vorgestellt und herausgefunden hatten, woher sie die Gastgeberin kannten, legte sie ihm die Hand auf den Arm und fragte ihn: »Was macht dir Sorgen?«

Er versuchte, ihr zu erzählen, dass ihm nichts Sorgen machte, dass es nur an seinem Gesicht lag – er leidet unter einem »sorgenvollen Ruhegesicht« –, doch sie blieb hartnäckig, und so gab er zu, dass er sich sorgte, er könne falsch geparkt haben, und im Moment konnte er sich kein Knöllchen leisten; er sorgte sich, weil er sich nicht mehr an den Namen der Mutter der Gastgeberin erinnern konnte, obwohl er ihr schon oft vorgestellt worden war; er sorgte sich, dass Neve gleich vom Hocker fallen könnte, ob sie bitte aufhören könne, so zu schaukeln? Und schließlich sorgte er sich, dass sie mit dieser Brille womöglich nicht richtig sehen konnte, und dürfte er sie bitte für sie in Ordnung bringen?

Er putzte die Brille mit seinem Taschentuch und richtete das Gestell, und als sie sie wieder aufsetzte, sagte sie, es sei ein schönes Wunder. Sie brachte den Namen der Mutter der Gastgeberin diskret für ihn in Erfahrung, sodass er gerade noch rechtzeitig geschmeidig »Hallo, Irene!« sagen konnte, und dann gingen sie spazieren, um noch einmal auf das Parkschild zu sehen. Im Grunde erstellten sie die Schablone für ihre künftige Beziehung. Seine Rolle ist es, die Dinge zu richten und anzupassen, Risiken zu begrenzen und sich zu sorgen, ihre ist es, zu beruhigen und zu besänftigen, sein angespanntes Ich zu entspannen.

Ihr erster Kuss fand unter dem Parkschild statt, das er, wie er schon vermutet hatte, falsch gelesen hatte. Das Knöllchen steckte bereits unter dem Scheibenwischer, also ließ er den Wagen dort stehen, und es war ihm gleich.

Als sie im Mondschein durch die schmalen Innenstadtstraßen zurück zur Party gingen, erwähnte sie, an diesem Tag sei der Todestag ihrer Mutter, die gestorben war, als Neve sechs gewesen war. Das war sehr traurig, aber auch verwirrend, denn war die Uhr nicht das Geschenk ihrer Mutter zum einundzwanzigsten Geburtstag? Doch Neve erklärte, als sie an ihrem einundzwanzigsten Geburtstag nach einem Abendessen mit der Familie wieder zu Hause ankam und die Autotür öffnete, habe da diese schöne goldene Armbanduhr gelegen, mitten auf dem Asphalt, als wäre sie eigens für Neve dorthin gelegt worden.

Neve hob sie auf, blickte hinauf zu den Sternen und sagte: »Danke, Mum.«

Leo war da bereits halb in sie verliebt, deshalb sagte er nicht: *Bist du verrückt? Weißt du, wie viel diese Uhr wert ist? Du hättest sie der Polizei übergeben müssen!*

Er weiß nicht, ob ihr mittlerweile klar ist, wie viel sie wert ist. Sie hat null Interesse an Markennamen. Sie ist überzeugte Atheistin, nicht abergläubisch, hat keine Geduld für Beschäftigungen wie Meditation oder Yoga, aber sie glaubte damals und glaubt noch heute wirklich, dass ihre Uhr nicht das kostbare verlorene Eigentum einer anderen Person ist, sondern ein Geschenk von ihrer toten Mutter. Sie trägt sie jeden Tag, ein völlig unpassender Anflug von Luxusdesign bei einer Frau, die ihre Kleidung ausschließlich nach Bequemlichkeit und günstigem Preis auswählt und es wo immer möglich vermeidet, Schuhe zu tragen.

Manchmal blickt er selbst hinauf zu den Sternen und dankt Neves Mutter für die Cartier-Uhr, die sie zusammengeführt hat.

Und jetzt, wo er Kinder bekommen und selbst ein Elternteil verloren hat, kapiert er es. Seine Schwestern und er bitten ihren verstorbenen Vater immer um Hilfe bei der Parkplatzsuche. Sie posten in der WhatsApp-Familiengruppe Fotos von tollen Parkplätzen mit der Bildunterschrift: *Danke, Dad!* Erst neulich erschien ein solcher Parkplatz direkt vor dem Gebäude, in das Leo musste, so wundersam und kostbar wie eine Cartier-Uhr. Elternliebe ist sicherlich stark genug, um gelegentlich die Barriere zwischen Himmel und Erde zu durchbrechen.

»Also, auf dem Flug gestern, da ist etwas Merkwürdiges passiert«, sagt Leo.

»Was denn?« Neve sieht ihn an. Auf einem Brillenglas hat sie einen Butterfleck.

Während er ihre Brille putzt, erzählt er ihr die ganze Geschichte, und sie steigt richtig darauf ein – sie hat keine Angst, sie glaubt eigentlich nicht an Hellseher, ihrer Meinung nach sind die meisten wahrscheinlich Betrüger –, aber es fasziniert sie, was die Dame gesagt hat und wie die Passagiere reagiert haben, und weil sie sich ganz auf Leo konzentriert, sieht sie, zumal ohne Brille, leider nicht, dass ihre Tochter an der Tür steht und jedes Wort mit anhört, weshalb sie beide zu Tode erschrecken, als Bridie mit vor Angst bebendem, herzzerreißend dünnem Stimmchen fragt: »Wird Daddy sterben?«

Kapitel 32

Manche Menschen führen ein privilegiertes Leben und glauben, das hätten sie sich alles selbst zu verdanken.

Breitbeinig wie Schiffskapitäne stehen sie da, stolz und hoch aufgerichtet, eine Hand locker auf dem Steuerruder ihres Schicksals. Häufig sind das charmante, charismatische Menschen. Warum auch nicht? Wahrsagerinnen haben sie nicht nötig. Sie haben es immer nur mit einer ruhigen See und leichten Entscheidungen zu tun.

Wenn der Eisberg vor ihnen aufragt, wenn schließlich doch etwas geschieht, das außerhalb ihrer Kontrolle liegt, sind sie entrüstet. Ihr Blick zuckt nach links, nach rechts, auf der Suche nach einem Schuldigen.

Versuchen Sie, nicht so jemanden zu heiraten.

Kapitel 33

Es ist der fünfte Tag ihrer einwöchigen Flitterwochen, und Eve und Dom liegen mit ausgestreckten Gliedern auf der Bettdecke, halten sich an den Händen und sehen dem Deckenventilator zu, während dessen kühler Luftzug über ihre klebrigen Körper streicht. Wenn sie das Kinn ein klein wenig heben, haben sie durch die halb geöffnete Lattentür aus Holz einen Blick aufs Meer, eingerahmt von üppiger Bougainvillea und einem elegant herabhängenden Palmwedel.

Im Moment sind sie Flitterwöchner aus einem Instagram Post. Sie sind braun gebrannt, sie hatten gerade Sex. Eves Haar sieht toll aus, der Himmel ist rosa, und die untergehende Sonne hat das Wasser in Roségold getaucht. Eve liebt Roségold. Ihr Handyetui ist roségold! Sie wusste gar nicht, dass das auch beim Meer zur Auswahl steht.

Leider ist dieser Anblick nur temporär. Er kommt und geht mit den Gezeiten. Es ist eine wichtige Lektion zu ihren Ehegelübden: gute Zeiten, schlechte Zeiten, gute Zeiten, schlechte Zeiten, immer so weiter.

Im Verlauf der nächsten Stunde wird allmählich eine riesige Fläche voller schwarzer, schleimiger Felsen und brauner, an Abfallhaufen erinnernder Seetangklumpen auftauchen. Am Ende wird der Ausblick vor ihrer Tür einem Atommülldepot ähneln. Eve hat noch nie ein Atommülldepot gesehen, aber der Vergleich scheint ihr passend.

Dies war der verstörende Anblick, der sich ihnen bot, als sie auf der Insel ankamen, müde, gereizt, missmutig und verheiratet.

Am Abend ihrer Ankunft in Sydney hatten sie nur noch schlafen wollen, als sie endlich im »Deluxe-Zimmer« ihres schicken Hotels ins Bett gingen. Die unbequemen Dessous waren eine totale Geldverschwendung. Sie hatten *null* Körperkontakt. Sie schliefen buchstäblich wie Steine. Als sie aufwachten, waren die Ränder der Bettdecke noch festgesteckt! Für den Weiterflug mussten sie unfassbar früh aufstehen, was Eve bei der Reiseplanung als keine große Sache erschienen war, sich jedoch als ziemlich große Sache entpuppte, als die Wecksignale ihrer Handys ertönten. Sie hatten nicht einmal Zeit für das im Preis inbegriffene Hotelfrühstück.

Das mit dem Sex war okay. Eve hat es nachgelesen. Ziemlich viele Leute sind in ihrer Hochzeitsnacht zu müde für Sex. Es ist praktisch ein Trend.

Sie wohnen in der kürzlich renovierten, »bezahlbaren Luxus«-Insel-Ferienanlage Emerald Island auf den Whitsunday Islands. Die Ferienanlage, die früher dort gewesen war, machte Bankrott und wurde dann noch von einem Zyklon verwüstet. Es ist eine lustige Vorstellung, dass die reichen Promis, die früher hier zu Gast waren, sich heute nicht einmal tot blicken lassen würden, während Eve und Dom für einen Bruchteil des damaligen Preises auf demselben Strand spazieren können – schön doof.

Eve fand die Anlage auf einer Liste mit »preiswerten Pauschalangeboten für preisbewusste Flitterwöchner«. Sie buchte ein »Strandhäuschen mit Standardblick«.

Nach dem Einchecken fuhr sie ein Angestellter, der einem ihrer Freunde, Riley, unheimlich ähnlich sah, mit einem Golfwagen zu ihrem Häuschen und trug ihnen das Gepäck hinein. Panisch flüsterte Eve Dom zu: »Geben wir ihm Trinkgeld?« Dom zuckte erschrocken die Achseln. Doms Vater beharrte immer darauf, dass man in Australien *niemandem* Trinkgeld gab, weil »wir unseren Arbeitern anständige Löhne zahlen«, aber Doms Vater ist als Informationsquelle nicht immer verlässlich. (Er schickt Nachrichten wie: *Hoffe, es geht dir bald besser, LOL, Dad.*)

Nachdem der Riley-Doppelgänger ihr Gepäck hineingetragen hatte, deutete er mit einer schwungvollen Geste zur Tür und sagte: »Schöne Aussicht, was?«

Eve und Dom waren wie betäubt. Vor Entsetzen schnappte Eve tatsächlich nach Luft. Wollte er sie kirre machen? Eve vermutete, dass es der Klimawandel war. Somit die Schuld ihrer Mutter. Die Generation ihrer Mutter hatte nichts gegen den Klimawandel unternommen. Oder war es Eves Schuld, weil sie das billigste Zimmer gewählt hatte? Es war ein »Standardblick«. Man bekommt, was man bezahlt.

Eve sprach als Erste.

»Danke.« Sie weiß gar nicht, warum sie das gesagt hat, à la danke für die scheußliche Aussicht. Dann gab sie ihm einen Zehndollarschein, das einzige Bargeld in ihrem Portemonnaie, und er wirkte verdutzt, was darauf hindeutete, dass Doms Vater recht hatte, und da war sie versucht, ihn zu fragen, ob sie den Schein zurückhaben könne, bitte, sie habe sich vertan.

Auf dem Bett waren bräunliche Rosenblätter zu einem unregelmäßigen Herzen angeordnet, auf einem kleinen runden Tisch in einer Ecke des Zimmers stand eine staubige, ungekühlte Flasche Sekt mit einem 4,99-Dollar-Preisschild an der Rückseite, und über einer Obstschale hing eine Wolke fröhlicher Fruchtfliegen.

»Ich glaube, jemand hat die Frischhaltefolie vergessen.« Der Mann wedelte die Fliegen mit Eves Zehndollarschein weg.

Eve zog die Schuhe aus und sagte: »Oh!«, weil der Teppich zwischen ihren Zehen sich anfühlte wie feuchtes, kaltes Waldmoos, und das war eklig. Schön ist das nur, wenn das, was sich wie Waldmoos anfühlt, auch Waldmoos ist.

»Das muss die Dampfreinigung gewesen sein«, erklärte der Riley-Doppelgänger. »Die letzten Gäste müssen eine Schweinerei hinterlassen haben. Viel Spaß!«

Als sie sicher waren, dass er außer Hörweite war, konnten sie gar nicht mehr aufhören zu lachen. Die hässliche Aussicht, die summenden Fruchtfliegen, der eklige Teppich. »Wir könnten in einer Reality-TV-Show sein«, sagte Dom. *»Flitterwochen aus der Hölle.«*

Sie mussten sich an die Wand drücken, wenn sie um das riesige Bett herumgehen wollten, aber als sie sich hineinlegten, war es wirklich toll, mit frisch gebügeltem, aber satinweichem Bettzeug. Wer hätte gedacht, dass Bettzeug sich so gut anfühlen kann? Sie wälzten sich hin und her wie Hunde auf einem Teppich. Sie legten sich jeder auf seine Seite, riefen einander über die Berge weicher, schneeweißer Kissen hinweg *»Halloooo«* zu und täuschten danach Echos vor, die immer leiser wurden: »Hallo, hallo, hallo.«

Dann rollten sie in die Bettmitte und hatten Sex, und weil es das erste Mal seit ihrer Hochzeit war, fühlte es sich sehr bedeutsam an, und sie blickten einander sogar verliebt in die Augen, als spielten sie in einem Film und wollten dem Publikum die Tiefe ihrer Liebe verdeutlichen. Eve musste zuerst kichern. Hinterher schliefen sie stundenlang.

Eve erwachte davon, dass Dom sagte: »Schatz, wach auf. Guck mal, was passiert ist.«

Und da war, wie durch ein Wunder, der atemberaubende Meerblick, genauso wie die Fotos es versprochen hatten. Man brauchte nicht einmal einen Filter, er war auch so wunderschön, und dass diese Schönheit mit den Gezeiten kam und ging, machte sie erst recht zu etwas Besonderem.

Außerdem war der Teppich getrocknet und fühlte sich nicht mehr wie Waldmoos an.

Das Obst warfen sie in den Abfalleimer.

Seitdem sind ihre Flitterwochen herrlich. Genauso wie echte Flitterwochen. Eve weiß, dass es genau genommen echte Flitterwochen *sind,* aber es ist schon komisch, dass Dom und sie die personifizierten Flitterwöchner sind. Sie hatten siebeneinhalb Mal Sex, sie waren schnorcheln (sie haben eine Schildkröte gesehen), sie haben Stand-up-Paddling gemacht (sie waren beide richtig gut darin, sie passen so gut zusammen!), sie haben zusammen mit den ganzen anderen Flitterwochen-Knausern – von denen ein paar sehr lustig sind und vielleicht für immer ihre Freunde werden – Happy-Hour-Cocktails getrunken, sie sind die Wege auf der Insel abgewandert, und heute Morgen hatten sie die »besondere Paar-Massage«. Sie fanden sie beide schmerzhaft, wollten sich aber nicht beklagen, und jetzt wissen sie, dass sie Massagen nicht mögen, und müssen es nie wieder tun, und das ist ja schon mal gut.

Dom hat Eve außerdem ein paar Stunden Personal Training gegeben, da er sich vor sechs Monaten zum Personal Trainer ausbilden ließ. Jetzt baut er sein Geschäft auf und hat ein paar großartige Ideen für eine Fitness-App. Er hat schon jede Menge Stammkunden. Er ist beliebt bei Müttern mittleren Alters, denn wenn sie sagen: »Es tut weh, Dom!«, antwortet er: »Na ja, dann ruh dich aus, komm wieder zu Atem«, und dann setzen sie sich ins Gras und erzählen ihm von ihren Kindern, die ihre Gefühle verletzen, weil sie ständig auf ihre Telefone starren, und Dom sagt: »Keine Sorge, das wächst sich aus.«

Eve befürchtet, dass diese Damen nichts erreichen, wenn sie immer nur im Gras sitzen. Ihrer Meinung nach sollte Dom sein Training eher bootcampmäßig gestalten, deshalb hat sie versucht, ihn dazu zu bringen, dass er sie anschreit, aber das kann er nicht, er ist zu nett. Sie stellt ihn auf die Probe, indem sie stöhnt: »Ich schaffe nicht noch mehr Liegestütze, Dom!«, und jedes Mal erlaubt er ihr aufzuhören, egal, wie oft sie ihm erklärt, dass er schreien soll: »DOCH, DU SCHAFFST DAS! IN DOMS BOOTCAMP SAGEN WIR NIEMALS ›ICH KANN NICHT‹!«

»Weißt du, was wir meiner Meinung nach jetzt tun sollten?«, fragt Dom. Er wirft ihr einen verschmitzten, fast schuldbewussten Blick zu.

Eve dreht sich zu ihm um. »Was?«

»Etwas ganz Schlimmes.« Seine Augen funkeln. »Etwas Wildes.«

Eve wird mulmig. Sie weiß genau, was er jetzt sagen wird. Er will es mit Würgen probieren. Sie wusste, dass das kommt. Er langweilt sich schon. Diese wunderschönen Flitterwochen sind nur eine Illusion, ebenso wie das roségoldene Meer.

»Ich finde«, sagt er, »wir sollten jetzt diesen Schokoriegel aus der Minibar essen.«

Er springt aus dem Bett, und sein Penis schaukelt fröhlich. »Wir tun das jetzt, Eve, niemand kann uns davon abhalten.«

Gestern haben sie darüber gesprochen, dass ihre Eltern bei den wenigen Gelegenheiten, wenn sie als Kinder in Hotels übernachtet haben, immer ein RIESENTHEATER darum machten, dass die Minibar *niemals* anzurühren sei, so als könnte sie sonst in Flammen aufgehen.

»Ich meine, es ist teuer, aber doch nicht *so* teuer!« Dom studiert die Preisliste für die Minibar.

Er kommt mit dem Schokoriegel und einer Tüte Chips zurück zum Bett.

»Ich erzähle es deinem Vater«, sagt Eve.

»Das würde ich mir bis in alle Ewigkeit anhören müssen«, erwidert Dom.

Die Schokolade schmeckt unfassbar gut, wahrscheinlich, weil es eine *verbotene Frucht* ist, auch wenn es keine Frucht ist. Deshalb sind Affären wahrscheinlich so schön, weil der Sex verboten ist, aber Eve kann sich nicht vorstellen, dass sie jemals mit einem anderen Mann schlafen will, außer natürlich mit einem Promi.

Dom leckt Schokolade von seinen Fingern und sagt: »Was hast *du* denn gedacht, was ich vorschlagen würde? Du hast richtig erschrocken ausgesehen.«

»Oh. Nein. Es ist bescheuert. Es ist nur so, dass ich im Flugzeug über Würgen nachgedacht habe. Oder wie man das nennt …«

»Atemkontrolle. Möchtest du das?« Dom richtet sich auf. Wachsam. Wirkt er beunruhigt oder erregt?

»Nein«, sagt Eve. »Tut mir leid. Liv und Riley stehen darauf. Ich glaube einfach nicht, dass das … Spaß macht.«

»Oh, Gott sei Dank.« Dom lässt sich auf den Rücken fallen. »Ich kapier's nicht.«

»Ich auch nicht!«, sagt Eve.

»Ich stehe auf Atmen«, sagen sie beide zugleich, drehen die Köpfe und sehen einander mit weit aufgerissenen Augen an, und dann lachen und lachen sie, bis Eve prustet, und darüber müssen sie immer erst recht lachen.

Sie sind solche Langweiler. Sie sind total gut zusammenpassende Langweiler.

Eve beginnt zu zittern, also schlüpfen sie wieder unter die Bettdecke und lehnen sich mit dem Rücken an die Wand.

Nach einem Augenblick fragt Dom: »Hast du vor oder nach der Hellseherin ans Würgen gedacht?«

»Vorher«, antwortet Eve. »Eindeutig vorher. Es hatte nichts mit ihr zu tun.«

Sie reißt die Chipstüte auf und reicht sie ihm.

»Du machst dir keine Sorgen wegen dem, was sie gesagt hat?« Dom nimmt sich einen Chip.

»*Sorgen?* Natürlich nicht. Ich glaube nicht, dass du mich ermorden wirst, Dom.«

Sie legt sich einen Kartoffelchip auf die Zunge und lässt die Aromen in ihre Geschmacksknospen einsickern. »Allerdings hoffe ich, dass sie bei dir recht hat und du dreiundneunzig wirst und an Atemwegsirgendwas stirbst.«

»Atemwegsinfekt«, sagt Dom. »Aber ich werde im Gefängnis sitzen, nicht wahr, weil ich dich getötet habe. Deshalb würde ich lieber jung sterben.«

»Alle Hellseher sind Scharlatane. Weißt du noch, was mit meinen Eltern war?«

»Dein Vater hat jemanden bestochen?« Dom runzelt die Stirn und versucht, sich an die Geschichte zu erinnern. Sie kennen sämtliche Geschichten übereinander. Jedenfalls glaubt sie das.

»Ja, er hat eine Tarotkartenlegerin bestochen, damit sie Mum bei ihrer zweiten Verabredung erzählt, er sei der Mann ihrer Träume!«

Ihr Vater hatte es immer als lustige Geschichte erzählt, aber das ist sie nicht, denn für Eves Mutter war er eindeutig nicht der Mann ihrer Träume, und als er ihr nach der Hochzeit die Wahrheit sagte, fühlte Eves Mutter sich betrogen, und sie hatten einen großen Streit, und dann hat er sie gleich weiter betrogen, nicht mit einer, sondern mit *zwei* anderen Frauen, und jetzt hat Eves Mutter »Vertrauensprobleme« und außerdem Perimenopause.

»Trotzdem, das ist erst eine korrupte Wahrsagerin«, wendet Dom ein.

»Sie sind alle Betrüger«, verkündet Eve voller Überzeugung. »Jedenfalls, denk daran, eine Menge Passagiere haben sie bloß für ein bisschen durchgeknallt gehalten, überhaupt nicht für eine Hellseherin.«

Als sie an die Unterhaltungen am Gepäckband denkt, erinnert sie das an Dr. Barbara Bailey, die ihr sagte, sie solle viel Wasser trinken. Eve tastet nach der Literflasche, die sie in Ermangelung eines Nachttisches neben das Bett auf den Boden gestellt hat, und hält sie mit beiden Händen, während sie so viel Wasser in sich hineinschüttet, wie sie kann.

Beim Trinken sieht sie zu Dom. Er starrt leeren Blicks vor sich hin und mampft Chips. Sie denkt: *oh, oh.*

Sie lässt die Wasserflasche zwischen ihren Beinen aufs Bett sinken und gestattet sich zu rülpsen. »Machst *du* dir Sorgen wegen dem, was die Dame gesagt hat?«

Dom sieht sie nicht an. »*Ursprünglich* nicht, aber heute bin ich mitten in der Nacht wach geworden und habe mich an etwas erinnert – und jetzt muss ich ständig daran denken.«

Eve wischt sich mit dem Handrücken den Mund ab. »Du hast dich daran erinnert, dass du mich töten willst?«

»Nein.« Er lacht nicht über ihren Scherz. Nicht einmal ansatzweise.

Und er sieht sie noch immer nicht an. »Ich möchte dir keine Angst machen.«

»Sag's mir.«

»Na ja, weißt du noch, was passiert ist, als wir mit Liv und Riley auf diesem Campingplatz im Huon Valley waren und so viel Rotwein getrunken haben und dann – erinnerst du dich? An das, was ich getan habe?«

»Was?« Eve kann nicht denken. Der Wohnwagen war muffig. Liv musste ständig niesen. Der Rotwein war widerlich. Dom und sie trinken normalerweise nicht viel. Es gab irgendeinen Streit. Wegen irgendetwas Bescheuertem. Es könnte die Mondlandung gewesen sein. Hatte Eve ihnen womöglich von Junies Verschwörungstheorien erzählt? Am nächsten Tag hatten sie alle Kopfschmerzen.

Dom sieht sie eindringlich an. Er hat wunderschöne braune Augen. Sie möchte einen kleinen Jungen mit genau dieser Augenfarbe und -form. Womöglich bekommt sie bald ein Baby. Warum nicht? Babys sind so niedlich, allerdings wird sie ihres dazu erziehen, nicht so zu weinen wie das im Flugzeug. Ihre Mutter wird ausflippen, wenn Eve schwanger wird, bevor sie »Karriere gemacht« hat, was es umso reizvoller für Eve macht.

»Erinnerst du dich?«, wiederholt Dom.

Plötzlich kapiert sie es. »Ach, Dom, nein, *nein,* warte, Schatz, das war *lustig!* Das hat nichts zu bedeuten! Deswegen musst du dir doch keine Sorgen machen.«

Dom faltet die Oberseite der Chipstüte zu einer festen, geraden Linie.

Er sagt: »Ich mache mir schon irgendwie Sorgen deswegen.«

»*Dom.*«

Er sagt: »Ich finde es nicht lustig. Es ist überhaupt nicht lustig.«

Kapitel 34

Meine Mutter hatte einmal eine Kundin, die verlobt war und heiraten wollte.

Sie war eine liebe, schön gekleidete junge Frau, die ihre linke Hand immer so hielt, dass ihr funkelnder Diamantverlobungsring das Licht einfing. Sie ließ sich alle paar Monate die Karten legen und kam immer zu früh zu ihren Terminen. Mit mir sprach sie, als wäre ich eine Erwachsene, kein linkisches Kind, und sie erwartete nicht von mir, dass ich viel zu dem sagte, was sie in einem endlosen Strom von Details hervorsprudelte über ihre bevorstehende Hochzeit, das Kleid, die Blumensträuße, Sie wissen schon, solche Dinge eben. Die junge Frau leuchtete regelrecht vor Vorfreude.

Sie sagte, es sei eine Schande, dass sie die Arbeit im öffentlichen Dienst kündigen müsse, aber damals galt noch die Regel, keine verheirateten Frauen zu beschäftigen, was bedeutete, dass sie ihre Arbeit gleich nach der Hochzeit aufgeben musste. (Ich weiß, ich kann es auch nicht glauben.)

Ihre Vorfreude auf diese Hochzeit war so ansteckend, dass meine Mutter am Ende mit mir in die Kirche ging, um zuzuschauen. Es war meine erste Hochzeit. Als Braut und Bräutigam sich küssten, war das so romantisch, dass ich mich ganz schwach fühlte.

Danach kam die Frau nicht mehr regelmäßig zu Tarotsitzungen, und ich muss zugeben, dass ich sie völlig vergaß, bis ich sie eines Tages, vielleicht ein Jahr später, beim Einkaufen sah. Ich hätte sie fast nicht wiedererkannt. Sie sah völlig verändert aus: trist, hängende Schultern, eine Strickjacke, die ihr weder passte noch stand. Sie lächelte und winkte, wollte aber nicht mit mir reden. Ich dachte: Passiert so etwas, wenn man nicht mehr arbeiten kann? Passiert so etwas, wenn man heiratet?

Sie starb drei Jahre nach der Hochzeit. Es gab einen Hausbrand. Ihr Mann schaffte es nach draußen. Er wurde nicht des Mordes angeklagt, aber ich hörte vieles, was ich eigentlich nicht hören sollte.

Einmal fragte ich meine Mutter: »Hast du ihr *gesagt,* sie soll ihn nicht heiraten? Hast du das kommen sehen?«

Wahrscheinlich klang ich vorwurfsvoll.

Sie sagte: »Ich kann niemanden zwingen, etwas zu tun, Cherry, und ich mache nicht immer alles richtig.«

Ich glaube nicht, dass sie es kommen sah.

Ich glaube nicht, dass irgendjemand auf dieser schönen Hochzeit es hätte kommen sehen können.

Kapitel 35

Die ersten weichen Töne einer gefühlvollen Coverversion von »Can't Help Falling in Love« rieseln durch die Kirche, und sämtliche Hochzeitsgäste drehen sich um und sehen das kleine Blumenmädchen im Vorraum stehen, angeleuchtet vom goldenen Licht eines perfekten Aprilnachmittags.

Man würde nicht glauben, dass sie das klebrige, weinerliche Kind war, das sich vor acht Tagen auf die Uniform der Flugbegleiterin übergeben hat. Willows Gesicht hat einen salbungsvollen, selbstzufriedenen Ausdruck, weil sie weiß, dass sie wie eine Prinzessin aussieht. Sie trägt einen Kranz aus weißen Blumen im Haar, eine königsblaue Schärpe und einen voluminösen Tüllrock. An einem Arm hängt ein Korb mit Rosenblättern.

Langsam und bedächtig geht sie durch den Mittelgang. Man hat ihr gesagt, sie solle nicht hasten, und diese Anweisung hat sie sich zu Herzen genommen. Alle paar Schritte bleibt sie stehen, wartet einen Moment, lächelt sittsam und nimmt eine Handvoll Blätter aus dem Korb, die sie eines nach dem anderen vor sich auf den Boden schweben lässt wie Sand, der durch ihre Finger rieselt.

»Wir werden noch den ganzen Tag hier sitzen«, flüstert Matt Paula stolz strahlend ins Ohr. Er sieht sehr gut aus in seinem besten Anzug mit der blauen Krawatte, passend zur »Farbpalette« der Hochzeit. Er hält Timmy auf dem Arm, der ein weißes Miniaturfrackhemd und eine blaue Fliege trägt und seinem Vater einen Arm besitzergreifend um den Hals geschlungen hat.

Willow folgen drei Brautjungfern in hautengen königsblauen Kleidern mit Spaghettiträgern, mit Hochsteckfrisuren und Sprühbräune, aber wen kümmern die? Paula wird den Blick nur für die Braut vom Blumenmädchen lösen. Und hier kommt sie, ihre kleine Schwester, sie strahlt, leuchtet regelrecht, in jeder Hinsicht perfekt, obwohl sie nicht das Kleid gewählt hat, das Paula vorgezogen hätte, was noch perfekter ausgesehen hätte. Paula tut bereits das Gesicht weh vom vielen Lächeln. Sie beobachtet, wie ihr Vater Lisa die Hand tätschelt, die in seiner Ellenbeuge ruht, und erinnert sich an ihre eigene Hochzeit vor fünf Jahren (keine Farbpalette, Paula war nie so modebewusst wie ihre Schwester), dann denkt sie, dass Willow eines Tages in etwa zwanzig Jahren an Matts gleichermaßen gebeugtem Arm durch den Mittelgang schreiten wird, und ehe sie den Gedanken zertreten kann, ist er ihr auch schon in den Kopf gewieselt: *Wird bei Willows Hochzeit ein Trinkspruch auf den kleinen Bruder der Braut ausgebracht werden, der mit gerade mal sieben Jahren bei einem tragischen Unfall ertrunken ist?*

Wieder sieht sie den betrübten Ausdruck vor sich, der wie Krallenspuren über das Gesicht der Dame zog.

Wie in Vorwegnahme von Paulas zukünftigem Leid.

Woher kennt Paula sie? *Woher, woher, woher?* Und würde es helfen, wenn sie es herausfände? Sie hat das Gefühl, es könnte ihr jeden Augenblick einfallen, wie ein fehlendes Wort oder ein Name einem wie durch Zauberei wieder einfällt, sobald man aufgibt und nicht mehr darüber nachdenkt, doch sie ist Paula, deshalb hört sie niemals auf, darüber nachzudenken.

Sie hat niemandem erzählt, was passiert ist. Nicht einmal Matt, als er gestern Abend eintraf. »Denken Sie einfach nicht mehr dran«, sagte ihr schottischer Sitznachbar, und sie wusste, dass ihr das nicht gelingen würde, war aber entschlossen, die furchtbare Prophezeiung für sich zu behalten, damit sie nicht die Hochzeit ihrer Schwester überschattete. Sie kann sich die besorgten Blicke lebhaft vorstellen, nicht weil ihre Familie sich wegen der Prophezeiung selbst sorgen würde, sondern wegen Paulas Reaktion darauf. Sie soll ihren Stresspegel ebenso im Blick behalten wie ein hellhäutiger Mensch den UV-Index.

Willow, die jetzt fast vorn angekommen ist, entdeckt ihre Eltern, und ihr Gesicht leuchtet vor Freude und Überraschung auf, als ob sie vergessen hätte, dass sie ebenfalls hier sein würden.

Matt dreht sich um, um etwas zu Paulas Mutter zu sagen, und diese Gelegenheit nutzt Timmy, um ohne Vorwarnung von Matts Arm auf ihren zu hüpfen, in grenzenlosem Vertrauen darauf, dass seine Mutter ihn schon auffangen wird, was sie auch tut.

Später beim Hochzeitsempfang – Reden und Trinksprüche sind erledigt, Matt ist mit Willow auf der Tanzfläche, Timmy in seinem Buggy eingeschlafen – plaudert Paula mit irgendeiner Cousine des Bräutigams, die gerade ein eigenes Schmuckatelier eröffnet.

»Meine Hellseherin sagt, es ist eine gute Idee«, erzählt sie, als sie Paula Fotos ihrer (grässlichen) Kreationen zeigt. »Ich treffe keine wichtige Lebensentscheidung, ohne zuerst sie zu konsultieren.«

Tja, Paula ist beim zweiten Glas Champagner, und sie trinkt im Moment nicht viel. Sie ist nicht im Training. Sie ist angenehm beschwipst, und es ist physisch unmöglich, nicht zu erzählen, was sich im Flugzeug ereignet hat.

Die Cousine hört zu und schürzt die Lippen.

»Meinst du, ich sollte mir Sorgen machen?«, fragt Paula.

»Na ja, manchmal meinen sie etwas nur metaphorisch.«

»Wie ertrinkt man denn metaphorisch?«

Die Cousine weiß es nicht.

Und dann stellt sich heraus, dass der Gast an Paulas anderer Seite die ganze Zeit zugehört hat, und gleich darauf geben alle am Tisch ihren Senf dazu, und Matt erfährt bedauerlicherweise erst von der Prophezeiung, als eine betrunkene Brautjungfer ihm die Arme um den Hals wirft (das Flittchen) und ihm sagt, das mit Timmy tue ihr sehr, sehr leid.

Er ist berechtigterweise verärgert, weil Paula ihm diese Geschichte nicht schon erzählt hat und so viele Menschen vor ihm davon wussten. Darauf hat sie keine gute Antwort.

Matt will wissen, warum Paula überhaupt mit dieser Dame gesprochen hat.

»Ich habe nicht mit ihr gesprochen!«, erwidert Paula. »Ich habe ihr gesagt, dass ich die Zukunft nicht vorhergesagt bekommen will.«

»Also hast du doch mit ihr gesprochen.« Er ist ebenfalls Anwalt. Wenn sie sich streiten, suchen sie nach Schwachstellen in der Argumentation des anderen.

Paula versucht zu erklären, dass alles sehr schnell ging, sie saß auf ihrem Platz fest, was hätte sie denn tun sollen?

»Wo waren die Flugbegleiter?«, fragt Matt.

»Na ja, wo warst *du?*«, fragt Paula zurück, was völlig unlogisch ist, denn sie hatten sich von Anfang an darauf geeinigt, dass Paula schon eine Woche vor der Hochzeit nach Sydney fliegen würde, damit genügend Zeit blieb, falls Willows Kleid geändert werden musste.

»Wie auch immer, das ist nichts, weswegen man sich Sorgen machen müsste«, verkündet Matt, der sich schon wieder beruhigt. Darin ist er gut. »Wir sollten … kein Drama daraus machen.«

»Mache ich ja gar nicht.« Ärger steigt in ihr auf. Eigentlich meint er, »du solltest« kein Drama daraus machen.

»Was ist das für ein Unsinn über Timmy, den ich da höre?« Das ist ihr Vater. Seine buschigen grauen Augenbrauen bilden ein V.

Paula sieht sich selbst mit siebzehn, wie sie ihm mit schweißnasser Hand das schärfste Messer der Küche an den Hals hält, während auf dem Herd die Spaghettisoße köchelt.

»Ein bisschen näher«, sagte ihr Vater.

»Vertrau auf die Wissenschaft«, sagte ihre Mutter.

»Ich darf als Nächste«, sagte ihre Schwester.

Bloß eine weitere erbauliche Familienerinnerung.

Kapitel 36

Die Konsequenzen meiner Vorhersagen waren nicht zwangsläufig negativ.

Nachdem meine Identität bekannt geworden war, erhielt ich sowohl »Hassbriefe« als auch herzliche Danksagungen.

Was ich von den Danksagungen halten soll, weiß ich offen gesagt nicht.

Kapitel 37

Ethan Chang und eine hinreißende TK-Fisch-Erbin sitzen schweigend auf der Rückbank eines Uber und fahren unter einem rot-goldenen Blätterdach durch den Sydneyer Stadtteil The Rocks, vorbei an historischen Sandsteingebäuden, kopfsteingepflasterten Gassen und saphirblau aufblitzenden Blicken auf den Sydney Harbour. Die Straßen liegen unter einer Decke aus Laub, das im kühlen Wind tanzt, und ihr Wagen schneidet hindurch wie der Bug eines langsamen Boots.

Ethan empfindet eine Euphorie wie sonst nur, wenn er high ist und dabei eine bestimmte Musik hört. Es ist eine Offenbarung für ihn, dass das auch an einem Samstagmorgen passieren kann, wenn man stocknüchtern ist.

Ach komm, jetzt tu doch nicht so, als wäre das eine religiöse Erfahrung. Du bist doch bloß scharf auf deine unerreichbare Mitbewohnerin.

Wird Harvey für immer so mit spöttischen Kommentaren in seinen Kopf platzen, oder wird er irgendwann davontreiben, und Ethan wird gar nicht mehr an ihn denken?

Da ist sie wieder: diese tiefe Trauer. So oft hat er schon gedacht, er sei damit durch.

»Trauer kommt in Wellen«, hat seine Mutter ihm erklärt. Ja, aber bei Harvey dürften es nur kleine Wellen sein. Als der Mann noch lebte, hat Ethan nie so viele Gedanken an ihn verschwendet.

Noch einmal sieht er verstohlen zu Jasmine. Sie schreibt etwas auf eine Haftnotiz. Ständig kommen ihr neue Produkt- und Geschäftsideen. Ethan findet überall in der Wohnung handschriftliche Notizen. Manche klingen sinnvoll: *SOLOSONNENSCHUTZ, den man selbst am Rücken auftragen kann?* Einige klingen illegal: *Gefälschte Identität in Minuten?* Wieder andere ergeben keinen Sinn: *Joghurt Lippenbalsam Gin.* Diese letzte Notiz hält er für einen Einkaufszettel.

Sie blickt hoch, fängt seinen Blick auf und klopft sich grinsend mit dem Stift an die Zähne. Er lächelt zurück und wendet schnell den Blick ab, als hätte etwas außerhalb des Autos sein Interesse erregt.

Das ist kein Date. Vermittle nicht den Eindruck, dass du das für ein Date hältst.

Der Fahrer nimmt einen Kreisverkehr zu schnell, und der abrupte Schlenker des Wagens gibt ihm Gelegenheit, noch einmal zu ihr zu sehen.

Direkt nach dem Aufstehen ist ihr langes braunes Haar außer Rand und Band (er sieht sie jeden Morgen in der Küche, wo sie sich grünen Tee kocht, eine schöne, schläfrig blickende Höhlenfrau in einem T-Shirt), aber jetzt ist es glatt, glänzend und zu einem losen Knoten aufgesteckt, als wäre sie auf dem Heimweg von einer alkoholseligen förmlichen Abendveranstaltung. Sie trägt drei unterschiedlich lange Halsketten, eine übergroße Jacke über einem Strickpullover und darunter ein weißes Seidenshirt, und kann es sein, dass sie *zwei* Röcke trägt? Sie ist verfroren und dreht die Heizung in ihrer Wohnung immer sehr hoch. Manchmal hat er das Gefühl, in einer Sauna zu leben. Ihre Schuhe sind Schnürstiefel im Military-Look. Ethans Nikes wirken daneben erbärmlich nichtssagend.

Sie sind auf dem Weg zu einem Hellseher. Für Ethan ist es das erste Mal, wenn man die Dame im Flugzeug nicht mitzählt, und das tut er nicht, denn für diese Prophezeiung hat er sich nicht angemeldet. Diesmal hat er einen richtigen Termin. Er hat im Grunde eingewilligt, sich um fünfundsiebzig Kröten betrügen zu lassen.

Ein paar Tage nach der Beerdigung erzählte Ethan Jasmine beiläufig von dem, was auf dem Flug geschehen war. Seine Beiläufigkeit war nicht gespielt – je mehr Zeit vergeht, desto unbedeutender erscheint ihm die Sache –, doch Jasmine war sofort fasziniert.

»Und wann wirst du dreißig?«, fragte sie und sah ihn so ernsthaft und eindringlich an, dass er den Blick abwenden musste, weil er befürchtete, sein Körper könnte unangemessen reagieren. (Die Möglichkeit einer unfreiwilligen unangemessenen Reaktion im Zusammenleben mit einer Frau wie Jasmine ist ein Stressfaktor, insbesondere wenn sie nur mit einem Handtuch bekleidet herumläuft. Er muss *oft* an seine Großmutter denken.)

»Im Oktober«, antwortete er, und sie schnappte nach Luft.

»Am *ersten* Oktober«, präzisierte er in der Hoffnung, dass sie noch einmal nach Luft schnappt, doch sie tippte bereits mit gerunzelter Stirn auf ihrem Telefon wie eine NASA-Wissenschaftlerin, die auf Top-Secret-Informationen zugreift. Sie sagte ihm, am Tag des Flugs sei in Hobart ein Festival für »Mystiker, Hexen und Orakel« zu Ende gegangen. Alle möglichen Esoteriker hätten daran teilgenommen.

»Deshalb war deine Dame in Hobart«, sagte sie, und dann zeigte sie ihm ein Foto nach dem anderen von Medien, Hellseherinnen, Leuten, die aus der Hand lasen, und solchen, die in Kristallkugeln blickten. Niemand ähnelte der Dame auch nur entfernt, doch Ethan sah sich jedes Foto genau an, denn es war sehr angenehm, so dicht neben Jasmine auf dem Sofa zu sitzen.

»Weißt du, ich glaube eigentlich nicht an so was. Ich glaube, die Wahrscheinlichkeit, dass ich bei einer Schlägerei sterbe, ist gleich null«, gestand Ethan schließlich. »Ich gerate nicht in Schlägereien.«

»Na ja, klar, aber du könntest zufällig angegriffen werden.« Jasmine kaute auf ihrem Daumen. »Auf der Straße?«

»Das könnte wohl sein«, sagte Ethan, um nett zu sein.

»Weißt du, was du tun musst?«, fragte sie.

»Mit Kampfkunst anfangen?«

»Nein, du musst eine *zweite Meinung* einholen. Dad sagt: ›Hol immer eine zweite Meinung ein.‹«

Wie sich herausstellte, geht Jasmine mindestens zweimal im Jahr zu »einem hervorragenden Medium, Auraleser und Tarotkartenleger« und, falls sie eine schlimme Trennung durchmacht oder über ein neues Start-up nachdenkt, auch öfter. Er heißt Luca, er ist *fantastisch,* so begabt und exakt, und für »nur« fünfundsiebzig Dollar bekommt man bei ihm eine halbstündige Sitzung. »Für einen Apfel und ein Ei!«

Ethan fragt sich, ob Jasmine überhaupt weiß, was Äpfel und Eier tatsächlich kosten.

»Es ist schwer, bei ihm einen Termin zu bekommen, aber ich erkläre ihm, dass es ein Notfall ist«, sagte sie. »Ich vereinbare Sitzungen für uns beide – ich wäre sowieso bald wieder fällig. Wir können zusammen hingehen.«

Natürlich hat er eingewilligt. Er ist der alten Dame im Flugzeug dankbar. Sie haben mir ein Date verschafft, meine Dame. Wobei es kein Date ist. Er weiß, dass es kein Date ist. Aber es ist etwas.

Ethan hat Jasmine gebeten, den Termin für ihn unter falschem Namen zu vereinbaren, denn er hat sich darüber informiert, wie diese Betrüger vorgehen. Sie wenden Techniken namens »Hot Reading« und »Cold Reading« an. Beim »Hot Reading« informieren sie sich vorher über einen. Beim »Cold Reading« stellen sie offene Fragen und beobachten die Reaktionen. Ethan beabsichtigt, mit einem Pokerface dazusitzen.

»Klar, gute Idee, undercover hinzugehen«, sagte Jasmine, ohne mit der Wimper zu zucken. »Wer weiß, was Luca aus deinem LinkedIn-Profil erfahren könnte.«

Hieß das, dass *sie* sich sein LinkedIn-Profil angesehen hat? Sie selbst ist natürlich nicht auf LinkedIn, deshalb kann er das nicht sagen. Sie folgen einander auf Instagram. Ethan nimmt an, dass sie nicht so viel Zeit damit verbringt, seine Posts unter die Lupe zu nehmen, wie er mit ihren.

»Also … wenn du zu diesem ›Luca‹ gehst, was ist das dann? So eine Art Therapie?«

»Na ja, nein, weil ich für Therapie zu meiner Therapeutin gehe«, sagt Jasmine. »Sie ist toll. Soll ich dir einen Termin besorgen?« Schon scrollt sie durch die Kontakte in ihrem Telefon, um die Frau anzurufen. »Du solltest wahrscheinlich eine Trauerberatung machen. Wegen Harry.«

»Harvey«, berichtigt Ethan. »Bis jetzt geht es mir gut. Ich, ähm, gebe dir Bescheid.«

Das Uber setzt sie vor einer Bogentür ab, und Ethan folgt Jasmine in einen trüb beleuchteten Raum, der wie ein Geschenkartikelladen aussieht. Er duftet nach Weihrauch und ist mit mystischen Symbolen und Abbildungen des Himmels dekoriert. In den Regalen finden sich Kristalle, okkulter Schmuck, Kerzen, Schädel, Silberschalen, goldene Glocken und Figuren von Katzen, Wölfen, Engeln, Drachen und Dämonen. Auf den Spiegelwänden hinter den Regalen bricht sich das Licht wie in einem Prisma in Rot- und Violetttöne. Es ist wie in der Schatzkiste eines Piraten.

»Jasmine!« Eine Frau in einem grauen Hoodie sitzt an einem Schreibtisch, isst eine Banane und arbeitet an einem Apple Mac. Ihre Ausstrahlung ist durch und durch unecht.

»Althea! Wie geht es dir? Das ist mein Freund Ethan. Pardon, ich meine, *Jason*. Mein Freund Jason.« Jasmine deutet von ihr zu ihm, und ihre Armreifen rutschen hin und her. »Jason Bourne.«

Ethan prustet, hustet, begegnet Jasmines funkelndem Blick, und für einen Moment sind sie wieder Schulkinder, die sich im Unterricht das Lachen verkneifen.

»Unter die Räder gekommen, Jason?« Althea deutet mit dem Kinn auf Ethans Handgelenk und streckt ihr Bein hinter dem Schreibtisch hervor. Es steckt in einer verstellbaren, mit Schnallen versehenen Schiene. »Ich auch! Hab mir auf dem Parkplatz vom Supermarkt den Meniskus kaputt gemacht!«

Während Jasmine und Althea deren Meniskus erörtern, schlendert Ethan durch den Laden und liest die Titel einiger gebundener Bücher: *Einführung in die Pendelmagie* und *Ein praktischer Leitfaden zur psychischen Selbstverteidigung: Die klassische Gebrauchsanleitung für den Schutz gegen einen paranormalen Angriff*.

Unwillkürlich ist Ethan fasziniert. Er muss an den Zauberkasten denken, den er zum neunten Geburtstag geschenkt bekam. Er nimmt einen winzigen Karton mit Kristallen in die Hand, doch als er den Preis sieht, wird ihm schwindlig, und er stellt ihn schnell wieder zurück, schon nicht mehr ganz so fasziniert.

»Luca ist bereit für euch«, sagt Althea. »Wer möchte zuerst?«

»Geh du zuerst«, sagt Jasmine zu Ethan. »Ich möchte schnell einen Chirurgen anrufen, den ich kenne.«

»Die Treppe runter, durch die Eichenholztür *rechts,* durch den violetten Vorhang auf der *linken* Seite«, erklärt Althea und schält penibel den Rest ihrer Banane.

Als er geht, hat Jasmine schon das Telefon am Ohr: »Du darfst nicht riskieren, an einen Kurpfuscher zu geraten, Althea, du brauchst …« Sie hebt einen Finger. »*Dr. Geoffrey!* Genau, ich habe noch einen Meniskus für Sie!«

Ethan geht die Treppe hinunter, duckt sich unter einem Schild mit der Aufschrift ACHTEN SIE AUF IHREN KOPF, öffnet die Eichenholztür, zieht den violetten Vorhang zurück und erblickt einen glatt rasierten, kahlen Mann etwa im Alter seines Vaters, der ein schwarzes U2-T-Shirt von der *Achtung-Baby*-Tour und eine Ripped Jeans trägt. Er sitzt in einem kleinen Zimmer mit weißen Wänden, das auch für Vorstellungsgespräche genutzt werden könnte, wäre da nicht das mit goldenen Sternen und Monden bestickte Tischtuch.

»Luca?«, fragt Ethan.

»Der bin ich! Setz dich. Jason, nicht wahr? Wie geht es dir?«

»Ganz gut.« Ethan wird sich nichts anmerken lassen, nicht einmal seine Gemütsverfassung.

Ein gerahmtes maschinengeschriebenes Schild steht so auf dem Schreibtisch, dass die Kunden es sehen können. Der Text lautet: *Die Deutungen dienen lediglich der Unterhaltung, für ihre Richtigkeit kann keine Garantie übernommen werden. Ich biete keine medizinische, juristische oder finanzielle Beratung an.*

Die *tun* also nicht einmal so, als ob es echt wäre?

»Gebrochener Arm?«, fragt Luca.

»Handgelenk«, sagt Ethan. »Kletterunfall.« Verdammt! »Handgelenk« hätte vollauf gereicht. Schon hat er Informationen preisgegeben, ohne auch nur gefragt worden zu sein!

»So ein Pech. Althea hat sich auf dem Supermarktparkplatz den Meniskus verletzt«, bemerkt Luca.

»Ja«, sagt Ethan. »Das habe ich, ähm, gehört.«

»Ich befrage die Karten heute also nur ganz allgemein?« Luca stellt einen billigen Küchenwecker und nimmt ein Tarotdeck. »Kannst du mischen?«

Ethan wackelt mit den Fingern. »Denke schon.«

»Linke Hand. Drei Stapel.«

Ethan teilt die Karten in drei Stapel.

»Welchen?«, fragt Luca.

»Ah. Den mittleren, bitte.«

Luca knallt den Kartenstapel gegen die Tischseite.

»Bist du Single? Oder in einer Beziehung?«, fragt er, während er die Karten in überlappenden Reihen auslegt, als spielte er eine ungewöhnliche Variante von Solitaire. Hin und wieder hält er inne und denkt über das, was er sieht, nach.

»Single«, antwortet Ethan.

»Sternzeichen?«

»Waage.«

»Ah, *Waage.*« Luca schüttelt den Kopf und lacht in sich hinein.

Was ist an Waage so lustig?

Luca hat sich die Hand auf den Mund gelegt. Mit dem Daumen reibt er sich die Nase, nimmt eine weitere Karte vom Stapel, legt sie ab und sagt, als wäre es genau das, was er erwartet hat: »Ah ja.«

Ohne den Blick zu heben, sagt er: »Da ist jemand. Jemand, den du oft siehst. Eine Arbeitskollegin? Jemand aus deinem Freundeskreis? Da ist eine Person, von der du möchtest, dass sie mehr als nur eine Freundin ist.«

»Stimmt«, bestätigt Ethan und merkt, dass er sich zwingen muss, nicht mehr zu sagen. Dieser Typ setzt auf das angeborene Kommunikationsbedürfnis der Menschen.

»Ja, ja. Das stimmt. Jemand, der dir körperlich nahe ist. Aber es ist kompliziert. Wenn du ihr sagst, was du empfindest, riskierst du die Freundschaft.«

»Stimmt«, sagt Ethan. »Ich weiß nicht einmal, ob sie … so an mich denkt.«

Er hört, dass er in bescheidenem, respektvollem Ton spricht, als wäre er beim Arzt. Er ist fasziniert von seiner eigenen Mitwirkung an diesem Prozess.

»Genau. Du kannst es nicht sagen. Mag sie dich nur als Freund, oder ist da mehr möglich? Aber hör zu.« Luca klopft auf eine Karte. »Gute Nachricht: der Ritter der Kelche. In der Zukunft tritt die Liebe in dein Leben. Bis September, spätestens Oktober.«

»Mit ihr?«

»Es könnte mit ihr sein, es könnte mit jemand anderem sein, es könnte mit einer Freundin von ihr sein.«

Innerlich verdreht Ethan die Augen. Er ist raus. Das sind Sprüche, wie Ethans Großmutter sie kostenlos zum Besten gibt: *Hab Geduld, die Richtige wartet irgendwo auf dich, Ethan, das weiß ich einfach!*

»Es wird bald geschehen, sehr bald. Achte darauf, dass du dein Herz dafür öffnest.«

»Klar«, sagt Ethan, während Luca eine weitere Karte mit der makaber-fröhlichen Abbildung eines Skeletts auf einem weißen Pferd zieht. Oben steht ganz unverblümt: DER TOD.

Ethan fällt wieder ein, warum er hier ist: wegen einer zweiten Meinung. »Was ist mit der? Bedeutet die, dass ich sterben werde?«

Luca blickt hoch. »Die Karte ›Der Tod‹ bedeutet wahrscheinlich eher einen Wandel. Sie könnte ein Ende bedeuten. Oder einen Anfang.«

Ethan seufzt. Der Kerl sichert sich nach allen Seiten ab. Er kann es ihm genauso gut direkt sagen. »Es ist nur so, dass eine Hellseherin in einem Flugzeug mir gesagt hat, dass ich bald sterbe.«

Luca hebt eine Augenbraue. »Eine Hellseherin in einem Flugzeug! Das erinnert mich an einen Filmtitel. Wie ging der noch?« Er schnippt mit den Fingern. »*Snakes on a Plane.*« Wieder lacht er leise. »Schlangen im Flugzeug. Herrlich.«

»Ha, ha.«

»Hast du gesundheitliche Probleme?«, fragt Luca.

»Nein. Sie hat gesagt, ich würde bei einer Schlägerei sterben.«

Luca mustert Ethan. Taxiert er seine Statur? Ethan spannt verstohlen die Muskeln an wie früher auf Schulfotos.

»Du hast nicht die Aura eines Menschen, der häufig in Schlägereien gerät«, sagt Luca.

Bei den Schulfotos hat es auch nie funktioniert. »Du meinst also, sie irrt sich?«

»Ich glaube nicht, dass *irgendetwas* vorherbestimmt ist«, sagt Luca.

»Nicht?« *Wozu bist du dann eigentlich da?* »Du glaubst nicht an Schicksal?«

»Bis zu einem gewissen Punkt, aber ich kann nicht sagen: ›Das ist garantiert deine Zukunft.‹ Warum nicht? Weil du in dem Moment, in dem ich das mache, dein Verhalten änderst. Du bist nicht mehr derselbe Mensch wie einen Moment vorher. Verstehst du die Logik? Also … alles, was ich tun kann, ist, die Karten zu deuten, um dir zu helfen, mögliche Wege zu erkennen.«

»Klar.«

»Sag mir: Ist vor Kurzem ein geliebter Mensch gestorben?«

»Nicht unbedingt ein *geliebter* Mensch«, erwidert Ethan. »Ein Freund. Ich meine, ich schätze … ja, ein geliebter Mensch.«

»Das tut mir sehr leid.« In Lucas hellblauen Augen liegt aufrichtiges Mitgefühl. Auf Ethan macht es den Eindruck von Menschlichkeit, so als ließe er Ethan den echten Menschen hinter dieser Scharade sehen.

Ethan folgt seinem Blick zu einer Decke, die so rissig ist, dass es an die Auswirkungen eines Erdbebens erinnert.

»Dein Freund hatte ein besonderes Lachen. Ungewöhnlich. Ein Lachen, das andere Menschen zum Lachen gebracht hat.«

»Stimmt«, haucht Ethan. Seine Stimme bricht, als er an dieses absurde stumme, keuchende Lachen denkt, das er nie mehr hören wird. »Das hatte er wirklich.«

(Aber vielleicht glaubt jeder, dass seine Freunde ein besonderes Lachen haben?)

»Dein Freund ist hier«, sagt Luca. »Er ist bei dir.«

»Ach ja?« Ethan blickt sich um. Sollte Harvey nicht bei seiner Mutter, seinem Vater und seiner scharfen Schwester sein?

»Natürlich, und er sagt: *Hab Vertrauen.* Er spricht immer wieder von *Vertrauen.*«

»Tatsächlich?« Ethan macht sich nicht die Mühe, seine Skepsis zu verhehlen. Mit fünfundsiebzig Dollar hätte er eine Menge anfangen können. Hab Vertrauen? Das klingt nicht nach Harvey. Harvey hat auf nichts vertraut.

Luca legt den Kopf schräg, als hätte er sich den Hals verrenkt. Er schließt die Augen. Ethan setzt sich anders hin.

Schließlich sagt Luca: »Harvey sagt: ›Typen wie wir warten immer zu lange, bis sie den ersten Schritt tun.‹«

Ethan erschrickt. Alles Blut weicht aus seinem Gesicht. *Typen wie wir.* Meint Harvey, er sollte bei *Jasmine* den ersten Schritt tun? Er hat doch immer gesagt: »Träum weiter, Mann«, wenn Ethan ihren Namen erwähnte. Ist Harvey netter geworden, seit er tot ist? Kann er von dort aus dem Jenseits sehen, dass Ethan und Jasmine wirklich eine Zukunft haben?

»Er sagt, er wird es genießen, zuzusehen, wie du abstürzt und dich verbrennst, Mann, aber …«

»Aber was?«

Luca öffnet die Augen und grinst schelmisch. »Aber vielleicht tust du das gar nicht, Jason Bourne, vielleicht nicht.«

Kapitel 38

Wenn die Leute erfahren, dass meine Mutter Wahrsagerin war, sind sie jedes Mal fasziniert.

Ebenso wie Clark Kent in eine Telefonzelle stürzt und als Superman wieder herauskommt, schloss sie ihre Schlafzimmertür und öffnete sie als »Madame Mae« wieder.

Bei gesellschaftlichen Anlässen kommt es vor, dass Freunde vorschlagen, ich solle anderen Gästen von meiner Mutter erzählen, und ich denke dann: Moment mal. Wurde ich etwa deshalb eingeladen? Ist meine Mutter das Interessanteste an mir?

Möglich.

So geschah es 1984 bei einer Dinnerparty.

Als unsere Gastgeberin eine ausgefallene mehrschichtige, schiefe Kreation aus Schokoflocken, Sahne und Sauerkirschen auf den Tisch stellte, brachen wir spontan in Applaus aus. »Das ist eine Schwarzwälder Kirschtorte«, sagte sie mit bebender Stimme. Ich meine mich zu erinnern, dass irgendjemand, hoffentlich nicht ich, amüsant sein wollte und mit einem schlechten deutschen Akzent antwortete.

Sehen Sie, das könnte durchaus ich gewesen sein.

Wir alle machen bei solchen Dinnerpartys Bemerkungen, die wir hinterher bereuen.

Das Dessert war ein voller Erfolg. Ich würde sogar sagen, dass es ein prägender Moment im Leben unserer Gastgeberin war. Diese Torte wurde ihr kulinarisches Markenzeichen. Ich habe sie seither noch viele Male gegessen. In ihrer Grabrede wird sie zweifellos erwähnt werden.

Sie hieß übrigens Hazel.

So heißt sie noch immer!

Sie muss auf ihren Cholesterinspiegel achten, aber abgesehen davon ist sie gesund.

Wir schlossen eine Art Freundschaft, nachdem ich Kundin in ihrem Friseursalon geworden war, der wenig originell Hazel's Hair hieß. Sie ist in derselben Gegend wie ich aufgewachsen und auf dieselbe Highschool gegangen, allerdings war sie drei Jahre unter mir. Wir sind keine »Seelenverwandten«, doch das macht nichts. Mittlerweile ist sie im Ruhestand, aber wenn ich in Sydney bin, schneidet und färbt sie mir noch immer die Haare.

Ich bekomme ständig Komplimente für meine Haare und nehme sie so an, als wären sie meine Leistung und nicht Hazels. Die Leute glauben, es wäre meine natürliche Haarfarbe. Meine natürliche Haarfarbe ist tatsächlich grau, aber Hazel »optimiert« sie, indem sie sie ganz leicht aufhellt. Sie hat ein Händchen fürs Färben.

Vor Kurzem erst wurde mir klar, dass ich Hazels Freundschaft oft für selbstverständlich gehalten, dass ich sie angenommen habe wie eine Königin, so als stünde sie mir zu, ebenso wie die Komplimente zu meinem Haar. Vielleicht haben Sie so etwas auch schon bei einer Freundin getan. Rufen Sie diese Freundin an. Falls Sie die Unterhaltung mit ihr langweilig finden, können Sie dabei ja leise die Spülmaschine ausräumen.

Jedenfalls, Hazels Dinnerparty.

Es kommt mir vor, als wäre sie gestern gewesen!

Eigentlich nicht.

Ich weiß, dass es nicht gestern war. Es war vor sehr langer Zeit.

Die Stimmung hatte sich verbessert. Die wundervolle Torte hatte geholfen, außerdem hatte zu später Stunde ein kühler Südwind einen drastischen Temperatursturz bewirkt, sodass man den Ventilator ausschalten konnte und wir alle unsere Frisuren richten konnten. Obendrein hatte sich das Reiskorn aus den Zähnen des bärtigen Mannes gelöst, das war also eine gewaltige Erleichterung für alle.

Der kühle Südwind führte zu einer Diskussion über die Unzuverlässigkeit der Meteorologen.

»Mit einer *Hellseherin* hätte man mehr Glück!« Hazel zwinkerte mir auffällig zu, aber ich gab vor, es nicht zu bemerken.

Der bärtige Mann fragte, ob wir schon von der »Chaostheorie« gehört hätten. Ich hatte davon gehört, sagte aber nichts, da ich bereits mehr als meinen Teil zur Unterhaltung beigetragen hatte.

Die Chaostheorie ist die Idee, dass eine winzige Veränderung jetzt zu einer großen Veränderung später führen kann.

Dieses Phänomen wurde zuerst von einem Meteorologen beobachtet, der ein Wettermodell entwickeln wollte. Irrtümlicherweise rundete er seine Zahlen nur auf drei statt auf sechs Stellen hinter dem Komma und entdeckte zu seinem Entsetzen, dass diese kleine Veränderung das gesamte Muster der Wettersimulation über einen Zeitraum von zwei Monaten veränderte, womit bewiesen war, dass schon die geringste Veränderung in der Atmosphäre drastische Auswirkungen auf das Wetter haben kann.

»Kann der Flügelschlag eines Schmetterlings in Brasilien einen Tornado in Texas auslösen?«, fragte der bärtige Mann mit einem seligen Lächeln, als ob er gerade selbst auf diese Frage gekommen wäre, während er in Wahrheit den Titel eines wissenschaftlichen Vortrags des Meteorologen zitierte.

Zufälligerweise wusste ich, dass für dieses Gleichnis ursprünglich der Flügelschlag einer Möwe bemüht worden war. Ich kann stolz sagen, dass ich das nicht erwähnte.

»Tja, kann er?«, fragte schließlich jemand, und der bärtige Mann erklärte, dass er das theoretisch konnte, oder er konnte auch einen Tornado *verhindern.*

Keiner von uns hatte Erfahrung mit Tornados, daher trat eine Gesprächspause ein.

»Sollen wir uns dann in den *Salon* begeben?« Hazel wedelte vage mit dem Arm. Sie hatte die unsichtbare Grenze zwischen charmant angeheitert und peinlich betrunken überschritten.

Ihr Mann sagte, er werde sich um den Kaffee kümmern, was vernünftig war, da wir Hazel lieber nicht mit heißem Wasser hantieren lassen wollten.

Es gab nicht genügend Sitzplätze für alle, deshalb setzte ich mich neben dem Couchtisch auf den Boden. Als junge Frau genoss ich es, auf dem Boden zu sitzen, und tat es oft. Heute mache ich das nicht mehr, obwohl es ironischerweise mittlerweile empfohlen wird. Ein brasilianischer Arzt hat einen »Sitzen-aufstehen-Langlebigkeitstest« entwickelt, bei dem man vom Boden aufstehen soll, ohne die Hände oder Knie einzusetzen. Ich habe es letztes Jahr mit meiner Freundin Jill ausprobiert und kann es nicht empfehlen. Wir sind beide gescheitert. Allerdings hat es uns zum Lachen gebracht.

»Cherry!«, befahl Hazel. »Erzähl den anderen, womit deine Mutter ihren Lebensunterhalt verdient hat!«

»Wir haben heute Abend wirklich genug über meine Mutter gehört«, entgegnete ich nachdrücklich.

»Cherrys Mutter war eine berühmte Wahrsagerin. *Madame Mae!* Ooooh!«

»Haben Sie ihre Fähigkeiten geerbt?« Der attraktive Mann zeigte mir seine offene Hand. »Können Sie mir aus der Hand lesen?«

»Nein«, erwiderte ich. Ich widerstand der Versuchung, seine Hand zu nehmen. »Ich habe ihre Begabung nicht geerbt. Meine Mutter hat immer gesagt, ich hätte die Intuition einer Kartoffel.«

»Einer Kartoffel!«, sagte der attraktive Mann. »Nun, Sie sehen jedenfalls nicht *aus* wie eine Kartoffel.«

Sein Blick tat das, was Männerblicke eben tun – er schnellte an mir hinauf und hinab. Ich weiß nicht, ob das heute noch erlaubt ist.

Ich sah hübsch aus an diesem Abend, und in den Achtzigern war es schwer, hübsch auszusehen. Ich trug einen schwarzen Nadelstreifenrock mit hoher Taille, ein leuchtend pinkfarbenes Oberteil und glitzernde dreieckige Ohrringe. Mein Haar war an den Seiten kurz und oben lang und fransig. Hazel und ich fanden, dass es fantastisch aussah. Es war nicht unsere Schuld. Die Mode war so.

Seine Frau steckte sich eine störende lange Strähne hinters Ohr und sagte: »Ist Wahrsagerei überhaupt *erlaubt?* Ist das nicht – nichts gegen Ihre Mutter – Betrug?«

Ich verstand und akzeptierte voll und ganz, dass dies ihre Art war, sich an mir zu rächen dafür, wie ihr Mann mich gerade angesehen hatte.

»Natürlich ist es erlaubt«, sagte Hazel. »Cherrys Mutter hatte ein Schild vorn am Haus.«

Sie hatte recht. Auf dem kleinen handbemalten Holzschild, das an zwei Ketten unter unserem Briefkasten hing, stand: *Madame Mae – Hand- und Teeblattlesen, Tarot. Keine Terminvereinbarung nötig.*

In Wirklichkeit waren Terminvereinbarungen sehr wohl nötig, doch meine Mutter schickte Kundinnen ungern fort. In den Jahren, in denen sie überaus beliebt, genau genommen für kurze Zeit sogar »berüchtigt« war, tummelten sich zuweilen bis zu vier Personen in unserem winzigen Wohnzimmer. Ich musste ihnen Erfrischungen anbieten, was anstrengend war.

»Ich glaube, streng genommen ist Wahrsagen tatsächlich illegal«, sagte der bärtige Mann entschuldigend, aber unfähig, sein Wissen für sich zu behalten.

Vor Google konnte man bei Dinnerpartys mit allen möglichen Behauptungen um sich werfen, doch in diesem Fall hatte er recht. Wahrsagen war streng genommen verboten, wurde aber kaum jemals strafrechtlich verfolgt. Meine Mutter hatte jedenfalls nie Probleme mit der Polizei, kannte allerdings aus ihrer Kindheit Geschichten, in denen die Polizei verdeckt ermittelte, um Wahrsagerinnen zu überführen. Man konnte nur dann belangt werden, wenn die Polizei sah, wie Geld den Besitzer wechselte. Bevor auch Frauen bei der Polizei arbeiteten, weigerten sich deshalb manche Wahrsagerinnen, männliche Kunden zu empfangen. Es gibt immer noch einige Gegenden in Australien und viele Orte überall auf der Welt, wo Wahrsagen illegal ist. Kürzlich las ich von verurteilten Hellseherinnen in Amerika, die zur Befragung vor den Bewährungsausschuss kamen. »Das ist doch alles Quatsch, oder?«, höhnten die Ausschussmitglieder (anscheinend ausschließlich Männer) und zwangen die Hellseherinnen (anscheinend ausschließlich Frauen) einzuräumen, dass es tatsächlich »alles Quatsch« sei.

Eine bestimmte Art Wut und Verachtung war schon immer Frauen vorbehalten, denen übernatürliche Kräfte zugeschrieben wurden. Die letzte auf den britischen Inseln wegen Hexerei verurteilte Frau wurde entkleidet, geteert, auf einem Fass durch den Ort gezogen und bei lebendigem Leib verbrannt.

Um es ganz klar zu sagen: Dies war eine rechtsgültige Hinrichtung.

Der attraktive Mann fragte, ob ich »einer langen Reihe von Wahrsagerinnen« entstamme.

Ich verneinte, obwohl meine Großmutter in Wirklichkeit auch aus der Hand gelesen hatte. Ohne Schild am Briefkasten, einfach nur über Mundpropaganda, und mein Großvater hat nie davon erfahren. Er hätte sie nicht bei lebendigem Leib verbrannt, aber er hätte dem ein Ende gesetzt. Großmutter bewahrte das Geld, das sie verdiente, in einer Keksdose auf. Jeden Samstagnachmittag ging sie zum Starting-Price-Buchmacher auf der Jersey Street, wenige Minuten von ihrem Haus in Hornsby entfernt, setzte zwei Shilling auf Sieg oder Platz und hörte sich dann zu Hause im Radio die Pferderennen an, während sie Koteletts zum Abendessen briet.

»Finde unbedingt eine Möglichkeit, eigenes Geld zu verdienen, Cherry«, sagte sie immer und schüttelte ihre Keksdose.

Das leise Klimpern der Münzen meiner Großmutter in der Dose habe ich jedes Mal im Ohr, wenn ich Onlinebanking mache: Es ist der Klang der kostbaren Unabhängigkeit.

Ich diskutierte nicht mit der Frau des gut aussehenden Mannes darüber, ob Wahrsagen legal war oder nicht. Stattdessen lenkte ich die Aufmerksamkeit von mir fort, indem ich den bärtigen Mann fragte, ob er sich bereits Gedanken dazu gemacht habe, wie neue Technologien künftig unser Leben verändern würden. Er hatte sich vielerlei Gedanken dazu gemacht, wie ich mir schon gedacht hatte.

Er erklärte gerade, warum sich das »Mobiltelefon« selbstverständlich niemals durchsetzen würde, da klingelte es an der Tür.

Ich wünschte, ich könnte sagen, dass mich in diesem Augenblick eine leise Vorahnung beschlich, aber so war es nicht.

Kapitel 39

Es ist Mitte Mai, beinahe ein Monat nach ihrer herrlichen Rundreise durch Tasmanien, und Sue O'Sullivan trifft sich mit ihrer Freundin Caterina Bonetti in einem neuen, dämmrigen »rustikalen italienischen Lokal« in Haberfield zu einem Abendessen in der Wochenmitte. Sie haben sich seit sechs Monaten nicht mehr gesehen, deshalb haben sie *viel* zu besprechen – sie brauchen praktisch eine Tagesordnung, so viel gibt es abzuhandeln. Ihre Worte stolpern, ihre Gedanken schweifen ab, ihre Stimmen überlappen sich: *Habe ich dir erzählt, ich konnte es kaum erwarten zu erfahren, wie war Tasmanien, wie war Cairns, dein Haar sieht toll aus, diese Halskette ist so schön, wie geht's deiner Mutter, wie geht's deiner Schwester, was macht dein Knöchel, was macht dein Knie?*

Eine LED-Kerze in einem Glas wirft einen Lichtkegel auf die weiße Tischdecke, und sie beugen sich vor, ins Licht und zueinander, und rühren ihre mit viel Eis bestückten, leuchtend orangefarbenen Aperol Spritz mit ihren umweltfreundlichen rot-weiß gestreiften Papierstrohhalmen um, und jedes Mal, wenn die Kellnerin kommt, um ihre Bestellungen aufzunehmen, sagen sie: »Oh, tut mir leid, wir haben noch nicht in die Karte gesehen, zu sehr mit Reden beschäftigt!« Die ersten drei Male sagte die Frau noch: »Keine Hektik«, aber jetzt ist sie verärgert und ghostet sie.

Sie stellen ihre Gläser ab und tauschen die Telefone, um sich die Fotos der anderen anzusehen: Sues überaus gelungener Wohnwagentrip und die überaus stressige Feier des neunzigsten Geburtstags von Caterinas Mutter. Danach klagen sie über ihre Schwiegertöchter, was aus therapeutischen Gründen jedes Mal sein muss, da sie diesen entzückenden, aber unerträglichen Frauen ihre Kritik niemals in ihre hübschen jungen Gesichter sagen würden.

Sue erzählt Caterina, dass Max und sie von einer Schwiegertochter aufgefordert wurden, ihre achtzehnmonatige Enkelin um Erlaubnis zu fragen, ehe sie sie hochheben, und eine andere Schwiegertochter ihre Familie auf eine zuckerfreie Diät gesetzt hat, weshalb es den Kindern im Moment ungelogen verboten ist – jetzt pass auf –, *Obst* zu essen.

Caterina erzählt Sue, dass ihre Schwiegertochter sie immer wieder fragt, ob sie vielleicht bald ihre Arbeitszeit reduzieren möchte. Caterina ist Allgemeinmedizinerin, und die Schwiegertochter, die ebenfalls Allgemeinmedizinerin ist, hofft, dass *sie* Stunden aufstocken kann, während Caterina in den Genuss des Privilegs käme, kostenlos die Kinderbetreuung zu übernehmen. Die andere Großmutter macht bereits zwei Tage pro Woche.

»Ich möchte tatsächlich weniger Stunden arbeiten«, gesteht Caterina Sue. »Aber nicht, damit ich auf kleine Kinder aufpassen kann! Neulich hat sie mir gesagt, ich könne mit den Kindern zum Schwimmunterricht gehen, als ob das ein besonderes Vergnügen für mich wäre! Fandest du es nicht auch *furchtbar*, mit deinen Kindern zum Schwimmunterricht zu gehen?«

Tatsächlich hatte Sue durchaus Spaß daran, mit ihren Jungen zum Schwimmunterricht zu gehen und mit den übrigen Eltern zu plaudern, und sie würde sich freuen, das auch mit ihren Enkeln zu machen, aber sie erschauert gespielt. »O ja. So laut. Dieses ganze … Chlor.«

»*Genau.* Ich habe meinen Dienst abgeleistet!«

Folglich arbeitet Caterina noch immer Vollzeit, eine absurde Situation: zu arbeiten, um ihre liebenswerten, schelmischen Enkel zu meiden.

Sue sagt Caterina, sie solle sofort Stunden reduzieren, und wen *kümmert's*, was die Schwiegertochter oder die andere Großmutter denken?! Es spreche doch nichts gegen eine Kindertagesstätte. Caterina sagt Sue, sie solle den Kindern heimlich so viel Obst geben, wie sie wollen. Beide wissen, dass sie den Rat der anderen ignorieren werden.

Irgendwann schweigen sie lange genug, um die Handy-Taschenlampen einzuschalten und die Speisekarte zu studieren. Caterina macht eine andere Kellnerin auf sich aufmerksam und weist Sue an, kein Gespräch mit ihr anzufangen, daher verkneift Sue es sich, der Kellnerin ein Kompliment zu ihrem schönen Haar zu machen, während sie Bruschetta, Knoblauchbrot, mit Butternusskürbis gefüllte Ravioli, Birnen-Rucola-Salat und eine Flasche tasmanischen Pinot noir aus Anlass von Sues Urlaub bestellen.

Caterina schneidet gerade die Bruschetta in zwei Hälften, als Sue ihr erzählt, was im Flugzeug vorgefallen ist. Das stand schon die ganze Zeit auf Sues Tagesordnung, aber sie hat es zurückgehalten. Sie will die Sache nicht aufbauschen.

»Das ist ja richtig gruselig«, sagt Caterina. Sie beugt sich tief über ihren Teller und hebt vorsichtig ihr Stück Bruschetta, auf dem sich gehackte Tomaten und Basilikum türmen. Als sie abbeißt, explodiert die ganze Konstruktion. »Okay. Ich benutze Messer und Gabel.« Sie sieht Sue an. »Ich nehme an, du bist nicht wirklich besorgt?«

»O nein, natürlich nicht.« Sue versucht ebenfalls, von ihrer Bruschetta abzubeißen, mit einem ähnlichen Ergebnis wie Caterina. »Dieses Sauerteigbrot ist viel zu knusprig!« Sie wischt sich den Mund mit ihrer Serviette ab. »Wir haben uns mit dem Mann neben mir darüber ausgetauscht, und er hat versprochen, sich zu melden, falls er bei einem Arbeitsunfall stirbt. Ha, ha. Ihn trifft es als Ersten, falls sie recht hat.«

»Also, wie war das? Du sagst, sie hat diese Prophezeiungen bei *jedem* im Flugzeug gemacht?«

»Ich weiß nicht, ob bei jedem einzelnen Passagier, aber am Gepäckband haben eine Menge Leute darüber gesprochen. Da waren Flitterwöchner. Die Braut trug noch ihr Brautkleid. Die Dame hat ihr ›Tötung durch Intimpartner‹ prophezeit.« Sue schwenkt ihr Glas und trinkt den letzten Schluck Cocktail.

»Wie abscheulich!« Caterina schnappt nach Luft. Dann beugt sie sich vor. »Sah der Mann …?«

»Gewalttätig aus? Nein, überhaupt nicht«, sagt Sue. »Aber auf ihren Hochzeitsfotos sehen sie nie gewalttätig aus, oder?«

»Einige erstaunlich intelligente Menschen glauben an Hellseher, weißt du«, bemerkt Caterina, während sie den Teller mit ihrer Bruschetta von sich schiebt. »Ich kenne einen sehr erfolgreichen Chirurgen, der … hey, warte mal, hast *du* nicht eine Wahrsagerin aufgesucht, die prophezeit hat, Max würde eine Affäre mit einer Italienerin haben? Du hast mich jahrelang von Max ferngehalten!«

»Mit einer *kleinen* Italienerin – du bist größer als Max!« Aus irgendeinem Grund muss Sue bei der Vorstellung von Max und Caterina im Bett kichern. Sie sind so inkompatibel, dass es ihr metaphysisch unmöglich erscheint. »Ich habe dich nie von ihm ferngehalten.«

Caterina sieht sie gespielt argwöhnisch an, wischt sich den Mund mit der Serviette ab und lässt sie wieder auf ihren Schoß fallen. »Ich würde gern *konkrete* Beweise für zutreffende Prophezeiungen hören.«

»Nostradamus?«

»Er hat behauptet, die Welt würde in den Neunzigern untergehen«, entgegnet Caterina. »Ich erinnere mich, gelesen zu haben, dass er den Tag seines eigenen Todes vorhergesagt hat …«

»Im Ernst? Aber das ist doch beeindruckend.«

»Nein, rate mal, *wann* er ihn vorhergesagt hat. *Am Tag vor seinem Tod.* Als er krank und bettlägerig war.«

»Vielleicht doch nicht so beeindruckend«, räumt Sue ein.

Ihre dampfenden Ravioli werden in riesigen tiefen Tellern serviert, ebenso der Salat und der Wein. Sue ergreift die Gelegenheit, der Kellnerin ein Kompliment zu ihrem Haar zu machen, und Caterina verdreht die Augen.

»Du bist so eine *Oma*«, sagt sie, als die Kellnerin gegangen ist.

Sue gibt vor, sich an der Nase zu kratzen, während sie ihr den Mittelfinger zeigt, ein Manöver, das ihr ältester Enkel sie gelehrt hat. Sie beschließt, nichts mehr über den Vorfall im Flugzeug zu sagen. Caterina hat sich schon einmal über Menschen beklagt, die sie mit ihren Wehwehchen langweilen.

Sue kann das verstehen. Sie bekam einmal einen Anruf von einer Freundin, die wollte, dass Sue vorbeikam und ihrem Sohn das Bein verband. Sue wohnte *eine halbe Stunde* entfernt und hatte fünf Kinder zu Hause. (Sie setzte die Jungen ins Auto und fuhr hin. Zum Abendessen gab es Pizza, und es wurde ein lustiger Abend. Aber trotzdem. Also wirklich.)

Sue sagt: »Und wie lief es mit …?«

Caterina unterbricht sie. »Du hast keine Fälle von Bauchspeicheldrüsenkrebs in der Familie, oder?«

»Nein.«

»Und du hast keinerlei Symptome? Irgendetwas, was dir Sorgen macht?«

»Nein.«

»Keine Risikofaktoren.« Caterina hakt sie an ihren Fingern ab. »Du bist nicht übergewichtig, du rauchst nicht, du bist keine Diabetikerin, hast keine familiäre Vorbelastung.«

»Nein«, sagt Sue. »Ich weiß, es ist albern. Mach dir keine Sorgen. Ich mache mir keine Sorgen.« Sie nimmt sich mit den Fingern ein Stück Birne vom Rand der Salatschüssel.

»Wirklich nicht?« Caterina sieht sie lange an. Im dämmrigen Licht könnte sie noch dieselbe Frau sein, die Sue vor vierzig Jahren kennengelernt hat, als sie beide mit ihren Erstgeborenen in die örtliche Kinderklinik gingen und ihre Abneigung gegen die herrische Klinikangestellte sie zusammenschweißte.

»Na ja«, sagt Sue. »Ich weiß, dass die Früherkennung schwierig ist. Ich weiß, dass die Aussichten nicht gut sind. Es wäre nicht meine … erste Wahl.«

Caterina lächelt mitfühlend.

Sue fährt fort. »Und vermutlich liegt es an unserem Alter, aber findest du nicht, dass man ständig von Menschen hört, bei denen etwas Schlimmes festgestellt wird? Es kommt mir so vor, als warteten wir alle nur darauf zu sehen, wo die Axt als Nächstes hinfällt.«

»Ich weiß«, sagt Caterina. »Es ist grausam.«

»Es ist ärgerlich, weil ich richtig gute Laune habe, seit ich sechzig bin.«

»Du hast schon gute Laune, seit ich dich kenne, Sue.«

»Nein, das stimmt nicht. Und wir sind so aufgeregt wegen dieser Reise. Kannst du glauben, dass ich noch nie im Ausland war? Stell dir vor, ich sterbe, bevor ich auch nur einen Reisepass bekomme.«

»Du warst ziemlich beschäftigt, Sue. Hast eine wundervolle Familie gegründet, hast richtig hart gearbeitet und Menschen das Leben gerettet. Fall bloß nicht auf diese Idee rein, dass man nur wirklich ›gelebt‹ hat, wenn man gereist ist. Als ob es das Einzige wäre, was als *leben* zählt, wenn man die gleichen Fotos von denselben Touristenorten wie alle anderen macht.«

»Ich weiß.« Sue hält inne. »Aber ich würde *wirklich* gern so ein Foto haben, auf dem ich so tue, als ob ich den Schiefen Turm von Pisa stütze. Ich will es an meinem Kühlschrank haben. Das ist mein Traum. Ich will jedes Mal, wenn ich den Kühlschrank öffne, mich selbst sehen, wie ich den Schiefen Turm von Pisa stütze.« Sie demonstriert es mit der Hand und strahlt in eine imaginäre Kamera.

Caterina schnaubt. Sie hebt ihr Glas, lässt den Wein kreisen und stellt es wieder ab. »Okay. Dann lass uns ein paar grundlegende Untersuchungen machen. Einen Bauchultraschall. Einen Atemtest zur Blutzuckerbestimmung. Um sicherzugehen, dass du keinen Prädiabetes hast. Eine Blutanalyse zur Überprüfung der Leber- und Nierenfunktion.«

Sue legt die Gabel ab. »Ist das nicht übertrieben? Ich will nicht so sein wie diese Leute, die in die Notfallambulanz gehen, weil sie ein ungutes ›Gefühl‹ haben. Bei der Arbeit habe ich nicht einmal jemandem davon erzählt. Zu peinlich.«

»Wir checken dich einfach einmal durch«, sagt Caterina. »Daran ist nichts auszusetzen. Für unseren Seelenfrieden. Wir untersuchen alles, was man untersuchen kann.«

»Du bist eine richtig gute Freundin«, sagt Sue gerührt.

»Quatsch.« Caterina hebt die Hand wie eine Verkehrspolizistin. Sie kann Rührseligkeit nicht ausstehen. Doch Sue blickt durch ihre schroffe Fassade direkt in ihr empfindsames Herz.

Sue spießt mit der Gabel einen der Riesenravioli auf und beobachtet, wie die Säfte austreten. »Ich weiß, es ist bescheuert, so etwas in meinem Alter zu sagen, aber ich habe das Gefühl, dass ich gerade erst loslege.«

»Meine Mutter hat immer gesagt: ›*La vita va veloce:* Dieses Leben vergeht schnell, viel schneller als die Zeit.‹«

»Manchmal befürchte ich, dass ich die letzten vierzig Jahre auf Autopilot gelebt habe, irgendwie habe ich immer gedacht: Na gut, ich bringe nur diese nächste Sache hinter mich, *dann* fange ich an zu leben: wenn ich erst verheiratet bin, wenn dieses Baby erst geboren ist, wenn dieses Kind erst die Nacht durchschläft, wenn dieses erst in der Schule ist, wenn sie erst alle mit der Schule fertig sind, wenn Weihnachten vorbei ist, wenn Ostern vorbei ist, du weißt ja, wie es ist. Das Hamsterrad.«

»Allerdings«, erwidert Caterina. »Aber du hast auf mich nie den Eindruck eines Menschen auf Autopilot gemacht. Du hast immer wie ein achtsamer kleiner Hamster gewirkt, Sue.«

»Ich bin einfach noch nicht *bereit* zu sterben«, sagt Sue dramatisch, genau in dem Augenblick, als die Kellnerin mit dem schönen Haar mit Parmesan und schwarzem Pfeffer kommt.

Die Kellnerin blickt bestürzt.

»Ich sterbe nicht *wirklich*«, versichert Sue ihr. »Oh, ja, bitte Parmesan! Da war diese Hellseherin – nun, ehrlich gesagt wissen wir nicht, ob sie wirklich Hellseherin war …«

»Sue«, sagt Caterina.

»O mein Gott, ich finde Hellseherinnen *toll*«, erwidert die Kellnerin.

»Herr, gib mir Kraft.« Caterina seufzt.

Kapitel 40

An jenem Tag, auf dem Flug von Hobart nach Sydney, war ich der Schmetterling.

Eigentlich war ich die weniger poetische Möwe.

Das erscheint mir passender. Ich lief durch dieses Flugzeug, krächzte meine Prophezeiungen heraus, flatterte mit den Flügeln, und meine Handlungen hatten Folgen, die Folgen hatten, die Folgen hatten.

Ich war eine Agentin des Chaos.

Kapitel 41

Ihr Baby hat die ersten neun Monate seines Lebens in einer warmen, behaglichen, aquatischen Umgebung verbracht!«

Paula zittert in ihrem zu engen alten Badeanzug, bis zur Taille im gechlorten, angeblich beheizten Wasser, in einem Kreis von Eltern, die alle ein Baby im Badeanzug halten. Die Eltern legen den Kopf in den Nacken, um der Schwimmlehrerin zu lauschen, die über ihnen am Beckenrand steht. Ihre Babys strampeln und hüpfen, winden sich und gurgeln, glucksen und wimmern.

»Ihr Baby hat eine natürliche Affinität zu Wasser.« Die Lehrerin ist eine durchtrainierte, drahtige Frau mit sehr kurzem weißem Haar und trägt ein rotes Langarmschwimmhemd über ihrem Schwimmanzug. Paula kann ihre passend rot lackierten Zehennägel sehen, die über den Beckenrand ragen. Wie die Eltern im Wasser hält auch sie ein Baby auf dem Arm, ein pausbäckiges Mädchen in Pink, das ein praktisches Requisitenbaby zu sein scheint, denn Paula kann kein Elternteil in ihrer Nähe sehen.

Alle Babys sind niedlich, aber Timmy ist natürlich das niedlichste. Er stößt seinen Lieblingslaut aus, ein unmelodisches »ah, *ah,* ah«, patscht mit den flachen Händchen aufs Wasser und erschrickt jedes Mal, wenn das Wasser ihm ins Gesicht spritzt. An seinen dunklen Wimpern hängen winzige Wassertröpfchen, und die Liebe durchfährt Paula wie ein Messerstich.

Sie hat Timmy in der Schwimmschule Tiny Fish angemeldet, die unpraktische vierzig Minuten mit dem Auto entfernt ist. Es ist die nächstgelegene Schwimmschule, die Babys unter sechs Monaten annimmt. Zu Willows Schwimmkurs sind es nur fünf Minuten, und Willow ist sehr gern dort. »Wir schreiben Timmys Namen auf die Liste und sehen uns in vier Wochen!«, sagte die Geschäftsführerin von Willows Schwimmschule und kitzelte Timmy an den Füßen. »Sehen Sie sich diese Riesenfüße an! Sie haben da einen echten Schwimmer!«

Doch Paula stellte fest, dass sie nicht so lange warten konnte. Ihr Verlangen nach sofortigem Handeln war zu stark. Timmy muss *sofort* schwimmen lernen. Es ist irrational, denn wenn sie an die Vorhersage der Dame glaubt, dann glaubt sie auch, dass er erst mit sieben ertrinkt, und bis dahin sind es noch viele Jahre. Aber das beruhigt sie nicht.

Seit sie nach der Hochzeit nach Hobart zurückgekehrt sind, haben Matt und sie nicht mehr über die Prophezeiung gesprochen. Was gäbe es da auch noch zu sagen? Er will, dass sie die Sache vergisst, das weiß sie, aber sie denkt ständig daran. Selbst während sie recht kohärent und fröhlich über etwas anderes plaudert, spulen die Gedanken wie ein Lochstreifen in ihrem Kopf ab: *Ich glaube nicht daran. Aber was, wenn es stimmt? Wo habe ich sie schon einmal gesehen? Ich glaube nicht daran. Aber was, wenn es stimmt? Finde heraus, woher du sie kennst! Aber was soll das nutzen? Ich glaube nicht daran. Aber was, wenn es stimmt?*

Es ist ermüdend.

»Nun, das klingt ermüdend, Paula«, sagte Dr. Donnelly, als sie ihm mit siebzehn ihre stundenlangen Gedankenschleifen zu irgendeinem längst vergessenen Problem erklärte. Paula war sprachlos. Hatten nicht alle Menschen solche Gedanken? Offenbar nicht.

»Ihr Baby *kann* bereits schwimmen, es ist eine angeborene Fähigkeit! Bis zum Alter von sechs Monaten verhindert der Tauchreflex, dass Wasser in die Lunge eines Babys gelangt.« Die Lehrerin dreht ihr Baby auf den Bauch, wie Matt es mit Timmy macht, wenn er Superman spielt. Sie schwingt das Baby durch die Luft, und das Baby gluckst. »Der Amphibienreflex sorgt dafür, dass es die Beine bewegt, wenn Sie es im Wasser auf den Bauch legen.«

»Ah, *ah*, ah!«, stimmt Timmy zu. Wenigstens ist er gern hier.

Sein neues Armband klimpert an seinem pummeligen Handgelenk. Paula kann sich nicht entscheiden, ob sie das Armband unheimlich, tröstlich oder amüsant findet.

Die Schwimmlehrerin wird ernst. »Indem Sie heute hierhergekommen sind, geben Sie Ihren Kindern einen Vorsprung bei einer natürlichen Fähigkeit, die ihnen eines Tages *das Leben retten* kann.«

»Timmy ist zu klein für Schwimmunterricht«, sagte Paulas Schwiegermutter, als Paula Willow heute Morgen bei ihr absetzte. »Das ist wegen dieser Hexe im Flieger, ja?«

Matt muss ihr davon erzählt haben. Auch er denkt offenbar noch immer an diese Prophezeiung, wenn er seiner Mutter davon erzählt hat, was in Paula ein zärtliches Gefühl für ihn weckt. Vielleicht ist er doch nicht so unbesorgt, wie er vorgibt.

»Oh, nein, nein, das ist nur eine lustige Beschäftigung für ihn«, erwiderte Paula. »Jedenfalls vielen Dank ...«

»Moment.« Zehra hob gebieterisch die Hand.

Matts Mutter ist Türkin, dunkelhaarig, dunkeläugig, modebewusst und verführerisch.

»Ich habe etwas für Timmy«, sagte sie. »Ich hätte beiden Kindern gleich nach der Geburt eines geben sollen, aber Matt hat immer gesagt: Mum, blamier mich vor Paula nicht mit deinem Dorfaberglauben.«

»Das hat Matt gesagt?« Paula war überrascht. Sie hatte gedacht, er hielte seine – wohlhabendere, stilvollere – Familie für der ihren nachweislich überlegen. Als sie ihn kennenlernte, war sie die gewöhnliche Paula Jones. *Natürlich* änderte sie ihren Namen gern zu Paula Binici und wurde damit automatisch glamouröser. (Sie wartet immer noch darauf, dass sie so glamourös und interessant wie ihr neuer Name wird. Diese schlichten, durchschnittlichen Jones-Gene geben sich nicht kampflos geschlagen.)

»Ein Armband gegen den bösen Blick. Um ihn zu beschützen«, sagte Zehra. Sie legte Timmy ein Silberarmband mit einem blau-weißen Anhänger an. »Für Willow habe ich auch eines.«

»Danke«, sagte Paula, und dann fragte sie neugierig: »Glaubst du wirklich daran, Zehra?«

Zehra zuckte elegant mit einer Schulter. »Sie sind von Swarovski.«

Jeder hat abergläubische Überzeugungen. Die vernünftig aussehende Brillenträgerin, offenbar eine Steuerprüferin, die bei der Hochzeit von Paulas Schwester deren Brautstrauß auffing, geriet darüber so in Ekstase, als glaubte sie wirklich, er werde ihr einen Heiratsantrag einbringen.

Jetzt sagt die Schwimmlehrerin am Beckenrand: »Was wir bei Tiny Fish lehren, ist ein Konzept namens Selbstrettung.«

Das Baby in den Armen der Schwimmlehrerin strahlt. Paula weiß jetzt schon, was gleich geschehen wird.

»Darf ich vorstellen? Meine Enkelin Olivia, die schwimmen gelernt hat, bevor sie krabbeln konnte!«

Die Lehrerin lässt das Baby fallen. Alle schnappen nach Luft. Einige schreckliche Sekunden lang versinkt die Kleine, dann dreht sie sich auf die Seite, strampelt mit den kleinen Armen und Beinen, ihr grinsendes, nasses, kleines Gesichtchen taucht wieder auf, und sie dreht sich auf den Rücken.

»Ja, das ist nichts für uns«, sagt der Mann neben Paula, als seine kleine Tochter ihr Gesicht an seiner stark tätowierten Brust vergräbt. »Ich dachte, wir würden hier ›I'm a Little Teapot‹ singen.«

Aber Timmy ist vor Begeisterung außer sich. Er versucht, Paula aus den Armen zu springen, und sie muss ihn gut festhalten, damit sein schlüpfriger Körper ihr nicht entgleitet. Sie hat ihn noch nie so begeistert erlebt.

»Tja, *Ihr* kleiner Mann kann es kaum erwarten«, sagt die Lehrerin zu Paula.

Paula lacht, so als wäre sie stolz und erfreut, doch sie muss an das denken, was ihre Schwiegermutter so leise murmelte, dass Paula sich zu ihr beugen musste, um sie zu verstehen, als sie Timmy das Armband umlegte: »Möglicherweise war es keine Prophezeiung, Paula, möglicherweise war es ein Fluch.«

Kapitel 42

Ich glaube, meine Mutter hat sich geirrt. Man kann gegen das Schicksal ankämpfen.

Man geht zum Arzt. Man geht zu Vorsorgeuntersuchungen. Man ignoriert die Symptome nicht. Man isst sein Gemüse. Man treibt Sport. Man meditiert. Man bleibt auf den markierten Wegen. Man legt den Sicherheitsgurt an. Man trägt Sonnenschutz auf. Man überprüft auch den toten Winkel. Man sieht nach rechts und links. Man lässt die Bremsen überprüfen. Man lädt sich eine Dating-App herunter. Man geht zu dieser Party. Man bewirbt sich um diese Stelle. Man spricht mit dieser Person. Man lernt so intensiv, wie man kann. Man investiert vernünftig.

Man wird das Schicksal nicht unbedingt *besiegen,* aber man sollte sich wenigstens zur Wehr setzen.

Kapitel 43

»Was macht dein Rücken, Beta? Nimmst du immer noch Schmerzmittel? Dein Vater und ich haben gerade eine hervorragende Dokumentation über die Opioidkrise gesehen. Sie war interessant, aber auch beängstigend.«

Allegras Mutter spricht leise, aber ihre Autorität ist so unanfechtbar, dass Allegra aktiv an ihrem Erwachsenen-Ich festhalten muss, selbst wenn sie nur mit ihr telefoniert, stellt sie fest.

Sie sieht sich im Schlafzimmer der Wohnung in North Sydney um, in der sie sich wieder befindet, obwohl sie sich gelobt hat, nie mehr dorthin zurückzukehren, aber hier ist sie, noch nicht im Stadium der Selbstverachtung, sondern in der Was-soll's?-Phase.

Dazu brauchte es nur ein paar gezielte SMS von ihm. Gerade erscheint er an der Schlafzimmertür, hält eine Weinflasche in die Höhe und deutet mit erhobenen Augenbrauen aufs Etikett. Einen Moment lang wird er nur von den Lichtern der Stadt vor seinem Fenster angeleuchtet: Dreitagebart, wohlgeformt, umwerfend. Sie ist jedes Mal erleichtert und zugleich überrascht, dass er nicht das steinharte Sixpack hat, das man bei seiner Persönlichkeit erwarten würde. Er sagt, er isst viel zu gern, um jemals ein Sixpack zu bekommen.

Er hat bei seinem Leben geschworen, keinen Ton von sich zu geben, während sie diesen Anruf ihrer Mutter annimmt. Wenn Allegra die Anrufe ihrer Mutter neuerdings zu lange ignoriert, hört sie womöglich als Nächstes einen Rettungshubschrauber. Sie nickt mit Blick auf den Wein, und er verschwindet.

»Sag mir noch einmal, wie dein Medikament heißt, Allegra, ich dachte, ich hätte es mir aufgeschrieben, aber ich kann es nicht finden. Ich will deinen Bruder nach seiner Meinung fragen.«

»Wen interessiert, was Taj meint?«, entgegnet Allegra automatisch. Na bitte. Schon nach zwei Minuten Telefonat benimmt sie sich wie eine Zwölfjährige.

Über ein Monat ist vergangen seit Allegras achtundzwanzigstem Geburtstag, einem Tag, der für immer durch den schlimmsten Flug ihrer bisherigen Karriere gekennzeichnet sein wird. Sie musste das Geburtstagsessen bei ihren Eltern ausfallen lassen und stattdessen direkt in ihre Wohnung fahren, wo sie gleich ins Bett ging, und als sie am nächsten Morgen wach wurde, konnte sie sich nicht rühren. Ihr Rücken fühlte sich an wie versteinert. Kläglich wimmernd musste sie auf allen vieren ins Bad krabbeln, während sie in Rachegedanken gegen die kaftanbekleidete Passagierin mit dem Koffer voller Schuhe schwelgte.

Allegra rief ihre Mutter an, die ihr zurück ins Bett half und eine von Allegras Cousinen anrief, eine orthopädische Chirurgin, die vermutlich Besseres zu tun hatte, womöglich sogar eine Operation, aber sofort vorbeikam und die Schmerztabletten verschrieb. Während Allegra dann selig in einem Meer der Schmerzlinderung dümpelte, erzählte sie ihrer Mutter und ihrer Cousine alles über die Passagierin, die ihr den Tod durch »Selbstverletzung« innerhalb der nächsten zwölf Monate vorhergesagt hatte.

Ihre Mutter ging rational und mitfühlend an die Sache heran. Natürlich war so etwas verstörend! Aber Allegra sollte nichts auf das Gerede älterer Damen geben.

Allerdings schien ihre Mutter selbst durchaus etwas darauf zu geben. Sie hat sich schon immer für Allegras Ernährung, ihren Schlafrhythmus und ihren Menstruationszyklus interessiert, aber jetzt hat sie ein ärgerliches neues Interesse an Allegras Gemütsverfassung entwickelt. *Wie fühlst du dich in deiner Haut? Wie hoch ist dein Stresspegel? Bist du heute gelassen? Machst du dir über irgendetwas Sorgen?* Allesamt unterschiedliche Arten, dieselbe Frage zu stellen: Hat der Familienfluch dich eingeholt?

Denn es ist entsetzlich passend, dass die Dame ihr ausgerechnet diesen Tod vorhergesagt hat.

Ein Zufall natürlich, aber könnte die Dame es erraten haben? Es ihr angesehen haben? Es gespürt haben? Lag es nur daran, dass Allegra einen furchtbaren Tag bei der Arbeit erwischt hatte und deshalb ein wenig bedrückt aussah?

Es ist kein Geheimnis, dass es auf beiden Seiten von Allegras Familie Fälle von Depression gibt. Das ist keine Schande. Überhaupt nicht. Sie sind eine progressive, moderne indische Familie, und Allegras Eltern verstehen, wie wichtig es ist, offen über psychische Probleme zu sprechen. Ja, natürlich können sie etwaige Fragen beantworten, wobei es da wenig zu sagen gebe, es gebe interessantere Gesprächsthemen.

Ihre Mutter litt sowohl nach Tajs als auch nach Allegras Geburt an postpartaler Depression. Es war eine herausfordernde Zeit, sie suchte sich Hilfe, es ging ihr wieder besser, wie meinst du das, warum will ich nicht darüber reden, Allegra? Ich *habe* gerade darüber geredet.

Ihr Vater nimmt seit dem dreißigsten Lebensjahr Antidepressiva. Seine Gehirnchemie geriet »aus dem Gleichgewicht«, mehr nicht, jetzt ist sie unter Kontrolle, kein Grund zur Sorge, ist das alles, was du wissen musst? Ich bin nämlich ziemlich beschäftigt, ja, ich *bin* beschäftigt, ich sitze nicht nur hier herum, ich will gleich aufs Laufband, möchtest du mir zusehen? (Allegras Vater hat kürzlich ein Laufband angeschafft und hat gerne Publikum, wenn er es benutzt.)

Und dann ist da Allegras Großmutter, die Mutter ihres Vaters, die mit sechsundfünfzig »versehentlich« zu viele Kopfschmerztabletten nahm, als sie nicht sie selbst war.

Eine Tante informierte Allegra und Taj darüber, dass es kein Versehen gewesen war. Ihre Großmutter hatte ihr Leben aus freiem Willen beendet und würde daher weder in den Himmel noch in die Hölle kommen, ihr Geist saß an einer Art Zwischenort fest und wartete auf den Tag, an dem sie hätte sterben *sollen.*

»Aber ist es an diesem Zwischenort schön?«, fragte Allegra.

»Nein«, erwiderte ihre Tante nachdrücklich. »Das ist es nicht.«

Monate-, wenn nicht gar jahrelang hatte Allegra Albträume, in denen ihre Großmutter in einem klaustrophobischen Raum von der Größe eines alten Aufzugs auf dem einzigen Stuhl saß, die Handtasche auf dem Schoß, und vor sich hin starrte, während die senfgelben Wände immer näher kamen, und mit einem Mal war es nicht mehr ihre Großmutter, sondern Allegra selbst, die dort im Wartezimmer saß, und die gelben Wände bewegten sich von allen Seiten auf sie zu, ihre Nase wurde platt gedrückt, ihre Knochen wurden zu Staub zermalmt, und kurz bevor sie starb, wachte sie auf und schnappte nach Luft.

Ihre Eltern haben dieser Tante Allegras Albträume nicht verziehen. Bis dahin hatte sie nie welche gehabt!

Taj ging logisch an die Sache heran. Er fragte die Tante, ob man herausfinden könne, wann ihre Großmutter hätte sterben *sollen,* damit sie wussten, wie lange ihre Großmutter an diesem Ort festsitzen musste, denn ihre Großmutter hatte Warten nicht ausstehen können. Die Tante erwiderte verächtlich, kein Astrologe würde einem die Lebenserwartung eines anderen auf Erden verraten. Taj dachte darüber nach, und dann sagte er: »Moment mal.«

Falls das Geburtshoroskop ihrer Großmutter vorhersagte, dass sie zu einem anderen Zeitpunkt sterben würde, wäre es falsch, denn *das ist nicht passiert.* Deshalb habe das Horoskop logischerweise nichts zu bedeuten. »Sei nicht respektlos, Taj«, sagte die Tante.

Taj fuhr fort. Er sagte, er glaube nicht an Himmel und Hölle oder an einen »Zwischenort«. Von diesem Augenblick an war er ein durch und durch weltlicher Mensch und schlief friedlich und traumlos.

Allegra ist nicht religiös, doch sie schwimmt gern mit dem Strom. Hin und wieder geht sie noch in den Tempel. Warum auch nicht? Es tut niemandem weh und macht ihre Eltern glücklich.

Ihre Großmutter wäre jetzt erst Mitte siebzig, wenn sie noch lebte. Das ihr vorherbestimmte Todesdatum könnte noch Jahre in der Zukunft liegen. Sie könnte noch immer darauf warten, aus dem senfgelben Zimmer befreit zu werden.

Jetzt sagt Allegra: »Ich habe es dir doch gesagt, Mum, meinem Rücken geht es jetzt gut. Ich arbeite wieder. Ich nehme die Tabletten nicht mehr. Kein Grund, mit Taj meine Gesundheit zu erörtern.«

»Er ist Mediziner, und er ist dein Bruder, Allegra, es ist ja nicht so, als würde ich mit einem Fremden auf der Straße darüber reden.«

Rational ist Allegra klar, dass ihr Bruder Fachwissen besitzen muss. Er hat einen Abschluss, eine Praxis, Patienten. Aber er ist immer noch *Taj.* Was kann er schon wissen?

Ihre Verärgerung macht sie unbesonnen. »Ich hätte dir nicht erzählen sollen, was diese Passagierin gesagt hat. Ich werde mich *niemals* ›selbst verletzen‹. Ich habe keine Depression, Mum, und ich bekomme auch keine.«

Der Tonfall ihrer Mutter wird frostig. »Depression ist nichts, was man sich *aussucht,* Allegra, ebenso wenig, wie man sich mit Absicht erkältet.«

Jetzt fühlt Allegra sich mies. »Ja, ich weiß, du hast recht. Ich sage ja nur …«

»Ich mache mir keine Sorgen um das, was die Passagierin gesagt hat.« Die Stimme ihrer Mutter wird lauter. Wahrscheinlich bedauert auch sie, was sie gesagt hat, denn deutet sie damit nicht implizit an, dass Depression unsichtbar in der Luft schwebt wie Erkältungserreger, bereit, Allegra mit ihrer genetischen Vorbelastung anzustecken? Allegra weiß, dass ihre arme Mutter auf einem schmalen Grat wandelt: Mach dir deswegen keine Sorgen, aber sei auch nicht leichtfertig.

»Ich denke nicht einmal daran. Ich habe nur angerufen, um mich zu vergewissern, dass du weißt, wann dieses Jahr Diwali ist, damit du nicht arbeitest, weil deine Cousinen …«

»Ich weiß, Mum, ich habe es im Kalender notiert. Ich verspreche, ich werde nicht arbeiten.«

Ihr wird ein Glas Wein gereicht von dem Mann, von dem Allegras Mutter nichts weiß. Ihre Mutter ist nicht altmodisch, was Sex vor der Ehe betrifft, aber die Vorstellung von Sex um des Sex willen würde ihr nicht behagen. Sex soll ein Ausdruck von Liebe sein. *Wenn du genau weißt, dass du mit diesem Mann keine Zukunft hast, Allegra, wenn du nicht mal sicher bist, dass du ihn magst, warum vergeudest du dann deine Zeit damit, mit ihm zu schlafen?*

Er setzt sich behutsam neben sie aufs Bett und lehnt den Rücken ans Kopfteil. Er hat glatte, gebräunte Waden. Er rasiert sich die Beine, weil es seine »Aerodynamik verbessert«, wenn er Rad fährt. In einer Ecke seines Schlafzimmers lehnt ein Surfbrett. Auf einem Stapel Bücher zu Militärthemen auf seinem Nachttisch liegt eine Hantel, daneben steht Nasenspray. Sie könnten nicht inkompatibler sein.

»Du klingst abgelenkt«, sagt ihre Mutter. »Siehst du dir gerade irgendetwas an? Deinen Bruder ärgert es, wenn ich anrufe, während er sich gerade etwas ansieht, was ich offenbar immer mache.«

»Ich bin nur müde«, erwidert Allegra.

»Du arbeitest zu viel. Hast du …?«

»Gegessen? Ja, habe ich.« Sie kommt der nächsten Frage zuvor. »Ich habe das braune Hähnchencurry gegessen, das du mir neulich mitgegeben hast.« Sie wird es morgen Abend essen. »Hat gut geschmeckt.«

»Ich koche mehr davon für dich, *meri jaan*, schlaf gut.«

Meri jaan. Dieses Kosewort spart ihre Mutter sich dafür auf, wenn jemand richtig krank ist oder tiefen Kummer hat. Die Übersetzung lautet »mein Leben«. Als Allegra den liebevollen Ton ihrer Mutter hört, fühlt sie sich ganz mies, weil sie sie angefahren hat. Sie wird sie morgen besuchen.

»Bis dann, Mum«, sagt sie in einem Tonfall, der besagt: *Es tut mir leid.*

Sie legt das Telefon mit dem Display nach unten neben sich aufs Bett.

»Danke«, sagt sie zu dem Mann, mit dem sie nicht kompatibel ist.

Er lächelt. »Du klingst anders, wenn du mit deiner Mutter redest.«

»Du meinst, ich klinge indischer.«

Das ist etwas, das Allegra und ihrer Familie an sich selbst auffällt: Je nach Zielgruppe verändert sich ihr Akzent subtil. »Hör dir Dad mit seiner Aussie-Stimme an«, sagt ihr Bruder oft und kichert. Es geschieht ganz von selbst. Allegra kann es nicht vortäuschen.

»Sprichst du … noch andere Sprachen?«

»Hindi verstehe ich ziemlich gut«, sagt Allegra schroff. »Aber ich spreche es nicht fließend.«

Allegra will nicht mit ihm über ihre Familie, ihre Herkunft, ihre *Kultur* sprechen. Das ist zu persönlich. Sie freut sich, wenn man sie »wahnsinnig schön« nennt, aber nicht, falls es eigentlich »exotisch« bedeutet.

Sie nimmt das Telefon wieder zur Hand und beginnt zu scrollen. »Soll ich uns was zu essen bestellen?«

»Nö. Ich koche«, erwidert er.

»Du *kochst?*« Sie legt das Telefon hin. »Das brauchst du nicht zu tun.«

»Zu deinem Geburtstag. Ich habe mich ganz mies gefühlt, als ich zur Arbeit kam, deinen Freund mit dem Ballon sah und kapierte, dass es dein Geburtstag war, ich wusste nicht …«

»Woher auch?« Sie will ganz klarstellen, dass sie keine falschen Vorstellungen von dem hat, was hier abgeht. Sie tritt ihn gegen die Wade.

»Apropos, was sollte das mit dem *Donut?* Du hast ihn in den Mülleimer geworfen! Mein Freund …«

Sie unterbricht sich. Spötteln ist die Basis ihrer Beziehung, aber es gibt doch sicher Grenzen. Sie kann ihm nicht erzählen, dass Anders gesagt hat, er werde nie jemanden so sehr lieben, wie er diesen Mann hasst, ebenso wenig wie sie ihren Freunden verraten kann, dass sie hin und wieder mit dem Ersten Offizier Jonathan Summers in die Kiste hüpft.

Sie wären entsetzt. Missbilligender als ihre Mutter. Bitte kein Pilot, Allegra, und okay, na gut, wenn es unbedingt ein Pilot sein muss, warum er? Er ist der *Schlimmste.*«

»Ich weiß nicht, warum ich das getan habe.« Er hält sich die Hand vor die Augen und blickt sie zwischen seinen Fingern hindurch an. »Ich dachte: *Bleib cool, bleib ganz cool, Jonny,* weil ich weiß, du willst nicht, dass bei der Arbeit jemand von uns erfährt, und dann … ich weiß auch nicht, habe ich mich wie ein Idiot aufgeführt. Ich esse diese Donuts für mein Leben gern.«

»Du solltest gut mit Krisen umgehen können«, sagt Allegra. »Du bist Pilot. Unser Leben liegt in deiner Hand.«

»Ich kann hervorragend mit Krisen umgehen. Ich bin nur ein erbärmlicher Schauspieler.«

»Schon gut. Aber du musst wirklich nicht für mich kochen. Das ist nicht nötig. Das ist nicht … das, was wir tun.«

Was sie üblicherweise tun, ist, ganz erstaunlichen Sex zu haben, gefolgt von recht leckerem vietnamesischem Essen oder einer ziemlich guten Pizza aus der örtlichen Pizzeria und einer teuren Flasche Wein bei ihm. Niemals bei ihr. Sie gehen nie essen. Danach fährt sie in einem Uber nach Hause, gesättigt und ein bisschen angetrunken, und gelobt sich, es werde nicht noch einmal vorkommen.

Es fühlt sich an wie eine Affäre, aber er ist nicht verheiratet oder in einer Beziehung mit einer anderen Frau, soweit sie weiß. Auf seinem Instagram-Account tritt keine Frau in Erscheinung.

Beziehungen unter Kolleginnen und Kollegen sind nicht verboten. Es kommt ständig vor. Sie könnten ganz offen damit umgehen, aber es erscheint ihr unnötig, die Demütigung und das Gerede zu riskieren, wenn es sowieso keine Zukunft hat.

»Ich habe dir einen Pie gemacht«, sagt er.

Stille tritt ein.

Eine lange Stille.

»Du hast mir einen *Pie* gemacht?« Sie weiß nicht, warum das Wort »Pie« plötzlich so lustig ist.

»Ja.« Er lacht auch ein bisschen. »Ich habe dir einen Pie gemacht, Allegra. Das ist meine kulinarische Spezialität. Ich mache gute Pies. Ich mache den Teig selbst. Es ist ein Hühnchen-Gemüse-Pie mit einem Gitter obendrauf. Er ist in zwanzig Minuten fertig. Außerdem habe ich einen grünen Salat.«

»Tja, Junge, Junge, das ist alles, also, sehr häuslich … ein *Gitter* obendrauf, ich weiß nicht mal, was ich mir darunter vorstellen soll.«

»Wie ein Korbgeflecht.« Er demonstriert es ihr, indem er die Finger überkreuzt.

»Ach ja, natürlich, ich weiß.« Sie trinkt einen großen Schluck Wein und weicht seinem Blick aus. Sie ist verlegen. Dass er für sie kocht, fühlt sich intimer an als das, was sie gerade gemacht haben, sobald sie hereinkam, und das war sehr intim.

Irgendetwas stimmt hier nicht. Er wirkt unsicher, obwohl Jonnys Hauptcharaktereigenschaft Arroganz ist.

Vor sechs Monaten liefen sie einander in ihrer Freizeit über den Weg, als Allegra und eine Gruppe Schulfreunde zusammen ein Konzert besuchten. Sie erkannte ihn sofort, als er neben ihr an der Bar stand, dieser eingebildete, gut aussehende Pilot. Sie sah schnell wieder weg, aber er fing ihren Blick auf.

»Woher kenne ich Sie?«, fragte er.

Außerhalb der Arbeit sieht sie anders aus. Kein Make-up, offenes Haar, Jeans, Nasenring, ärmelloses Top, Tattoo an der Schulter. (Ein winziger abstrakter Ganesha. Ihre Cousine und sie ließen es sich zusammen stechen, als sie achtzehn wurden. Ihre Mutter sagte: »Du wirst es bereuen.« Bisher: keine Reue.)

Er kam selbst darauf, wer sie war, und schnippte mit den Fingern: »Allegra!«

»Erster Offizier Jonathan Summers.« Sie tippte sich mit dem Finger an die Stirn.

Er flirtete. Sie spottete. Er nahm es gutmütig auf. Sie tanzten. Er konnte tanzen. Natürlich konnte er. Sie ging mit ihm in seine Wohnung, weil sie genau richtig angetrunken war, weil es sich verrucht anfühlte, aber genau genommen nicht verrucht war, wegen der Gefühle, die es in ihr auslöste, wenn er sie ansah, weil sie seit zwei Jahren Single war und ihr Körper sagte: Das reicht an Zölibat, Allegra, besten Dank auch.

Heute ist das fünfte Mal seitdem. Der Sex wird leider immer besser.

Er sagt: »Als du mit deiner Mutter gesprochen hast, habe ich etwas mitbekommen – tut mir leid, wenn du nicht darüber sprechen möchtest –, aber hat diese Passagierin dir an dem Tag etwas prophezeit?«

Er weiß von der Dame, denn die gesamte Besatzung traf sich wie üblich an der Fluggastbrücke und verließ den Flughafen gemeinsam, deshalb war genügend Zeit, um sich gegenseitig zu erzählen, was geschehen war. Sogar der Kapitän war fasziniert und führte sich nicht wie sonst wie ein Adliger auf, der mit seinen Bediensteten spricht, sondern wie ein normaler Arbeitskollege.

»Ich würde es nicht wissen wollen«, sagte er, als sie mit dem Personalbus zum Parkplatz rumpelten. »Meine Frau ist auf eine Website namens Death Clock gestoßen, da gibt man sein Geburtsdatum, den BMI – solche Sachen – ein und bekommt das Todesdatum vorhergesagt. Ich habe ihr gesagt, sie soll meine Daten nicht da eingeben!«

Ich wette, sie hat es doch getan, dachte Allegra.

»Ich wette, sie hat es doch getan«, sagte Kim laut, denn Zurückhaltung kennt sie nicht.

»Denke ich auch«, sagte der Kapitän bedrückt, und alle lachten.

»Ich würde wissen wollen, wann und wie ich sterbe«, sagte Anders. »Ich bin total geknickt, weil ich die Prophezeiungen dieser Dame verpasst habe.«

»Es ist nicht wahr«, sagte Ellie so überzeugt, dass man denken könnte, es sei eine Regel, die sie in der Bodenausbildung gelernt hat. »Sie hat sich das alles nur ausgedacht.«

Allegra erinnert sich daran, dass Jonathan sich kaum an der Unterhaltung im Bus beteiligte, nur auf sein Telefon sah und jeden Blickkontakt mit Allegra vermied, die auch nicht viel sagte, während sie steif in ihrer feuchten Uniform dasaß, der Rücken so verletzlich, dass es sich anfühlte, als könnte er jeden Augenblick in eine Million Stücke zerplatzen.

»Also, sie hat mir prophezeit, ich würde mit achtundzwanzig durch Selbstverletzung sterben«, sagt Allegra jetzt.

Jonny zuckt zusammen. »Das ist ja *furchtbar.* Du bist jetzt achtundzwanzig! Das war dein achtundzwanzigster *Geburtstag!*«

»Das ist mir bewusst. Schon gut. Ich mache mir keine Sorgen. Ich bin nicht … also, depressiv oder so. Ich werde mir nichts antun.«

Er runzelt die Stirn. »Stell dir vor, sie hätte das zu jemandem gesagt, der ernsthafte psychische Probleme hat.«

»Aber die habe ich nicht. Also ist alles gut.«

Er sieht sie eindringlich an. »Mein Bruder hatte auf der Highschool eine schwere Depression. Das war eine beängstigende Zeit für unsere Familie.«

Du meine Güte. Was ist denn los? Er macht Korbflechten mit Teig, er erzählt eine persönliche Geschichte über seine Familie, er zeigt sich *verletzlich.*

»Wie auch immer«, sagt sie. Sie wird ihm garantiert keine Geschichten über die Depressionsfälle in ihrer Familie erzählen. Erneut sieht sie diese klaustrophobischen senfgelben Wände aus ihren Albträumen von vor langer Zeit vor sich, denkt an ihre Großmutter, die wartet und wartet, womöglich heute noch.

»Hast du einen Bericht über den Vorfall geschrieben?«, fragt Jonny. »Über eine Störung durch einen Passagier?«

Kommt da etwa seine wichtigtuerische professionelle Persona zum Vorschein? Gut. Er wurde zu nett. Das ist unheimlich.

»Ich habe darüber nachgedacht, aber eigentlich ist ja nichts passiert; es war schon wieder vorbei, bevor es richtig begonnen hatte«, sagt sie. »Ich habe einen Sicherheitsbericht über meine Rückenverletzung geschrieben und über das kotzende Kind, aber über diese Hellseherin … nein.«

Er nickt. »Klar.«

»Findest du, das hätte ich tun sollen?« Kurz ist sie verunsichert. »Vielleicht hätte ich es doch tun sollen.«

»Nein, es ist bestimmt alles gut«, sagt er und legt ihr beruhigend die Hand auf den Arm. »Tut mir leid. Ich wollte dich nicht beunruhigen.

Es wäre nur ein Problem, wenn ein Passagier sich beschwert oder ein Video online gegangen wäre. Und das wäre mittlerweile passiert. Wie lange ist es her?«

»Sechs Wochen. Ja. Ich denke, dann wäre es schon passiert.«

Er stellt sein Glas neben seine Hantel und das Nasenspray, dreht sich auf die Seite, stützt den Kopf in die Hand und blickt lächelnd zu ihr hoch.

O nein. Bitte. Hör auf. Du kannst ihn nicht wirklich richtig mögen, Allegra.

Der Duft von Gebäck durchzieht die Wohnung. Sie stellt sich vor, wie er sorgsam Teigstreifen schneidet, und empfindet ein Gefühl von Gewichtslosigkeit, ein Achterbahnwagen, der aus ihrem Herzen rollt und kippt.

Ihre Mutter hat sie gelehrt, dass Beziehungen mit gegenseitigem Respekt und Freundschaft beginnen, woraus sich Liebe entwickelt und dann, erst dann: Sex. Aber wenn man mit Sex anfängt, kann man dann einen Bogen zurück zur Freundschaft schlagen? Kann man es in der falschen Reihenfolge machen und am selben Punkt enden? In einer richtigen Beziehung? Mit dem *Ersten Offizier Jonathan Summers?* Ausgerechnet?

Er sagt: »Erzähl mir deine Lebensgeschichte, Allegra Patel.«

Und er sagt es so, als wollte er sie wirklich hören.

Kapitel 44

Erzähl mir deine Lebensgeschichte, Cherry.

Sagte ein Mann mit glänzenden schwarzen Augen an einem Sommerabend, während er mir Rotwein nachschenkte und mir über eine rot-weiß karierte Tischdecke einen Korb mit Knoblauchbrot zuschob, und er sagte es so, als wollte er sie wirklich hören.

Sie wollen meine Lebensgeschichte nicht hören, jedenfalls nicht so wie er, denn Sie hoffen nicht, dass ich später mein grünes Häkelkleid ausziehe und mit Ihnen ins Bett gehe.

Aber Sie wollen verstehen, wie es kam, dass ich zur »Todesdame« wurde. Ich würde das selbst gern verstehen.

Daher werde ich versuchen, die Geschichte meines Lebens möglichst knapp und präzise zu erzählen, und ich werde nicht versuchen, charmant oder witzig zu sein wie an jenem Abend in dem italienischen Restaurant in Glebe.

(*Versuch nicht, witzig zu sein, Cherry,* sagte der Mann mit den glänzenden Augen Jahre später. So geht es manchmal. Man betört nicht mehr.)

Ich verspreche, ich komme noch auf die Dinnerparty und das Läuten an der Tür zurück.

Meine gute Freundin Jill konnte diese Formulierung nicht ausstehen: auf etwas zurückkommen. Sie arbeitete für einen Mann, der ständig sagte: »Kommen wir noch einmal darauf zurück.« Sie knirschte dann mit den Zähnen. Tut mir leid, Jill.

Aber je älter man wird, desto weniger linear sind die Erinnerungen und desto mehr scheint alles auf irgendetwas anderes zurückzugehen.

Kapitel 45

Budgetieren Sie Ihre Zeit, als wäre sie Geld!

Leo betrachtet die Textnachricht seiner Chefin und überlegt, ob er Lilith in den letzten drei Jahren jemals wirklich um Hilfe zu Zeitmanagementstrategien gebeten oder ob sie nur bemerkt hat, dass das ein Schwachpunkt von ihm ist, und nun versucht, ihm einen Rat zu geben, und falls dem so ist, ist er natürlich dankbar und offen für konstruktive Kritik.

Ihm wird jedes Mal ein bisschen übel, wenn ihr Name im Display seines Telefons oder auf dem Computermonitor erscheint. Ist das ein Hinweis auf internalisierte Misogynie, weil sie seine erste weibliche Vorgesetzte ist? Aber er ist an herrische Frauen gewöhnt. Er hat drei Schwestern. Er war ihr *Pferd!* Er musste auf allen vieren durchs Haus krabbeln, während sie »Hü, hü!« schrien.

Neve sagt, man darf Frauen nicht mehr »herrisch« nennen, obwohl sie seine Schwestern kennengelernt hat.

Es ist jetzt 19 Uhr am Freitagabend, und er sitzt an seinem Schreibtisch, um noch ein paar Stunden zu arbeiten, bevor die ganze Familie ins Kino geht.

Budgetieren Sie Ihre Zeit.

Er könnte den Film schwänzen. Er könnte diese Zeit sinnvoller nutzen. Er wird nur in einem Kino sitzen und auf eine große Leinwand starren; es ist ja nicht so, als würde er während des Films mit seiner Familie interagieren.

»Wir müssen bald los, bist du fertig??«, fragt Neve und streckt den Kopf zur Tür herein.

»Ähm«, beginnt Leo.

»Leo.« Sie kommt ins Zimmer. »Bridie freut sich darauf.«

»Bridie geht es jetzt gut«, sagt Leo.

Dass Bridie mit anhörte, wie Leo Neve von der Vorhersage erzählte, er werde bei einem Arbeitsunfall sterben, hatte knapp zwei unglaublich stressige Wochen für die Eltern zur Folge: Schlaflosigkeit, Bauchschmerzen, Tränen. Ständig kam Bridie mit neuen Beweisen für korrekt durch Hellseherinnen prophezeite Todesfälle an, die sie online gefunden hatte, und mit Beispielen für die zahlreichen Arbeitsunfälle, bei denen Bauingenieure sterben konnten und es auch taten. (Ein wenig ernüchternd, um ehrlich zu sein.) Sie wollte wissen, ob Leo Schuhe mit rutschfester Sohle trug.

»Fahr ihr nicht über den Mund«, sagte Neve immer, wenn Leo Bridie unterbrach und ihr sagte, es gebe keinen Grund zur Sorge, er werde nicht ausrutschen, an den meisten Tagen arbeite er sowieso nur am Computer! »Lass es sie einfach durchexerzieren. Übrigens, *trägst* du auf der Baustelle Schuhe mit rutschfester Sohle?«

Oli war glücklicherweise nicht im Geringsten besorgt, sondern erklärte gelassen, die Dame sei »eine Betrügerin«, womit er wohl sagen wollte, er selbst wäre nicht auf sie hereingefallen.

Als Leo und Neve schon überlegten, ob sie Bridie professionelle Hilfe besorgen sollten, war sie damit durch. Sie verlor das Interesse daran, als wäre es aus der Mode gekommen. Sie schien es vollständig vergessen zu haben. Sorgte sie sich nicht mehr um ihren Vater? »Hör auf damit«, sagte Neve.

Stattdessen war Bridie jetzt völlig auf ihre bevorstehende Matheprüfung fixiert, bei der sie nach ihrer festen Überzeugung durchfallen würde (sie fiel auch durch), und alle wurden sie wieder in den Strudel ihres turbulenten Familienlebens hineingerissen: Schule, Arbeit, Sport am Wochenende, Rechnungen, Haushalt, Hausarbeiten und die Suche nach einem geduldigen Mathenachhilfelehrer für Bridie.

Seitdem ist Leo viel zu beschäftigt, um groß über die Vorhersage nachzudenken, allerdings denkt er möglicherweise mehr als sonst über Fragen der Sicherheit nach, wenn er auf die Baustelle des unterirdischen Bahnhofs und Einkaufszentrums in der Innenstadt geht, die seit zwei Jahren seine Tage und seine Träume dominiert. *Eines der bedeutendsten Tiefbauprojekte, die in diesem Jahr im Bundesstaat vergeben wurden!* Aufregend! Aber auch anstrengend. Er muss vor Ort sein, und die Bautrupps beschweren sich, wenn er nicht oft genug kommt, aber Lilith sagt, er solle versuchen, täglich mindestens sechs Stunden am Schreibtisch zu sitzen, das ist also ein weiteres Zeitmanagementdilemma, das er noch nicht recht im Griff hat, und keine der von ihr empfohlenen Apps hat die Lösung.

Neve lehnt sich mit verschränkten Armen an die Wand neben seinem Schreibtisch. »Willst du wissen, was Männer am häufigsten auf dem Sterbebett bedauern? Laut dieser einen Palliativpflegerin?«

»Nicht direkt.«

»Ich wünschte, ich hätte nicht so viel gearbeitet.« Sie sagt es so triumphierend, als hätte sie gerade etwas bewiesen und er würde jetzt vom Schreibtisch aufspringen und nicht mehr so viel arbeiten.

»Diese sterbenden Männer haben vergessen, dass sie arbeiten *mussten* und nur deshalb jetzt das Geld haben, um eine Pflegekraft zu bezahlen, die ihnen zuhört, wenn sie über das, was sie bedauern, schwafeln«, sagt Leo. »Außerdem vergessen sie, dass sie arbeiten *wollten.* Sie erinnern sich nicht mehr richtig an die Person, die sie einmal waren.«

Neve denkt darüber nach. Eine der Seiten, die er schon immer an ihr geliebt hat, ist, dass sie stets innehält und die Gegenmeinung in Betracht zieht.

»Vielleicht hast du recht«, sagt sie.

»Danke«, erwidert Leo. Sein Blick wandert wieder zum Computerbildschirm.

»Aber Leo«, fährt Neve fort, »du willst doch nicht verpassen, wie deine Kinder aufwachsen.«

Nun, natürlich will er nicht verpassen, wie seine Kinder aufwachsen. Er verpasst es ja auch nicht! Morgen geht er mit Oli zum Fußball. Heute Abend hat er Bridie bei ihren Mathehausaufgaben geholfen, was extrem quälend war. Wovon redet sie eigentlich?

Manchmal fühlt er sich wie eine dieser Gummipuppen. Seine Chefin hält einen Arm gepackt und seine Frau den anderen, und jeden Tag ziehen sie in verschiedene Richtungen und verlangen *mehr Zeit, mehr Zeit, mehr Zeit, mehr Zeit.*

»Okay, na schön, ich komme mit ins Kino«, sagt er, steht aber nicht auf.

»Lass mal.« Neve seufzt. »Ich will nicht, dass du da sitzt und dich den ganzen Film über wegen der Arbeit sorgst.«

Er rollt mit seinem Stuhl zu ihr, legt ihr den Arm um die Taille und blickt zu ihr hoch. »Nächstes Mal komme ich mit.«

»Möchtest du wissen, was noch unter den Top Five dessen ist, was Männer auf dem Totenbett bedauern?«, fragte Neve, als er den Arm sinken lässt und zurück an seinen Schreibtisch rollt.

»Was denn?«, fragt Leo, obwohl es ihn nicht interessiert, die Hände schon auf der Tastatur, bereit, in kürzerer Zeit mehr zu erledigen, zu priorisieren, Aufgaben nach Wichtigkeit zu sortieren, sich auf das zu konzentrieren, was wichtig und nicht nur dringend ist, nur dass alles immer wichtig und dringend zugleich ist.

»Ich wünschte, ich hätte Kontakt zu meinen Freunden gehalten.«

Er knurrt. Ein weiteres gutes Argument. Ein weiteres ignoriertes Argument.

Kapitel 46

Wenn man sich die Lebensgeschichte der Tochter einer Wahrsagerin vorstellt, hat man wahrscheinlich rote Satinvorhänge und flackernde Kerzen, farbigen Rauch und Kristallkugeln vor Augen.

Denken Sie es sich stattdessen so: ein weißes Holzhaus mit einem roten Terrakottaziegeldach und zwei Schlafzimmern auf einem tausend Quadratmeter großen Grundstück, eine Küche mit einer Tapete mit vertikalen Reihen dicker blauer Trauben, ein winziges mintgrünes Bad, hinter dem Haus ein Garten mit einem Mandarinen- und einem Maulbeerbaum, Gemüsebeeten, einem Schuppen für die Hühner und einem Schuppen für Dad.

Denken Sie an sommersprossige Nasen und lärmende Zikaden, Angelruten und plätschernde Bäche, den in der Nase kitzelnden Duft von Eukalyptus und frisch gemähtem Gras, einen endlos weiten, hoffnungsvoll blauen Himmel.

Denken Sie an die Sydneyer Vororte der 1950er.

Meine Eltern lernten sich 1946, gleich nach dem Krieg, bei einem Silvesterball der Air Force Association kennen, einer gemeinnützigen Organisation für ehemalige und aktive Luftwaffenangehörige. Meine Mutter hat die Eintrittskarte aufbewahrt, und ich habe sie noch heute, verblichen und kostbar. Die Aufschrift lautet: *Tanz 20:30–1:30 Uhr, Alkohol im Saal erlaubt, Überraschungen für alle, Konfettischlacht. Eintritt 10 Shilling 6 Pence pro Person.*

Der Ball fand im Pacific Cabaret in Hornsby statt, allgemein »The Cab« genannt: ein elegantes weißes Art-déco-Gebäude, so entworfen, dass man beim Betreten das Gefühl hatte, an Bord eines Kreuzfahrtschiffs zu gehen. Die Lampen ähnelten Schiffsbugen. Die Wände waren mit Palmen-Scherenschnitten dekoriert. Die Tanzfläche aus dem Holz einer Eukalyptusart galt als die beste in Sydney.

In den 1970ern wurde das Cab in eine Rollerskatehalle umgewandelt.

In den Achtzigern wurde das Gebäude abgerissen und durch ein Bürogebäude ersetzt.

Häufig ist es am besten, nicht zu viel über den »Fortschritt« nachzudenken, sonst wird man depressiv.

Meine Eltern hießen Arthur Hetherington und Mae Mills.

Arthur, mein Vater, war ein schüchterner, hochgewachsener junger Mann vom Land, aus Lismore, mit einer tiefen Stimme und einem guten Zahlenverständnis, handwerklich begabt, ein sorgfältiger, akkurat arbeitender und logisch denkender Mann. Seine Lieblingsbeschäftigungen waren Angeln, Kanufahren und Schach.

Dad diente im Krieg als Flugzeugmechaniker. Den Großteil seiner Dienstzeit verbrachte er in Hangars und Werkstätten auf der Insel Morotai in Indonesien. »Ach, ich glaube, er hat sich da prächtig amüsiert«, sagte Mum immer, als ob seine Kriegserfahrung nur eine Auslandsversion der Zeit gewesen wäre, die er nach dem Abendessen in seinem Schuppen verbrachte. Wenn man Dad nach dem Krieg fragte, sprach er mit besorgt gerunzelter Stirn über die Piloten, als spürte er noch immer die Last der Verantwortung für ihre Sicherheit. Er erinnerte sich an »einen lustigen Queenslander namens Gus« und »einen jungen Burschen namens Les, der sang wie ein Engel«. Sämtliche Piloten waren abergläubisch. Gus flog immer mit seinem Teddybären aus Kindertagen. Und es war ihm nicht peinlich. Les flog niemals, ohne zuerst dreimal gegen den vorderen Reifen zu treten.

Dad glaubte, er wisse genug, um eines der Flugzeuge starten und fliegen zu können, würde aber Schwierigkeiten bei der Landung haben. Die Leute lachten immer leise, wenn er das sagte, aber ich fand es besorgniserregend. Die Landung ist ziemlich wichtig, fand ich.

(Fast die Hälfte der Männer, die sich neulich an einer Umfrage beteiligten, glaubten, sie könnten ein Verkehrsflugzeug erfolgreich landen. Es ist ihre Hybris, die Männer so liebenswert macht und einen zugleich zur Verzweiflung treiben kann, finden Sie nicht?)

Mae, meine Mutter, war achtzehn, als sie sich kennenlernten, drei Jahre jünger als mein Vater, und gescheit, schön und quirlig. Ihre Lieblingsbeschäftigungen waren Tanzen, Partys, Bücher aus der Bibliothek zu lesen und Kino. Sie und Dad kamen an der Erfrischungstheke miteinander ins Gespräch. Mum bestellte einen Kir royal. Dad sagte: »Das klingt gut, das nehme ich auch.« Hinterher erzählte er, er sei so süß gewesen, dass er ihn fast wieder ausgespuckt hätte. (Er muss zu viel Crème de Cassis enthalten haben. Ich trinke jedes Jahr einen, um auf ihren Jahrestag anzustoßen. Ich kann ihn sehr empfehlen, aber das Mischungsverhältnis muss stimmen.)

Mum stellte ihn ihrer älteren Schwester, meiner Tante Pat, vor, die garantiert gerade eine Zigarette rauchte, als sie sagte: »Lies Arthur aus der Hand, Mae. Sieh dir an, was in seiner Zukunft liegt.«

Mum las Dad aus der Hand und sagte ihm, ihn erwarte ein Tanz.

Ihre Flirtkünste waren einwandfrei.

Dann erlebte sie die Überraschung ihres Lebens – dies war mir immer der liebste Teil der Geschichte –, denn Dad konnte tanzen, dabei sah er nicht aus wie ein Mann, der tanzen konnte, aber er konnte sie alle: Rumba, Foxtrott, Swing, Canadian Three-Step, Gypsy Tap.

Tante Pat sagte, es sei wirklich schön gewesen, Arthur und Mae bei dieser ersten Begegnung zusammen tanzen zu sehen wie etwas, das schon immer vorherbestimmt gewesen war.

Man sollte meinen, dass ich mich bei solchen Eltern ebenfalls als gute Tänzerin erweisen würde, aber leider ist dem nicht so. »Line Dance kann jeder«, versicherte mir der Lehrer, als ich mich zu seinem Kurs anmeldete, und Sie hätten sein Gesicht sehen sollen, als ich ihn eines Besseren belehrte.

Ich wurde gleich zu Beginn des Babybooms Mitte des zwanzigsten Jahrhunderts geboren. Das war, als die Geburtenzahlen in die Höhe schnellten, nachdem die ganzen Soldaten voller Optimismus aus dem Krieg heimgekehrt waren, bereit, Familien zu gründen. Somit gehöre ich zu den »Babyboomern«. Wir sind nicht beliebt. Die jüngeren Generationen glauben, wir hätten mehr als den uns zustehenden Anteil Glück gehabt. Vielleicht haben sie recht.

Ich korrigiere: und Soldat*innen.* Nicht nur Soldaten kamen nach dem Krieg heim. Entschuldige, Tante Pat. Meine Tante Pat war Krankenschwester beim Australian Army Nursing Service, einer Reserveeinheit des australischen Militärs, zu der sich Krankenschwestern freiwillig meldeten. Ich erinnere mich daran, wie sie mir einmal ein aufgeschürftes Knie verband und meine Mutter ihre Technik korrigieren wollte. »Ich habe Schusswunden im Nahen Osten behandelt, Mae.« Tante Pat blies den Rauch aus dem Mundwinkel. »Ich denke, ich bekomme das hin.«

»Tut mir leid, Pat«, sagte meine Mutter. Man hörte nicht oft, dass meine Mutter sich entschuldigte. Sie hatte gern recht. Ich auch.

Tante Pats Verlobter war in Singapur von den Japanern gefangen genommen worden. Er verhungerte, während er beim Bau der Thailand-Burma-Eisenbahn arbeitete. Tante Pat hat nie geheiratet, sie war zwar schwer in Paul McCartney verliebt, aber der war ja nicht zu haben. Ich habe gelesen, dass die erste Liebeserfahrung das Gehirn dauerhaft verändert. So fühlt es sich tatsächlich an.

Mr Brown, der drei Türen weiter wohnte, hatte einen Sohn, der ebenfalls Kriegsgefangener war, aber nach Hause kam. In mondhellen Nächten legte er manchmal sämtliche Kleidung ab und lief durch die Nachbarschaft. Armer alter Basil Brown, sagten wir Kinder nichts ahnend.

Es gab eine Menge »alte Jungfern« in unserer Nachbarschaft, die vielleicht ihre erste Liebe verloren hatten wie Tante Pat, oder vielleicht gab es nach dem Krieg auch nicht genügend Männer für alle, und sie hatten niemals eine erste Liebe. Miss Heywood hatte einen langen blonden Zopf und weinte manchmal ohne jeden Grund still vor sich hin, während sie uns Klavierunterricht gab. Natürlich gab es sehr wohl einen Grund für ihre Tränen, wir kannten ihn nur nicht. Vielleicht war es ja unser Klavierspiel.

Miss Piper, eine zornige, schöne Dame, hielt auf einem unbebauten Grundstück neben ihrem Haus sechs Milchkühe. Mit diesen Kühen ging sie immer durch den Busch und auf unserer Straße »spazieren«, als ob sie Haustiere wären. Sie hatte ihnen allen Blumennamen gegeben: Buttercup, Lily … Ich kann mich nicht mehr an alle Namen erinnern. *Primrose!* Nun, Sie verstehen das Prinzip.

Ich bin froh, dass wir nicht mehr »alte Jungfern« sagen und Antidepressiva, Dating-Apps, Samenbanken und Vibratoren allgemein verfügbar sind. Heute ist es viel leichter für junge Frauen, Single zu sein. Fortschritt ist nicht immer schlecht.

Brüder oder Schwestern hatte ich nicht und aufgrund meiner Persönlichkeit auch nie viele Freundinnen, aber ich hatte meine Freundin Ivy, die neben uns auf der Bridge Road wohnte. Wie ich sie kennengelernt hatte, weiß ich nicht mehr. Es gab sie einfach immer schon. Wie eine Schwester, schätze ich. Geredet hat sie für uns beide.

Damals war Hornsby ein Buschland-Vorort, in dem man sich wie in einem Dorf vorkam. Ivy und ich rannten über Buschpfade und füllten unsere Blechtöpfe mit wilden Brombeeren. Wir planschten barfuß in den großen klaren Felsentümpeln am unteren Ende unserer Straße. Wir fingen Kaulquappen, Frösche und Eidechsen. Ivy und ich hatten – kaum zu fassen – unsere eigenen kleinen Tomahawks, mit denen wir Äste abhackten, um Lagerfeuer zu machen.

Die Farben meiner Kindheitserinnerungen sind sehr satt und lebendig, aber Ihre sicher auch. Mein Augenarzt hat mir erklärt, dass die Linsen in unseren Augen mit zunehmendem Alter gelber werden, sodass die Farben nicht mehr so leuchtend sind wie früher.

Am Wochenende nahm mein Vater mich in einem kleinen Aluminiumboot, das er in der Apple Tree Bay liegen hatte, mit zum Angeln. Ich hatte immer vieles im Kopf, was ich meinem Vater erzählen musste, während wir darauf warteten, dass die Fische anbissen, und viele Fragen. Es ist möglich, dass ich redete, ohne Luft zu holen. Einmal hörte ich ihn zu meiner Mutter sagen: »Meine Güte, sie ist so ein lustiges kleines Ding!«

Noch heute kann ich die Wärme seiner Liebe in diesen Worten spüren.

Zwar habe ich seine tänzerischen Fähigkeiten nicht geerbt, aber sein Zahlenverständnis. Er sagte, ich habe schon mit zwei Jahren bis einhundert zählen können. Ich behaupte nicht, ich sei ein Genie gewesen. Ich hatte nur ein Talent für die Mathematik.

Ich las, die entzückende, preisgekrönte Schauspielerin Jennifer Lawrence habe als Kind so getan, als ob sie humpelte, und sei in ihrer Darstellung so aufgegangen, dass ihre Lehrerin glaubte, ihr Bein sei dauerhaft beschädigt. Ich fand diese Anekdote charmant. Jennifer war da bereits die Schauspielerin, die sie eines Tages werden würde.

Mein Vater konnte sehen, was für ein Mensch mir zu werden bestimmt war.

Schon als ich noch sehr klein war, spielte er Rechenspiele mit mir. Er stellte Schüsseln mit Bananenstückchen auf den Tisch, aß eines und fragte: »Wie viele jetzt, Cherry?« So lernte ich Addition, Subtraktion und Multiplikation.

Dad arbeitete bei der Eisenbahn. Er begann als einfacher Maschinist, glaube ich, und arbeitete sich immer weiter hoch, während er zugleich Weiterbildungsangebote der eisenbahneigenen Bildungseinrichtung Railway Institute wahrnahm. Er sagte zu mir: »Cherry, wenn du die Gelegenheit hast, etwas Neues zu lernen, musst du sie ergreifen.«

Dad war ehrgeizig. Sein Traum war es, in Anzug und Krawatte als »Geschäftsmann« für das Eisenbahnministerium Department of Railways im Transport House in der York Street zu arbeiten, einem Art-déco-Gebäude mit grüner Verkleidung. Er absolvierte ein Fernstudium im Bereich Rechnungswesen. Jeden Abend machten er und ich zusammen unsere Hausaufgaben am Küchentisch.

Mit neun Jahren war ich bereits für unser Haushaltsbuch zuständig. Ich saß am Küchentisch, den Kopf über meine Aufgabe gebeugt, und ertappte meine Eltern manchmal dabei, dass sie sich anlächelten; vielleicht mussten sie sich sogar das Lachen verkneifen. Vermutlich wirkte ich selbstgefällig.

Eines Abends sagte Dad zu mir, ich könne später vielleicht an der Sydney University Mathematik studieren, und meine Mutter gab einen Laut von sich, ein ungläubiges Ausatmen.

»Cherry *könnte* an der Universität Mathematik studieren, wenn sie das möchte«, sagte mein Vater streng.

Meine Eltern stritten nicht oft. Wenn Mum schlechte Laune hatte, korrigierte sie manchmal hochnäsig Dads Aussprache eines Jungen vom Lande: »Es heißt arbei*ten*, nicht arbei*tn*«, und mein Vater teilte meiner Mutter zuweilen mit, dass Geld nicht auf Bäumen wuchs. Das weiß sie doch bestimmt, dachte ich dann verwirrt bei mir.

Ihre kontinuierlichste, bedeutendste Konfliktquelle betraf die Handelsvertreter, die jeden Tag außer sonntags an unsere Tür klopften. Mum war ihre liebste Kundin. Sie kaufte Kräuter, Gewürze, »Heilbalsam«, Make-up, Gesichtscremes, Enzyklopädien, eine Nähmaschine und einen Staubsauger. Der Staubsaugervertreter trug seinen eigenen Beutel mit Schmutz herein, verteilte ihn auf dem Teppich und saugte ihn auf. Meine Mutter war hin und weg. Ich sagte, ich könne aber noch ein bisschen Schmutz sehen, doch sie nahmen keine Notiz von mir.

Onlineshopping hätte meine Mutter toll gefunden. Du liebe Güte, sie hätte Wagenladungen von Hautpflegeprodukten gekauft. Retinol hätte sie so begeistert aufgenommen wie eine der *Real Housewives.*

Nur einen Handelsvertreter konnte Mum nicht leiden: Jiminy Cricket. Das war der Spitzname meiner Mutter für den Versicherungsvertreter, der jeden Monat an unsere Tür klopfte, um unseren Versicherungsbeitrag zu kassieren. Wir nannten ihn alle so. Einmal sagte Dad versehentlich: »Wiedersehen, Jiminy«, als er die Tür schloss. Ich glaube, Jiminys richtiger Name war Brian, es muss also peinlich für Dad und verwirrend für den Versicherungsvertreter gewesen sein.

Falls Sie einer anderen Generation angehören, haben wir womöglich nicht dieselben kulturellen Bezüge, daher sollte ich Ihnen wohl erklären, dass dieser Jiminy Cricket (oder Jiminy Grille) eine Figur aus dem Disney-Film *Pinocchio* ist. Er ist eine witzige Grille mit einem Zylinder. Er ist lästig. Das Gewissen ist häufig lästig.

Der Versicherungsvertreter hatte kurze Beine und einen schnellen Schritt, lächelte viel und war kahl. Er trug einen Filzhut, den er abnahm, wenn wir ihm die Tür öffneten. Er ähnelte der Disney-Figur tatsächlich, war allerdings nicht grün.

Meine Mutter *verabscheute* ihn. Sie sagte, bei seinem Anblick schaudere es sie. Er sei »ölig«. Ich glaube, er muss einer dieser salbungsvollen, kriecherischen, herablassenden Männer gewesen sein. Vielleicht kennen Sie den Typ. Als ich Mums Beerdigung organisierte, fragte ich mich, warum der Bestatter mir derart unsympathisch war. Lag es bloß daran, dass ich ihn bezahlte, damit er meine Mutter begrub? Da kam mir das Wort »ölig« wieder in den Sinn.

Jeden Monat beklagte meine Mutter sich über Jiminy. Sie sagte, eine Lebensversicherung sei Geldverschwendung. Als würde man das Geld ins Meer werfen. Es gebe so viel Besseres, was sie mit diesem Geld anfangen könnte. »Das möchte ich wetten«, bemerkte Dad trocken.

Sie sagte, eine Lebensversicherung bringe Unglück.

Dad sagte: »Unglück? Ich nehme an, das meinst du nicht ernst.«

Sie meinte es ernst. Das ist nicht unüblich. Aberglaube ist einer der drei Hauptgründe, warum Menschen sich gegen eine Lebensversicherung entscheiden. Sie glauben, dass sie mit einer Lebensversicherung eher sterben würden.

In eine Lebensversicherung zu investieren, erhöht das Sterberisiko nicht.

Ich korrigiere: In eine Lebensversicherung zu investieren, kann das Sterberisiko erhöhen, falls man mit einem Mörder verheiratet ist. Das soll nicht witzig sein. Nur korrekt.

Dad sagte: »Es soll euch absichern, Mae, dich und Cherry. Das Leben ist unberechenbar. Es ist ein kleiner Betrag, der dafür sorgt, dass ihr geschützt seid, falls ich von einem Bus überfahren oder vom Blitz getroffen oder …«

»Sag das nicht! Sag so etwas nie, *niemals!*« Meine Mutter stürmte durchs Haus und klopfte auf Holz, wo sie welches fand.

Dad nahm sie in den Arm, und sie redeten nicht mehr davon. Dad sagte, wir könnten jetzt auf einen Urlaub sparen, nicht unseren üblichen Campingurlaub an der Central Coast, sondern in einem richtigen Motel, wo man seine Frühstücksbestellung außen an den Türgriff hängte, bevor man schlafen ging, und wenn man morgens die Tür öffnete, fand man auf dem Gehweg ein Tablett mit winzigen Marmeladen- und Honiggläschen und kleinen, in goldenes Papier verpackten Rechtecken aus Butter, dazu Toast in einer Papiertüte und eine heiße Kanne Tee. Mum und Dad hatten so ein Frühstück in ihren Flitterwochen erlebt, und für mich klang es himmlisch.

Dad fuhr niemals mit uns in ein solches Motel.

Nicht alle Träume werden wahr, nicht einmal für glückliche Babyboomer wie mich.

Natürlich ist es nichts Ungewöhnliches, dass in einer Ehe über Geld gestritten wird. Konflikte wegen finanzieller Fragen sind einer der Hauptscheidungsgründe. Fragen Sie beliebige Paare, ob reich oder arm, worüber sie zuletzt gestritten haben, und die meisten werden wahrscheinlich sagen: über Geld.

Fragen Sie diese junge Frau, die im Flugzeug mein Brautkleid trug.

Oder besser, fragen Sie sie nicht. Womöglich sagt sie, ihr letzter Streit sei meinetwegen gewesen.

Kapitel 47

Sechs Wochen nach der Hochzeit öffnet Eve ihre Kreditkartenabrechnung, kreischt und schlägt sich die Hand auf den Mund wie ein Mädchen in einem Horrorfilm. Sie lässt die Rechnung auf den Küchentisch fallen, tritt ein paar Schritte zurück, lehnt sich an die hässliche pfirsichfarbene Arbeitsplatte und versucht, wieder ruhiger zu atmen.

Sie ist allein in ihrer Wohnung. Es ist Samstagmorgen. Dom hat bis 17 Uhr ein Personal Training nach dem anderen. Sie will sich das nicht noch einmal ansehen. Ihr ist buchstäblich übel.

Nein. Werd erwachsen, Eve. Mit spitzen Fingern nimmt sie die Rechnung auf. Ihr kommt ein Gedanke: Es ist nicht ihre Rechnung! Sie hat versehentlich die Post eines anderen Menschen geöffnet! Aber nein, es ist ihre Rechnung. Da stehen ihre funkelnagelneuen Namen: *Eve und Dominic Archer-Fern.*

Das ist sicher ein Fehler. Sie wird den Fehler finden. Sie setzt sich an den Küchentisch und benutzt die Kante des Umschlags als Lineal, um die Abrechnung Zeile für Zeile durchzugehen. So viele Zeilen. So viel Geld. Die Geschenke für ihre Brautjungfern, die Geschenke für seine Trauzeugen, die Friseurin, die Visagistin, zwei Flaschen Prosecco für die Mädels, während sie sich Haar und Make-up machen ließen, drei Pizzen mit Bacon und Würstchen für die Jungs, als sie beim Warten auf den Beginn der Hochzeit Hunger bekamen, die bescheuerten, unbequemen Dessous für die Hochzeitsnacht, die sie nie wieder tragen wird, ihre Hochzeitsschuhe, Doms Hochzeitsschuhe, die Miete für den Smoking, die Taxis in Sydney, die schmerzhafte Massage, von der sie glaubten, sie sei im Pauschalangebot inbegriffen (das Wort »Zusatzkosten« in winzigen Buchstaben), die Happy-Hour-Cocktails zum halben Preis (warum haben sie diesem Paar aus Adelaide einen ausgegeben?), die Minibarrechnung (als sie einmal angefangen hatten, holten sie sich immer mehr aus der Minibar, bis es sich allmählich anfühlte, als wäre es gratis), das Uber für den Heimweg vom Flughafen (Doms Vater hatte ihnen *angeboten,* sie abzuholen! Warum haben sie das abgelehnt?), die Hausratversicherung, die sie für den ganzen Kram in ihrer neuen Wohnung abschließen mussten, weil man das offenbar tun muss, ihre Telefonrechnungen, ihre erste Stromrechnung (o mein Gott, warum hat ihnen niemand gesagt, dass Strom so teuer ist, ist er nicht gewissermaßen ein menschliches Grundrecht?), Doms Pausen-Smoothie am Vormittag, Eves Pausenkaffee am Vormittag, die Lebensmittelrechnungen – warum haben sie so viele Lebensmittel gekauft? Wer hätte gedacht, dass es so teuer ist, normal zu essen?

In der Tischmitte steht eine große Schale mit Obst: Mandarinen, Bananen, Orangen, Äpfel. Dom isst jeden Tag eine außergewöhnliche Menge Obst. »Sind Himbeeren nicht ziemlich teuer?«, fragte Eve beim letzten Einkauf. »Wir können es uns leisten, oder?« Dom war verwirrt.

Am nächsten Tag entdeckte Eve, dass die Hälfte der Himbeeren einen weißen Pelz hatte! Ekelhaft! Was für eine Geldverschwendung.

Keiner von ihnen hatte schon allein gewohnt, woran Eves Mutter sie ständig erinnert, und sie gibt ihnen hilfreiche Ratschläge, als ob sie Vollidioten wären. Sie sind zwanzig Jahre alt, sie dürfen trinken, wählen und Auto fahren.

»Vergiss nicht, dass ihr auch für all die anderen Kosten wie Strom, Lebensmittel, Kfz-Versicherung aufkommen müsst«, sagte ihre Mutter, als sie sich um diese Mietwohnung bewarben. »Habt ihr einen Haushaltsplan erstellt?«

Haushaltsplan. Ein typisches Mum-Wort. Es ist ja nicht so, als hätten sie sich um eine Wohnung in einer teuren Gegend wie Battery Point beworben. Sie wohnen zwanzig Minuten mit dem Auto außerhalb von Hobart, im ersten Stock eines roten Ziegelgebäudes ohne Balkone.

Es ist nicht unbedingt bezaubernd, aber vor ihrem Küchenfenster steht ein schöner großer Baum, durch dessen Blätter flirrendes Sonnenlicht fällt und an windigen Tagen einen Discokugeleffekt aus Licht-und-Schatten-Blitzen erzeugt. An klaren Tagen können sie durch den großen Baum hindurch bis zu den Bergen sehen. »Das ist ein hübscher

Ausblick«, sagte Eves Mutter anerkennend, doch von den weggeworfenen E-Zigaretten, Zigarettenkippen, Pizzakartons und leeren Glasflaschen vor dem Gebäude, das sich als beliebter Treffpunkt für die lokale Jugend herausgestellt hat, war sie nicht so angetan. Davon war in der Wohnungsanzeige keine Rede gewesen. Manchmal werden Eve und Dom mitten in der Nacht von schallendem Gelächter, Schluchzen und Schreien geweckt – all diese großen, ungefilterten Teenagergefühle.

Der entscheidende Punkt ist, dass sie keine schicke Wohnung gemietet haben, und deshalb nahm Eve an, sie könnten sich, na ja, normale Sachen leisten. Nicht Diamanten und Designertaschen. Nur Himbeeren und Strom.

Sie holt Stift und Notizblock, klappt ihren Laptop auf und setzt sich aufrecht hin, als wäre sie bei der Arbeit. Sie ist eine gut organisierte, intelligente Person. In der Schule war sie ziemlich gut in Mathe. Sie wird einen langweiligen »Haushaltsplan« erstellen. Sie wird das in den Griff bekommen.

Als sie sich um diese Wohnung bewarben, mussten sie ihre aktuellen Gehaltsabrechnungen beifügen. Damals arbeitete Dom in Vollzeit in einem Warenhaus und bot in seiner Freizeit Personal Training an. Das Warenhaus entließ ihn, nachdem sie die Wohnung bekommen hatten, doch sie machten sich keine Sorgen. Im Gegenteil. Sie waren erfreut. Der Plan war, dass Dom sein Personal-Training-Angebot ausweiten, an seiner Fitness-App arbeiten und *viel* mehr Geld verdienen würde. Manche Leute machten Millionen mit Fitness-Apps!

Er gewinnt immer mehr Kunden, aber das Problem sind Absagen in letzter Minute. Kinder scheinen *sehr oft* krank zu werden, und Autos wollen häufig nicht anspringen, was Eve verdächtig findet, da Doms Kunden alle bessere Autos fahren als sie. Sie findet, Dom sollte eine Stornogebühr berechnen, wenn sie eine Textnachricht mit *Tut mir so leid, Dom!* schicken, während er praktisch schon die Geräte aufbaut, doch Dom will das nicht einmal in Erwägung ziehen. Oft sagen Kunden auch, sie hätten kein Bargeld dabei, ob sie beim nächsten Mal zahlen könnten, und Dom, wie er nun mal ist, sagt immer: »Klar«, aber er hält es nicht nach und treibt das Geld nie ein. »Ach, am Ende wird es schon passen«, sagt er, aber Eve weiß, dass keiner seiner Kunden zweimal zahlt. Also passt es am Ende nicht.

Aus der Fitness-App ist nichts geworden.

Anscheinend braucht man für den Start einen finanzstarken Investor. Dom weiß nicht, wo er den finden soll.

Sie sieht sich den Saldo ihres gemeinsamen Kontos an und wimmert. Ihre nächste Mietzahlung ist am 26. des Monats fällig. Die Rate für ihr Auto ist am 27. fällig. Eves Gehalt wird am 28. des Monats überwiesen. Wenn sie nicht etwas Geld auf das Konto einzahlen, wird es nicht für die Abbuchungen reichen.

Sie nimmt ihren Stift, unterteilt die Seite in der Mitte und führt auf der einen Seite ihre Einnahmen und auf der anderen ihre Ausgaben auf.

Eine Viertelstunde später schiebt sie den Notizblock von sich und legt den Kopf auf die Hände. Ihr ist bange, und sie fühlt sich überwältigt, aber vor allem schämt sie sich zutiefst.

Sie können sich das Leben, das sie führen, buchstäblich nicht leisten.

Sie haben sich verrechnet. Na ja, sie haben eigentlich überhaupt keine Berechnungen angestellt. Sie dachten einfach, wenn man an den meisten Tagen hart arbeitet, kann man sich die Sachen leisten, die alle haben. Sie haben es so richtig vergeigt.

Wie soll sie es Dom beibringen?

Sie muss behutsam vorgehen. Dom ist ein sehr süßer, liebevoller, entspannter und psychisch stabiler Mann, außer wenn er seltsam und kompliziert ist und sich stur in irgendeine absonderliche Idee verrennt.

Zum ersten Mal passierte das, als sie siebzehn und seit zwei Jahren zusammen waren, nachdem sie sich in einer Französischstunde ineinander verliebt hatten (sehr romantisch – es ist, als hätten sie sich in Paris kennengelernt, ha, ha, nein, ist es nicht).

Es war alles die Schuld von Doms Vater. Eines Abends hielt er nach dem Essen und zu viel Rotwein einen seiner berühmten Vorträge über das »Leben«. Eve war nicht dabei. Nur Dom saß da und lauschte respektvoll, als wäre sein Vater ein Priester, der eine Predigt hält. Es ging um Beziehungen. Doms Vater erklärte, dass die meisten Teenagerbeziehungen zum Scheitern verurteilt seien und es eine »Tragödie« sei, dass Dom und Eve sich so jung kennengelernt hätten (später leugnete er, von »Tragödie« gesprochen zu haben), denn höchstwahrscheinlich würden sie sich mit Mitte zwanzig trennen, wenn ihnen klar wurde, dass sie nicht genug von der Welt gesehen oder genügend Erfahrungen mit anderen Partnern gemacht hatten, um zu wissen, dass sie die Richtigen füreinander waren.

Andere Jungen hätten gesagt: »Ich werde dir das Gegenteil beweisen, Dad«, oder es als das typische weinselige Gefasel eines planlosen Gen-X-Vaters ignoriert, doch nicht Dom. Er nahm es sich zu Herzen, lag die ganze Nacht wach und grübelte darüber nach, bis er auf eine bescheuerte Lösung kam.

Niemals wird Eve Doms kalte, entschlossene Miene vergessen, als er ihr auf dem Balkon vor dem naturwissenschaftlichen Labor das Herz brach. Es war, als hätte ein Alien seinen Körper übernommen. »Wir müssen uns trennen«, sagte er. Sie heulte und heulte. »Warum? *Warum?* Was habe ich getan?« Er erklärte ihr seine Beweggründe nicht, denn er wusste, sie würde versuchen, ihn umzustimmen. Es war dieselbe verrückte Ohne-Fleiß-kein-Preis-Haltung, die ihm auch ermöglicht, eine irrwitzige Anzahl von Liegestützen und Klimmzügen zu machen.

Er glaubte ernsthaft, wenn sie sich jetzt trennten, könnten sie »schnell« Beziehungen mit anderen Partnern eingehen, die Sache hinter sich bringen und in sechs Monaten, maximal einem Jahr, wieder zusammen sein. Er sagte, die Trennung sei wie eine Impfung.

Glücklicherweise erzählte Dom dann zu Hause seinem Vater davon, und der war entsetzt darüber, dass Dom sein Geschwafel so ernst genommen hatte. Er packte Dom am Arm und sagte: »Aber du könntest sie verlieren, Mann!«, und dann hielt er einen weiteren Monolog, nüchtern diesmal: Man könne das Schicksal nicht *austricksen,* man könne dem Leben nicht gewaltsam eine andere Richtung geben, manches solle sein und anderes solle nicht sein, man habe nicht immer eine Wahl, alles, was man tun könne, sei, es zu genießen, und so weiter und so fort. (Doms Vater redet viel.)

Am Ende dauerte ihre Trennung nur neun Stunden und dreiundzwanzig Minuten. Es waren die schlimmsten neun Stunden und dreiundzwanzig Minuten in Eves Leben.

Natürlich waren sie füreinander bestimmt, und hier sind sie, viele Jahre später und glücklich verheiratet.

Glückselig verheiratet!

Unfassbar glücklich.

Sie nimmt sich eine Mandarine, schält sie und isst ein Stück davon. Die Frucht ist ein bisschen sauer, aber Eve gibt vor, nichts davon zu merken, und spuckt den Schnitz nicht wieder aus, nicht einmal die Kerne.

Kapitel 48

An einem schwülen grauen Februartag eine Woche nach meinem zehnten Geburtstag legte mein Vater einen Penny auf seinen Daumen und ließ ihn hoch in die Luft schnellen.

Er war zweiunddreißig, ein junger Mann, auch wenn er für mich so erwachsen war, wie man nur sein konnte. Seine Angelrute in ihrer schicken Segeltuchröhre (Mum hatte sie ihm zu Weihnachten geschenkt), sein Angelkasten und sein Schlafsack warteten im Flur neben der Haustür. Er und seine Freunde Ralph und Angelo wollten den Zug hinauf nach Gosford und dann den Bus zum Avoca Beach nehmen, wo sie über Nacht zelten würden. Ihre Frauen und Kinder begleiteten sie oft, aber nicht diesmal, denn in der Schule fand eine Feier statt, die wir nicht verpassen wollten. (Wenn ich jetzt so darüber nachdenke, hätten die Mütter sie wahrscheinlich gern verpasst.)

Dad fing den Penny wieder auf und legte ihn auf seinen Handrücken. »Kopf oder Zahl, Cherry?«

Ich sagte: »Kopf«, und das nächste Mal sagte ich wieder: »Kopf«, und lag richtig.

Beim dritten Mal sagte ich: »Zahl.«

»Warum sagst du Zahl?«, fragte Dad.

Ich antwortete und kam mir dabei sehr klug vor: »Weil wir gerade schon zweimal Kopf hatten, Dad, deshalb ist Zahl jetzt wahrscheinlicher.«

Dad sagte: »Ich weiß, dass es sich so *anfühlt*. Mir geht es genauso! Aber die Münze hat kein Gedächtnis. Wenn es eine faire Münze ist, stehen die Chancen für Kopf oder Zahl *immer* fünfzig zu fünfzig.«

Der Ausgang eines Münzwurfs ist statistisch unabhängig. Das wollte er sagen. Er hat diese Formulierung nicht benutzt. Er hat sie sicher nicht gekannt, und ich hätte sie nicht verstanden. Aber das war das Prinzip. Ich weiß nicht, warum er ausgerechnet in diesem Augenblick mit mir darüber sprach. Vielleicht hatte er es selbst gerade erst gelernt.

Ich dachte kurz nach und fragte dann: »Aber was ist, wenn man zehnmal nacheinander Kopf hat? Dann wäre es *eindeutig* wahrscheinlicher, dass als Nächstes Zahl kommt.«

Da erzählte er mir etwas, was in Monte Carlo geschehen war.

Zuerst war ich verwirrt, denn für mich war Monte Carlo der Name meines Lieblingskekses aus der Dose mit der Gebäckmischung von Arnott, nicht ein berühmter Stadtbezirk von Monaco an der französischen Riviera, aber das klärten wir.

Es geschah 1913 im Casino von Monte Carlo. Am Roulettetisch. Die Kugel landete so häufig hintereinander auf Schwarz, dass sich immer mehr Menschen um den Tisch versammelten und immer höhere Einsätze auf Rot tätigten, weil sie überzeugt waren, dass die Schwarzsträhne gleich enden musste. Es kam *sechsundzwanzigmal* hintereinander Schwarz, bevor die Kugel auf Rot landete. Die Menschen verloren Millionen Francs.

Die Überzeugung, dass die Wahrscheinlichkeit zukünftiger Ereignisse sich auf der Basis vergangener Ereignisse verändert (vorausgesetzt, diese Ereignisse sind unabhängig), wird Spielerfehlschluss, im Englischen auch *Monte Carlo fallacy* oder *Gambler's fallacy* genannt.

Ich begriff nicht *vollständig*, was mein Vater sagen wollte, denn ich war ja noch ein Kind.

Tatsächlich zeigt die Vergangenheit, dass viele »Finanzgurus« die Grundlagen der Wahrscheinlichkeitsrechnung nicht verstanden haben. Diese überaus erfolgreichen, charismatischen Männer (es sind fast immer Männer) profitieren von einer Glückssträhne und schreiben ihren Erfolg ihrer eigenen bemerkenswerten Intelligenz zu, bis zu dem Tag, an dem die Glückssträhne abreißt und ihre Kunden katastrophale Verluste erleiden. Doch das ist nie die Schuld des Gurus. Das ist dann einfach Pech. Die Performance in der Vergangenheit ist keine Garantie für zukünftige Ergebnisse, Leute!

Vielleicht haben Sie bereits erraten, dass dies meine letzte Unterhaltung mit meinem Vater war, und deshalb erinnere ich mich auch so deutlich daran, deshalb denke ich so oft daran und schreibe ihr eine größere Bedeutung zu, als sie womöglich verdient.

Mein Vater wurde beim Felsenangeln mit Angelo und Ralph vom

Blitz getroffen. Sie hatten einen herrlichen Nachmittag gehabt. Die Fische bissen an. Sie hatten sich darauf geeinigt, nur noch fünf Minuten zu angeln.

»Wende dem Ozean niemals den Rücken zu«, hatte Dad mir immer gesagt, doch dem Blitz ist es egal, in welche Richtung man blickt, er schlägt in das Höchste ein, was er finden kann, ob das nun ein Baum, eine Kirchturmspitze oder ein Mensch ist, und Dad war zwar der vorsichtigste der drei Angler, aber auch der größte.

Es ist selten, dass jemand durch Blitzschlag stirbt, aber es kommt vor. Etwa zweitausend Personen sterben jährlich dadurch. Ich würde sagen, keiner von ihnen hat damit gerechnet.

Neun von zehn Personen überleben einen Blitzschlag.

Ein Wolke-Boden-Blitz kann mehr als eine Milliarde Volt haben. Herzverletzungen sind die Haupttodesursache. Der Blitz brachte Dads Herz zum Stillstand. Dads großes, wundervolles, nervöses, besorgtes, liebendes, ehrgeiziges, lustiges Herz.

Oft überlege ich, was der letzte Gedanke gewesen sein mag, den er nicht mehr zu Ende bringen konnte. Ging es um Köder, statistische Unabhängigkeit, um Hausaufgaben mit mir oder Tanzen mit Mum, um Monte-Carlo-Doppelkekse oder Gus, den Piloten aus Queensland und seinen Teddybären, um das Bier später auf dem Campingplatz, auf das er sich freute, um Schwimmen im Ozean oder einen Juckreiz in der Kniekehle? Eigentlich spielt es keine Rolle. Er hatte im Lauf seiner zweiunddreißig Jahre Millionen von Gedanken. Ich frage mich nur, welcher der letzte war.

Ich habe keine Erinnerung daran, wie ich vom Tod meines Vaters erfuhr. Dort, wo diese Erinnerung sein müsste, ist eine Leerstelle, so als hätte der Blitz sie weggebrannt. Mir wurde gesagt, ich hätte mich »eigenartig« verhalten: Ich hätte nicht geweint und keine Fragen gestellt. Offenbar nickte ich, wie um zu sagen: *Nachricht empfangen,* nahm meinen Stift und wandte mich wieder meinen Hausaufgaben zu.

Jahrelang schämte ich mich dafür, so als hätte ich in einem der bedeutsamsten Momente meines Lebens versagt, als hieße das, dass ich meinen Vater nicht geliebt hatte. Später, als ich gerade vierzig geworden war, unterhielt ich mich auf einer Party mit der Freundin einer Freundin. Wir saßen auf weißen Plastikstühlen, die im Rasen einsanken, tranken das Weinmixgetränk West Coast Cooler, und zwischen uns entspann sich eines dieser Gespräche, zu denen es manchmal zwischen Fremden kommt, wenn zu viel Alkohol und zu wenig Essen im Spiel ist. Dabei stellten wir fest, dass wir unsere Väter beide schon als Kinder verloren hatten.

Sie sagte: »Es war zu groß, als dass du es hättest begreifen können, du hast unter Schock gestanden.«

Es ist interessant, wie wohltuend eine einfache, freundliche Bemerkung einer Fremden sein kann.

An die Reaktion meiner Mutter erinnere ich mich sehr wohl. Sie stürzte, als hätte der Blitz auch ihr Herz getroffen, und wäre zu Boden gefallen, doch Tante Pat fing sie gerade rechtzeitig mit einem Stuhl auf, und Mum legte den Kopf auf den Küchentisch und sagte immer wieder: »Nein, nein, nein.«

Ich wandte den Blick ab. Ich fand das würdelos. Ich konnte mir nicht vorstellen, dass es Dad gefallen hätte.

Als Ivy und ich am Tag nach Dads Beerdigung gerade unterwegs zum Bach waren, sah ich Jiminy Cricket auf ein Haus zugehen. Ich war begeistert. Was für ein gutes Timing. Ich rannte zu ihm und sagte: »Mein Dad ist gestorben, also müssen *Sie* jetzt *uns* Geld zahlen!«

Ivy sagte, ich hätte so strahlend gelächelt, als hätte ich eine Wette gewonnen, gruselig, und da war es kein Wunder, dass Jiminy so erschrocken aussah.

Versicherungen *sind* wie Wetten. Man setzt auf sein eigenes Pech. Die Versicherungsgesellschaft gewinnt meistens, weil man sein Auto meistens nicht zu Schrott fährt und das Haus meistens nicht abbrennt.

Eine Lebensversicherung ist eine Wette auf den Zeitpunkt des eigenen Todes.

Wir gewannen, weil es unwahrscheinlich war, dass ein großer, starker, kluger Mann wie Dad mit zweiunddreißig stirbt.

Aber das tat er.

Kapitel 49

An einem strahlenden Samstagmorgen mit frühwinterlichem Sonnenschein duftet es nach Butter, Vanille und Zucker, als Ethan erwacht. Jasmine kocht nicht oft, aber sie macht großartige Pfannkuchen. Ethan hat Hunger, und als er das Rollo in seinem Zimmer hochzieht, ist seine Stimmung so hell und sonnig wie der Tag. Seit ihrem Besuch beim Wahrsager unterhalten Jasmine und er sich häufiger, verbringen mehr Zeit miteinander. Sie nennt ihn jetzt Jason Bourne. Er nennt sie noch immer Jasmine. Ein Spitzname ist ihm nicht eingefallen.

Sie haben viel über das gesprochen, was Luca an jenem Tag gesagt hat. Ethan hat ihr erzählt, dass Luca Harveys Formulierung »Typen wie wir« gechannelt hat. Jasmine sagte, bei ihrem ersten Besuch habe Luca ihr gesagt, er könne jemanden hinter ihr sehen, der ihr das Haar flicht. »Das ist Oma!«, rief Jasmine. Seitdem erfüllt sie ein wunderbar friedvolles Gefühl, da sie weiß, dass ihre Großmutter immer bei ihr ist.

Ethan ist nicht hundertprozentig überzeugt. Luca könnte mit der Formulierung »Typen wie wir« einen Zufallstreffer gelandet haben. *So* speziell ist sie auch nicht. »Sie ist ziemlich speziell«, widersprach Jasmine. Außerdem riet Luca ihr, als er ihr an diesem Tag die Karten legte, sie solle sich für »finanzielle Schwierigkeiten« später im Jahr wappnen, was ebenso wahrscheinlich ist, wie dass Ethan bei einer Schlägerei stirbt. (Weiß der Kerl *wirklich* nicht, wer Jasmine ist?)

Ethan ist noch immer ziemlich tiefenentspannt, was die Vorhersage der Dame angeht, doch wenn er außer Haus ist, ist ihm stärker bewusst als früher, dass ihm Gewalt begegnen könnte. Er sucht die Straßen ab, als wäre er tatsächlich Jason Bourne auf einer Mission. Er hält Ausschau nach betrunkenen, wütenden Schlägertypen. Mehrmals hat er die Straßenseite gewechselt, um nicht an einem lärmenden Pub vorbeigehen zu müssen. Er weiß nicht genau, was er davon halten soll. Vielleicht kann er jetzt besser nachvollziehen, wie das Leben für Frauen ist?

Ethan nimmt sich vor, dies nicht versehentlich einer Frau gegenüber zu erwähnen.

Er zieht Jeans und T-Shirt an und geht in die Küche, wo er Butter in der Pfanne brutzeln hört. Sein Schritt ist beschwingt, sein Tonfall hat etwas von »Zip-a-Dee-Doo-Dah«. »Rieche ich da Pfannkuchen?«

»Allerdings, Mann«, ertönt eine tiefe Stimme, und Ethan kann nicht verhindern, dass ihm das Gesicht entgleist wie einem enttäuschten Kind.

An der Küchentheke lehnt ein Kerl in Scheiß-Calvin-Klein-Boxershorts: nackte, braun gebrannte Rugbyspielerbrust, Privatuni-Wallehaar, prägnantes Kinn, das er zweifelsohne zusammen mit seinem Treuhandfonds von seinem Vater geerbt hat. Er trinkt Kaffee aus Ethans Lieblingstasse und sieht Jasmine beim Pfannkuchenbacken zu.

»Morgen, Ethan«, sagt Jasmine. Sie deutet mit dem Pfannenheber auf den halb nackten Mann. »Das ist Carter.«

»Du bist also der Mitbewohner.« Unüberhörbar feindseliger Unterton bei »Mitbewohner«. Carter stellt Ethans Tasse ab und streckt die Hand aus, und Ethan weiß, was jetzt kommt, und so ist es auch: Carter zermalmt ihm die Hand, während er Blickkontakt hält und Ethan wissen lässt, dass er der ranghöchste Schimpanse hier in der Küche ist.

»Nett, dich kennenzulernen«, sagt Ethan. »Wow. Krasser Händedruck, Kumpel.«

Jasmine blickt zu ihnen. »Pass auf. Ethan hat sich beim Klettern das Handgelenk gebrochen. Er ist den Gips gerade erst losgeworden.«

In Carters Augen blitzt Wut auf, weil Ethan ihn vor Jasmine wegen seines Alphamännchenverhaltens zur Rede gestellt hat und jeder weiß, dass Frauen das verabscheuen. Aber der Mann ist nicht dumm. Er revanchiert sich direkt mit einem gut gelaunten rechten Haken in Form von guten Manieren. »Tut mir leid. Mein Vater ist von der alten Schule und besessen davon, dass man einen festen Händedruck haben muss.«

»Möchtest du einen Pfannkuchen, Ethan?«, fragt Jasmine. Sie trägt ein Tanktop und eine Schlafanzughose, und ihr Haar ist nicht so zerstrubbelt wie sonst morgens, sie hat es zu einem Knoten auf dem Kopf aufgesteckt.

»Macht sie dir jeden Morgen so Frühstück? Glückspilz!« Carter legt

Jasmine besitzergreifend die Hand auf die Schulter, reibt auf und ab, auf und ab. Ethan schaudert es.

Ach Jasmine, denkt er. Der bringt Ärger. Siehst du nicht, dass er Ärger bringt?

Als er hier einzog, rechnete er damit, in der Küche auf Jasmines Typen zu stoßen. Sie sind beide Singles, irgendwann musste es passieren, aber Jasmine hatte damals gerade erst eine lange Beziehung hinter sich. Irgendwann rechnete er nicht mehr damit. Er machte es sich bequem. Er machte sich etwas vor.

»Für mich nicht«, sagt Ethan. »Ich muss gleich los.«

Alle wissen, dass das gelogen ist. Sein getrillertes »Rieche ich da Pfannkuchen?« hallt noch nach.

»Gehen wir mit unseren wieder ins Bett?«, fragt Carter Jasmine, die Hand jetzt auf ihrem unteren Rücken. Er grinst Ethan selbstgefällig an, als wollte er sagen: Ich weiß, wie viele Liegestütze du schaffst, was du auf dem Konto hast, was für ein mieses Auto du fährst, wie sehnsüchtig du sie willst. Du verlierst, ich gewinne. In jeder Hinsicht.

Ethan verlässt die Wohnung, so schnell er kann, und läuft in Richtung Bronte Beach, als wollte er sich dort wirklich mit jemandem zum Frühstück treffen.

Was ist er doch für ein Loser. Zu glauben, dass er eine Chance bei einer solchen Frau hat, obwohl sie ihm *nicht das geringste Zeichen* gab, dass sie Interesse hätte. Carter ist wahrscheinlich »jemand«, oder sein Vater ist es. Solche Menschen daten sich untereinander. Sie sprechen dieselbe Sprache, machen in denselben Ski-Orten Urlaub. Jasmine und Carter liegen jetzt wahrscheinlich im Bett und imitieren seinen hoffnungsvollen, nerdigen Tonfall: *Rieche ich da Pfannkuchen?*

Vor Selbstmitleid und Demütigung schnürt es ihm die Kehle zu. Er zieht das Telefon aus der Tasche und wählt. Als es läutet, sieht er ein Pärchen leidenschaftlich knutschen. Der Mann sitzt auf einer niedrigen Backsteinmauer. Die Frau steht zwischen seinen Beinen. Es ist neun Uhr morgens. Das muss doch nicht sein.

»Hallo?« Eine Frauenstimme.

Ihm sackt das Herz in die Hose. Er nimmt das Telefon vom Ohr, um nachzusehen, wen er eigentlich gerade angerufen hat, und als es ihm klar wird, durchfährt es ihn eisig.

Er hat Harvey angerufen. Harvey ist der Freund, den er anruft, wenn er unglücklich ist. Man ruft Harvey nicht an, wenn man befördert worden ist, man ruft ihn an, wenn man seinen Wagen geschrottet hat. Harvey mag Unglück. Er versucht nie, einen aufzumuntern oder das Unglück des anderen kleinzureden. Er will jede Einzelheit, je peinlicher, desto besser.

Ethan bringt kein Wort heraus. Wieder diese axtähnliche Trauer. Er will mit *Harvey* sprechen.

Die Frau sagt: »Ethan? Hier ist Lila. Harveys Schwester. Wir haben uns bei der Beerdigung kennengelernt.«

Hosentaschenanruf. Sag, es war ein Hosentaschenanruf.

»Es tut mir sehr leid«, sagt er und hört die Tränen in seiner Stimme. »Ich hab's einfach … vergessen. Einen Augenblick lang hatte ich es vergessen. Ich fasse es nicht. Mir war danach, mit ihm zu reden.«

»Mach dir nichts draus. Das passiert mir andauernd.«

»Ich erinnere mich an dich«, sagt Ethan. »Hi, Lila. Ich kann es wirklich nicht fassen, dass ich das getan habe.«

»Ich habe sein Telefon. Manche Leute schreiben ihm. Ich meine, nicht versehentlich, sie wissen, dass er tot ist, aber sie schreiben ihm. Ein Mann hat geschrieben: *Das mit den hundert Kröten tut mir leid, ich vermiss dich, Kumpel.*«

»Deano«, sagt Ethan. »Wichser. Harvey hätte ihn nicht vom Haken gelassen.«

»Ich sollte ihn auffordern, das Geld in Harveys Nachlass einzuzahlen«, sagt Lila.

»Solltest du.« Ethan wischt sich die schweißnasse Stirn ab und sieht zum blauen Himmel hoch, über den Wolken jagen. Wie kann es sein, dass er immer noch hier in diesem Sonnensystem leben, immer noch auf diesem Planeten stehen darf, während der um die Sonne kreist, und Harvey in irgendeiner anderen Dimension ist? Oder schlicht nicht mehr existiert? »Wie … kommst du klar?«

»Weißt du, was? Ich kann es einfach nicht glauben. Die Beerdigung ist fast zwei Monate her, und ich kann immer noch nicht … es will mir immer noch nicht in den Kopf.«

»Ich weiß«, sagt Ethan. »Ich *weiß.*«

»Harvey schien nicht der Typ zu sein, der jung stirbt«, sagt Lila. »Er war schon mit zehn ein mittelalter Mann. Er hätte ein mittelalter Mann *werden* müssen.«

Ethan lacht. »Ich weiß genau, was du meinst.«

Eine Möwe kreischt laut, und irgendjemand hupt. Ethan drückt das Telefon fest ans Ohr. Weint sie? Bitte lass sie nicht weinen.

»Ich halte dich besser nicht länger auf«, sagt Ethan. »Noch mal, tut mir leid …«

»Ruf ihn – ruf mich jederzeit an, wenn dir danach ist. Es tut gut zu wissen, dass es Leute gibt, die an Harvey denken. Die ihn auch vermissen. Mach's gut, Ethan.«

Sie legt auf, und Ethan geht Richtung Strand, vorbei an dem Pärchen, das immer noch wild knutscht. Es geht ihm besser. Carter wird bestimmt nicht lange aktuell sein, und falls Jasmine auf solche Typen steht, ist sie nicht die richtige Frau für Ethan.

Sein Blick fällt auf einen Jägerliest, der still und majestätisch auf einem Eukalyptus mit weißer Rinde hockt und vom Stamm fast vollständig getarnt ist. Die kühl berechnenden Augen des Vogels sehen ihn an, und eine Kindheitserinnerung steigt in ihm auf. Ihre nächsten Nachbarn luden Ethan und seine Schwester einmal ein, ihren schicken neuen Teich voller schimmernder Goldfische zu bewundern. Gleich am darauffolgenden Nachmittag sah Ethan, nachdem er die Schuluniform ausgezogen hatte, aus dem Fenster und entdeckte einen Jägerliest mit etwas großem, golden schimmerndem Hilflosem im Schnabel, das er immer wieder gegen einen Baumstamm schlug.

Tod und Brutalität in seinem eigenen Vorgarten.

Er hat es niemals vergessen.

Kapitel 50

Der Monte Carlo ist nach wie vor mein Lieblingskeks. Immer wenn ich einen esse, denke ich an statistische Unabhängigkeit. Ich ziehe die beiden Kekshälften auseinander, damit ich zuerst die Cremefüllung genießen kann. Ich dachte, jeder isst Monte-Carlo-Kekse so, bis mein guter Freund Bert letztes Jahr zu meiner Entgeisterung achtlos sämtliche Schichten auf einmal durchbiss. Krümel flogen umher. Er zwinkerte mir zu und sagte: »Ich lebe gern gefährlich, Cherry.«

Kapitel 51

Mum glaubte für den Rest ihres Lebens, sie habe Dads Tod vorhergesehen.

Sie sagte, an dem Tag, als Dad und sie über Sinn und Unsinn einer Lebensversicherung gestritten hatten und Dad seine Bemerkung mit dem »falls ich vom Blitz getroffen werde« gemacht hatte, da habe sie seinen Tod in ihrer Brust *gespürt.* Sie habe sofort gewusst, dass er sterben würde, und wenn Dad nur auf sie gehört hätte, wenn sie nur beharrlicher gewesen wäre, wenn er Jiminy Cricket nur die Tür vor der Nase zugeschlagen hätte, wäre es nie passiert.

Sie sagte: »Ich wusste es, ich wusste es, ich wusste es.«

»Du redest Unsinn, Mae«, erwiderte Tante Pat.

Dad hatte auch gesagt: »Falls ich von einem Bus überfahren werde«, und er wurde nicht von einem Bus überfahren. Das sind nur umgangssprachliche Redensarten, die unwahrscheinliche, aber mögliche Ereignisse bezeichnen.

Als ich eine zornige Jugendliche war, schrie ich meine Mutter einmal an: »Es hatte *nichts* zu bedeuten, du hast *nichts* gewusst!«

»Ich weiß, was ich wusste! Ich weiß, was ich gefühlt habe!« Meine Mutter schlug sich mit der Faust auf die Brust. Da war sie schon zu Madame Mae geworden, und dass sie Dads Tod vorhergesehen hatte, war zu ihrer Entstehungsgeschichte geworden.

Ich war damals sechzehn, deshalb hielt ich sie für eine Idiotin.

Kapitel 52

Eve faltet die Kreditkartenabrechnung fest zusammen und steckt sie in die Gesäßtasche ihrer Jeans, als wollte sie sie vor ihrer Mutter verstecken. Sie geht ins Schlafzimmer und legt sich hin. Immer wenn etwas sie aus der Fassung bringt, legt sie sich ins Bett. Offenbar hat sie das schon als Kleinkind so gemacht. Damals hieß es dann: *Oooch, Evie, wie süß*. Jetzt bedeutet es wahrscheinlich, dass sie eine echte Störung hat.

Sie muss mit aller Kraft an der Bettdecke ziehen, um sich auch nur hineinlegen zu können. Dom macht immer das Bett, und er macht es toll. Er zieht die Betttücher superstraff, als wäre er Soldat, aber er richtet auch die Zierkissen sorgsam aus, was sehr süß ist. Sein Vater hat ihm beigebracht, das Bett so zu machen.

Dom ist ein Einzelkind, das von einem alleinerziehenden Vater aufgezogen wurde, und Eve ist ein Einzelkind, das von einer alleinerziehenden Mutter aufgezogen wurde. Das stellten sie in jener schicksalhaften Französischstunde damals in der Zehnten fest. Sie mussten paarweise aufstehen und auf Französisch die Lebensumstände der anderen Person beschreiben. »Dom lebt bei seinem Vater. Er hat keine Schwestern oder Brüder. Er hat einen Hund namens Tilly.« »Eve lebt bei ihrer Mutter. Sie hat keine Schwestern oder Brüder. Sie hat eine Katze namens Tilly.« O mein Gott, sie waren so schlecht in Französisch, dass ihre Französischlehrerin sie nicht ausstehen konnte, aber so ziemlich jeder in dieser Unterrichtsstunde außer der Lehrerin, die kein Herz hatte, konnte sehen, dass Eve und Dom zwei Hälften eines Ganzen waren, zwei zueinanderpassende Puzzleteilchen, zwei Menschen, *deren Haustiere, obwohl es verschiedene Tierarten waren, DENSELBEN NAMEN trugen* und die eindeutig dazu bestimmt waren, für immer zusammen zu sein.

Und hier sind sie, verheiratet, und leben glücklich bis ans Ende ihrer Tage.

Sie sind so unfassbar glücklich!

Und dann schießt ihr bizarrerweise ungefragt ein grausamer, heimtückischer Gedanke durch den Kopf: *Aber Eve, du hast nichts mehr im Leben, worauf du dich freuen kannst.*

In den letzten achtzehn Monaten hieß es nur: Hochzeit, Hochzeit, Hochzeit. Listen und Termine, so viel zu tun, dazu das ständige Gefühl, dass das Ganze eine Eigendynamik hatte und sie unausweichlich immer schneller auf etwas zurutschte: noch ein Monat bis zur Hochzeit, noch eine Woche, noch ein Tag! Und dann ist es so weit: Eve schreitet zum Altar, absolviert den Hochzeitstanz, es gibt Trinksprüche, Ansprachen, Fotos und lächeln, bis ihr das Gesicht wehtut. Schließlich der Flug von Hobart nach Sydney. Nein, nicht über diesen Flug nachdenken. Denk an die Flitterwochen: Sex und Cocktails und Schwimmen. Die Heimkehr in ihre neue Wohnung! Das Auspacken all der wunderschön verpackten Geschenke, die Suche nach einem Platz dafür, der Umtausch der Geschenke von Gästen mit miserablem Geschmack. Das Schreiben der Danksagungskarten: nicht ganz so unterhaltsam, aber trotzdem eine weitere Aufgabe, die erledigt sein wollte. Und dann das Abholen und Betrachten der Fotos – sie waren ziemlich zufrieden damit, wie gut sie darauf aussahen –, das Anschauen des Videos mit ihren Freunden!

Und was jetzt?

Nichts mehr.

Nie wieder wird in ihrem Leben etwas so Großes und Glanzvolles wie ihre Hochzeit geschehen. Sie wird bloß noch zu den Hochzeiten *anderer* Leute gehen, und ja, hoffentlich wird sie Babys bekommen, aber wie sollen sie sich jemals Babys leisten können? Und was, wenn sie ihnen nicht beibringen kann, nicht so zu schreien wie dieses grässliche Baby im Flugzeug? Sie wird zwei Jobs annehmen und ihren Kindern Abendessen machen und ihre Wäsche waschen müssen und alt werden und sterben, und wozu das Ganze eigentlich?

Meinen die Leute das, wenn sie von »Sinnkrise« sprechen? Eve hätte nicht gedacht, dass sie kompliziert oder cool genug für so eine Krise ist.

Sie wird nicht in Panik geraten. Sie bekommt das schon hin.

Eve googelt: *Warum bin ich nach meiner Hochzeit traurig?*

Das Internet bietet eine Sofortdiagnose: *Hochzeitsblues.*

Sehr weit verbreitet. Wie postpartale Depression, nur ohne Hormone oder Mitgefühl. Niemand wird ihr eine Lasagne bringen. Die Lösung besteht laut Internet darin, *Pläne zu schmieden.* Spezielle Ausgeh-Abende und was nicht alles. Sie sind zu jung für spezielle Ausgeh-Abende. Beim bloßen Gedanken schüttelt es sie. *Haushaltspläne. Ausgeh-Abende.* Was kommt als Nächstes? Orthopädische Einlagen?

Jedenfalls können sie es sich nicht leisten auszugehen. Ihre Kreditkartenabrechnung würde explodieren.

Eve verschränkt die Hände hinter dem Kopf und fragt sich, wie Dom auf ihre Finanzkrise reagieren wird.

Sie muss verhindern, dass er auf irgendeine geheime, bescheuerte Lösung kommt wie, sich scheiden zu lassen, oder die ganze Nacht grübelt, so wie er es in ihren Flitterwochen getan hat, als er sich wegen der Vorhersage der Dame im Flugzeug quälte.

Er hat ihr versprochen, dass er nicht mehr darüber nachdenkt, aber sie weiß, dass es ihn noch beschäftigt, denn erst heute Nacht saß er aufrecht im Bett und sagte sehr deutlich: »Ich würde Eve niemals etwas antun. Nicht in einer Milliarde Jahren.«

Sie sagte: »Ich weiß, Dom. Ich weiß, dass du das nicht tun würdest.«

Ihr war klar, dass er im Schlaf redete und sich am Morgen nicht daran erinnern würde. Er spricht dann sehr schnell und nuschelt, ein bisschen so, als wäre er sediert.

Das Schlafwandeln und Reden im Schlaf begann mit sechs Jahren, als Doms Mutter ihn und seinen Vater verließ. (Sie lebt jetzt auf Bali und unterrichtet Yoga. Dom hat ihr verziehen, dass sie *zehn Jahre* lang aus seinem Leben verschwunden war, aber Eve nicht.) Eines Nachts klopfte es um drei Uhr bei Doms Vater an der Tür. Es war ein Nachbar, der sich mitten in der Nacht daran erinnert hatte, dass er noch die Mülltonnen hinausstellen musste, und im Schlafanzug nach draußen geeilt war, wo er den kleinen Dom fand, der, ebenfalls im Schlafanzug und barfuß, den dunklen Gehweg entlangtappte und beteuerte, er komme zu spät zur Schule.

Von da an musste sein Vater sich überlegen, wie er verhindern konnte, dass Dom nachts das Haus verließ. Je älter Dom wurde, desto schwerer wurde das. Sie schlossen die Fenster ab und brachten an seiner Zimmertür eine Glocke an. Gelegentlich fand sein Vater ihn vollständig bekleidet unter der Dusche. Manchmal machte Dom sich mitten in der Nacht Toast, aß ihn, ging wieder ins Bett und konnte sich beim Aufwachen nicht daran erinnern. Nur der Teller mit den nicht gegessenen Krusten auf dem Küchentisch deutete darauf hin. Manchmal vergingen Monate ohne Schlafwandeln, und Dom und sein Vater glaubten schon, es hätte sich ausgewachsen, doch dann passierte es erneut. Er konnte nicht bei Freunden übernachten oder zelten gehen, weil es ihm zu peinlich gewesen wäre, wenn er geschlafwandelt hätte, und sein Vater hatte Angst, Dom könne über den Rand eines Abhangs oder vor ein Auto spazieren.

Als Teenager *fuhr Dom einmal im Schlaf Auto,* kurz nachdem er den Führerschein gemacht hatte. Er erwachte, nachdem er den Motor ausgeschaltet und auf dem mondbeschienenen leeren Parkplatz des örtlichen Einkaufszentrums ausgestiegen war. Er hatte perfekt geparkt, aber er konnte sich nicht daran erinnern, wie er dorthin gekommen war. Es machte ihm Angst. Auf Doms Bitte versteckt Eve die Autoschlüssel, bevor sie zu Bett gehen. Als er noch zu Hause lebte, war das die Aufgabe seines Vaters, und der hatte am nächsten Morgen manchmal vergessen, wo er sie versteckt hatte, was Dom wahnsinnig machte.

In der Regel passiert nicht viel. Er setzt sich im Bett auf, sagt irgendetwas Sinnfreies und legt sich gleich wieder hin. Seit er mit dem Personal Training angefangen hat, korrigiert er im Schlaf meistens irgendjemandes Haltung. »Drück die Ellbogen nicht an den Körper«, nuschelt er zum Beispiel. »Konzentrier dich auf deinen Core.«

Manchmal regt er sich ein bisschen auf, aber meistens ist er ganz ruhig. Nur einmal klang er zornig, das war bei dem Campingausflug im Huon Valley in ihrem stickigen Wohnwagen. Eve ist aufgefallen, dass Doms Schlafstörungen in schlecht belüfteten Räumen, und wenn er getrunken hat, immer stärker sind.

In jener Nacht schliefen sie in zwei nebeneinander angeordneten Etagenbetten im campingplatzeigenen Wohnwagen. Eve und Liv hatten die oberen Betten, die Jungs die unteren.

Eve weiß nicht, wie spät es war, als sie die Augen aufschlug und Dom neben ihrem Bett stand. Er sah ihr direkt in die Augen.

»Ich werde Sie töten«, sagte er.

»Du wirst was?«, fragte Eve.

Sie setzte sich auf. Es machte ihr Angst, auch wenn sie ihm das niemals sagen wird. Sein Gesicht wurde nur durch das gruselige grüne Licht von Rileys Ladegerät angeleuchtet. Sie konnte seine Züge nicht gut erkennen. Seine Augen waren wie schwarze Löcher.

»Ich werde Sie töten«, sagte er noch einmal, und in seiner Stimme lagen blanke Wut und kalte Entschlossenheit. Eve krabbelte rückwärts, bis sie mit dem Rücken an die Wand des Caravans stieß, und hielt das Kopfkissen vor sich, als könnte das helfen.

»Dom«, sagte sie. »Liebling. Wach auf. Du schläfst.«

Er beugte sich vor, bis er ihrem Gesicht sehr nahe war. Sie roch seinen Rotweinatem.

Dann sagte er: »Was ich habe, sind einige ganz besondere Fähigkeiten. Ich werde nach Ihnen suchen. Ich werde Sie finden, und ich werde Sie töten.«

Da lachte sie laut auf vor Erleichterung, denn jetzt verstand sie es. Sie hatten am Abend aus Kinofilmen zitiert, und dies war Rileys Lieblingszitat: Liam Neesons berühmtes Telefonat mit dem Kidnapper in diesem alten Film, *96 Hours*.

»Du hast *überhaupt* keine Fähigkeiten, Kumpel«, meldete sich Riley aus dem unteren Bett zu Wort. »Und dein irischer Akzent ist scheiße.« Er wusste über das Schlafwandeln und das Reden im Schlaf Bescheid, deshalb begriff er sofort, was los war.

Dom gab den Akzent auf und murmelte: »Halten wir hier an und kaufen Wasser. Halt hier an, Liebling, ich brauche Wasser, hast du Durst, Liebling?«

Riley stand auf und gab Dom eine Flasche Wasser, die dieser auf einmal austrank, wobei ihm ein bisschen Wasser auf die Brust tropfte, was ihn offenbar weckte, denn er sagte mit seiner normalen Stimme: »Tut mir leid. Habe ich geschlafwandelt?«

Sie lachten alle darüber. Es war lustig. Bloß eine weitere verrückte Dom-schlafwandelt-Geschichte.

Jedenfalls bis die Dame im Flugzeug ihre Prophezeiungen machte und Dom dann in ihren Flitterwochen nachts aufwachte, sich an den Vorfall im Wohnwagen erinnerte, zu recherchieren begann und etwas wirklich Beängstigendes entdeckte: das Phänomen, dass jemand beim Schlafwandeln getötet hatte.

»Was, wenn ich das mit dir mache?«, fragte er und zeigte ihr sämtliche Nachrichten, die er dazu gefunden hatte. Ein Mann behauptete, er habe von »aggressiven Straußen« geträumt, als er jemanden tötete, während er schlief. Ein Mann hatte seine geliebte Frau getötet, ohne dass er sich daran erinnern konnte, und saß jetzt im Gefängnis. »Ich werde sie bis zum Tag meines Todes vermissen«, sagte er, was wirklich tragisch war.

»Du wirst mich nicht töten«, sagte Eve. »Außerdem glaube ich nicht an Hellseher.«

»Vergiss die Hellseherin. Ich glaube, uns sollte bewusst sein, dass ich dich im Schlaf verletzen könnte.«

»Du hast mich noch nie angerührt, wenn du geschlafwandelt hast«, beruhigte Eve ihn. Streng genommen stimmte das nicht. Manchmal stieß er ihre Hand ein bisschen grob zurück, wenn sie versuchte, ihn zurück ins Bett zu holen, aber sie hatte sich nicht ein einziges Mal gefährdet gefühlt.

Ach Mensch, das war alles so albern!

Er ist immer noch *Dom,* wenn er schläft.

Was im Internet passiert, passiert niemals im richtigen Leben.

Eve nimmt das gerahmte Hochzeitsfoto vom Nachttisch. Sie hat dieses Foto im Vintage-Stil machen lassen – ein stimmungsvoller Schwarz-Weiß-Abzug mit einem Stich ins Gelbe –, und da sie ein Vintage-Kleid und Dom klassische Hosenträger und eine Fliege trug, entsteht der Eindruck, ihre Hochzeit hätte schon vor Jahrzehnten stattgefunden.

Eve denkt an die erste Braut, die ihr Kleid trug. Ob sie auch Hochzeitsblues hatte? Wusste sie, dass viele erschwingliche Ausgaben sich zu einer großen unerschwinglichen Gesamtsumme addieren? Wahrscheinlich. Wahrscheinlich weiß das jeder. Dieser Fotoausdruck hat fünfundvierzig Dollar gekostet und der Rahmen sechzig. Sie hat mit dem Geld um sich geworfen wie Kim Kardashian.

Wie lautet noch dieser Begriff, den die Leute immer verwenden? »Lebenshaltungskostenkrise«. Sie hätte nicht gedacht, dass das auch sie betrifft. Sie dachte, es betreffe Leute mit Hypotheken und Schulgebühren.

Sie erinnert sich an ein Gespräch zwischen ihrer Mutter und Doms Vater bei ihrer Verlobungsfeier, das sie mit anhörte. »Sie sind wie kleine Kinder im Wald, die beiden«, sagte sie.

»Ich weiß«, antwortete Doms Vater. »Sie wissen nicht, was sie nicht wissen.«

Na ja, warum haben sie ihnen nicht einfach erklärt, was sie nicht wussten?

»Du bist so dumm«, sagt sie laut zu ihrem dummen lächelnden Gesicht auf dem Foto.

»Wer ist dumm?«, fragt Dom an der Schlafzimmertür.

Sie lässt das Foto fallen. »Was machst du so früh hier?«

»Die letzten beiden Kunden haben abgesagt.«

»Du machst Witze. Das ist unfassbar, diese Leute sind so …«

»Na ja. Ich habe uns Essen vom Thai geholt.« Dom hebt das Handgelenk, an dem eine Plastiktüte hängt. »Aber es könnte schon ein bisschen kalt geworden sein, ich muss dir nämlich was sagen, ich hatte …«

»Nicht von diesem teuren Thai, oder?« Eve setzt sich so hastig auf, dass sie sich den Kopf an der Wand stößt. »Au.«

Dom wirkt erschrocken. »Welcher ist der teure Thai? Ich bin zu dem mit den Fischfrikadellen, die du so magst.«

»Das ist der teure Thai!«, jammert Eve.

Dom stellt die Tüte ab. »Was ist denn los?«

Eve zieht die Kreditkartenabrechnung aus der Gesäßtasche und reicht sie ihm.

Dom sieht sie sich an. »Das ist *unsere* Rechnung? So viel Geld schulden wir?«

»Ja. Ich fürchte, wir haben es vielleicht irgendwie vergeigt, Liebling, ich hätte nicht …«

»Ich habe auf dem Heimweg das Auto demoliert«, unterbricht Dom sie und lässt sich schwer aufs Bett fallen. Alle Farbe ist aus seinem Gesicht gewichen. »Und ich glaube, ich habe vergessen, die Kfz-Versicherung zu bezahlen.«

Kapitel 53

Der folgende Vorfall zeigt, dass ich wirklich lange brauchte, um den Tod meines Vaters wirklich zu begreifen:

Als ich dreizehn und mein Vater seit drei Jahren tot war, kam ich eines Nachmittags von der Schule nach Hause, und meine Mutter stürzte mir mit glänzenden Augen und geröteten Wangen entgegen. Sie sagte: »Ich habe *wundervolle* Neuigkeiten, Cherry.«

Eine unfassbar tiefe Erleichterung durchflutete meinen gesamten Körper. Meine Beine wurden vor Freude so schwach, dass ich mich setzen musste. Eine gewaltige Last, von der ich nicht gewusst hatte, dass ich sie trug, hob sich von meinen Schultern. Ich dachte: *Dad ist wieder da.*

Das glaubte ich wirklich, nur eine Sekunde lang, dann kam ich zur Vernunft.

Ich las einmal einen Artikel über den schillernden Popstar Pink. Sie hatte vor Kurzem ihren Vater verloren und sagte (diesem Artikel zufolge, dessen Fakten überprüft worden sein mögen oder auch nicht), ihr erster Gedanke sei dieser gewesen: Niemand wird sie je wieder so lieben. Als ich das las, dachte ich: Ja, Pink, das verstehe ich. Jeder liebt eine bestimmte Version eines Menschen, und wenn jemand stirbt, verschwindet dessen Version mit ihm. Dad war so *interessiert* an mir. Mum war auch interessiert, aber Mum liebte eine andere Version von mir.

Niemand hat mich je so gesehen, wie Dad mich sah – »so ein lustiges kleines Ding« –, wie er mich vielleicht noch immer sieht, auch wenn ich nicht an ein Leben nach dem Tod glaube. Dazu gibt es nicht genügend Daten. Aber falls so etwas existiert, und meine Güte, wäre das schön, ob Dad dann wohl einmal Pinks Vater getroffen hat?

Vielleicht beim Frühstücksbüfett. Ein Frühstücksbüfett wäre Dads Vorstellung vom Himmel.

Die wundervolle Neuigkeit meiner Mutter war übrigens, dass sie genügend Geld gespart hatte, um uns einen Urlaub im Coffs Harbour Pacific Palms Motel zu buchen, damit wir uns Big Banana ansehen konnten.

Diese schrille gelbe Touristenattraktion war die Idee eines amerikanischen Bananenplantagenbesitzers (er ließ sich von einer großen Ananas inspirieren, die er auf einer Konservenfabrik in Hawaii gesehen hatte) und damals die größte Banane der Welt. Ich glaube, das ist sie noch heute. Mit ihr begann die australische Begeisterung für »große Dinge«. Mittlerweile rühmen wir uns einer großen Bierdose, eines großen Schafbocks, einer großen Gitarre, eines großen Apfels, einer großen Avocado und noch vieler weiterer »großer Dinge«. Falls Sie Australier oder Australierin sind, sind Sie vielleicht stolz darauf oder es ist Ihnen peinlich.

Viele Menschen sind davon überzeugt, die große Banane sei heimlich gegen eine kleinere ausgetauscht worden, und zwar so fest überzeugt, dass Journalisten darüber geschrieben haben, aber es stimmt nicht.

Sie sieht nur kleiner aus, wenn wir sie als Erwachsene erneut betrachten.

Nichts ist so überwältigend wie das erste Mal.

Kapitel 54

Es ist ein friedvoller, sonniger Samstagnachmittag drei Monate nach dem Flug. Anfang Juli. Bisher ein milder Winter, was sehr angenehm ist.

Leo schneidet Zwiebeln, Koriander und Möhren für ein Curry, während er überlegt, ob er heute Abend noch ein paar Stunden arbeiten kann, doch das würde bedeuten, dass er in dieser Woche streng genommen sieben Tage gearbeitet hat, und diesen Vorwurf seiner Frau würde er lieber abstreiten können.

Neve kommt mit einem Korb voller getrockneter Wäsche aus dem Garten herein. Oli hat nach einem schlammigen Fußballspiel, in dem er das triumphale Siegtor geschossen hat, gerade geduscht.

Der Hund schnarcht.

Bridies markerschütternder Schrei ist überall im Haus zu hören und wahrscheinlich auch bei den Nachbarn.

Es klingt, als hätte sie eine verheerende Verletzung erlitten.

Leo schreckt so heftig zusammen, dass er sich beinahe die Daumenspitze abgehackt hätte. Er lässt das Messer fallen und rennt los. Neve setzt den Korb ab, springt sportlich darüber hinweg und sprintet in dieselbe Richtung.

Oli schlingt sich unterdessen gemächlich sein Handtuch um die Hüften, wischt mit der Hand einen Kreis im beschlagenen Spiegel frei, dreht sich zur Seite, um seinen angespannten Bizeps zu bewundern, und fragt sich, was mit seiner Schwester los ist.

Der Schrei kommt aus dem Wohnzimmer, wo Bridie in der Mitte der Couch sitzt und sich in eine riesige gelbe Decke gewickelt hat, sodass nur die Oberseite ihres Kopfs zu sehen ist.

Leo reißt die Decke weg. Bridie sitzt im Schneidersitz da, den Kopf so tief vornübergebeugt, dass ihre Stirn fast das Display des verdammten Telefons berührt, das sie ihr widerstrebend gekauft haben, als sie begann, mit dem Bus zur Schule zu fahren, das jetzt aber zum Fluch des Familienlebens geworden ist. Leo hat sämtliche neuesten Kinderschutz-Apps auf den Telefonen beider Kinder installiert, aber er hat den Verdacht, dass Bridie und Oli sie mit ihren überlegenen technologischen Fähigkeiten beide hacken können. Neve und er denken sich immer neue Abmachungen aus – keine Handys nach dem Essen, keine Handys vor dem Frühstück, keine Handys im Auto –, doch die Kinder wissen auch, wie sie die Abmachungen hacken können.

»Was ist? Was ist los?« Mit den Fingerspitzen tastet Neve Bridies Haaransatz ab, nimmt ihre Arme und dreht sie hin und her.

»Was ist passiert?«, fragt Leo. »Wo tut es weh?«

Neve sieht sich argwöhnisch um. »Hat dein Bruder irgendwas angestellt? Ich dachte, er ist duschen.«

Bridie wirkt wütend und zugleich in irgendetwas bestätigt. Ihr Gesicht ist rot, so als hätte jemand sie geohrfeigt. »Daddy wird doch sterben, genau wie die Dame gesagt hat.«

»O bitte, nicht das wieder.« Neve lässt sich neben Bridie fallen. »Du hast mich zu Tode erschreckt.«

»Ich sterbe nicht.« Leo setzt sich auf Bridies andere Seite. »Das habe ich dir doch gesagt. Warum denkst du immer noch daran?«

Er reibt sich durchs Gesicht, seine Fingerspitzen riechen nach Zwiebel.

Bridie hält das Telefon in die Höhe.

»Nichts da! Wir brauchen nicht noch mehr eingetroffene Prophezeiungen zu sehen«, sagt Neve, während Leo gleichzeitig vorschlägt: »Vielleicht zeigst du uns das nach dem Essen?«

»Ich glaube, sie war im Flugzeug«, sagt Bridie.

»Bei deinem Vater im Flugzeug?«, fragt Neve in scharfem Ton.

»Guck.« Bridie gibt ihr das Telefon. Dann nimmt sie ein Kissen und hält es sich vors Gesicht. »Ich gucke mir das nicht noch mal an.« Ihre Stimme bebt. »Es ist richtig schlimm.«

Leo und Neve sehen einander an.

»Drück auf Play«, sagt Bridie. Ihre Stimme klingt gedämpft, weil sie sich das Kissen ans Gesicht drückt.

Kapitel 55

Es ist Ihnen wahrscheinlich auch schon mindestens einmal passiert. Sie hatten eine Vorahnung. Sie wussten genau, was kam, bevor es geschah. Sie wussten, Sie würden in der Tombola gewinnen, kurz bevor Ihr Los ausgerufen wurde. Sie haben an jemanden gedacht, und gleich darauf rief derjenige an oder schickte eine E-Mail oder Textnachricht. Sie hatten das Gefühl, an einem bestimmten Tag würde etwas Furchtbares oder Wundervolles geschehen, und so kam es auch.

Wenn man auf seine Intuition hört und daraus etwas von monumentaler Bedeutung resultiert, verändert einen das. Natürlich verändert es einen. Wie auch nicht?

Eines Tages hängte meine Großmutter draußen Wäsche auf die Leine, und in einem Korb zu ihren Füßen lag ihr wunderschönes Baby, meine Mutter. Alles war bestens. Das Baby krähte und prustete. Die Flötenkrähenstare tirilierten. Dann spürte meine Großmutter Gefahr.

Wie konnte da Gefahr sein?

Sie blickte genau in dem Augenblick nach unten, als eine schwarze Schlange mit rotem Bauch über den Körper ihres geliebten Babys auf dessen zarten Hals zuglitt. Großmutter reagierte sofort, instinktiv. Sie packte den Saum des Babyhemdchens, zog die Kleine flink aus dem Korb und wirbelte sie über ihren Kopf wie eine olympische Diskuswerferin.

»Ich glaube nicht, dass du mich wirklich über deinem Kopf durch die Luft gewirbelt hast«, sagte Mum immer.

»Entschuldigung, warst du etwa dabei, Mae?«

»Ja, ich war dabei, Mum.«

»Sehr witzig.«

»Kein Wunder, dass in Maes Kopf so ein Chaos herrscht«, bemerkte Tante Pat dann glucksend.

»Ich *wusste* es einfach«, sagte Großmutter. »Ich habe es gespürt. Ich hatte so eine böse *Vorahnung.*«

»Nein, hattest du nicht«, widersprach Großvater, »du hast irgendwas *gehört,* ein Rascheln oder so, oder du hast aus dem Augenwinkel etwas gesehen.«

Da verschränkte Großmutter die Arme, schob die Unterlippe vor und schwieg so lange, bis Großvater sagte: »Schon gut, Lizzie, du hast recht, du hast es gewusst, du hast es aus irgendeinem Grund gewusst.«

Er war ja nicht dumm.

Dann bekam er seine Tasse Tee.

Bevor mein Vater vom Blitz getroffen wurde, war meine Mutter durchschnittlich.

Nun, nicht für mich. Sie war charismatisch und klug, eindeutig eine der hübschesten Mütter, die ich kannte, mit der schönsten Haut, und sie war die erste Mutter bei uns auf der Straße, die lernte, Auto zu fahren, was mich sehr stolz machte. Aber was ich sagen will, ist, dass sie nicht »ungewöhnlich« war. Sie verbrachte ihre Tage mit häuslichen Tätigkeiten wie Nähen, Kochen, Waschen sowie Gartenarbeit. Sie fluchte, wenn die Flötenkrähenstare Maulbeeren von unserem Baum auf ihre saubere Wäsche auf der Leine fallen ließen. Sie weinte beim Lesen der ziegelsteindicken Liebesromane, die sie aus der Bibliothek auslieh.

Ja, sie las aus der Hand, aber es war nicht ernst gemeint. Sie ahmte Großmutter nach. Sie nahm nie Geld dafür, und wenn sie ihren Freundinnen aus der Hand las, bekamen sie am Ende alle Kicheranfälle. Ich glaube, Mum sagte ihnen irgendetwas Verruchtes mit großen, dunkelhaarigen, gut aussehenden Männern vorher. Für mich las sie in Teeblättern, weil ich sie darum bat, aber das war, als würde sie mir eine Geschichte erzählen. Ich glaube, keine von uns hat wirklich daran geglaubt.

Wir waren genauso abergläubisch wie die meisten Leute, die wir kannten. Wir klopften auf Holz. Wenn wir Salz verschüttet hatten, warfen wir ein bisschen davon über die linke Schulter. Wenn wir ein Ei mit zwei Dottern aufschlugen, sagten wir: »Da bekommt jemand Zwillinge!«, prüften jedoch nie nach, ob tatsächlich jemand Zwillinge bekam. Wir drückten jemandem die Daumen, um ihm Glück zu wünschen. Es war alles nur zum Spaß.

Doch nach Dads Tod änderte sich alles. Alle unsere abergläubischen Überzeugungen wurden ernst.

Ich weiß nicht. Vielleicht hat Mum seinen Tod wirklich vorhergesehen.

Aber man würde doch meinen, wenn sie *wirklich* geglaubt hätte, dass Dad vom Blitz getroffen würde, dann hätte sie ihm vorgeschlagen, das Felsenangeln an einem Tag, an dem ein Sommergewitter in der Luft lag, zu meiden.

Eine kleine Vorwarnung wäre hilfreich gewesen, Mum.

Kapitel 56

»Hast du diese Untersuchungen schon machen lassen?«

Sue hat ihren Einkaufskorb mitten in der Obst- und Gemüseabteilung des Supermarkts abgestellt, wo sie gerade steinharte Avocados drückt, um vielleicht die einzige zu finden, die noch in diesem Jahrhundert reif wird, und den Anruf angenommen. Es ist Caterina, die ungewöhnlich angespannt klingt.

»Noch nicht«, erwidert Sue.

Nach ihrem gemeinsamen Essen hatte sie gespürt, wie eine Last von ihr abfiel. Zu wissen, dass sie die Überweisungen für die Untersuchungen hatte, bedeutete irgendwie, dass sie sie nicht wirklich *machen* lassen musste. Ihre Sorgen wegen dieser Dame erschienen ihr mittlerweile absurd.

Ist Caterina verärgert, weil sie ihre Zeit verschwendet hat, als sie ihr die Überweisungen ausstellte? Oder, und das kommt ihr wahrscheinlicher vor, sorgt sie sich, dass sie unnötige Untersuchungen empfohlen hat?

»Ich muss die Untersuchungen nicht machen lassen, falls du dir Sorgen …«

Caterina fällt ihr ins Wort. »Du hast dieses Video, das heute die Runde macht, nicht gesehen?«

»Welches Video?« Sues Telefon piept. Sie legt die Avocado zurück und sieht aufs Display. Ihr jüngster Sohn versucht, sie zu erreichen.

Sie hält sich das Telefon wieder ans Ohr.

»Es ist eine junge Frau. Offenbar war sie auch auf deinem Flug«, erzählt Caterina. »Es ist … verstörend. Ich wundere mich, dass man es nicht schon gesperrt hat.«

Jetzt brummt Sues Telefon und vibriert wie ein Kinderspielzeug.

»Wahrscheinlich ist es nur Zufall«, fährt Caterina fort. »Wie Nostradamus, der mal einen Treffer landet.«

Ein anderer Kunde kommt mit entschlossener Miene zu den

Avocados, und Sue tritt beiseite und schiebt ihren Plastikeinkaufskorb mit dem Fuß über den Boden.

»Sue?«, fragt Caterina.

»Ist jemand gestorben?«, fragt Sue. »Jemand, der auf dem Flug war? Willst du das sagen?«

Schweigen.

Im Hintergrund hört Sue jemanden sagen: »Verzeihung, Dr. Bonetti?«

»Einen Moment«, sagt Caterina mit gedämpfter Stimme.

»Schau. Es ist albern. Wahrscheinlich ist es ein Fake.« Ihre Stimme ist wieder laut und deutlich. »Aber lass die Untersuchungen machen, Sue, du solltest die Untersuchungen machen lassen.«

Kapitel 57

Mit Vorwarnungen ist es so eine Sache.

Die Person muss daran glauben. Die Person muss ihr Handeln ändern.

Was wäre gewesen, wenn meine Mutter wirklich im Brustton der Überzeugung gesagt hätte: *Du wirst vom Blitz getroffen werden, Arthur.*

Wäre er trotzdem felsenangeln gegangen?

Vielleicht hätte er zum wolkenschweren Himmel geblickt und zu seinen Freunden gesagt: *Machen wir Schluss für heute.*

Mum hätte Dad retten können, so wie Großmutter sie vor der schwarzen Schlange mit dem roten Bauch gerettet hatte.

Dad hätte weiterleben und hundert Jahre alt werden können.

Kapitel 58

Paulas Schwester schreibt: *Ich leite das nur weiter, ist von dieser durchgeknallten Cousine, hab's nicht angeschaut, irgendwas, worüber ihr bei der Hochzeit geredet habt? Kannst es gern ignorieren! x*

Die einzige potenziell »durchgeknallte« Cousine, mit der Paula bei Lisas Hochzeit sprach, war die ihres frischgebackenen Schwagers, die nie eine bedeutsame Lebensentscheidung traf, ohne ihre Hellseherin zu konsultieren.

Paula überkommt eine böse Vorahnung. Sollte sie es ignorieren? Es wird irgendetwas über Wahrsagungen sein, und sie will nicht wieder in dieses Kaninchenloch der Angst zurückfallen.

Sie ist gerade erst darüber hinweg, jedenfalls hofft sie das.

Sowohl Timmy als auch Willow tragen ihre Armbänder gegen den bösen Blick täglich. Willow findet ihres *toll* und hält allen die Hand hin, damit sie es bewundern. Matt warf Paula einen fragenden Blick zu, als er die Armbänder sah, erhob aber keine Einwände. Vielleicht mag er sie sogar. Wie sich herausgestellt hat, haben er und sein Bruder als Kinder auch welche getragen.

Paula kann jetzt ebenso wie jene Schwimmlehrerin mit ihrer Enkelin damit prahlen, dass Timmy früher schwimmen als laufen konnte. Er macht noch immer keinerlei Anstalten zu laufen, zu krabbeln passt ihm offenbar bestens, aber er kann sich anscheinend ewig über Wasser halten und hundepaddelt grinsend und gurgelnd durch das ganze Schwimmbecken.

Die Prophezeiung oder der Fluch der Dame verliert immer weiter an Macht, so wie eine Kränkung sich mit der Zeit immer weiter abschwächt, auch wenn sie niemals ganz vergessen sein wird. Paula denkt nicht mehr jeden Tag daran. Es ist alles ein bisschen peinlich.

Die Kinder schlafen.

Paula und Matt sehen sich eine düstere skandinavische Serie an. Sie fürchtet, dass sie nie das Ende erreichen werden, weil sie jeden Abend zurückspulen müssen, nachdem einer von ihnen eingeschlafen ist und der andere ihm hinterher die verwirrende Entwicklung der Handlung nicht zufriedenstellend erklären kann.

Paula blickt zu Matt, der auf der Couch ihr gegenüber liegt. Tatsächlich, er schläft tief und fest, ein Arm liegt über der Stirn, und seine Brust hebt und senkt sich regelmäßig.

Sie hält den Film an und tippt auf den Link in der Nachricht ihrer Schwester.

Es ist ein Video, man sieht eine sehr aufrecht sitzende, blonde junge Frau am Steuer eines Autos. Die filmende Person sitzt neben ihr auf dem Beifahrersitz. Es scheint ein kleines Auto zu sein, zwischen ihnen ist nicht viel Platz.

Die filmende Person sagt: »Warum fährst du heute so langsam, Kayla?«

Die junge Frau am Steuer blickt nicht zur Seite. Sie ist ganz auf die Straße vor ihr konzentriert.

Ihr langes glattes Haar ist zu einem tief angesetzten Pferdeschwanz mit einem schnurgeraden Scheitel frisiert. Sie hat lange künstliche Bambi-Wimpern und frische junge Haut, und sie umklammert das Lenkrad so fest, dass ihre Knöchel sich weiß abzeichnen.

»Weil ich gestern neunzehn geworden bin«, sagt sie, ohne den Kopf zu drehen.

»Und warum bedeutet das, dass du so langsam fahren musst und die Leute uns ständig anhupen?«

»Niemand hupt uns an«, entgegnet die Fahrerin.

Die Filmende hält sich das Telefon vor das eigene Gesicht. Sie ist eine dunkelhaarige, dunkelhäutige Version der Fahrerin: genau die gleiche Frisur und lange geschwungene Wimpern.

»Aber hallo tun sie das«, flüstert sie, dann filmt sie wieder die Fahrerin. »Warum fährst du wie eine Seniorin, Kayla? Wie lautet deine total rationale Erklärung dafür?«

Die Fahrerin sieht noch immer nicht in die Kamera. Sie blickt über die Schulter, um die Spur zu wechseln. »Vor drei Monaten bin ich nach Sydney geflogen …«

Du warst auf dem Flug, denkt Paula.

»Und du warst total gechillt.«

»Ich war nicht gechillt, ich habe eine superschlimme Flugangst, es ist eine Phobie, und ich bin zum ersten Mal allein geflogen – es war mein zweiter Flug *überhaupt* –, und da war diese Hellseherin auf dem Flug, und die hat gesagt …«

»Moment, haben sie neuerdings auf *allen* Flügen Hellseher?«

»Klappe.« Kayla grinst. »Jedenfalls. Sie hat mir gesagt, ich würde mit neunzehn bei einem Autounfall sterben, also fahre ich jetzt extra extravorsichtig, bis ich zwanzig werde. Nur so als Vorsichtsmaßnahme.«

Sie beißt sich auf die Lippe, hält an einer Ampel an, wartet einen Augenblick und dreht den Kopf dann zur Kamera. Sie ist sehr hübsch. Große arglose, kornblumenblaue Augen.

Paula erkennt sie nicht wieder. Sie kann sich vom Flug nur an drei Gesichter erinnern: das ihres schottischen Sitznachbarn, das der wunderschönen indischen Flugbegleiterin, die unter den Folgen von Paulas schlechter Erziehung zu leiden hatte, und das der Dame selbst.

»Weil ich nicht sterben will.« Kayla zieht eine Grimasse und spielt tot: Sie schielt, lässt die Zunge aus dem Mund und den Kopf hängen. Köstlich.

Paula hat sich so obsessiv Sorgen um Timmy gemacht, dass sie keinen Gedanken an die anderen auf dem Flug verschwendet hat, die ebenfalls beängstigende Prophezeiungen bekommen haben. Man kann leicht cool und rational bleiben, wenn die beängstigenden Sachen anderen Leuten passieren. Sie sollte sich mit Kayla in Verbindung setzen und ihr sagen, dass es natürlich eine gute Idee ist, vorsichtig zu fahren, sie sich aber keine Sorgen machen müsse, es gebe keinerlei Beweise dafür, dass Menschen in die Zukunft sehen können.

»Warum lässt du das Autofahren nicht einfach sein?«, fragt die filmende Frau.

»Das hat Mum auch gesagt, sie meinte: Kayla, halt dich einfach ganz von den Straßen fern, bis du zwanzig bist, und ich: Na, vielen Dank, Mum, da wäre ich lieber tot.«

Paula empfindet Mitgefühl mit der Mutter.

»Ich meine, was soll ich denn machen? Ein Jahr lang zu Hause bleiben? Ich muss doch mit meinem Leben weitermachen, und wir wohnen in der Pampa.«

»Total. Oh, und was ist *sonst* noch passiert auf dem Flug, Kayla?«

Kayla kichert. »Ich weiß nicht, was du meinst.«

Wieder blickt die Freundin selbst in die Kamera und flüstert: »Sie hat einen Freund! Eins achtundneunzig! Also ein Riese. Ein dünner Riese. Aber ein ziemlich scharfer dünner Riese. Ich bin voll neidisch! Sieht aus wie ein Basketballspieler, ist er aber nicht.«

Die Ampel wird grün. Kayla sieht wieder nach vorn. Sie fährt an.

Das andere Auto kommt aus dem Nichts wie ein Raubtier, das sie knurrend anspringt.

Es knallt gnadenlos in die Fahrerseite.

Kaylas vorsichtige Hände fliegen vom Lenkrad.

Metall prallt auf Metall.

Kaylas Schulter wird seitlich auf die Kamera zu geschleudert, und das Bild wird ruckelig und unscharf, als wäre der filmenden Freundin das Telefon aus der Hand gefallen.

Blitzartige Ansichten: Strähnen von Kaylas blondem Haar. Eine Seite ihres Gesichts? Die Naht an einem Sitz. Dann fusseliges graues Material, als ob das Telefon in den Fußraum gefallen wäre. Jemand atmet stockend.

Das Video bricht ab. Das Display wird schwarz.

Matt setzt sich auf und reibt sich die Augen. »Was ist los? Was ist passiert? Was guckst du dir da an?«

Paula kann nicht sprechen. In ihrer Lunge ist keine Luft.

Sie liest, was jetzt in einem unangemessen fröhlichen Pink im Display steht:

RIP KAYLA HALFPENNY

ZU FRÜH VON UNS GEGANGEN.

FÜR IMMER VERMISST.

FÜR IMMER NEUNZEHN.

Kapitel 59

Der Flügelschlag einer Möwe, und alles verändert sich.

Kapitel 60

»*Nein, nein, bitte nicht*«, flüstert Sue.

Sie sieht sich das Video im Supermarkt an, umgeben von farbenprächtigem Obst und Gemüse. Babybananen im Angebot, Tod in ihrem Display.

Sie erinnert sich daran, dass Kayla in der Schlange am Check-in ihr Telefon fallen ließ und sich höflich bedankte, als Max es für sie aufhob; sie erinnert sich, wie sie ihr von ihrer Flugangst erzählte.

Es ist viel wahrscheinlicher, dass du bei einem Autounfall stirbst, Liebes.

Sue ist sich ziemlich sicher, dass sie das nicht wirklich zu ihr gesagt hat, vermutlich hat sie es nur gedacht, wobei, was würde es ändern, wenn sie es doch getan hätte? Es war ja nicht Sue, die an jenem Tag diese grässlichen Prophezeiungen verkündet hat.

Sie denkt daran, wie Max den Jungen das Autofahren beibrachte. »Du guckst trotzdem nach rechts und links, Kumpel, auch wenn du Grün hast. Man darf sich nicht darauf verlassen, dass andere Fahrer sich richtig verhalten.«

Jedes Mal, wenn ihre Söhne das Haus verließen, warfen Max und Sue ihnen in letzter Minute Warnungen zu wie hoffnungsvolle Rettungsringe, anfangs den radelnden kleinen Jungen, dann den Jugendlichen gleich nach der Führerscheinprüfung und schließlich den jungen Vätern mit ihren neugeborenen Babys. »Tragt eure Helme!« »Trinkt nicht zu viel!« »Fahrt langsam, wenn es regnet!«

Aber man konnte nie alles sagen, und man konnte nie genug sagen. *Seht nach rechts und links, noch einmal, noch ein drittes Mal, bitte schützt eure verwundbaren schönen Köpfe, um die wir einst unsere Hände gewölbt haben.*

Sue weiß, dass ihre Kinder die langweiligen elterlichen Ratschläge oft ignoriert haben – ja, ja, logo, Mum, hab's kapiert, Dad –, sie weiß, dass sie Risiken eingegangen sind, von denen Max und Sue niemals erfahren haben, und es reines Glück ist, dass sie heil davongekommen sind.

Sie denkt an Kaylas Eltern, doch nur kurz, denn sie hätte niemals all die Jahre in der Notfallaufnahme arbeiten können, wenn sie sich jedermanns Leid zu Herzen nähme. Es würde ihnen nicht helfen. Nichts wird ihnen helfen. Sie hat nichts zu bieten, womit sie ihren Schmerz lindern könnte.

Stattdessen wendet sie sich wieder ihrem Einkauf zu, während vor ihrem inneren Auge weiterhin Szenen aus dem Video aufblitzen.

Das bedeutet nicht, dass ihre eigene Prophezeiung eintreffen wird, natürlich nicht, aber sobald sie nach Hause kommt, wird sie die Termine vereinbaren. Sie wird die Untersuchungen machen lassen.

Kapitel 61

Es kommt mir falsch vor, meine Lebensgeschichte zu erzählen, ohne Kayla Halfpennys Lebensgeschichte zu würdigen.

Ich sah Kayla in der Abflughalle in Hobart. Sie war diejenige, die mich an meine weinerliche Klavierlehrerin erinnerte. Die junge Frau, die zuerst ihr Getränk umwarf und dann ihr Telefon vom Tisch stieß.

Ich habe seither eine Menge über sie erfahren. Es ist immer noch alles online verfügbar, falls jemand es sich ansehen möchte.

Kayla Halfpenny lebte mit ihren Eltern und ihren zwei jüngeren Schwestern in Lauderdale, einem Vorort von Hobart. Sie machte eine Ausbildung zur Schönheitstherapeutin. Sie war ein »Swiftie« (ein leidenschaftlicher Fan der Ausnahmeperformerin Taylor Swift, deren Musik auch ich überaus eingängig finde). Kayla hatte Angst vorm Fliegen, flog aber an jenem Wochenende tapfer allein zur Party einer Freundin nach Sydney. Sie hatte viel Spaß auf dieser Party. Sie erzählte allen von dem sehr großen jungen Mann, den sie am Gepäckband kennengelernt hatte.

Ihre jüngeren Schwestern beteten sie an. Ihre Eltern liebten sie über alles. Zu ihrem achtzehnten Geburtstag überraschten sie sie mit einem Hundewelpen. Kayla weinte vor Freude und Überraschung hysterisch. Ich habe das Video davon gesehen. Es ist berührend. Sie nannte den Welpen »Ruby Tuesday«. Ich weiß nicht, warum. »Ruby Tuesday« ist ein Song der Rolling Stones von 1967. Ich weiß nicht, ob Kayla den Song mochte, aber ich liebe ihn. Ruby Tuesday hat so sehr um Kayla getrauert, dass sie ihr Antidepressiva gaben. Das hat Kaylas Schwester online gepostet. Jetzt geht es ihr besser. Ruby Tuesday, meine ich. Nicht der Schwester. Ich schweife ab. Ich bin erschüttert.

Kayla starb am Dienstagnachmittag bei einem Autounfall an einer Kreuzung in Primrose Sands in Hobart. Es war nicht in der Hauptverkehrszeit. Es war ein klarer, kalter Julitag. Die Sicht war gut. Sie fuhr nicht zu schnell. Wir wissen genau, was geschah, weil ihre Freundin, die überlebte, allerdings schwer verletzt wurde, den Unfall in den sozialen Medien live streamte. Falls Sie wie ich älter als fünfzig sind – oder vielleicht sogar, falls Sie älter als dreißig sind? –, werden Sie nicht verstehen, warum sie eine Unterhaltung im Auto »live gestreamt« hat, die nur dazu diente, »Freunden« mitzuteilen, dass Kayla aufgrund der Prophezeiung einer Hellseherin langsam fuhr.

Der Unfall war nicht Kaylas Schuld. Sie hielt sich an sämtliche Verkehrsregeln. Sie hätte sich auf die grüne Ampel verlassen können müssen.

Streng genommen war es auch nicht meine Schuld, wobei mir der Gedanke kam, dass Kayla, wenn sie am Dienstag schneller gefahren wäre, nicht so vorsichtig, vielleicht an einer anderen Kreuzung gestanden hätte, als ein vierzigjähriger Mann, der die gesetzliche Promillegrenze um zehn Uhr vormittags um mehr als das Dreifache überschritten hatte – nach bereits zwei Verurteilungen wegen Alkohols am Steuer –, mit über hundert Stundenkilometern direkt über eine rote Ampel raste.

Ich wünschte, dieser Gedanke wäre mir nicht gekommen, und ich hoffe, er ist ihren Eltern nicht gekommen.

Kapitel 62

»Es ist nur Geld, Liebling«, sagt Dom, als er Eve weinend antrifft, das Telefon ans Schlüsselbein gedrückt. »Wir lassen uns was einfallen. Was ist denn? Noch eine Rechnung?«

Sie hat das Video mindestens fünfmal abgespielt, als hoffte sie, es werde etwas anderes passieren. Es fühlt sich an, als würde ihr das Herz brechen, dabei kennt sie diese junge Frau gar nicht, ihr Herz hat also kein Recht zu brechen!

»Nein, es hat nichts mit Geld zu tun.« Eve wischt sich mit dem Handrücken über die eklige Rotznase. Ihr klappern die Zähne. Es ist ein kalter Tag, und sie versuchen, Geld zu sparen, indem sie die Heizung nicht anstellen, denn jedes Volt Strom, oder wie das heißt, ist sehr teuer. »Es ist diese junge Frau aus dem Flugzeug. Sie … sie …«

Sie kann nicht weitersprechen. Sie erinnert sich daran, wie Kayla am Gepäckband mit einem Finger ganz zart die Spitze von Eves Hochzeitskleid berührte und wie sie sich ans Haar fasste, als sie mit dem hochgewachsenen jungen Mann sprach.

»Ich will gar nicht berühmt sein«, erklärte sie, als Eve sagte, Kayla Halfpenny klinge wie der Name einer Berühmtheit, und jetzt ist sie viral gegangen.

Dom nimmt das Telefon.

Er sieht sich das Video an, und Eve beobachtet sein Gesicht, und dann denkt sie: ach Eve, du dummes, *dummes* Mädchen.

Kapitel 63

Ein »harter Determinist« wie der bärtige Mann würde sagen, der Fahrer, der Kayla Halfpennys Tod verschuldet hat, habe nicht anders handeln können. Seine Handlungen waren womöglich das unausweichliche Ergebnis einer genetischen Veranlagung zum Alkoholismus, im Verein mit einer Kindheit, in der ihm nur wenige oder gar keine Moralvorstellungen vermittelt worden waren, und einem Streit mit seiner Freundin, der Kindheitserinnerungen an Verlassenheit weckte, was dazu führte, dass er die ganze Nacht hindurch trank und sich dann am folgenden Morgen hinters Steuer setzte.

Eine Reihe unausweichlich umfallender Dominosteine.

Mir wurde jedoch beigebracht, dass Gott uns einen freien Willen gegeben hat, und auch wenn meine Gefühle hinsichtlich der Existenz Gottes kompliziert sind, glaube ich doch an den freien Willen.

Dieser Mann hat sich dafür entschieden, betrunken Auto zu fahren.

Er hätte zumindest diesen letzten Dominostein aufhalten können.

Ich hasse ihn dafür, dass er meine furchtbare Prophezeiung wahr werden ließ.

Ich hasse ihn dafür, dass ich seinetwegen richtiglag.

Kapitel 64

Ethan ist in seinem Zimmer und hat die Tür geschlossen, um Jasmines Knallcharge von neuem Freund aus dem Weg zu gehen, als Leos Nachricht eintrifft.

Er hat ihn als *Leo Nervöser Typ Flug* abgespeichert.

Leo schreibt im Stil alter Leute. In vollständig interpunktierten Sätzen.

Hi, Ethan, hier ist Leo, vom Hobart-Flug. Wir haben uns ein Taxi geteilt. Ich habe mich nur gefragt, ob Sie dieses erschütternde Video auch gesehen haben, das im Internet die Runde macht. Ob das ein Fake ist?

Ethan hat es gesehen. Er hätte fast daran vorbeigescrollt, aber irgendetwas veranlasste ihn innezuhalten. Vielleicht hatte er das Mädchen unterbewusst wiedererkannt. Das Video scheint echt zu sein. Er hat es nachgeprüft und eine tasmanische Nachrichten-Site gefunden, die über den Unfall berichtet hat. *Frau bei Autozusammenstoß getötet, eine weitere in kritischem Zustand.* Er vermutet, Leo weiß sehr wohl, dass es kein Fake ist.

Er antwortet: *Ja. Wirklich übel. Glückstreffer, oder?*

Leo antwortet: *Ja. Bin noch nicht besorgt! Wann werden Sie noch mal dreißig?*

Ethan antwortet: *1. Okt. Nicht mehr lang! Werde aufpassen! Wann 43?*

Leo antwortet: *12. Nov. Wir bleiben in Kontakt, Mann.*

Ethan kann offenbar keine echte Angst empfinden. Er ist noch immer skeptisch oder zumindest relativ skeptisch. Es kommt ihm einfach so unwahrscheinlich vor, dass Harvey und er *beide* jung sterben. Wäre das nicht zu viel Zufall? Statistisch unwahrscheinlich?

Er denkt an einen lange zurückliegenden Statistikkurs, in dem der Dozent die Studierenden fragte, wie viele Menschen im gedrängt vollen Seminarraum dasselbe Geburtsdatum hätten. Niemand lag auch nur annähernd richtig. Der Dozent sagte, da lägen immer alle falsch. Die Menschen unterschätzten die Wahrscheinlichkeit gewaltig, weil sie die Tendenz haben, sich selbst in den Mittelpunkt des Universums zu stellen.

Es wird das »Geburtstagsparadoxon« genannt. Man denkt: *Wie wahrscheinlich ist es, dass noch jemand im Raum denselben Geburtstag hat wie ICH?* Man denkt nicht an all die möglichen Permutationen.

Tatsächlich besteht schon bei fünfundsiebzig Personen in einem Raum eine Wahrscheinlichkeit von fast einhundert Prozent, dass mindestens zwei denselben Geburtstag haben.

Ethan ist *nicht* der Mittelpunkt des Universums.

Harveys früher Tod macht Ethans frühen Tod nicht weniger oder mehr wahrscheinlich. Ethans Aussichten, früh zu sterben, sind dieselben wie schon immer.

Das mag ernüchternd sein. Trotzdem ist er noch immer nicht besorgt.

Er hört Carters dröhnende Stimme irgendwo in der Wohnung und erschauert.

Ethan nimmt das Werkzeug zur Kräftigung seiner Hand, von dem sein Chirurg ihm geraten hat, er solle es dreimal täglich benutzen, wenn der Gips ab ist, und drückt zu. Fünf Sekunden Druck. Fünf Sekunden Entspannung.

Sein Handgelenk schmerzt.

Er hat nicht fleißig genug trainiert.

Kapitel 65

Genauigkeit war mir schon immer wichtig. Als Kind habe ich häufig meine Lehrer korrigiert, wenn sie Fehler gemacht hatten. Ich dachte, ich wäre ihnen behilflich, doch sie waren mir kaum jemals dankbar. Ganz im Gegenteil.

»Habe ich dich nach deiner Meinung gefragt, Cheryl?«

Ich sagte dann: »Ich heiße Cherry, und nein, Sie haben mich nicht nach meiner Meinung gefragt, aber Sie haben die Neun und die Sechs vertauscht, Sir.«

Es verwirrte mich. Wollten Sie es denn nicht richtig machen?

Genauigkeit ist das, was mich, die »Todesdame«, hat »viral gehen« lassen.

Ebenso erging es in langsamerem, lokal begrenztem Rahmen auch meiner Mutter, als sie von der gewöhnlichen Mae Hetherington zu Madame Mae, der Wahrsagerin, wurde.

Mum rührte keinen Penny vom Geld der Lebensversicherung an. Sie wollte nichts damit zu schaffen haben. Sie verhielt sich, als wäre es irgendwie unrechtmäßig erworben worden, als hätte Dad eine Bank ausgeraubt, nicht sein Leben versichert.

Trauernde Menschen verhalten sich eigenartig.

Tante Pat sorgte dafür, dass das Geld auf ein Bankkonto für »Cherrys Zukunft« eingezahlt wurde. Es war kein lebensverändernder Betrag. Selbst wenn Mum das Geld verwendet hätte, hätte sie eine Möglichkeit finden müssen, uns zu ernähren. Vermutlich hat sie zu irgendeinem Zeitpunkt eine Entscheidung getroffen, doch sie hat nie tatsächlich laut gesagt: *Ich werde Wahrsagerin.* Es geschah einfach.

Sie hörte auf, sich Liebesromane aus der Bibliothek auszuleihen. Stattdessen kam sie mit Stapeln von Büchern über »Verbindung mit den Geistern«, »Zugang zu den eigenen okkulten Gaben finden« und »Tarotdeutung« nach Hause. Sie arbeitete sie durch wie für eine wichtige Prüfung und machte sich umfangreiche Notizen.

Die abgeschlossene hintere Veranda wandelte sie in ein »Büro« um. Sie hängte Stoff vor die Fenster und stellte drei Lampen mit sanftem Licht auf.

Mum wusste um die Macht der äußeren Erscheinung. Sie kreierte einen »Look«: glänzende Schals, klimpernde Armreifen und große Ohrringe sowie leuchtend roter Lippenstift und reichlich schwarzer Eyeliner.

Dann machte sie das, was man heute »Soft Launch« nennt.

Sie bot einer ausgewählten Gruppe geschwätziger, nicht allzu frommer, aber sehr einflussreicher Frauen in unserer Nachbarschaft Sitzungen zum halben Preis an. Heute würde man diese Frauen »Influencerinnen« nennen.

Als erfolgreichste dieser Frauen erwies sich Mrs Shaw von der Konditorei Shaw's Cake Shop auf der George Street. Mrs Shaw war eine Witwe mit sieben Kindern und drei Enkeln. Ihre Vanillecremeschnitten waren zum Niederknien.

Mum erzählte Mrs Shaw, sie sehe in ihrer Zukunft dies: eine sonderbare Krankheit, von der sie sich rasch erholen werde, sofern sie sich schone, einen unerwarteten kleinen Geldsegen und ein außergewöhnlich schönes neues Baby.

In rascher Abfolge: Mrs Shaw zog sich eine sonderbare Krankheit zu, von der sie sich rasch erholte; sie fand in einem alten Paar Socken ihres Mannes ganz hinten in einer Schublade einen Zwanziger; und ihre zweite Tochter gab ihre erste Schwangerschaft bekannt.

Mrs Shaw war *verblüfft*. Sie erzählte es jeder einzelnen Person, die in ihre Konditorei kam. Sie war die Sechzigerjahreversion eines viralen Memes.

Ich konnte nicht fassen, dass die Leute sich so leicht zum Narren halten ließen. Es war schlicht eine Frage der Wahrscheinlichkeit! Mrs Shaw war eine Hypochonderin, die ständig an sonderbaren Krankheiten litt, *jeder* wusste das! Außerdem wussten wir, dass sie seit dem Tod ihres Mannes immer wieder von ihm verstecktes Geld fand, und schließlich hatten drei der sechs Shaw-Töchter vor Kurzem geheiratet, sodass wir allen Grund zu der Annahme hatten, dass die Familie bald Zuwachs bekommen würde, und natürlich sind alle ersten Enkel »außergewöhnlich schön«.

Es sprach sich herum. (Es spricht sich immer herum, nur geht es heute schneller.)

Nun kamen auch Leute zu Madame Mae, die dafür eine weite Anfahrt in Kauf nehmen mussten.

Mum saß in dem imposanten ledernen Ohrensessel, der einst dem Vater meines Vaters gehört hatte. Ihre Kundinnen nahmen auf einem weichen geblümten Sessel Platz, sodass sie es sowohl bequem hatten als auch zu meiner Mutter aufblicken mussten, während sie mit ihrer Madame-Mae-Stimme sprach: tiefer und langsamer als sonst und oooh, so gruselig. Ich konnte es nicht ausstehen. Ich fand es lächerlich.

Manche Kundinnen fuhren mit dem Zug nach Hornsby und liefen zu Fuß vom Bahnhof den steilen Hügel hinauf zu unserem Haus, wo sie nervös und außer Atem eintrafen und ein Glas Wasser brauchten. Andere kamen mit dem Fahrrad, mit dem Auto oder im Taxi. Die Leute begannen, mir in Geschäften aufzulauern, um mir zu sagen, meine Mutter sei eine bemerkenswerte Frau und so begabt, ihre Vorhersagen so genau, sie hätten ihr Leben verändert, ihnen sogar das Leben gerettet!

Mein Großvater war entsetzt. Großmutter war auch nicht erfreut. Das war ein großer Sprung nach vorn von Großmutters geheimen Handlesesitzungen. Dies war ihre Tochter, die ganz offen ein richtiges Geschäft eröffnete.

Großmutter und Großvater glaubten, Mum hätte in ihrer Trauer den Verstand verloren, was in gewisser Weise vermutlich auch stimmte. Sie baten den neuen Gemeindepfarrer, Mum zu besuchen und zur Ordnung zu rufen.

Bei Tee und einer Vanillecremeschnitte aus Shaw's Cake Shop (Mrs Shaw brachte zu jeder Sitzung frische Vanillecremeschnitten mit) schlug Father O'Malley sanft vor, Mum solle sich in der Stunde ihrer Not an Gott, unseren Herrn, wenden.

Mum sagte: »Father, ich sehe in Ihrer Zukunft eine verbotene Liebe.«

Father O'Malley machte, dass er fortkam.

Drei Jahre später gab er das Priesteramt auf, nachdem er sich skandalöserweise in eine verheiratete, rothaarige Frau verliebt hatte, ein angesehenes Mitglied des Liturgieausschusses der Gemeinde. Sie bekamen dann sechs rothaarige Kinder, von denen eines heute ein Parlamentsabgeordneter ist, den ich gelegentlich in den Nachrichten sehe, wenn er im Hintergrund der Pressekonferenzen bedeutenderer Politiker vor sich hin nickt.

Vielleicht sind Sie beeindruckt von der Genauigkeit der Prophezeiung meiner Mutter, aber ich gebe zu bedenken, dass sie möglicherweise Father O'Malleys Blick auf ihren Beinen spürte und intuitiv erkannte, dass das Zölibat schwierig für ihn sein würde.

(Meine Mutter hatte schöne Beine.)

Ich suchte immer nach einer logischeren Erklärung. Ich glaubte, Logik sei die Antwort auf jede Frage, die Lösung für jeden Streit. Mum sagte: »Manchmal gibt es keine logische Erklärung, Cherry.«

Ich finde Logik immer noch wundervoll, aber ich verstehe jetzt ihre Grenzen. Ich war neunzehn, als ich zum ersten Mal vom »Gödelschen Unvollständigkeitssatz« hörte, der besagt, dass es in jedem hinreichend starken mathematischen System immer wahre Aussagen geben wird, die *nicht bewiesen werden können.*

Ich war so enttäuscht!

Verdammt, Mum, dachte ich.

Kapitel 66

Ändern Hellseherinnen manchmal ihre Meinung?«, fragt Paula. Sie telefoniert mit der Cousine des Bräutigams, mit der sie auf der Hochzeit ihrer Schwester sprach und deren Namen sie sich gar nicht erst gemerkt hat, was sehr unhöflich von ihr ist. Von ihr stammt der Link zum Video des Autounfalls.

Paula will nur Informationen, und diese Cousine, die so ernst, ohne jeden Anklang von Zynismus oder »das ist alles nur Spaß« in der Stimme erklärte, dass sie vor jeder Entscheidung Rücksprache mit ihrer Hellseherin halte, ist die Einzige, die ihr da einfällt.

»Manchmal«, sagt die Cousine. »Zum Beispiel, wenn sich deine Lebensumstände ändern. Oder wenn du eine andere Wahl triffst. Meine Hellseherin zeigt mir verschiedene Szenarien, und es liegt an mir, den Ausgang zu verwirklichen, den ich will.«

»Aha. Es ist nur so, dass mein kleiner Sohn jetzt schwimmen kann. Also habe ich mich eben gefragt, ob das ihre Vorhersage ändern würde. Wie wenn man die Ernährung ändert und den Cholesterinspiegel senkt und der Arzt einem dann prophezeit, dass man länger leben wird.«

»Mein Arzt sagt, die Ernährung trägt nur etwa zwanzig Prozent zum Cholesterin in deinem Blut bei«, bemerkt die Cousine.

»Ja, na ja, das war nur ein Beispiel, aber glaubst du, diese Hellseherin würde Timmy jetzt, wo er schwimmen kann, etwas anderes vorhersagen?«

»Klar«, erwidert die Cousine. »Das kann sein. Außerdem sagt meine Hellseherin, dass es manchmal einfach an der Energie liegt, die man an dem Tag hat. Und das ändert dann die Vorhersage.«

Andere Energie. Dieser ganze Wischiwaschi-Jargon. Es ist lächerlich.

Aber Paula muss es von der Dame selbst hören.

Sie muss sie nur finden.

Kapitel 67

Dies waren die letzten Worte meiner Großmutter: »Ich habe mein Leben vergeudet.«

»Na, vielen Dank«, sagte meine Mutter, die dazu neigte, alles auf sich zu beziehen.

»Wie meinst du das, Oma?«, fragte ich.

Mich interessierte das, da ich hoffte, aus ihren Fehlern zu lernen. Womöglich hatte ich sogar Stift und Papier parat.

(Vielleicht waren meine Mutter und ich uns ähnlicher, als uns klar war.)

»Natürlich nicht, Mum«, sagte Tante Pat.

Doch meine Großmutter seufzte bloß und spielte gereizt mit einem Knopf des Hausmantels, den ich ihr zu ihrem letzten Geburtstag geschenkt hatte. Eigentlich hätte sie gern ein helleres Blau gehabt, aber es würde wohl gehen, hatte sie gesagt.

Danach sprach Großmutter kein Wort mehr. Sie starb zehn Tage später.

Man weiß nie, was das Letzte ist, das man sagen wird, also sollte man seine Worte immer klug wählen.

Kapitel 68

Dom hat Handschellen gekauft.

Natürlich denkt Eve, die Handschellen seien für den Sex, obwohl es mit dem Gürtel ihres Morgenmantels eigentlich wunderbar funktioniert, und sie ist nicht unglücklich über den Kauf, auch wenn sie jetzt ein sehr knappes Budget haben, aber Dom sagt, sie seien nicht für den Sex gedacht, so, als wäre Sex das Letzte, was er im Kopf hätte. Die Handschellen dienen dazu, Eve vor einer etwaigen »Gewalttat im Schlaf« zu schützen.

Doms aberwitziger Plan besteht darin, sich jeden Abend mit den Handschellen ans Kopfteil des Betts zu fesseln, damit er ihr im Schlaf nichts antun kann.

»Das ist bescheuert«, sagt Eve. »Du wirst nicht schlafen, du wirst gestresst sein, und dann – ach, vergiss es.«

Es war idiotisch von ihr gewesen, ihm das Video von Kayla Halfpennys Autounfall zu zeigen.

Das genügte ihm.

Eine korrekte Vorhersage, und er ist bekehrt. Er leugnet es, aber sie weiß es.

Selbst wenn er nicht hundertprozentig davon überzeugt ist, dass diese bescheuerte Dame bescheuerte magische Kräfte hat, hat sich der Gedanke, er könne Eve im Schlaf Schaden zufügen, in seinem bescheuerten Kopf festgesetzt.

Genau genommen *erhöht* er mit allem, was er tut, die Wahrscheinlichkeit einer Gewalttat im Schlaf nur. Auch sie hat Nachforschungen angestellt! Er sollte Alkohol und Stress meiden. Er sollte sich eine gesunde Schlafroutine zulegen. Er trinkt mehr als sonst, leert stetig eine Flasche Whiskey, die ihm irgendeine bescheuerte Kundin geschenkt hat, und er ist sehr, sehr gestresst: hauptsächlich des Geldes wegen, aber vielleicht auch wegen allem. Seine Lider wirken schwer, und seine Haut hat eine seltsame Pilzfarbe angenommen, trotz der Sonnenbräune wirkt sie kränklich. Er hat überhaupt keine Schlafroutine, weil er möglicherweise versucht, *wach zu bleiben,* glaubt sie.

Sie hat es ihm nicht gesagt, aber wenn er – spät – doch noch einschläft, schlafwandelt er mehr denn je. Meistens läuft er durch die Wohnung und sucht nach einer wichtigen, ungenannten Sache. »Wo ist sie nur?«, murmelt er, während er Schranktüren öffnet und hinter Vorhänge sieht. »Muss sie finden, Schatz, es ist wirklich wichtig.« Irgendwann bekommt sie ihn zurück ins Bett, indem sie ihm sagt, er solle sich keine Sorgen machen, sie werde diese wirklich wichtige Sache finden. Er sagt ihr, dass er sie liebt, und legt sich wieder ins Bett. Er ist niemals gewalttätig, nur aufgeregt.

Sie weiß, was er so verzweifelt sucht: eine Lösung.

So hat sie sich ihr erstes Ehejahr nicht vorgestellt. Sie haben beide zusätzliche Jobs angenommen, und jetzt sehen sie sich kaum noch. Eve arbeitet tagsüber in der Arztpraxis und kellnert an drei Abenden die Woche. Dom gibt noch immer sein Personal Training, wo es möglich ist – ohne Auto ist es schwer –, aber er hat auch eine Arbeit auf dem Bau sowie eine Teilzeitstelle als Nachtarbeiter im Straßenbau angenommen.

Sie können es sich nicht leisten, das Auto fahrtüchtig zu machen. Wenn sie die Kfz-Versicherung bezahlt hätten, hätten sie nur ihre Selbstbeteiligung zahlen müssen, aber sie haben den Beitrag nicht bezahlt, und es ist unklar, wer dafür verantwortlich ist, denn sie haben nie festgelegt, wer für die Begleichung der Rechnungen zuständig ist. Jetzt ist es Eves Aufgabe, und sie hat ein gutes System. Es war bescheuert von ihr, nicht sofort eines einzuführen. Bei der Arbeit wäre ihr ein solcher Fehler niemals unterlaufen.

Sie schulden Doms Vater nach wie vor Geld für das Auto, das sie nicht fahren können, bis sie sich die Reparatur leisten können, und sie sind noch dabei, ihre erstaunliche Kreditkartenabrechnung abzutragen. Die letzte Miete konnten sie zahlen, aber man muss ja immer weiter Miete zahlen, jeden einzelnen Monat. Vielleicht glaubte Eve unterbewusst, Vermieter seien wie Eltern und würden einem hin und wieder etwas erlassen.

Sie hat sich angewöhnt, sich selbst anzuschreien: SO FUNKTIONIERT DIE REALITÄT NICHT, EVE!

Nur in Gedanken. Aber sie bekommt trotzdem Kopfschmerzen davon.

Sie gehen nicht mehr aus, um etwas zu trinken, oder ins Restaurant oder so. Wenn Freunde eine gemeinsame Aktivität vorschlagen, die Geld kostet, machen sie Ausflüchte. Alle Aktivitäten kosten Geld.

Als Eve letzte Woche einkaufen war und den Gesamtbetrag sah, muss ihr die Bestürzung anzusehen gewesen sein, denn die Kassiererin sagte: »Tut mir leid.« Nicht sarkastisch, sondern mitfühlend!

Der Supermarkt hatte Instantnudeln im Angebot, daher essen sie die zurzeit jeden Abend. Wenn ihre Eltern sie zum Essen zu sich einladen, nehmen sie immer an und vertilgen sämtliches Gemüse, damit ihnen nicht durch Skorbut die Zähne ausfallen. Wer hätte gedacht, dass gesundes Essen so teuer ist? Sie haben alle ihre Streamingdienste gekündigt. Angeblich werden sie eines Tages auf diese Zeit zurückblicken und sagen: »Oh! Weißt du noch, als wir so jung und arm waren? Aber wir hatten ja uns!«

Arm zu sein, ist nicht romantisch, es ist furchtbar.

Sie haben niemandem davon erzählt, weil es zu peinlich ist. Ihre Eltern würden ein Riesentheater darum machen, dass sie vergessen haben, die Kfz-Versicherung zu bezahlen. Es wäre unerträglich.

Gerade übt Dom im Schlafzimmer, sich ans Kopfteil zu fesseln, und Eve erhitzt in der Küche das Wasser für die Instantnudeln.

Sie sieht ihr Spiegelbild im Küchenfenster. Da draußen ist es so schwarz wie im Weltraum. Um diese Jahreszeit wird es so früh dunkel. Sie hasst den Winter. Sie muss daran denken, wie ihre Mutter den Discokugeleffekt des Sonnenlichts auf den Blättern des Baums bewunderte und Eve dann eine bizarre Geschichte über eine Wohnung erzählte, die sie und Eves Dad gemietet hatten, als sie frisch verheiratet waren, *wie glücklich* sie damals gewesen seien. Was zum Henker! Eve hat sie noch nie von »Glück« reden gehört! Sie glaubt lieber, dass die Beziehung ihrer Eltern von vornherein zum Scheitern verurteilt war. Sonst würde das ja bedeuten, dass aus jedem Liebespaar irgendwann verbitterte Ex-Partner werden können, die nicht einmal den Namen des anderen aussprechen wollen.

Sie denkt an ihren Vater, der die Tarotlegerin bestach, damit sie ihrer Mutter erzählte, er sei der Mann ihrer Träume. Bezahlen für eine Lüge.

Sie sollte das auch tun. Dieser schönen Familientradition huldigen. Nur wäre es keine Lüge, diesmal wäre es die Wahrheit.

Ja. Das ist die Lösung. Sie wird die Dame dafür bezahlen, dass sie Dom erzählt, sie habe einen Fehler gemacht und hier sei jetzt die *richtige* Prophezeiung, und natürlich werden Sie Ihre Frau nicht töten, verdammt noch mal (»verdammt noch mal« würde sie vermutlich nicht sagen, Eve kann sich nicht vorstellen, dass sie flucht), Sie werden glücklich bis ans Ende Ihrer Tage leben, und Sie werden erst sterben, wenn Sie so runzlig und uralt wie die entzückenden Dr. Baileys sind.

Eve muss die Dame nur erst finden.

Kapitel 69

Ethan wacht abrupt um drei Uhr morgens auf. Als er die Uhrzeit sieht, schließt er die Augen und versucht, sich auszutricksen, damit er wieder einschläft, aber es hat keinen Sinn, er ist hellwach und steht so unter Strom, als wäre es zehn Uhr vormittags und er hätte gerade seinen zweiten Kaffee getrunken.

Er setzt sich auf und schmeißt sein Kopfkissen auf den Boden, als wäre es schuld daran. Dann lauscht er auf die Geräusche der Wohnung – das Brummen des Kühlschranks, das nervtötende Tropfen des Wasserhahns. Er sollte aufstehen und ihn zudrehen, aber er will nicht riskieren, Carter mit nacktem Oberkörper in die Arme zu laufen. Der Kerl trägt nie ein verdammtes T-Shirt. Heute übernachtet er zum fünften Mal in Folge hier, was übertrieben ist beim neuen Freund einer Mitbewohnerin, da stimmen Ethan die meisten Leute zu.

Carter benimmt sich nicht wie ein Gast oder auch nur wie ein Erwachsener. Er benimmt sich wie ein riesiger, verwöhnter Vorschüler. Eine Dauerspur aus Carter-Schutt zieht sich durch die gesamte Wohnung: sein halb gegessener Proteinriegel auf dem Esstisch, sein triefnasses Handtuch auf dem Badezimmerboden, sein Deo ohne Kappe im Badezimmerschrank, seine T-Shirts über die Rücklehnen der Stühle drapiert. Seine dröhnende Stimme ist das Erste, was Ethan hört, wenn er nach Hause kommt. Wenn Jasmines Zimmertür geschlossen ist, setzt Ethan schnell Kopfhörer auf, aber einmal war er nicht schnell genug und hörte Carter noch stöhnen: »Oh, Baby!«

Ethan verbringt so wenig Zeit wie möglich zu Hause, um ihm aus dem Weg zu gehen. Er macht Überstunden, geht ins Fitnessstudio, verabredet sich mit jedem, der gerade Zeit hat, zum Abendessen, steht uneingeladen bei seinen Eltern vor der Tür. Seine Eltern freuen sich immer, ihn zu sehen, aber einmal waren sie gerade auf dem Sprung, weil sie mit Freunden zum Essen verabredet waren, und da kam er sich erbärmlich vor, zumal sie ihn einluden mitzukommen und er »Ja, bitte« sagte und einen schönen Abend hatte. Wenn das so weitergeht, muss er ausziehen. Es schadet seiner geistigen Gesundheit. Womöglich auch seiner körperlichen Gesundheit. Ihm ist permanent leicht übel, weil die ganze Wohnung nach Carters Aftershave stinkt. Es setzt sich in Ethans Kleidung fest. Seine Mutter hat an seinem Hemd geschnuppert und gesagt, das bilde er sich ein, aber das stimmt nicht. Heute Morgen musste er buchstäblich würgen, als er beim Zähneputzen Achselhaare an Carters Deo sah.

Jasmine übernachtet nie bei Carter, und Ethan weiß nicht, warum. Vielleicht ist Carter eines dieser großen Kinder, die noch zu Hause wohnen. Wahrscheinlich hat er seinen eigenen Flügel im herrschaftlichen Haus seiner Eltern, das in den Eastern Suburbs auf den Klippen thront und in dem das Personal diskret hinter ihm herräumt. Es ist unklar, womit Carter sein Geld verdient, wenn überhaupt. Er schmeißt mit Worthülsen wie »Consulting« und »Investment« um sich. Bei Jasmine ist es süß, dass sie keinen Job hat, bei Carter ist es anstößig.

Mit einem Mal ist Ethan gereizt. Wütend. Er muss schlafen. Im Gegensatz zu Jasmine und Carter ist Ethan ein normaler Mensch mit einem normalen Job, der erfordert, dass er früh aufsteht, und morgen findet ein langweiliges internes Training statt, bei dem er sich konzentrieren muss.

Ethan steht auf. Er wird den tropfenden Wasserhahn zudrehen. Er wird sich eine Tasse von dem Gute-Nacht-Tee machen, den Jasmine ihm immer anbietet. Er wird kein T-Shirt anziehen. Er bezahlt Miete. Er wird in seiner Wohnung ohne T-Shirt herumlaufen, genau wie Carter.

Als er gerade den Teebeutel in seiner Tasse schwenkt und dabei auf seinem Telefon scrollt, kommt Jasmine in die Küche. Er hat nur das Licht der Dunstabzugshaube eingeschaltet, daher ist er bloß eine dunkle, gekrümmte Gestalt.

»Trägst du einen Schal?«, fragt Ethan.

Sie zittert. »Carter hat es gern eiskalt im Schlafzimmer.«

»Ich probiere einen von deinen Teebeuteln«, sagt Ethan. »Möchtest du einen?«

»Ja, bitte.«

Er holt eine zweite Tasse, und als er sich umdreht, wird sie vom grellen Licht des offenen Kühlschranks angeleuchtet wie eine schöne Schauspielerin, die im Scheinwerferlicht auf einer dunklen Bühne steht und gleich einen dramatischen Monolog halten wird.

»Toastie?«, fragt Jasmine.

»Gern.« Ethan fragt sich, ob Carter schläft, ob sie gerade »Oh, Baby!«-Sex hatten, dann verbannt er diese Gedanken.

Jasmine toastet die flachen Brötchen. Ethan nimmt zwei Teller aus dem Schrank. Jasmine holt Honig aus der Speisekammer. Es ist ihr besonderer Honig, von einem Freund der Familie, der auf seiner »Hobbyfarm« angefangen hat zu imkern. Die Hobbyfarm verfügt über ein eigenes Wohnhaus und ein weiteres für die vor Ort lebenden Verwalter. Carter ist der richtige Mann für sie, nicht Ethan. Carter hat auch solche Freunde der Familie. Er staunt nicht über das Leben, das sie führt. Warum verzehrt Ethan sich nach einer Prinzessin, wenn er doch ein Bauer ist?

Frauen finden Selbstmitleid nicht attraktiv, sagt Harvey. *Sie mögen Selbstvertrauen.*

Ach bitte, Harvey, du warst doch der König des Selbstmitleids!

Ihm fällt ein, dass er noch keine Gelegenheit hatte, Jasmine das Video von dem Autounfall zu zeigen. In Carters Gegenwart hatte er natürlich nicht darüber sprechen wollen. Es ist von der Internetplattform entfernt worden, aber er hatte es heruntergeladen und abgespeichert.

»Erinnerst du dich an die Dame auf dem Flug?«, fragt er und legt die Teebeutel in die Spüle.

»Natürlich.« Sie dreht sich zu ihm um. »Ist etwas passiert?«

Er sucht das Video heraus, reicht ihr sein Telefon. Sie leckt den Honig von ihren Fingern und nimmt es.

Der Ton ist leise, aber laut genug, um das Geräusch des tödlichen Zusammenpralls zu hören. Wie aufs Stichwort schnappt Jasmine nach Luft.

»Ach, *Ethan*«, sagt sie. Sie stehen dicht beieinander, ihre Hand liegt auf seiner nackten Brust.

Grelles, blendendes Licht flutet die Küche.

Carter blinzelt und runzelt die Stirn, die Hand auf dem Lichtschalter, dann sagt er in beißend sarkastischem Ton: »Ah, sorry, Leute, störe ich?«

Kapitel 70

Die Aufzeichnung des »TikTok LIVE«-Videos von Kaylas Unfall wurde auf Verlangen der Familie schließlich entfernt, aber bis dahin hatte es bereits eine Million Aufrufe und dreitausend »Likes«. Das bedeutet meines Wissens nicht, dass die Menschen Kaylas Tod »liken«.

Online wurde viel darüber »gechattet«, und in einem Boulevardblatt erschien ein kurzer Artikel, aber das war alles. Kaylas Familie äußerte sich nicht öffentlich zu der Prophezeiung.

Ihre Freundin, die Beifahrerin, die den Unfall filmte, lag wochenlang im Krankenhaus, und in dieser Zeit lagen ihre Social-Media-Accounts brach.

Wie üblich interessierten sich die Leute bald für anderes.

Zum Vergleich: Ein Video mit einem Hund, der seinen eigenen Schatten auf der Backofentür anbellte, wurde zwei Millionen Mal aufgerufen und bekam zehntausend Likes.

Die Menschen vergaßen. Nur diejenigen, die Kayla kannten und liebten, sprachen weiter über sie.

Bis zu diesem Punkt hatte mich noch niemand als »Todesdame« bezeichnet.

Das sollte alles noch kommen.

Kapitel 71

Der zweite und der dritte Todesfall lagen nur einen Tag auseinander, im August, einen Monat nach dem ersten.

Kurz darauf wurde die erste Diagnose bekannt.

Es war wie auf dem Roulettetisch in Monte Carlo, als die kleine weiße Kugel immer wieder auf Schwarz landete und alle sich darum versammelten, davon überzeugt, dass es etwas zu bedeuten hatte.

Kapitel 72

Leo erfährt bei der Arbeit von den nächsten beiden Todesfällen. Er hat einen Google Alert für »Hellseherin«, »Flugzeug« und »Tod« eingerichtet.

Die Schlagzeile einer tasmanischen Zeitung lautet: *Flugzeughellseherin sagt Tod von Ärztepaar korrekt voraus.*

Der Artikel befindet sich hinter einer Bezahlschranke, aber er abonniert die Zeitung, ohne zu zögern, und sobald der vollständige Artikel auf seinem Bildschirm erscheint, erkennt er das ältere Paar aus der Abflughalle in Hobart wieder. Er stand hinter ihnen in der Schlange, als sie ihren Kaffee bestellten, und ihm fielen ihre Gebrechlichkeit, aber auch die Apple Watches an ihren Handgelenken und die wache Intelligenz in ihren Blicken auf. Sie waren beide warm angezogen, und er hatte an seine Großmutter denken müssen, der die Kälte sehr zugesetzt hatte.

In dem Artikel steht, die beiden seien Ärzte im Ruhestand gewesen, hätten in Hobart sechzig Jahre lang eine Gemeinschaftspraxis betrieben und seien in der örtlichen Gemeinde wohlbekannt. Dr. Bailey und Dr. Bailey hinterlassen eine Tochter, drei Enkel und sieben Urenkel.

Ihre Tochter wird interviewt. Sie sagt, ihre Eltern seien zur Taufe ihrer jüngsten Urenkelin von Hobart nach Sydney geflogen, und auf dem Flug habe ihnen eine Dame mitgeteilt, dass sie im Alter von einhundert beziehungsweise einhunderteins sterben würden, und genau so war es geschehen.

»Als Ärzte waren sie wissenschaftlich denkende Menschen, daher haben sie es nicht ernst genommen, sie fanden es unterhaltsam«, erzählte die Tochter, »und sie sahen den Tod sehr gelassen. Sie hatten ihren Spaß daran, dass sie an Altersschwäche sterben sollten wie Queen Elizabeth. Sie waren stolze Royalisten.«

Bewegt betrachtet Leo die Fotos, die ausgewählt wurden, um das Leben des Paars zu rekapitulieren: jung und schön an ihrem Hochzeitstag; als frischgebackene Eltern, die ihre neugeborene Tochter mit weit aufgerissenen Augen halten; Rücken an Rücken in weißen Kitteln vor ihrer brandneuen Praxis, die Arme verschränkt und professionell, Stethoskop um den Hals; als mittelalte Brauteltern bei der Hochzeit ihrer Tochter; im Ruhestand als Reisende mit erhobenen Weingläsern, vermutlich auf einer dieser europäischen Flusskreuzfahrten; als Patriarch und Matriarchin bei der Taufe eines Urenkels im Kreis der Familie, das Baby mit den weit aufgerissenen Augen jetzt selbst Großmutter.

Er beneidet sie stellvertretend für seine eigenen Eltern, die auch so ein langes, glückliches gemeinsames Leben verdient hätten. Stattdessen wird seine Mutter ihre letzten Jahre allein verbringen. Ihre Pläne für den Ruhestand konnten sie nicht mehr verwirklichen. Neulich erzählte sie Leo, sie habe es satt, dass die Leute annehmen, sie sei mittlerweile über ihre Trauer hinweg. In ihrer Stimme lag echte Wut, was Leo überraschte, denn vielleicht hatte er das auch angenommen. Er vermisst seinen Vater, ständig, aber er hat das Gefühl, die ganz intensive, schlimme Trauerphase hat er jetzt hinter sich – er weint zum Beispiel nicht mehr im Auto –, und irgendwie hat er angenommen, bei seiner Mutter sei das genauso. Jetzt begreift er, dass das töricht war. Sie hat ihren lebenslangen Partner verloren, während Leos Kernfamilie noch intakt ist. Besonders erbost ist seine Mutter über die Bezeichnung »lustige Witwe«, wobei seines Wissens niemand diese Bezeichnung tatsächlich gebraucht oder ihr gesagt hat, sie solle eine sein, sie ist einfach erbost über die Existenz dieser Bezeichnung. Vor Kurzem hat sie bei der Wassergymnastik eine neue Freundin gefunden, ebenfalls verwitwet. Sie gründen einen Klub namens »Die zornigen Witwen«.

Er hat weder seiner Mutter noch seinen Schwestern von der Hellseherin erzählt. Er will seine Mutter nicht beunruhigen oder seinen Schwestern Anlass geben, sich über ihn lustig zu machen, wenn er dann doch nicht stirbt.

»Die Baustellenbegehung morgen ist auf Donnerstag verschoben worden.«

»Hmmm, was?« Leo hebt zerstreut den Blick. Seine Büroleiterin hat den Kopf zur Tür hereingestreckt.

»Die Baustellenbegehung morgen …«

Die Worte dringen zu ihm durch. »Oh, ja, prima, gut, danke.« Er hebt bestätigend die Hand und schaut wieder auf seinen Computer. Das sieht ihm nicht ähnlich. Er arbeitet bei der Arbeit. Dies ist keine abrechenbare Zeit.

Die Tochter des betagten Paars wird zitiert: »Mum ist nach kurzer Krankheit friedlich im Krankenhaus gestorben, und mein Vater hat nicht einmal eine Nacht ohne sie überstanden. Er ist gleich in der nächsten Nacht im Schlaf gestorben.«

Ihre Eltern wohnten bis zu ihrem Tod in dem Haus, das sie nach ihrer Heirat bezogen hatten. Ihre gemeinsame Beerdigung, bei der angesichts ihrer Stellung in der örtlichen Gemeinde vermutlich großer Andrang herrschen wird, findet in derselben Kirche statt, in der sie auch geheiratet haben.

Die Tochter sagte, ihre Eltern seien mit einem langen, glücklichen Leben gesegnet gewesen, aber sie sei dennoch »am Boden zerstört«. »Es ist nie lange genug, nicht wahr?«, sagte sie. »Man würde trotzdem alles tun für einen weiteren Tag, eine weitere Unterhaltung, ein weiteres Telefonat.«

Der Artikel endet mit einer Erwähnung des wachsenden Interesses an der »sogenannten Flugzeug-Hellseherin«, nachdem der tragische Tod einer jungen Tasmanierin bei einem Autounfall live in den sozialen Medien gestreamt wurde. »Angeblich« hat die Hellseherin der jungen Frau gesagt, sie werde mit neunzehn bei einem Autounfall sterben.

Leos Telefon klingelt.

Im Display steht: *Sue O'Sullivan (Hobart-Flug).*

»Hallo, Leo, haben Sie einen Augenblick Zeit?« Sie kommt gleich zur Sache, als ob sie alte Freunde wären und nicht Fremde, die sich einmal bei einem Flug begegnet sind, und Leo verspürt eine sehr eigenartige Sehnsucht danach, dass Max und sie *tatsächlich* alte Freunde von ihm sind. In puncto Freundschaft hat er es gründlich vermasselt. Er hat den Bereich »Freundschaft« Neve überlassen, ebenso wie Neve die Bereiche »Steuern« und »Glühbirnen« ihm überlässt.

»Ja«, sagt Leo. »Ich lese gerade von den Baileys. Den Ärzten in Hobart.«

»Ich auch«, erwidert Sue. »Was für ein langes, erfülltes Leben! Traurig, aber keine Tragödie wie bei der armen jungen Frau mit dem Autounfall, den Sie bestimmt gesehen haben. Ich sprach am Flughafen mit ihr, sie war ganz reizend. Es war furchtbar, das ... das zu sehen.«

Leo hört ihr das Grauen über dieses Video an.

»Ja«, bestätigt er. »Dieses Video war scheußlich. Meine Tochter hat es als Erste gesehen.«

»O nein, und versteht Bridie die ... was es bedeutet?«

Sie erinnert sich an Bridies Namen. Er zögert. Er ist ganz gerührt.

»Tut mir leid – sie heißt doch Bridie, oder, ich dachte ...?«

»Ja. Sie haben ein tolles Gedächtnis! Leider weiß Bridie Bescheid – sie hat mitbekommen, wie ich mit meiner Frau darüber sprach, und war eine Weile sehr außer sich deswegen. Wir dachten, sie wäre darüber hinweg, aber offensichtlich war dieses Video von dem Autounfall dieser armen jungen Frau einfach ...«

»Kinder sind robust. Versuchen Sie, sich keine Sorgen zu machen.« Sue seufzt. »Ich weiß eigentlich gar nicht, warum ich Sie anrufe, Leo, vermutlich wollte ich einfach mit jemandem reden, der in der gleichen Situation ist. Ich habe alle diese Untersuchungen machen lassen, und es gibt keinerlei Anzeichen dafür, dass ich irgendeine Form von Krebs habe. Vermutlich habe ich mich nur gefragt, ob Sie ...«

»Ob ich erschrocken bin?« Leo betrachtet das gerahmte Foto von Neve und den Kindern auf seinem Schreibtisch. Es ist alles andere als glanzvoll, einfach die drei auf der Couch, Neve in der Mitte, unter jeden Arm ein Kind geklemmt. Jetzt sind Oli und Bridie schon viel größer.

»Ja. Ich meine, es könnte alles nur ...«

»Ein schrecklicher Zufall sein«, sagt Leo. Er muss aufhören, ihre Sätze zu beenden. Die Leute beenden ihre Sätze lieber selbst. Er zieht das Foto zu sich heran. Er darf nicht sterben. Er wird gebraucht. Neve lässt brennbare Gegenstände in der Nähe von Kochplatten liegen, sie schließt nie die Schranktüren, und sie freut sich so, wenn er nach Hause kommt. Manchmal weckt das ein ganz ähnliches Staunen in ihm wie seinerzeit als Teenager: *Wow, diese Frau mag mich wirklich immer noch!*

»Glauben Sie wirklich, dass es nur Zufall ist?«, fragt Sue. Am Telefon klingt sie jünger, als er es aus dem Flugzeug in Erinnerung hat, weniger großmütterlich, eher wie jemand in seinem Alter. Er stellt sich vor, Sue und Max zum Essen einzuladen. Ethan könnte auch kommen! Es ist gesund, Freunde aus unterschiedlichen Generationen zu haben. Sie könnten *seine* Freunde sein. Wäre das komisch? Ja, das ist komisch, was ist nur mit ihm los?

»Es muss Zufall sein«, sagt er. »Aber ja, es geht mir ein bisschen an die Nieren. Ich habe mir ein Taxi mit dem jungen Mann mit der Handverletzung geteilt, und ihm hat sie vorhergesagt, dass er bei einer Schlägerei stirbt, wenn er dreißig ist, und das ist im Oktober, und ich soll irgendwann nach meinem Geburtstag im November bei einem Arbeitsunfall abdanken. Ich fühle mich, als könnte ich der Nächste auf dem Richtblock sein!« Ist dieser schwarze Humor angemessen?

»Nun, Sie werden sie hoffentlich beide widerlegen!«, sagt Sue kernig.

»Ich habe gehört, wie sie dieser Flugbegleiterin sagte, sie würde mit achtundzwanzig durch ›Selbstverletzung‹ sterben«, sinniert Leo. »Aber ich glaube, sie war noch jünger.«

»O nein, sagen Sie nicht, dass das Allegra war. Die Schönheit? Sie wurde genau an diesem Tag achtundzwanzig!«

Leos Telefon piept, und er nimmt es vom Ohr und erblickt Neves Namen. Sie ruft ihn kaum jemals bei der Arbeit an. Hat sie den Artikel gesehen? »Tut mir leid, Sue, meine Frau ruft gerade an …«

»Gehen Sie ruhig ran, Leo«, sagt Sue sofort. »Wir bleiben in Kontakt.«

Leo nimmt Neves Anruf an. »Hi«, sagt er zu ihr, und da beginnt sie schon panisch auf ihn einzureden. Das einzige Mal, dass sie so klang, war, soweit er sich erinnert, in der Endphase der Geburten ihrer Kinder, als sie ihn beide Male bat, dafür zu sorgen, dass das aufhört, und er sich so furchtbar fühlte, weil er das nicht konnte.

»Du musst kündigen, Leo. Schreib sofort die Kündigung.«

»Das meinst du nicht ernst.«

»Ich meine es ernst.«

Er kann es nicht fassen. Irgendein Schalter wurde umgelegt. Nachdem sie sich das schreckliche Video von dem Autounfall zusammen angesehen hatten, war sie ganz ruhig.

»Es sind noch mehr Menschen gestorben«, erzählt sie. »Genau wie sie es vorhergesagt hat.«

»Ich weiß, Liebling, ich habe den Artikel selbst gerade gelesen, aber dieses Ehepaar war alt, das war nicht so schwer vorherzusehen. Ich kann doch nicht meine Arbeit aufgeben wegen einer zufälligen …«

»Warum nicht? Natürlich kannst du. Es ist ganz leicht. Du hörst einfach für ein Jahr auf.«

»Ich werde nicht bei einem Arbeitsunfall sterben, das verspreche ich dir.«

»Das kannst du mir nicht versprechen. Da war ein Artikel über einen hohen Kran, der letzte Woche auf einer Baustelle abgeknickt ist. Ein Mann von Mitte vierzig ist dabei gestorben. Das hättest du sein können. Das hättest ganz leicht du sein können.«

»Das war keine von unseren Baustellen, und das weißt du, Neve, du selbst könntest von einem Bus überfahren werden.«

»Nun, wenn eine Hellseherin mir sagen würde, dass ich von einem Bus überfahren werde, würde ich es vermeiden, mit dem Bus zu fahren!«

»Nicht wenn du nur so die Hypothek abbezahlen kannst!«

Sie scheinen sich mitten in einem Streit zu befinden. Er versucht, alle Gefühle aus seiner Stimme herauszuhalten. »Das ist alles so …«

»Weißt du, was?«, unterbricht ihn Neve. »Wenn die Arbeit für diese Frau dich am Ende tötet, dann töte ich diesen manipulativen Kontrollfreak von einer Zicke eigenhändig.«

Leo dreht sich der Kopf. *Manipulativer Kontrollfreak von einer Zicke?* Was soll das denn? Er dachte, Neve und Lilith mögen sich. Wo sie sich bei den Weihnachtsfeiern doch immer gegenseitig Komplimente zu ihren Frisuren machen. Er hat sogar angenommen, dass Neve als Frau Lilith inspirierender als er selbst findet.

»Wovon *redest* du, Neve?«

»Leo? Störe ich?«

Und da ist sie, steht direkt vor ihm. Lilith in einem cremeweißen Hosenanzug mit Perlenohrringen. Stirnrunzelnd sieht sie auf ihr Telefon.

»Haben Sie von diesem Abflussproblem gehört?«

Sie lächelt. An einem ihrer Schneidezähne ist ein winziger roter Lippenstiftfleck.

Kapitel 73

Ich hatte eigentlich noch nie einen Spitznamen.
Deshalb ist es unglücklich, dass mein erster »Todesdame« lautete.

Davon bin ich nicht sonderlich angetan.

Zum ersten Mal trat er in Erscheinung, nachdem das betagte Ärztepaar gestorben war.

Da wurde *Todesdame* zu einem beliebten Hashtag quer über alle Social-Media-Plattformen.

Was mich sprachlos macht.

Kapitel 74

Es ist Ende September. Frühling in Sydney. Ethan sitzt im Bus zur Arbeit.

»*Sehen* Sie doch nur die Farbe dieses blühenden Kirschbaums!«, sagt die Frau, die neben ihm sitzt. Sie deutet durchs Fenster auf die üppige blassrosa Blütenpracht.

»Schön«, sagt Ethan.

»Aber sie halten nie lange, nicht wahr?«

»Ja«, stimmt Ethan zu, der keine Ahnung hat, wie lange Kirschblüten halten.

Er setzt die AirPods ein, bevor die Frau Gelegenheit hat, ihn auf weitere lokale Flora aufmerksam zu machen.

Noch elf Tage bis zu seinem dreißigsten Geburtstag. Er fällt auf einen Montag, was ein Scheißtag für einen wichtigen Geburtstag ist. *Besonders falls es mein letzter ist.*

Diese morbiden Gedanken sind wie Pop-up-Werbung, und er hat offenbar einfach keinen Zugang zu dem mentalen Adblocker, mit dem er sie unterbinden könnte, auch wenn er sich noch immer wirklich für unbesorgt und skeptisch hält.

Manchmal ertappt er sich dabei, dass er hofft, der »tätliche Angriff« werde schnell vorüber sein, oder dass er wenigstens einen guten Schlag anbringen kann, allerdings kann er sich noch immer nicht vorstellen, jemanden zu schlagen.

Typen wie wir –

Ja, ja, halt die Klappe, Harvey.

Bei all den Pop-up-Gedanken und Harveys Einwürfen kommt Ethan selbst gar nicht zu Wort.

Neuerdings denkt er oft an einen Vorfall in seinem ersten Highschool-Jahr, als er einen Furcht einflößenden Elftklässler versehentlich mit dem Fußball am Hinterkopf traf. »*Lauf,* Ethan!«, schrien seine Freunde, also tat er das. Vielleicht hätte er sich einfach entschuldigen sollen? Er wird es nie erfahren. Der Furcht einflößende Junge jagte ihm nicht hinterher, doch es ging das Gerücht, er habe vor, »ihn sich zu schnappen«. Es war eine beängstigende Zeit. Als wüsste man, dass die Mafia jemanden auf einen angesetzt hat. Immer wieder sagten Kinder Ethan, er solle »gut aufpassen« und überlegen, ob er vielleicht die Schule wechseln oder das Land verlassen sollte. Das Schicksal griff ein: Der Elftklässler brach sich beim Snowboarden das Bein, und als er wieder da war, hatte er Ethan offenbar komplett vergessen.

Es hat sich in eine lustige Geschichte verwandelt, aber damals war es wirklich überhaupt nicht lustig, jeden Morgen voller Angst vor einer drohenden, aber nicht näher bezeichneten Gefahr aufzuwachen. Würde das Jahr ab seinem dreißigsten Geburtstag eine Erwachsenenversion dieser zwei Wochen in der Siebten sein?

Er wird keine Party zu seinem dreißigsten Geburtstag geben. Er nahm immer an, dass er das machen würde, weil die meisten aus seinem gesellschaftlichen Umfeld anscheinend eine geben, aber es fühlt sich einfach nicht richtig an.

Zum einen fehlt Harvey, wobei Ethan in Wahrheit die Party niemals absagen würde, wenn Harvey noch lebte und sagte, er könne nicht zu seinem Dreißigsten kommen. Der Status verbessert sich wirklich, wenn man stirbt. Da ist außerdem der Umstand, dass alle seine Freunde von der Prophezeiung der Hellseherin wissen, aus seiner Familie aber niemand, daher möchte er nicht riskieren, sie in einem Raum zusammenzubringen. (Von dem Furcht einflößenden Elftklässler hat er seinen Eltern und seiner Schwester auch nie erzählt.)

Anstelle einer Party sind mehrere kleine Feiern geplant: ein Mittagessen mit Kollegen an seinem Geburtstag selbst, ein Besuch in einer Bar mit einer Gruppe von Freunden am Freitagabend, ein Familienessen am Samstagabend und am Sonntagabend ein Abendessen mit einer weiteren Gruppe von Freunden, seinen alten Schulfreunden, die die Geschichte mit dem Fußball am Hinterkopf niemals vergessen werden.

Als Jasmine herausfand, dass er für den Abend seines Geburtstags keine Pläne hatte, sagte sie, sie werde ihre »berühmten Nachos« machen (von diesen berühmten Nachos hörte er zum ersten Mal, aber gut), und sie könnten zusammen die erste Episode von *Die Sopranos* anschauen. Sie haben nämlich vor einer Weile festgestellt, dass sie die

Serie beide nicht gesehen haben, und sie haben es satt, dass Leute ihnen deswegen ein Gefühl von Unzulänglichkeit vermitteln.

Harvey war ein *Sopranos*-Fan. Er kannte eine Menge *Sopranos*-Zitate. Immer wenn er Ethan in Shorts sah, sagte er beispielsweise mit seinem besten italoamerikanischen Akzent: »Ein Don trägt keine Shorts.« Harvey trug nie Shorts, allerdings deshalb, weil ihm seine mageren Beine peinlich waren, nicht weil er ein Mitglied der Mafia gewesen wäre.

Ethan freut sich mehr auf die Nachos mit Jasmine, als gut für ihn ist.

Carter wird nicht dabei sein. Halleluja. Er spielt montags immer mit Freunden Poker, deshalb sind die Montage in ihrer Wohnung herrlich Carter-frei.

Er hat sein Möglichstes versucht, Carter zu *mögen*. Jasmine könnte jeden Kerl auf dem gesamten Planeten haben, also kann Carter nicht so übel sein, wie er rüberkommt. Ironischerweise war die Nacht mit dem Vorfall in der Küche, als Carter mit diesem mörderischen Blick das Licht einschaltete, letztlich die Nacht, in der es zum ersten Mal möglich schien, dass sie Freunde werden könnten. Oder zumindest freundlich gesinnte Bekannte.

Carter sagte in einem Ton, bei dem Ethan ganz ehrlich das Blut in den Adern gefror: »Läuft hier irgendwas, wovon ich wissen sollte?«

Falls Jasmine ebenfalls das Blut in den Adern gefror, ließ sie sich zumindest nichts anmerken. Sie wirkte völlig ungerührt, trat nicht einmal einen Schritt zurück. Jasmine hegte eindeutig keinerlei geheime Gefühle für ihren Mitbewohner, deretwegen sie ein schlechtes Gewissen haben müsste. Ethan rückte allerdings ein Stück von ihr ab.

»Eine Hellseherin hat Ethan prophezeit, dass er mit dreißig Jahren stirbt«, erklärte Jasmine. »Und einige ihrer anderen Prophezeiungen sind eingetroffen.«

Das schien Carter wirklich aufzumuntern. »Im Ernst?«

Als er erfuhr, dass Ethans dreißigster Geburtstag schon in wenigen Wochen war, wurde er richtig aufgekratzt.

»Tut mir leid, Mann«, sagte er. »Wegen meiner Reaktion. Es sah einfach … einen Augenblick lang so aus, als würde da was laufen zwischen euch.«

»Mach dich nicht lächerlich«, sagte Jasmine demütigend schnell und entschieden. Ethan stimmte ihr zu, es sei lächerlich.

Am Ende aßen alle drei Toasties und tranken dazu Gute-Nacht-Tee, und Carter sah sich das Video von dem Autounfall an und sagte: »Du musst ja eine Scheißangst haben.« Er hielt kurz inne, dann fuhr er fort: »Aber hat dich das nicht dankbar gemacht, am Leben zu sein?«

Ethan gab zu, dass dem eigentlich *nicht* so sei, er mache sich nur hin und wieder Sorgen, dass er bald tot sein könnte.

Dann wurde Carter unerwartet lebhaft und teilte Jasmine und Ethan mit, dass er *ständig* über seine eigene Sterblichkeit nachdenke. Einer seiner Poker-Kumpel hat Carter »mit der uralten Philosophie des Stoizismus« bekannt gemacht. Es hatte etwas Charmantes, nun ja, etwas beinahe Charmantes, wie Carter verlegen »uralte Philosophie« sagte, so als hätte die Sportskanone der Schule sich plötzlich in Englisch mit einem ernsthaften Diskussionsbeitrag zu *Romeo und Julia* zu Wort gemeldet. Carter holte sogar ein Requisit aus Jasmines Zimmer, das seinen Standpunkt verdeutlichen sollte. Es war eine Goldmünze, die er »immer bei sich trage«, mit der Inschrift *Memento mori,* und das heiße: »Bedenke, dass du sterblich bist.« Carter erzählte ihnen von den römischen Feldherren, die nach einem Sieg in einer großen Schlacht im Triumphzug in ihrem Streitwagen fuhren, und hinter ihnen stand irgendeine arme Socke, deren einzige Aufgabe es war, dem Feldherrn immer wieder ins Ohr zu flüstern: »Bedenke, dass du sterblich bist. Bedenke, dass du sterben musst!«

»Damit es dem Kerl nicht zu Kopf steigt«, erklärte Carter. Er schlürfte seinen Gute-Nacht-Tee und sagte, er betrachte die Münze jeden Tag, um sich daran zu erinnern, dass er seine Zeit nicht mit Nachdenken über trivialen Scheiß vergeuden wollte. (Zum Beispiel dein Handtuch im Bad aufzuhängen, dachte Ethan.)

»Ich sage euch, was ich denke«, kündigte Carter an, als würde er ihnen gleich etwas unglaublich Tiefsinniges verraten. »Du musst jeden Tag wie ein Geschenk betrachten, denn es könnte dein letzter sein.«

Es war, als glaubte er ehrlich, er sei der erste Mensch auf der Welt, der das sagte.

Dann erzählte Jasmine, ihr Life-Coach (nicht ihre Therapeutin, jemand anderes) habe sie ihre eigene Todesanzeige schreiben lassen, und dabei sei ihr erst richtig klar geworden, was sie vom Leben wollte (Erfolg, Ruhm, Bewunderung), und einmal habe sie diesen wirklich coolen Todesmeditationsworkshop in L. A. mitgemacht, wo man sich seine eigene Leiche vorstellt, also *verwesend* und *verfaulend,* mit *Maden* (zur Demonstration ließ sie die Finger gruselig über ihr schönes Gesicht krabbeln). Das, so fuhr sie fort, sollte einem helfen, die Anhaftung an die materielle Welt zu verlieren. Hinterher habe sie sich einfach so *lebendig* gefühlt, und übrigens, die Pfannkuchenstation beim Frühstücksbüfett im Beverly Wilshire sei fantastisch, und sie habe schon einige ziemlich fantastische Pfannkuchenstationen erlebt.

»Aber ist nicht neulich erst dein Freund gestorben?«, fragte Carter Ethan zartfühlend. »Macht dich das nicht … ich weiß auch nicht, dankbar, dass es nicht dich getroffen hat?«

»Nein. Es macht mich nur traurig, dass es ihn getroffen hat.«

Die drei redeten bis zum Morgengrauen, dann gingen Jasmine und Carter wieder ins Bett, in der Gewissheit, dass alle ihre Tage Geschenke waren, und Ethan machte sich für die Arbeit fertig.

Seitdem ist das betagte Ärztepaar gestorben, was nach Jasmines Überzeugung ein weiterer Beleg der besonderen Fähigkeiten der Dame ist, Ethan aber nicht allzu sehr beeindruckt. Diese Tode hätte jeder vorhersagen können. *Er* hätte sie vorhersagen können. Sie zählen nicht. Tut mir leid, ihr zwei.

Carter übernachtet noch genauso häufig bei Jasmine wie vorher, scheint aber davon überzeugt zu sein, dass Ethan jetzt ein Freund ist. Wenn sie sich begegnen, reckt Carter feierlich den Arm zum Faustcheck und sagt: »Bro.«

Manchmal gibt es *mehr als einen Faustcheck pro Tag,* was unsäglich ist. Carter ist wie dieser eine Arbeitskollege, der einen jedes Mal, wenn man ihm auf dem Flur begegnet, freudestrahlend grüßt, obwohl doch jeder weiß, dass man nach dem ersten Mal den Blickkontakt meidet oder sich höchstens gequält anlächelt.

Carter hat Ethan auch mehrmals gebeten, ihm noch einmal das genaue Datum seines Geburtstags zu sagen. Möchte er ihm etwas schenken? Klar doch, guter Witz. Bro zählt schadenfroh die Tage.

Die Frau neben Ethan stupst ihn an und klopft ans Busfenster, um ihn auf einen weiteren blühenden Kirschbaum aufmerksam zu machen.

»Schön«, sagt Ethan wieder.

Der Baum ist wirklich ziemlich schön.

Kapitel 75

An einem wolkigen, windigen Samstagmorgen drei Tage nach meinem achtzehnten Geburtstag geschah mir etwas Außergewöhnliches.

Ich studierte damals an der Sydney University und strebte einen Doppelabschluss an: einen Bachelor of Science in Reiner und angewandter Mathematik und einen Bachelor of Arts in Statistik. Ich verwirklichte den Traum, den mein Vater für mich gehegt hatte.

Das soll nicht heißen, ich hätte nur Mathematik studiert, um das Andenken meines Vaters zu ehren, und wäre eigentlich lieber beispielsweise Balletttänzerin geworden. Stellen Sie sich mich mit meinen zwei linken Füßen in *Schwanensee* vor! Das würde den Gesetzen der Physik trotzen.

(Es ist natürlich unmöglich, den Gesetzen der Physik zu trotzen. Ich habe eine Hyperbel verwendet.)

Ich fand die Universität wunderbar. Natürlich nicht des gesellschaftlichen Lebens wegen. Ich habe dort keine Freundschaften geschlossen. Meistens war ich die einzige Frau unter Hunderten von Männern, doch das störte mich nicht, und es ist nicht der Grund, weshalb ich keine Freundschaften schloss. Ich war nicht dort, um Kontakte zu knüpfen. Ich kann mich nicht erinnern, dass ich auch nur mit einer einzigen Person Blickkontakt aufgenommen hätte. Wenn sich jemand einen Füller oder einen Bleistift von mir leihen wollte, reichte ich ihn hinüber, ohne auch nur hinzusehen. Es war, als hätte ich mein peripheres Sehvermögen eingebüßt. Ich sah nur die Tafel oder die Zahlen auf dem Overheadprojektor.

Alle, die ich kannte, hielten mein Studium für nutzlos, wie das Erlernen einer Fremdsprache, die niemand gebraucht. Die Mathematik *ist* übrigens eine Sprache, und zwar eine schöne, würde ich sagen, und es ist die einzige universelle Sprache, die es gibt, denn sie ist überall auf der Welt dieselbe.

Die Leute sagten, ich würde mich damit nur für einen einzigen Beruf qualifizieren, und das war einer, den ich nicht ausüben wollte: Kinder Mathematik zu lehren, die sie nicht lernen wollten. Ich war nicht für meine Kinderliebe bekannt.

Es war mir gleich. Ich war im siebten Himmel.

Eines Tages – ich war zu Hause in meinem Zimmer in meine Arbeit vertieft – war Tante Pat bei uns. Sie war meistens bei uns, aber diesmal war sie aus einem bestimmten Grund da: Schweberegale. Mum hatte in einer Zeitschrift ein Foto gesehen, das sie kopieren wollte, und in den Gelben Seiten hatte sie einen Schreiner gefunden: *Jack Murphy, ERFAHRENER SCHREINER, schneller, zuverlässiger Kundendienst, hochwertige Arbeit. Für alle Ihre Schreinerbedürfnisse!* Tante Pat war da, um dafür zu sorgen, dass dieser erfahrene Schreiner Mum für seine schicken Regale keinen überhöhten Preis berechnete.

Neunzehn Jahre alt. Groß, schlaksig, aber anmutig in seiner Schlaksigkeit. Ein unfassbar verletzlicher Hals und sehr gütige Augen. Jack war der größte Mann, der je unser Haus betreten hatte, was bedeutete, dass er die erste und einzige Person war, die sich fast den Kopf an unserer Perlmutthängeleuchte gestoßen hätte. Er drehte den Kopf so gelenkig und sportlich, als änderte er bei einem Rugbyspiel die Richtung.

Das sah ich, weil ich zufällig genau in diesem Augenblick ins Zimmer kam, auf dem Weg in die Küche, um mir eine Tasse Tee zu machen. Ich blieb wie angewurzelt stehen und sah panisch an mir hinunter. Ich trug eine Bluejeans mit ausgestelltem Bein, ein eng anliegendes blau-gelb gestreiftes T-Shirt und silberne Creolen. Das Haar hatte ich mir am Morgen gewaschen. Es ging mir bis zur Mitte des Rückens, lang und gerade. Zu meiner Erleichterung stellte ich fest, dass ich durch reinen Zufall hervorragend aussah.

Mum sagte leichthin: »Meine Tochter Cherry.«

»Cherry ist ein hübscher Name«, sagte Jack.

Meine Mutter und ich sagten gleichzeitig: »Danke.«

Jack reichte mir die Hand, was ein bisschen sonderbar war. Schreiner schüttelten normalerweise nicht der Tochter einer potenziellen Auftraggeberin die Hand, wenn sie vorbeikam, aber er tat es.

Ich sagte: »Hi, Jack.«

Er sagte: »Hi, Cherry.«

Der Handschlag dauerte vielleicht ein, zwei Sekunden länger, als gesellschaftlich akzeptabel war. Ich kann diesen Moment noch immer in meiner Handfläche spüren.

Das war alles, was wir sagten. Ich machte mir meinen Tee und kehrte zu meiner abstrakten Algebra zurück. Jack holte sein Maßband hervor.

Nachdem er gegangen war, kreischten und sprangen Mum und Tante Pat herum wie junge Mädchen in einem Teeniefilm.

»Hast du das *gesehen?*«

»*Natürlich* habe ich das gesehen! Das sieht doch ein Blinder mit dem Krückstock!«

Sie sprachen noch jahrelang darüber.

Ich stelle mit Interesse fest, dass es dem weltberühmten »Krokodiljäger« Steve Irwin und seiner Frau Terri an dem Tag, an dem sie sich kennenlernten, ganz ähnlich erging. Ich habe Interviews gelesen, in denen sie über diesen Augenblick sprachen, und meine Erfahrung mit Jack war der ihren sehr ähnlich, auch wenn es in unserem Haus in Hornsby logischerweise keine Krokodile gab.

Vielleicht finden Sie, dies sei eine ganz alltägliche Geschichte, in der zwei junge Menschen einander ins Auge fallen und »es funkt«.

Vielleicht finden Sie, dieses Ereignis als »außergewöhnlich« zu beschreiben, sei übertrieben.

Aber falls Ihnen das auch schon passiert ist, werden Sie es verstehen, das weiß ich.

Kapitel 76

Allegra joggt bei Sonnenuntergang über eine Promenade in Portugal, eine sanfte Brise im Haar.

Vor ihr läuft ein gut aussehender Afroamerikaner, der sich oft zu ihr umdreht und sie angrinst, ihr Ratschläge erteilt und sie ermutigt. Er heißt Jay. Jay erinnert sie daran, die Arme anzuwinkeln und die herrliche Aussicht zu genießen.

»Ich glaube, ich sterbe, Jay«, schnauft Allegra.

»Du machst das ganz toll«, sagt Jay. »Du bist fantastisch!«

Sie ist nicht wirklich bei Sonnenuntergang in Portugal, sondern auf einem Laufband in der Garage ihrer Eltern in North Ryde, Sydney, Australien, und Jay ist ihr virtueller Trainer auf dem Monitor, während ihr ein Ventilator eine künstliche Meeresbrise ins Gesicht bläst. Sie ist in der zweiten Woche von »Die Grundlagen des Laufens«. Jay sagt, sie gehen auf eine »Fitnessreise«.

»Spürst du die Endorphine schon?« Ihr Vater streckt den Kopf zur Tür herein, die die Garage vom Haus trennt. Er sieht bereits zum dritten Mal nach ihr. »Wie geht's Jay heute? Ich liebe Jay! Wo bist du?«

»Geh weg, Dad!«

»Tut mir leid, tut mir leid!« Er hebt die Hände. »Bleib dran! Deine Form ist gut!« Er winkelt selbst die Arme an.

Ihr Vater ist begeistert davon, dass noch jemand sein kostbares Laufband benutzt. Als sie es zum ersten Mal ausprobierte, stand er die ganze Zeit neben ihr, sah ihr beim Laufen zu und überschüttete sie mit begeisterten Ratschlägen: »Spür die Steigung! Als wenn du einen Hügel raufläufst! Jetzt erhöht sich die Geschwindigkeit, siehst du? Du musst schneller laufen! Vorsicht!«

Er möchte ihr alles über seine Lieblingstrainer und die spektakulären Orte in aller Welt erzählen, an denen er schon gelaufen ist. Vielleicht können sie zusammen für einen Halbmarathon trainieren!

»Sachte, Dad!«, sagte Allegra, während ihre Mutter lachte und sagte, sie habe bis jetzt noch nie einen Tropfen Schweiß auf der Stirn ihrer Tochter gesehen, was nicht übertrieben ist. Allegra hatte es noch nie mit Fitness oder Sport. Es macht ihr keinen Spaß, außer Atem zu kommen, sie hat noch nie ein Fitnessstudio von innen gesehen und immer geglaubt, bei ihrer Arbeit als Flugbegleiterin bekomme sie alle Bewegung, die sie brauche. Sie ist stundenlang ohne Pause auf den Beinen.

Ihren Eltern hat sie gesagt, ein Arzt habe ihr wegen ihres Rückens geraten zu joggen. Joggen sei hervorragend für alle mit einer »strukturell normalen Wirbelsäule« wie Allegra, die »etwas für ihre Kernmuskulatur tun« müssen.

Das stimmt auch, aber Allegra ist eigentlich nicht daran interessiert, etwas für ihre Kernmuskulatur zu tun; ihrem Rücken geht es wieder gut. Der Grund für ihr neu entwickeltes Interesse am Sport ist ihr neu entwickeltes Interesse an ihrer mentalen Gesundheit, die sie bislang immer für »strukturell normal« hielt, von der sie jetzt aber fürchtet, sie könne sie jeden Augenblick ebenso fatal im Stich lassen wie ihr Rücken auf jenem Flug.

Anders hat ihr das erschütternde Video vom Autounfall der armen jungen Tasmanierin und den Link zu dem Artikel über die betagten Ärzte geschickt. Er ist *besessen* von der Hellseherin und schickt Allegra täglich Nachrichten: *ALLES OK? ICH MEINE ES ERNST, ALLES OK? TU DIR HEUTE NICHTS AN! DU WIRST GELIEBT, LIEBELEIN.*

Ihre Eltern, die in anderen Algorithmen leben, haben weder das Video noch den Artikel gesehen, und natürlich hat Allegra ihnen nicht vom Tod dieser Menschen erzählt. Sie bereut zutiefst, ihrer Mutter das mit der Prophezeiung überhaupt verraten zu haben.

Sie sagt sich, dass gerade ihre Prophezeiung bestimmt leicht zu verhindern ist: Sie wird sich einfach *nichts* antun. Jeder Tag, der vergeht, ist ein weiterer Tag, an dem sie sich geweigert hat, die Prophezeiung der Dame wahr werden zu lassen, und es ist ja auch nicht so, als wäre es schwer, der Versuchung, sich etwas anzutun, zu widerstehen. Sie hatte noch nie das Verlangen, sich selbst zu verletzen. In der Schule gab es Kinder, die sich ritzten, und das hat sie immer verblüfft. Warum fügt man sich absichtlich Schmerzen zu?

Sie hat keine Depression. Sie ist zufrieden mit ihrem Leben. Es ist ein gutes Leben. Sie mag ihre Arbeit. Ihre Wohnung. Ihre Freunde. Sie war immer schon ausgeglichen. In Krisen bleibt sie gelassen, mit Konflikten kann sie gut umgehen. Vor ihrer Periode ist sie reizbar, wenn sie schlecht geschlafen hat, mürrisch, aber sie ist nur selten, falls überhaupt, melancholisch.

Allegra kam sich immer fast langweilig vor, so ausgeglichen ist sie, wie ein solider kleiner Schlepper, der sich immer wieder aufrichtet, egal, wie kabbelig das Wasser ist.

Soweit sie sich erinnert, war sie das letzte Mal richtig traurig, als ihr Ex-Freund vor drei Jahren mit ihr Schluss machte. Er tat es in einem Restaurant. Sie hatte es nicht kommen sehen. Es war bizarr, denn es war kein Ende ihrer Beziehung abzusehen gewesen. Er schien zu denken, er sei gesetzlich dazu verpflichtet, sich bis zum letzten Augenblick wie ein liebender Lebensgefährte zu verhalten – er hielt ihre Hand, als sie vom Auto zum Restaurant gingen, sprach mit ihr über ihre Pläne für das Wochenende. Dann: PENG. Glaubte er, der Überraschungseffekt sei entscheidend für eine größtmögliche Wirkung? Sie hatten gerade ihre Bestellungen aufgegeben. Sie hatten sich darauf geeinigt, sich das Meeresfrüchtetagesgericht zu teilen. Eine andere Frau wäre einfach gegangen, aber sie, der langweilige Schlepper, machte keinen Aufstand. Sie weinte nicht am Tisch. Dafür war sie zu stolz. Sie aß sogar etwas von den Meeresfrüchten. Möglicherweise hat sie eine dauerhafte Meeresfrüchteallergie davongetragen.

Sie war am Boden zerstört, aber sie hat nicht einen Tag bei der Arbeit gefehlt, und sie ist darüber hinweggekommen. Sie litt nicht unter einer Depression. Sie ist nicht anfällig dafür.

Nun ist es möglich, wenn auch noch nicht bestätigt, dass sie einen neuen Freund hat. Erster Offizier Jonathan Summers scheint darauf aus zu sein, sie zu verführen, dabei ist das gar nicht nötig – dieser Job ist erledigt, Jonny –, doch der hervorragende Pie mit dem Teiggitter war erst der Anfang. Er lädt sie zu Spaziergängen ein, ins Kino, zum Abendessen, und das ist charmant, fast unwiderstehlich, aber sie zögert, hält ein Stück von sich zurück, genau wie die *Bachelor*-Teilnehmerin, die sich weigert, ihr Herz rückhaltlos zu verschenken, und deshalb keine Rose bekommen wird, denn jede Frau weiß, dass sie mit ganzem Einsatz spielen muss, wenn sie in einer TV-Dating-Show als Letzte übrig bleiben will.

Wo sie jetzt so darüber nachdenkt, ist Jonny Summers *genau* die Sorte Junggeselle, die die Produzenten gern casten würden. Allegra schaut sich *Der Bachelor* an, um sich überlegen zu fühlen. Wenn sie sich selbst in der Sendung sehen würde, würde sie den Fernseher anbrüllen: »Nimm die verdammte Rose nicht an! Weise den Kerl zurück, bevor er dich zurückweist!«

Eines Morgens wachte sie mit einem klaren Gedanken auf: Die »Todesdame« hat vorhergesehen, dass Jonny diesen ganzen Quatsch als Teil eines ausgeklügelten Plans durchzieht, um Allegra das Herz zu brechen, und diesmal *wird* sie in einer so schweren Depression versinken, dass sie sich etwas antut.

Am nächsten Morgen erwachte sie mit einem anderen Gedanken: Eine weitaus bedeutendere Tragödie als eine Trennung lauert in ihrer Zukunft. Zum Beispiel wird sie mit ihren Eltern und ihrem Bruder einen Autounfall haben und als Einzige überleben. Die darauffolgende Trauer wird unerträglich sein. Sie glaubt, sie ist nur deshalb ein Schlepper, weil das Leben sie noch nie auf die Probe gestellt hat.

Sie sieht zum Auto ihrer Eltern, das neben dem Laufband steht, ein silberner Volvo, vor zehn Jahren gekauft, als sowohl Taj als auch Allegra noch zu Hause wohnten. Natürlich vollzog ihre Mutter eine Zeremonie, um das kostbare neue Auto zu segnen und zu schützen, aber sie waren zu einer Familienfeier eingeladen und schon zu spät dran, und Allegras Vater wurde schier wahnsinnig, als Taj eine Ewigkeit brauchte, um die Kokosnuss auf dem Garagenboden zu zerschmettern (er wollte eine neue Technik ausprobieren), und sie sprenkelten Kokoswasser auf alle vier Räder, während sie ein spezielles Reise-Schutz-Mantra sprachen, legten Zitronen unter jedes Rad, und dann entzündete Allegras Mutter eine Diya und schwenkte Räucherstäbchen im Auto, während ihr Vater mit zuckenden Nasenlöchern hinterm Steuer saß, mit den Händen wedelte und hervorstieß: »Prisha, es *reicht,* es setzt sich in die *Polsterung!*« Allegra oder Taj müssen nur »Prisha, es reicht!« sagen, und schon kugeln sie sich beide vor Lachen.

Zusätzlich zur Segnung ihrer Mutter ist ihr Vater ein vorsichtiger Fahrer, der das Auto darüber hinaus alle sechs Monate warten lässt. Es ist also an alles gedacht, spirituell wie irdisch.

Es wird keinen Autounfall geben, und es wird keine Depression geben.

Vor ein paar Wochen gab Allegra in ihre Suchleiste ein: *Wie beugt man Depressionen vor?*, obwohl ihr schon vorher klar war, welche Antworten sie bekommen würde. Regelmäßig Sport treiben. Zeit mit Familie und Freunden verbringen. Aus dem Haus gehen. Alkohol und Drogen meiden. Dankbarkeit.

Es gibt keine hundertprozentige Vorbeugungsmaßnahme gegen Depressionen, warnte die aufgerufene Website, doch Allegra machte trotzdem weiter und erstellte dem Vorschlag irgendeiner Online-Psychologin gemäß ihren persönlichen »Bleib dieses Jahr glücklich«-Plan. Warum nicht? Sie kann ihr künftiges Glück genauso gut selbst in die Hand nehmen. Ihre Stimmung stabil halten. Sie hat noch nie viel getrunken, aber jetzt trinkt sie noch weniger. Sie läuft zweimal pro Woche auf dem Laufband ihres Vaters und sieht dabei gleich ihre Eltern. Hin und wieder denkt sie daran, einen Baum zu betrachten, und sagt sich: *hübsch.*

»Das nächste Intervall beginnt, wir erhöhen unsere Geschwindigkeit nur für dreißig Sekunden«, warnt Jay, als das Laufband beschleunigt und Allegras Beine gezwungen sind, sich schneller zu bewegen. Es gibt immer einen Augenblick der Panik, bis ihr Gehirn den Rest ihres Körpers einholt: *Warum rennen wir so schnell? Um welchen Notfall handelt es sich?* Doch dann gewöhnt sie sich daran.

Hätte ihre Großmutter ein Laufband gebraucht? Allegra kann sich ihre würdevolle Großmutter nicht auf einem Laufband vorstellen, aber hätte es sie retten können? Sie wirkte niemals traurig! Verbarg sie ihre wahren Gefühle, oder schlich sich die Traurigkeit eines Tages von hinten an wie ein Monster und hüllte sie in seine übelwollenden Arme?

Allegras Telefon auf der Laufbandkonsole klingelt, und im Display leuchtet ein Name auf: *Trina Tanaka.*

Trina ist ihre Crew-Managerin. Allegra kennt sie nicht gut, aber bisher war sie angenehm und professionell im Umgang. Trina ist für ein Team von über fünfzig Flugbegleitern zuständig, und Allegra bekommt sie nur gelegentlich zu Gesicht. Das gehört zu den Aspekten, die sie daran schätzt, dass sie nicht in einem internen Unternehmensbereich tätig ist: Es besteht keine Gefahr, dass ein schlechter Vorgesetzter täglich Einfluss auf ihr Leben hat.

Allegra hält das Laufband an und nimmt das Telefon.

»Hallo, Trina«, schnauft sie.

Gleich darauf wird ihr klar, dass sie den Anruf an die Mailbox hätte gehen lassen sollen. Zum einen muss sie zuerst zu Atem kommen, aber vor allem weiß sie, warum Trina anruft. Allegra hätte Trina zuvorkommen und als Erste anrufen sollen, sobald die Geschichten im Internet auftauchten.

»Hi, Allegra. Hör zu, du warst doch Kabinenchefin auf dem Rückflug Hobart–Sydney im April, bei dem eine Passagierin angeblich Prophezeiungen … zum Tod von Passagieren gemacht hat, richtig?«, sagt Trina. »Ich nehme an, du weißt, wovon ich rede. Die Medien greifen es auf. Wir bekommen Anrufe.«

»Ja.« Allegra beruhigt ihre Atmung. Na los, jetzt zeig, wie gelassen du in Krisen reagierst. »Entschuldige. Ich war auf dem Laufband.«

»Schon gut, lass dir Zeit.«

Irgendetwas an Trinas Tonfall und den Worten »lass dir Zeit« lässt Allegra an eine Kriminalpolizistin denken, die eine Verdächtige befragt.

»Es schien keine so große Sache zu sein.« Allegra hört selbst, dass sie defensiv klingt.

»Bitte geh es einfach mit mir durch, Allegra.«

Allegra blinzelt, weil ihr ein Schweißtropfen ins Auge geraten ist, während sie die Fehlermeldung im Display des Laufbands liest: *Oh, oh, sieht so aus, als hätte das Laufband angehalten.*

In der Tat, oh, oh.

Kapitel 77

Sechs Monate nachdem wir uns kennengelernt hatten, hielt ich es für nötig, meine fromme katholische Großmutter davon zu unterrichten, dass ich Jack Murphy mehr liebte als Gott.

Manchmal kann man selbst nicht glauben, was man gesagt oder empfunden hat.

Großmutter zuckte zusammen. »Ach, Liebes.« Sie tätschelte tröstend meine Schulter.

Durch Jack war alles besser. Das Essen schmeckte besser. Die Sterne strahlten heller. Mein Studium war sogar noch faszinierender, und dabei war es ohnehin schon sehr faszinierend!

Ich dachte nicht ein einziges Mal: *Das kann nicht ewig so weitergehen.*

Sondern: *So ist mein Leben jetzt einfach. Perfekt.*

Es war eine ganz besondere Zeit. Jack war gesellig. Er nahm mich mit auf Partys und zu Tanzveranstaltungen, die ich sonst gemieden hätte wie die Pest. Mit ihm an meiner Seite stellte ich fest, dass ich durch jede Tür treten konnte, immer bei drei, und mich sogar amüsieren konnte, besonders wenn ich einen Platz in einer Ecke fand, mit dem Rücken zur Wand und den nächsten Ausgang im Blick.

Ich nahm ihn mit zum Angeln, Kanufahren und Zelten. Er war sehr zimperlich bei kaltem Wasser und kein guter Schwimmer. Wenn es um das Meer ging, zählte ich für *ihn* bis drei.

Noch heute erinnere ich mich daran, wie ich mit ihm in Avoca Beach am Blasloch stand und beobachtete, wie das Wasser hineingesaugt wurde und dann explosionsartig in einer Fontäne entwich, die uns ins Gesicht spritzte, während eine Gruppe Jungen aus der Gegend mit glänzenden, gebräunten Schultern den richtigen Augenblick abwarteten, um zu springen, das nasse Haar glatt an den Kopf geklatscht wie Seehunde.

Ich trug einen violetten »Ring-und-Bändchen«-Bikini. Das Oberteil bestand aus zwei Dreiecken, die durch einen Plastikring verbunden waren. Das Unterteil bildeten zwei weitere Dreiecke, die mit lockeren Schleifen auf meinen Hüften zusammengebunden waren. Ich machte mir nicht die geringsten Sorgen um Hautkrebs.

Der arme Jack sagte tapfer: »Also … da gehen wir rein?«

Als ich antwortete, wir würden *auf keinen Fall* im Blasloch schwimmen gehen (mein Bikini hätte das nicht überlebt, um nur einen Grund zu nennen), war er sehr erleichtert und küsste mich gleich dort auf den Felsen, während die Jungen johlten und pfiffen.

Blaslöcher können tückisch sein, und das Schwimmen darin kann tödlich enden. Bitte tun Sie es nicht. Selbst wenn man ein Junge mit glänzenden gebräunten Schultern ist, der sich zu allem fähig glaubt. Das ist man nicht.

Als Kind sah ich mit an, wie ein Junge, den ich vom Sehen vom Campingplatz her kannte, von seinem Vater aus dem Meer gezogen wurde. Sein Kopf baumelte in einem grausigen Winkel vom Arm seines Vaters herab, und seine Freunde, die mit ihm im Blasloch geschwommen waren, beobachteten sie schweigend, obwohl sie normalerweise immer herumlärmten. Er konnte nicht mehr wiederbelebt werden. Mein Vater brachte mich hastig weg, aber das Wehklagen seiner Mutter verfolgte uns.

Manchmal denke ich, dieses Wehklagen verfolgt mich vielleicht noch heute.

Jack sagte, wenn er in dieses Blasloch gesprungen wäre, wäre er wahrscheinlich verschwunden wie der australische Premierminister Harold Holt, der wenige Jahre zuvor an einem Strand in Victoria schwimmen gegangen und nie mehr gesehen worden war. Es gab zahlreiche Verschwörungstheorien, von denen eine lautete, er sei ein chinesischer Spion gewesen und von einem U-Boot abgeholt worden. Die Leute konnten nicht glauben, dass ein Premierminister ertrinken konnte. Premierminister können ertrinken. Prinzessinnen können bei Autounfällen ums Leben kommen.

Manchmal gingen wir mit Ivy und ihrem damaligen Freund zu viert aus. Jack war Ivys Freund unbestreitbar in jeder Hinsicht überlegen, und das genoss ich. Ich komme nach meinem Vater, aber ich bin auch die Tochter meiner Mutter. (Wie Ihnen vielleicht schon aufgefallen ist.)

Jacks Vater war ein rotgesichtiger Mann mit einem kaputten Knie. Er mochte mich, aber Jacks Mutter zog seine vorherige Freundin, eine angehende Krankenschwester, vor, weil sie eher ihr Typ war.

Mich fand sie sonderbar. »Du willst also wirklich nicht Mathelehrerin werden, sagst du?«

»Das sagt sie, Mum.« Jack seufzte.

»Aber was kann man denn *sonst* mit einem Abschluss in Mathe anfangen, Schlaumeier?« So nannte sie mich. Ich nannte sie Mrs Murphy. Ich sagte, ich würde schon etwas finden, was ich mit meinem Abschluss in Mathe anfangen konnte.

Ich weiß nicht, ob Jack mich mehr als Gott liebte, aber er liebte mich, das weiß ich. Ich habe noch immer die Karten und Nachrichten, die er mir damals schrieb und in denen er mir sagte, ich sei »sein Mädchen«, er werde »mich für immer festhalten« und »sein Herz gehöre mir«. Seine Handschrift war wunderschön, seine Rechtschreibung nicht die beste.

Nach dem Tod meiner Mutter fand ich eine Schublade voller Nachrichten, die meine Eltern sich geschrieben hatten, als sie sich kennenlernten. Die habe ich auch noch. In einigen schreiben sie, wie aufgeregt sie wegen der bevorstehenden Hochzeit waren und dann wegen der Ankunft des Babys (ich). Es gibt Entschuldigungen wegen nicht genauer bezeichneten Fehlverhaltens: *Es tut mir leid. Ich habe das nicht so gemeint.* Einige Nachrichten sind vielsagend. Sogar anzüglich. Ich werde ihre Privatsphäre schützen und sie hier nicht wiederholen.

Einige sind traurig, denn sie wollten beide mehr Kinder, bekamen aber keine weiteren. Dad schrieb: *Es macht nichts, wir haben beim ersten Mal schon den Hauptgewinn bekommen.*

Um das klarzustellen: Er meinte mich. Ich war ihr Hauptgewinn.

Jack wollte vier Kinder: zwei Mädchen und zwei Jungen.

Er sagte, sie würden Harry, Henry, Helen und Hope heißen. Ich weiß nicht mehr, warum alle Namen mit H beginnen mussten. Er fand das einfach lustig. Ich lachte mit, auch wenn ich es eigentlich nicht verstand.

Ich will ehrlich sein: Ich glaube, wenn ich damals fähig gewesen wäre, tief in mein Herz zu blicken, hätte ich festgestellt, dass ich eigentlich keine Kinder wollte, schon gar nicht vier, aber ich hatte keine Ahnung, dass es einer Frau möglich oder erlaubt war, so zu empfinden. Alle wollten Kinder. Ich nahm einfach an, Jack würde dafür sorgen, dass Kinder lustig und erträglich waren, genauso wie Partys durch ihn lustig und erträglich wurden.

Mein Vater datierte alle seine Nachrichten gewissenhaft. Meine Mutter malte kleine Herzchen an den Rand ihrer Nachrichten. Ihre Ehe scheint glücklich gewesen zu sein, vielleicht sogar perfekt, aber natürlich habe ich dazu nicht alle Daten. Es gibt vieles, was ich niemals erfuhr und nicht wissen kann.

Die Ehe ist eine rätselhafte Institution, auch von innen betrachtet.

Zuweilen fühlt sie sich an wie eine weich ausgepolsterte halboffene Strafanstalt.

Das war jedenfalls meine Erfahrung.

Kapitel 78

Es ist ein eisiger, grauer Sonntag in Hobart. Paula sitzt hinter dem Steuer ihres Autos, das wenige Schritte von der St David's Cathedral entfernt parkt, und erwägt, wieder nach Hause zu fahren und diesen Parkplatz jemandem zu überlassen, der ihn mehr verdient, zum Beispiel jemandem, der die Doktoren Barbara und Brian Bailey wirklich gekannt hat und zu ihrer Beerdigung geht, weil er um sie trauert und ihr langes Leben feiern möchte, und nicht aus Paulas befremdlichen, selbstsüchtigen Gründen.

Sie ist zu früh. Die Trauerfeier beginnt erst in zwanzig Minuten, allerdings sieht sie auf dem Gehweg bereits gut gekleidete Menschen in diesen gedeckten Farben, die auf *Beerdigung,* nicht *Feier,* hindeuten. Paula hat einen Hosenanzug gewählt, den sie früher zur Arbeit trug.

Matt hat die Kinder. Er glaubt, sie treffe sich mit einer Freundin zum Kaffee. Es lohnt nicht, ihm zu erklären, warum sie hier ist. Er weigert sich, über Timmys Prophezeiung zu sprechen. Er sagt, es gebe da nichts zu besprechen, weil er nicht daran glaubt. Die sture Weigerung ihres Mannes zuzulassen, dass in seiner Gegenwart auch nur *ein Wort* über die Hellseherin verloren wird, ist offen gesagt beinahe ebenso befremdlich wie ihr eigenes Verhalten. Es ist, als glaubte er, indem man darüber redet, lässt man es wahr werden, womit er genauso abergläubisch und schrullig ist wie sie.

Natürlich ist ihm nicht aufgefallen, dass sie für ein Kaffeetrinken zu elegant gekleidet ist.

Paula hatte auf dem Flug nichts mit den beiden betagten Ärzten zu tun, obwohl sie alle früher an Bord konnten, da sie zu der Sonderkategorie »Passagiere mit kleinen Kindern und Personen mit eingeschränkter Mobilität« gehörten. Sie meint, der alte Mann hätte ihren Kindern möglicherweise zugelächelt.

Sie lässt die Füße in ihren vernünftigen Schuhen mit den niedrigen Pfennigabsätzen vor und zurück gleiten und gähnt. Sie war bis vier

Uhr morgens wach und hat die Websites von Hellseherinnen auf der Suche nach der Dame durchforstet, auf der Suche nach diesem verdammten, vertrauten und doch fremden Gesicht. Ohne Erfolg.

Als sie sich die Hand vor den Mund hält, riecht sie Chlor. Timmy ist jetzt in drei verschiedenen Schwimmschulen angemeldet. Er hat sechs Schwimmstunden die Woche, die allesamt erfordern, dass sie mit ihm ins Schwimmbecken steigt, weil er ein Baby ist. Timmy ist zufrieden. Er freut sich über jede Gelegenheit, ins Wasser zu kommen. Willow hat nur einmal die Woche Schwimmunterricht und geht zum Glück gern in die Kinderbetreuung des Schwimmbads. An den beiden Tagen, an denen Willow im Kindergarten ist, geht Paula mit Timmy zu zwei Schwimmstunden: eine um zehn Uhr, eine um 14 Uhr. Er schläft sehr gut.

Ihre Gedanken drehen sich in Endlosschleife: *Wo wird es passieren? Im Schwimmbad? Im Fluss? Im Meer? Wie wird es passieren? Wie kann ich es aufhalten? Wie kann ich mich vorbereiten?*

Wirklich zur Ruhe kommt sie nur, wenn sie mit Timmy im Schwimmbecken ist und ihm dabei zusieht, wie er mühelos »Selbstrettung« macht, wie er nicht ertrinkt, wie er friedlich im Wasser treibt, so zuversichtlich, mit träumerischem Blick, als wäre er wieder im Mutterleib.

»Wow, er ist eine echte Wasserratte!«, sagen die Leute, und Paula erwidert: »Und wie!«

Paula nimmt ihr Telefon und ruft ihre Schwester an.

»Moment«, sagt Lisa. Paula wartet, während Lisa in einem McDonald's-Drive-in ihre Bestellung aufgibt, es sich anders überlegt, »hm« und »ah« macht. Bestimmt treibt sie den armen McDonald's-Mitarbeiter in den Wahnsinn.

Paula lehnt den Kopf ans Fenster. Von dort aus, wo sie parkt, kann sie gerade noch den Eingang der Kathedrale sehen. Merkwürdigerweise ist dies schon ihre zweite Doppelbeerdigung in dieser Kirche. Letztes Jahr war sie hier, um einer Freundin beizustehen, einer Arbeitskollegin, die bei einem Autounfall gleich beide Elternteile verloren hatte. Es war die Schuld eines anderen Fahrers, genau wie im Fall der jungen Frau aus dem Flugzeug.

Das war eine unfassbar traurige Beerdigung, und Paula wurde fast übel, so schwer fiel es ihr, gefasst zu bleiben, weil sie sich vorstellte, wie alle sie anstarren würden. *Warum weint sie denn, sie hat sie nicht mal gekannt!* Heute geht es ihr bestimmt nicht so, da diese Ärzte so viel älter waren und beide eines natürlichen Todes gestorben sind.

»Hallo«, nuschelt ihre Schwester schließlich, den Mund wahrscheinlich voller Fritten.

»Wie kannst du um diese Tageszeit Pommes frites essen?«, fragt Paula.

»Warum nicht?«, fragt ihre Schwester zurück. »Das Leben ist kurz, und ich muss nicht mehr in ein Hochzeitskleid passen. Was machst du gerade?«

»Nichts«, lügt Paula.

»Du machst nie nichts«, entgegnet Lisa argwöhnisch.

»Fährst du gerade?«, fragt Paula und stellt sich vor, dass ihre Schwester von den Pommes frites und Paula am Telefon abgelenkt ist.

»Schon gut, ich habe angehalten. Alles in Ordnung?«

»Ich habe bloß nachgedacht«, sagt Paula.

»Oje«, sagt ihre Schwester.

Es platzt aus ihr heraus. »Ich habe bloß gedacht, wenn Timmy mit sieben ertrinkt, werde ich zu alt sein, um noch ein Kind zu bekommen, und Willow wird ein Einzelkind sein.«

»Er wird nicht ertrinken, das verspreche ich dir. Das ist wirklich schlimm, es ist beunruhigend, wie sehr dich das mitnimmt, Paulie.«

Das ist ihr Spitzname aus der Kindheit, und plötzlich möchte Paula ihrer kleinen Schwester alles erzählen: dass es nicht nur die endlosen Schwimmstunden sind, sondern sie manchmal das Gefühl hat, sich womöglich schon auf dieser schlüpfrigen Abwärtsrampe zu einem sehr befremdlichen Ort zu befinden. Ihre Gedanken werden immer düsterer und wirrer.

Mit einem Mal klingt ihre Schwester drängend. »Vielleicht solltest du mit jemandem über das reden, was du gerade durchmachst. Also, mit einem Profi.«

»Was? Nein. Ich mache nichts durch.«

»Irgendwie schon.«

Wenn irgendjemand herausfindet, welche Gedanken Paula wie Fledermäuse durch den Kopf flattern, wird man ihr die Kinder wegnehmen.

»Mir geht's gut«, sagt sie.

»Vielleicht könntest du so eine Videosprechstunde bei diesem Arzt machen – wie hieß der noch? Dr. Donnelly.«

Es ist demütigend, wie schnell ihrer Schwester dieser Name einfällt.

Eine junge Frau überquert vor Paulas Auto die Straße. Sie trägt ein schwarzes Kleid, das ihr zu groß ist. Irgendetwas an ihr wirkt vertraut.

Es ist die *Braut.* Aus dem Flugzeug.

»Ich muss los, tut mir leid, Lisa, ich rufe dich später zurück«, sagt Paula und öffnet hastig die Autotür.

Kapitel 79

Zu seinem zwanzigsten Geburtstag buk ich Jack einen gestürzten Ananaskuchen. Ich brauchte Stunden dafür, und es wurde ein klitschiger Murks. Ich backe so, wie ich tanze. Sie können sich Mrs Murphys Blick nicht vorstellen, als sie ihn sah. Sie sagte, Jacks letzte Freundin habe ein »echtes Händchen« fürs Backen gehabt.

Weil es Jacks zwanzigster Geburtstag war, war er nun gesetzlich verpflichtet, sich beim Department of Labour and National Service, dem Ministerium für Arbeit und Wehrdienst, zu registrieren. Das hieß nicht unbedingt, dass er Militärdienst leisten musste. Darüber entschied eine »Geburtstagslotterie«. Mit Zahlen versehene Holzkugeln, von denen jede für einen Tag des Jahres stand, wurden in eine Trommel gelegt. Das war die Lotterie, die man nicht gewinnen wollte. Sie fand zweimal jährlich statt und wurde mittlerweile im Fernsehen übertragen, damit der Vorgang transparent war, da Gerüchte aufgekommen waren, die Auslosung sei manipuliert. Verschwörungstheorien sind kein neues Phänomen.

Jack, seine Eltern und ich schauten uns die Auslosung auf ihrem Fernseher in dem mit Holz verblendeten Rollenschrank an.

»Keine Angst, Mum, ich habe in meinem ganzen Leben noch bei keiner Tombola gewonnen«, sagte Jack.

Jacks Geburtstag war der 15. März. Seine Nummer war einhundertzwei.

Männer in Anzügen führten die Auslosung durch. Männer in Anzügen bestimmen häufig über unser Schicksal.

Die Lostrommel wurde gedreht. Jede Kugel wurde von Hand gezogen und zwischen zwei Fingern gehalten. Die zweitletzte Nummer, die aufgerufen wurde, war einhunderteins.

Mrs Murphy atmete auf. Vergnügt sagte sie: »Na, die Nächste wird nicht hundertzwei sein, Jack, das steht fest!«

»Der Zufall hat kein Gedächtnis«, sagte ich fast unhörbar.

»Was war das, Schlaumeier?«, fragte Mrs Murphy in scharfem Ton.

»Nenn sie nicht so, Mum«, bat Jack.

»Es spielt keine Rolle«, sagte ich. »Jedes Mal, wenn sie die Trommel drehen, ist die Wahrscheinlichkeit gleich hoch …« Ich weiß nicht, was mit mir los war. *Sei doch still, Cherry,* denke ich heute, wenn ich mich daran erinnere. Mrs Murphy wollte nichts über den Spielerfehlschluss hören. Die Leute begreifen es nicht. Sie sehen mich an, als ob ich verrückt wäre, wenn ich ihnen erzähle, dass meine Lottozahlen eins, zwei, drei, vier, fünf und sechs sind, weil sie nicht glauben können, dass diese Kombination statistisch genauso wahrscheinlich ist wie jede andere.

Die nächste Zahl war einhundertzwei.

Mrs Murphy brach in Tränen aus. Sie gab mir die Schuld. Das verstand ich. Ich war für Mrs Murphy, was Jiminy Cricket für meine Mutter gewesen war. Ich hatte ihrem Sohn Unglück gebracht, und ich konnte nicht einmal einen einfachen gestürzten Ananaskuchen backen.

Jack machte sich keine Sorgen. Wenn man gezogen wurde, bedeutete das, man musste zwei Jahre zum Militär. Es bedeutete nicht unbedingt, dass er nach Vietnam geschickt würde.

»Der Militärdienst wird dem Jungen guttun, ihm ein bisschen Disziplin beibringen, das habe ich immer schon gesagt!« Aber Mr Murphys Gesicht war fleckig und sein Blick aufgewühlt. Er hatte in Frankreich gekämpft.

Meine einzige Meinung zum laufenden Krieg in Vietnam war, dass mein Freund da nicht hineingezogen werden sollte. Ich löse gern Probleme. Der Krieg war ein Problem, das zu lösen mir nicht möglich war. So ging es mir schon immer mit dem Tagesgeschehen. Ich habe Vergnügen an der Populärkultur, wie Sie vielleicht bemerkt haben. Ich lese gern, was ein Filmstar frühstückt. Das ist beruhigend und albern und eigentlich nicht wichtig. Die unpräzise Natur des Tagesgeschehens jedoch beunruhigt mich, weil nicht sämtliche relevanten Informationen verfügbar sind und es möglicherweise niemals sein werden, und das *ist* wichtig.

Ich wusste nicht, was ich vom Vietnamkrieg halten sollte.

Die anderen Frauen in meiner Familie wussten genau, was sie davon halten sollten, das versichere ich Ihnen.

Großmutter sagte: »Da sollen sich die Amerikaner den Kopf drüber zerbrechen, das hat nichts mit uns zu tun.«

Tante Pat schloss sich den Demonstrationen auf der George und der Macquarie Street an, und über ihrem Kopf wippte ein sorgfältig gemaltes Schild: *Krieg beenden! Wehrpflicht abschaffen!*

»Neben diesen schmutzigen langhaarigen Hippies zu marschieren«, schnaubte meine Mutter, die den Krieg billigte und dachte, er sei ein notwendiges Übel, »um die Kommunisten draußen zu halten«. Meine Mutter war ziemlich konservativ für eine Frau, die ihren Lebensunterhalt mit Wahrsagen verdiente.

Jack absolvierte seine Grundausbildung in Victoria und zeichnete sich dabei aus, was Mrs Murphy für sehr dumm hielt. Infolgedessen wurde er für einen »Auslandssonderdienst« ausgewählt. Bevor Jack nach Victoria ging, hatte er noch nie den Bundesstaat verlassen, geschweige denn Australien. Auf einer Landkarte hätte er nicht zeigen können, wo Vietnam lag.

Da änderte meine Mutter schlagartig ihre Meinung, als führte sie eine anmutige Drehung auf der Tanzfläche aus. Der Wehrdienst wurde zum »Gräuel«. Mum hatte einen Narren an Jack gefressen.

Jack nahm an, die Verantwortlichen wüssten, was sie taten. Wenn sie ihn brauchten, würde er helfen. Ich erinnere mich, dass er in Waitara in einem Schaufenster ein Schild sah, auf dem stand: *Nicht mit meinem Sohn, o nein,* und zu mir sagte: »Tja, mit wessen Sohn dann?« Er hätte seinen Schreinereibetrieb lieber nicht ruhen lassen, da das Geschäft gerade anzog, aber er freute sich auch darauf, Australien zum ersten Mal zu verlassen. Wenn er zurückkäme, würden wir heiraten, unser Leben wieder aufnehmen und unsere vier Kinder bekommen. Für Jack war alles gut.

Wir baten meine Mutter nicht, Jack aus der Hand zu lesen, bevor er mit den anderen »Nashos« – Wehrpflichtigen – abreiste, und sie bot es uns nicht an. Ich habe Mum nie gefragt, ob sie irgendetwas sah oder spürte, aber als ich mich am Bahnhof von Jack verabschiedete, kam mir der Gedanke:

Du wirst ihn nie wiedersehen, Cherry.

Es war eine kühle, klare, grausam endgültige Stimme.

Ich schenkte ihr keine Beachtung. Ich entschied mich, der Stimme nicht zu glauben. Ich ging nach Hause und schrieb ihm einen Brief, in dem ich ihm in allen Einzelheiten von einer fesselnden Geometriestunde in der Highschool erzählte.

Ich weiß.

Nicht jeder junge Mann möchte etwas über eine Geometriestunde hören, aber Jack war Schreiner. Er besaß ein angeborenes Verständnis für Geometrie.

Ich schrieb ihm davon, wie unsere Lehrerin in der achten Klasse, Miss Crane, mit Kreide einen winzigen Punkt an die Tafel malte und erklärte, dass ein Punkt »nulldimensional« sei, was bedeutet, dass er eigentlich nicht existiert. Aber sobald man zwei Punkte hat – zwei nicht existente Punkte –, kann man den Raum zwischen ihnen mit Unmengen von Punkten füllen und erhält eine Linie, die eine Länge hat, und damit hat die Sache jetzt *eine Dimension,* sodass man sagen könnte, sie existiert. Miss Crane malte in einer geraden Linie lauter Punkte an die Tafel und demonstrierte damit, wie aus einer Reihe von nichts etwas werden kann. (Streng genommen könnte man argumentieren, dass die Linie immer noch nicht existiert, sie ist nur ein Konzept, aber mittlerweile hatte ich gelernt, nicht alles, was ich sagte, zu relativieren. Schließlich war es ein Liebesbrief.)

Weiter schrieb ich Jack, wie ich mich damals im Unterricht vorgebeugt hatte, als stünde ich am Abgrund der Erleuchtung und meine Zehen hingen schon über den Rand. In meiner Naivität glaubte ich, Miss Crane werde gleich etwas erklären, das alles erklärte. Etwas, von dem ich das Gefühl hatte, es schon *fast* zu wissen, aber nicht artikulieren zu können; es hatte etwas mit der Unendlichkeit und Gott zu tun, mit dem Ozean und dem Weltraum, mit dem Universum und meinem Vater.

Selbstverständlich wurde ich in dieser Geometriestunde nicht erleuchtet. Miss Crane legte die Kreide hin und sagte uns, wir sollten unsere Zirkel und unsere Winkelmesser hervorholen.

Wenn ich bei ihm sei, schrieb ich Jack, hätte ich das Gefühl, dem Verständnis dessen, was ich an jenem Tag beinahe verstanden hatte, nahe zu sein.

Ich schrieb, ich sei ein nulldimensionaler, nicht existenter Punkt gewesen, der im leeren Raum schwebte, bis ich ihn kennenlernte.

Ja, ich weiß. Was für ein peinlicher Liebesbrief! Zu versuchen, poetisch über Geometrie zu sprechen! Eine moderne Frau hätte so etwas niemals geschrieben. Man sollte auf jeden Fall existieren, bevor man jemanden kennenlernt! Eine Frau sollte einen Beruf, eigene Hobbys, eigene Gedanken und einen eigenen Finanzplan haben!

Schon gut, Sie brauchen sich nicht fremdzuschämen, denn ich glaube, Jack hat meinen Brief niemals gelesen oder auch nur erhalten.

Jack war erst zwanzig Tage in Vietnam, als er und zwei weitere Angehörige seines Zugs, beide Wehrpflichtige – Nashos – wie er, durch eine feindliche Mine im Einsatz verwundet wurden. Jack starb früh am nächsten Morgen in einem Feldlazarett. Die anderen beiden erholten sich.

Jack wurde um eine Minute vor Mitternacht geboren. Sechzig Sekunden später, und er hätte ein anderes Geburtsdatum gehabt, und die Geburtstagslotterie, die »Todeslotterie«, hätte keine Auswirkungen auf sein Leben gehabt. Jack Murphy wäre mein Ehemann und der Vater meiner Kinder geworden. Ich frage mich, ob ich sie gemocht hätte.

Mrs Murphy wäre meine Schwiegermutter geworden. Ich frage mich, ob sie gelernt hätte, mich zu mögen. Ich bezweifle es. Ich sah sie nur ein einziges Mal wieder, zehn Jahre später, als ich gerade auf der Albert Lane in Hornsby parkte und ausstieg. Sie sah furchtbar alt und abgehärmt aus, aber ich erkannte sie sofort. Ich weiß, dass sie mich auch gesehen hat, ich weiß, dass sie mich erkannt hat. Einige Sekunden lang hielten wir Blickkontakt. Ihre Lippen bewegten sich. Ich vermute, sie murmelte »Schlaumeier«. Als ich gerade die Hand heben wollte, wandte sie abrupt den Kopf ab und überquerte die Straße, um mir aus dem Weg zu gehen.

Meine Mutter wurde es nie müde, ihre schön gezimmerten, geometrisch perfekten Schweberegale zu bewundern.

Kapitel 80

»Verzeihung! Hallo?«

Eve geht den Hügel von der Bushaltestelle zur Kathedrale hinauf. Als sie sich umdreht, sieht sie eine Geschäftsfrau aus dem Auto steigen, die Schlüssel in der Hand, die Handtasche über einen Arm gehängt. Sie wirkt wie eine kompetente, aber freundliche Vorgesetzte. Sie überquert die Straße und kommt auf Eve zu, so hoffnungsvoll und eilig, als könnte Eve ihr eine wichtige Hilfe geben.

Sie streicht das schwarze Kleid ihrer Mutter glatt, ihr Beerdigungskleid. Man stelle sich vor, ein Beerdigungskleid zu haben. So ist das, wenn man alt wird. Als ob die Falten nicht genügen würden.

»Hi.« Jetzt steht die Frau vor Eve. Sie hat dünnes, schwer zu bändigendes Haar, das sie zu einem lockeren Knoten aufgesteckt hat. Vermutlich trauert sie schrecklich um die entzückenden Ärzte. Vielleicht ist sie ihre Enkelin? O mein Gott, was soll Eve nur sagen? Aber wahrscheinlich werden eine Menge ehemaliger Patienten zur Beerdigung erscheinen. Eve wird die Jelly Beans erwähnen.

»Ich glaube, wir waren auf demselben Flug nach Sydney«, sagt die Frau. »Ich bin Paula. Ich glaube … Sie waren die Braut?«

»Oh!« Eve ist erleichtert. »Ja, ich war die Braut. Ich bin Eve. Sind Sie zu der Beerdigung hier?«

»Ja, obwohl ich sie nicht … na ja, ich habe sie nie kennengelernt, ich erinnere mich nur vom Flug an sie. Ich war die mit dem schreienden Baby.« Paula steckt sich einige Haarsträhnen hinters Ohr. »Hat diese Dame …?«

»O ja«, sagt Eve. »Allerdings.«

Paula atmet ein bisschen zittrig und blickt nach oben zu den Türmchen am Turm der Kathedrale. »Mir auch. Ich dachte, womöglich kommt sie heute auch. Wissen Sie, so wie Mörder bei den Beerdigungen ihrer Opfer immer ganz hinten lauern. Im Fernsehen jedenfalls, ich weiß nicht, ob sie das auch im richtigen Leben machen.«

»Genau das habe ich auch gedacht«, sagt Eve.

Paula sagt: »Ich will sie unbedingt finden.«

»Ich auch«, bestätigt Eve. »Ich will sie dafür bezahlen, dass sie mir eine andere Prophezeiung gibt. Ich hoffe, sie macht es für hundert Dollar, meinen Sie, das ist genug?« Wehe, wenn nicht.

»Aber was ist, wenn es die gleiche Prophezeiung ist?«

»Nein, nein. Ich will sie bestechen, damit sie sagt, was ich möchte. Ich muss sie nur finden.«

»Oh. Verstehe. Aber was ist, wenn sie das nicht will?«

Zweifel schleichen sich ein. Die Geschichte von Eves Vater, der die Tarotkartenleserin bestach, ist in ihrer Familie eine so fest etablierte Tatsache, dass sie angenommen hat, *alle* Hellseherinnen seien bestechlich, aber was, wenn diese Annahme unzutreffend ist, wie so viele andere Annahmen?

»Sie halten sie also wirklich für eine Betrügerin. Obwohl sie jetzt schon drei Todesfälle korrekt vorhergesagt hat?«

»Ich weiß, dass sie das ist«, sagt Eve. »Sie hat gesagt, ich würde an ›Tötung durch Intimpartner‹ sterben.«

Paula erschauert. »Mir hat sie gesagt, mein kleiner Sohn würde mit sieben Jahren ertrinken.«

Eve ist entsetzt. »Das ist ja noch viel grauenvoller. Er wird nicht ertrinken! Sorgen Sie einfach dafür, dass er schwimmen kann, also, das ist wichtig … tut mir leid, das ist Ihnen sicher auch klar.«

Paula lächelt eigenartig. »Schon gut, ich bringe ihm definitiv bei, wie man schwimmt.« Sie mustert Eve. »Also, Ihr Ehemann, der ist nicht …?« Sie spricht das Wort »gewalttätig« nicht aus. Das muss sie auch nicht. »Ich nehme an, er hat Sie noch nie …?« Auch »geschlagen« muss sie nicht aussprechen.

Das passiert jetzt ständig. Eve sieht scheußliche Fragen in den Augen der Menschen. Fragen, die Dom ohne Gerichtsverfahren verurteilen. Die Leute müssten es besser wissen, zum Beispiel ihre eigene Mutter, die sagte, es tue ihr sehr leid, aber sie habe einfach nachfragen müssen, nur für den Fall, dass es da etwas gebe, das Eve ihr nicht erzählt hat. Das ist so unfair, dass Eve jedes Mal stellvertretend für Dom maßlos wütend wird. Es ist ganz falsch, dass ihrem lieben Dom etwas vorgeworfen wird, was er niemals tun würde, und er kann nicht einmal seine Unschuld beweisen, weil seine vermeintliche Schuld ja noch in der Zukunft liegt.

»Es tut mir leid.« Paula sieht sie eindringlich an. »Das hätte ich nicht fragen sollen.«

»Ich mache mir *überhaupt keine* Sorgen«, beteuert Eve. »Er würde mir nie, *niemals* etwas antun, nicht in einer Million Jahren.«

»Verstehe.« Paula runzelt die Stirn. »Und warum ignorieren Sie es dann nicht einfach, wenn Sie so sicher sind?«

»Ach, das ist alles so bescheuert. Nicht ich mache mir Sorgen, er! Dom schlafwandelt, und er hat diese Artikel über Leute gelesen, die jemanden beim Schlafwandeln getötet haben. Es ist, also, wirklich selten, aber es gibt das, es passiert, und Dom ist einfach, er ist einfach …«

Sie bricht ab, weil die Glocken der Kathedrale zu läuten beginnen. Es klingt sehr düster und dramatisch. Kirchenglocken wecken in ihr immer Gefühle wie: Leben! Groß! Tragisch! Geheimnisvoll!

»Er will jetzt alle möglichen bescheuerten Sachen machen, zum Beispiel in einem anderen Zimmer schlafen, dabei haben wir nur ein Schlafzimmer!« Sie hört selbst, wie brüchig und angespannt ihre Stimme klingt. Der Klang ist ihr vertraut. Dann erkennt sie, dass sie wie ihre Mutter klingt. »Er hat vorgeschlagen, sich nachts im Bad einzuschließen. Als ob er ein Werwolf wäre.«

Paula nickt. In ihrem Gesicht scheint sich etwas zu öffnen. »Ich verstehe, wie Dom sich fühlt. Das ist, weil man es nicht kontrollieren kann. Ich bin da auch ein bisschen irrational.«

»Inwiefern?«

»Ich habe Timmy in drei verschiedenen Schwimmschulen angemeldet. Nur wenn er schwimmt, bin ich ruhig.«

Es klingt, als würde sie Eve damit ein großes Geheimnis verraten.

»Mag er den Schwimmunterricht nicht?« Eve versucht, es zu verstehen.

»Oh, doch, er schwimmt wahnsinnig gern, er ist ganz verrückt danach. Es ist einfach … es ist schräg, dass ich so viele Schwimmstunden mit ihm mache. Ich meine, wenn das jemand mitkriegt, der hält mich doch für völlig durchgeknallt.«

»Aber wenn er so gern schwimmt, also, wen interessiert es dann, was die Leute sagen? Egal!«

Paula lächelt, als hätte Eve etwas Amüsantes, aber auch Aufschlussreiches gesagt. Sie schweigen eine Minute, lauschen den Glocken und mustern sich gegenseitig, als versuchten sie, aus der anderen schlau zu werden.

»Die Dame kommt bestimmt nicht zur Beerdigung«, sagt Eve.

»Es ist ein Schuss ins Blaue«, stimmt Paula zu. »Womöglich lebt sie nicht einmal in Hobart. Jedenfalls macht sie keine Werbung. Ich habe mir Tausende von Websites angesehen.«

»Womöglich lebt sie nicht einmal in Australien«, sagt Eve. »Aber ich denke schon. Es kam mir so vor.«

»Ja, wissen Sie, ich dachte sogar, ich hätte sie wiedererkannt«, erzählt Paula. »Aber ich kann mich nicht erinnern, woher.« Sie runzelt die Stirn so stark, dass es schmerzhaft aussieht. »Normalerweise kann ich mir Gesichter gut merken.«

»Bekommen Sie ein Gefühl, wenn Sie an ihr Gesicht denken?«, fragt Eve. »Im Fernsehen habe ich einmal einen Mann gesehen, der mich an jemanden erinnert hat, und ich bekam so ein schläfriges, gelangweiltes Gefühl, und dann habe ich gemerkt, dass er mein Geschichtslehrer war.«

»Oh.« Paula schließt die Augen. »Ich glaube, das Gefühl ist eine Art Traurigkeit. Aber zugleich vielleicht auch Freude? Was könnte das bedeuten? Ich weiß es nicht. Aber hören Sie, vielleicht sollten wir uns zusammentun, um sie aufzustöbern.«

Eve will schon antworten, dass sie das sehr gern tun würde, da vibriert ihr Telefon, weil eine Nachricht von Dom eingeht, und sie sieht aufs Display und liest die Schlagzeile eines Artikels, den er ihr geschickt hat:

Frau tötet im Schlaf geliebten Papagei.

Seine Nachricht dazu lautet: *Wir müssen reden.*

Das ist natürlich sehr schlimm, aber sie ist kein Papagei.

Wir müssen reden. Es ist nie gut, wenn der Lebensgefährte sagt, er müsse reden.

Sie sieht Paula an. »Wir müssen sie schnell finden.«

Kapitel 81

Nachdem ich Jack verloren hatte, dachte ich, ich könne nicht weiterleben, aber ich habe einfach immer weitergelebt.

Es gab drei Frauen in meinem Leben – meine Tante Pat, meine Mutter und meine Großmutter –, die allesamt die Männer verloren hatten, die sie geliebt hatten, und sie ließen nicht zu, dass ich zu tief im tiefen Morast der Trauer und der Depression versank. Es war immer eine von ihnen da, um mich am Ellbogen wieder herauszuziehen. Es war eine Gemeinschaftsanstrengung unter Einsatz von endlosen Tassen Tee, langen Spaziergängen, die ich nicht unternehmen wollte, heißen Bädern und heißen Wärmflaschen und manchmal einfach einer Hand auf meinem Rücken, während ich im Bett lag und eine Million Tränen um die Zukunft vergoss, die nicht mehr meine war.

Und da war das Fernsehen.

Wochentags sahen wir vier uns jeden Abend *Number 96* an, eine rasante, bahnbrechende Seifenoper über das Leben der Bewohner eines Mehrfamilienhauses in Paddington, die uns nach Luft schnappen ließ und zum Lachen brachte und meine Großmutter veranlasste, sich zu bekreuzigen, während sie unverwandt auf den Bildschirm blickte. Die erste Episode wurde mit dem Slogan *Heute Abend verliert das australische Fernsehen seine Unschuld* beworben, und das war keine Übertreibung. Wir waren alle vier so süchtig danach wie Tante Pat nach ihren Kippen und ihrem Bex. Noch heute sehe ich die Profile meiner Mutter, Großmutter und Tante vor mir, die wie gebannt zuschauten, angeleuchtet vom monochromen Licht des Fernsehers.

Natürlich setzte ich mein Studium fort, und meine Noten verschlechterten sich nicht, aber ich lief wie betäubt über das Gelände der Sydney University. Niemand kam mir richtig echt vor. Bev, Don und Aldo – Charaktere aus *Number 96* – erschienen mir echter als die Leute, die im Hörsaal neben mir saßen.

Es klingt abgedroschen, wenn ich zugebe, dass eine Fernsehserie mir bei der Bewältigung meiner Trauer um Jack geholfen hat, aber es stimmt. Man kann der Trauer ausweichen, aber nicht vierundzwanzig Stunden am Tag. Man braucht Ablenkung, und sofern sie legal ist und weder einem selbst noch anderen schadet, empfehle ich Ihnen, jede Ablenkung zu nehmen, die Sie finden können.

Ivy und ich hatten in dieser Zeit einen schlimmen Streit. Sie wollte, dass ich nach vorn blicke. Eines Tages fuhr sie mich an: »Du warst ja nicht mal mit ihm verlobt, Cherry, hör auf, dich darin zu *suhlen!* Du wirst noch dein Leben vergeuden wie deine Tante Pat, wegen eines Mannes, den du kaum gekannt hast!«

Ich fand das zutiefst kränkend gegenüber Tante Pat und mir. Jack und ich mögen noch nicht unsere Verlobung bekannt gegeben haben, aber wir hatten geplant, zu heiraten und vier Kinder zu bekommen.

Ein Jahr später schickte Ivy mir einen Brief, in dem sie sich entschuldigte. Es war ein sehr netter Brief, und natürlich verzieh ich ihr.

Es ist nie zu spät für eine Entschuldigung.

Ich korrigiere:

Manchmal ist es zu spät.

Egal.

Als ich mit dem Studium fertig war, warteten alle selbstgefällig darauf, dass ich mich damit abfand, jetzt nur für das Unterrichten von Mathematik qualifiziert zu sein, aber ich gab mich nicht geschlagen. Ich ging das Telefonbuch durch und schrieb mir Namen und Adressen jedes Unternehmens heraus, von dem ich dachte, es könne irgendeine Verwendung für jemanden mit einem Abschluss in Mathematik haben. Ich schickte vierzig Bewerbungen ab.

Zwei Wochen später klingelte das Telefon, und ein Mann mit einem melodischen schottischen Akzent fragte: »Cherry Hetherington?«

So bekam ich meine erste Stelle. Und zwar nicht als Mathelehrerin.

Ich zählte Graue Riesenkängurus.

Kapitel 82

Am Montag fährt Leo um 14 Uhr nach Hause. Es ist eine Offenbarung. Der Verkehr ist herrlich um diese Tageszeit! Er gleitet über eine grüne Ampel nach der anderen, als gehörte er zur Autokolonne eines Präsidenten. Den Berufsverkehr empfindet er manchmal wie einen persönlichen Angriff und bekommt einen Hass auf sämtliche Rücklichter, die ihm den Weg versperren. Dann muss er sich sagen, dass jedes Auto für eine andere arme Seele steht, die genauso im Verkehr feststeckt wie er selbst.

»Nach der Baustellenbegehung komme ich nicht mehr ins Büro«, hat er mit einstudierter Beiläufigkeit zu Kath, seiner Büroleiterin, gesagt. »Ich arbeite von zu Hause aus.«

Er beweist sich und Neve, dass er nicht bis ins letzte Detail kontrolliert wird, doch Kath wirkte ärgerlicherweise verblüfft, als er seinen harmlosen Plan für diesen Tag erwähnte, und dann sagte sie, noch ärgerlicher: »Weiß *Lilith* davon?«

Er hat das Gefühl, dass er das Gespür dafür verliert, was angemessenes Verhalten am Arbeitsplatz ist. In seiner Position muss er doch gewiss nicht mehr Lilith um Erlaubnis fragen, wenn er am Nachmittag nach einer Baustellenbegehung von zu Hause aus arbeiten will. Oder? Nein. Sie ist in einem anderen Bundesstaat und hält einen inspirierenden Vortrag bei einer Tagung mit dem Titel *Frauen im Bauwesen.* Es ist sinnvoll, dass Leo seinen Arbeitstag so plant. Aber halt, ist das frauenfeindlich von ihm? Würde er um Erlaubnis fragen, wenn Lilith ein Mann wäre? Gewiss nicht. Er ist doch kein Berufsanfänger. Er muss nicht ein- und ausstempeln. Warum macht er sich darüber überhaupt Gedanken?

Auf der Tagesordnung der Besprechung heute Morgen standen diverse Sicherheitsfragen, und Leo erwähnte – er weiß auch nicht, ob er damit das Team unterhalten oder die Leute ernsthaft warnen wollte –, es sei ihm offenbar bestimmt, bei einem Arbeitsunfall zu sterben, wenn er dreiundvierzig sei, was in gut einem Monat der Fall sei, ob sie also bitte in puncto Sicherheit alle zu Höchstform auflaufen könnten? (*Zu Höchstform auflaufen.* Was sollte das denn? Jedes Mal, wenn er eine Besprechung verlässt, gibt er einen eigenartigen Satz von sich, der ihm Bauchschmerzen macht.)

»Ich hoffe, das war nicht diese Flugzeughellseherin«, sagte der Projektarchitekt. »Hat jemand dieses furchtbare Video von dem Autounfall der jungen Frau gesehen?«

»Tja«, erwiderte Leo, und er kann nicht leugnen, dass er diesen Augenblick genossen hat. Kinnladen klappten herunter. Die Besprechung dauerte beinahe eine Stunde länger als anberaumt. Anscheinend hatten ziemlich viele Leute das Video gesehen und von der Flugzeughellseherin gelesen.

»Ich komme dir nicht näher als drei Meter, Kumpel«, witzelte jemand.

»Wenn ich du wäre, würde ich ein Jahr lang nicht arbeiten«, sagte jemand anderes.

»Das ist das, was meine Frau will«, erwiderte Leo, und das schien niemanden zu überraschen. Er hätte gern gesagt: »Aber kommt schon, würdet ihr *wirklich* auf die Aussage einer Hellseherin hin einen guten Job kündigen? Das würdet ihr nicht, das könntet ihr nicht.«

Neve und er haben seit diesem merkwürdigen Streit am Telefon letzte Woche nicht mehr darüber gesprochen. Als er nach Hause kam, hatte sie sich beruhigt. War vielleicht sogar verlegen. Wahrscheinlich eher nicht. Sie ist kaum jemals verlegen, was ihn neidisch macht. Bei ihm selbst ist Verlegenheit ein Dauerzustand, seit er fünf Jahre alt war.

Wahrscheinlich wartet sie ab. Das macht sie manchmal mit ihm und den Kindern: Neve wartet geduldig ab, bis sie die »richtige« Entscheidung getroffen haben. Deshalb nennt sie Lilith auch einen manipulativen Kontrollfreak. Sie ist selbst einer.

In der Einfahrt bleibt er einen Augenblick neben seinem Auto stehen, die Schlüssel in der Hand. Möwen schießen in die Höhe und wieder hinab; er riecht die salzige Luft. Zum Strand ist es ein bequemer Fußweg. Der *Rückweg* vom Strand ist nicht bequem, weil es bergauf geht – Coogee ist sehr hügelig –, aber dennoch ist es toll, so nahe an einem fantastischen Strand mit weißem Sand und kristallklarem Wasser zu wohnen.

Als seine Schwestern und er die Schule beendeten und einer nach dem anderen von Tasmanien aufs Festland zogen, um zu studieren, zu arbeiten und mehr Möglichkeiten zu haben, verliebten sie sich in verschiedene Städte. Leo erinnert sich daran, dass er an seinem ersten Wochenende in Sydney die Küstenwanderung von Bondi nach Coogee unternahm und dachte: Stell dir vor, du könntest *hier* leben. Es fühlte sich an, als wäre das nicht erlaubt.

Doch jetzt lebt er hier. Mit seiner Frau, seinen zwei Kindern und ihrem Cavoodle. Sie leben den Vororttraum. Es stimmt, er kann sich nicht erinnern, wann er zum letzten Mal tatsächlich an den Strand gegangen ist, aber er ist da, nicht weit, nur wenige Minuten entfernt, und Neve und die Kinder sind ständig dort, es ist also nicht so, als würde seine Familie es nicht genießen.

Er betrachtet seinen Vorgarten, dessen Stil in der Immobilienanzeige als »von der Küstenwüste inspiriert« beschrieben wurde. Palmen und winterharte einheimische Pflanzen, nicht viel Rasen, pflegeleicht, was gut ist, trotzdem erhitzt der Anblick manchmal sein Gemüt. Zuweilen vermisst er den verhangenen Himmel und das üppige Grün seiner Heimatstadt. Seine Mutter gestaltet ihren Garten in Hobart gerade im Stil »englischer Cottage-Garten« um. Er sorgt sich, dass sie von einem zwielichtigen Gärtner übers Ohr gehauen wird. Er muss bald einmal wieder zu ihr, aber wann? Es scheint nicht möglich zu sein. Lilith erkundigt sich ständig nach der »Gesundheit« seiner Mutter, was ihm wie eine subtile Art erscheint, ihn daran zu erinnern, dass sie so gütig war, ihm diesen einen Tag freizugeben, mit einem zukünftigen freien Tag aber ein Problem haben könnte.

Er drückt die Kante des Schlüssels in seine Handfläche, als könnte er so die Antwort dort entsperren, und betrachtet sein Haus, das eindeutig für Liebe und Familie, glückliche Erinnerungen, trautes Heim, Glück allein steht, ja, wirklich, aber auch für erdrückende Schulden.

Sie haben gekauft, als die Immobilienpreise auf einem Höchststand waren, und vermutlich zu viel bezahlt, aber in Sydney bezahlen alle zu viel für Immobilien. Das Haus ist nicht riesig, aber es ist modern, hat drei Schlafzimmer und eine »Arbeitsnische« (eine Zimmerecke), schlanke, ansprechende Linien und wurde von einem Architekten entworfen, den Leo kennt und der allmählich sehr erfolgreich wird.

Wenn er bei einem Arbeitsunfall ums Leben kommt, wird eine Unfallversicherung fällig. Damit wird Neve die Hypothek abzahlen können. Das beruhigt ihn. Er erwägt nachzuschlagen, wie hoch die Versicherungssumme wäre.

Er geht ins Haus und findet Neve an ihrem Computer. Sie hat Kopfhörer auf, ihre Finger rasen über die Tastatur, ein Fuß wippt zum Takt der Musik, die sie hört. Zu ihren Füßen schläft der Hund, er hebt den Kopf und nimmt Leos Anwesenheit zur Kenntnis, indem er träge mit dem Schwanz wedelt, doch dann schläft er wieder ein. Die Zeiten, als Kleinkinder und Welpe aufgeregt zur Haustür rannten, um Leo zu begrüßen, sind lange vorbei. Hat er diese Augenblicke ausreichend gewürdigt? Er weiß noch, dass er es toll fand, dass er sich darauf freute, wenn er das Haus betrat, und sich wie ein König fühlte.

Als er Neve kennenlernte, war sie Grundschullehrerin, aber nach Bridies Geburt erfand sie sich neu und entwickelt jetzt Schulungsprogramme für Unternehmen. Sie arbeitet von zu Hause aus, und ihr aktuelles Projekt ist ein Schulungsprogramm für die Fischereibehörde New South Wales Fisheries. Er sieht eine halb fertige PowerPoint-Folie auf ihrem Monitor.

Er bleibt dort stehen wie ein gruseliger Stalker und verfolgt, wie die Worte *Illegaler Einsatz von Fischreusen in Flüss…* auf dem Bildschirm erscheinen, dann spürt Neve seine Gegenwart, nimmt den Kopfhörer ab und schwingt gleichzeitig mit dem Stuhl herum, schreit auf und fällt zu Boden. Der Hund springt begeistert auf.

Allgemein wird angenommen, dass Bridie ihren Hang zum Dramatischen von Leo hat, aber manchmal hat er da Zweifel.

»Was tust du hier?!« In typischer Neve-Manier steht sie nicht sofort wieder auf, sondern bleibt am Boden liegen, während der Hund die Schnauze an ihrem Hals reibt. »Du hast mich zu Tode erschreckt.«

»Entschuldige. Ich habe noch überlegt, wie ich dich möglichst nicht erschrecke.«

»Moment, du bist hier.« Plötzlich setzt sie sich auf. »Bist du gefeuert worden?«

»*Guck* nicht so hoffnungsvoll. Es wäre eine Katastrophe, wenn ich gefeuert würde.«

»Hm, eigentlich nicht«, entgegnet Neve leichthin.

»Doch, eigentlich schon. Wir müssten das Haus verkaufen.«

»Ach ja. Wir würden uns was überlegen.«

Er merkt, dass er mit den Backenzähnen knirscht. Die Hypothek ist kein *Konzept.* Sie ist ein Kontrakt.

Neve macht keine Anstalten, vom Boden aufzustehen, daher setzt Leo sich auf ihren Stuhl, und während er ihre Tastatur von Krümeln und Staub (unfassbar) befreit, sagt er: »Möchtest du, dass ich kündige, weil du glaubst, die Prophezeiung der Hellseherin wird eintreffen? Oder weil du Lilith nicht ausstehen kannst? Oder weil ich ein ›Workaholic‹ bin?«

»Alles drei.« Sie seufzt. »Ich meine, ich bin hin- und hergerissen, was die Hellseherin betrifft, je nach Zyklusphase. Als ich las, dass das ältere Paar gestorben ist, bin ich in Panik geraten.«

Sein Telefon klingelt. Er zieht es aus der Tasche und vergewissert sich, dass es – natürlich – Lilith ist. Er sieht Neve an. Sie öffnet den Mund und schließt ihn rasch wieder.

Das Läuten hört auf.

Beginnt von Neuem.

»Ich schätze, es ist dringend«, bemerkt Neve trocken.

Eine Textnachricht geht ein: RUFEN SIE MICH ASAP AN.

»Diese Frau«, sagt Neve langsam, »ist ein Tyrann.«

Leo klopft sich mit einem Knöchel an die Lippe. »Es könnte irgendeine Krisensituation sein.«

»Du befindest dich in einem missbräuchlichen Arbeitsverhältnis.«

Leo spürt sein Gesicht heiß werden. Es ist, als hätte sie auf eine unmännliche und unverzeihlich schwache Seite an ihm hingewiesen.

»Das stimmt nicht«, widerspricht er. Stimmt es?

»Du arbeitest sieben Tage die Woche wie ein Hund.«

»Ich arbeite wie ein *Hund?*«

Er sieht zum Hund, der in seinem Leben noch keinen Tag gearbeitet hat.

Wieder läutet das Telefon. Leo hält es nicht aus. Er nimmt das Gespräch an. »Lilith?«

»Ich wollte nur kurz hören, wie es Ihnen geht«, sagt Lilith. »Wie ich höre, arbeiten Sie heute Nachmittag von zu Hause aus? Eines der Kinder krank diesmal?«

»Nein.« Leo räuspert sich. »Es war nur sinnvoller, hierherzufahren nach …«

»Da bin ich aber erleichtert! Haben Sie diese E-Mail über den Kostenanstieg gesehen? *Bisschen* besorgniserregend.«

»Ah, noch nicht.« Sie muss in den letzten fünf Minuten versandt worden sein. Er hört Glas klirren. Ist sie beim Mittagessen?

»Wie geht's der reizenden Neve? Ist sie gerade bei Ihnen?«

»Ja. Sie arbeitet von …«

»Wie schön, mitten am Tag Zeit miteinander zu haben! Grüßen Sie sie von mir, ja? Sorgen wir nur dafür, dass wir alles unter Kontrolle haben, wir sind in einer entscheidenden Phase, aber ich weiß, das brauche ich Ihnen nicht zu sagen.«

Die Leitung ist tot. »Lilith lässt dich grüßen«, sagt Leo.

Neve sitzt im Schneidersitz auf dem Boden und blickt ihn an wie eine fleißige Studentin, die versucht, eine knifflige Frage zu beantworten.

»Glaubst du wirklich, dass ich mich in einem ›missbräuchlichen‹ Arbeitsverhältnis befinde?«

Neve atmet aus. Einige Sekunden lang tätschelt sie nachdenklich den Hund und hebt schließlich das Kinn. »Ich weiß noch, wie aufgeregt du warst, als deine Projekte gebaut wurden. Ich weiß noch, wie wir an dieser Überführung unten im Süden vorbeifuhren und du mir erklärt hast, dass du eine Lösung für irgendein Problem mit den Brückenpfeilern hattest finden müssen. Du warst so verdammt glücklich über diese Pfeiler!«

»Die Widerlager«, sagt Leo. »Die Höhe der Widerlager war knifflig, weil ich …«

»Schon gut, Liebling, ich muss es nicht alles noch einmal hören, so faszinierend es auch war. Was ich meine, ist, ich fand es toll, wie sehr du deine Arbeit geliebt hast, das habe ich an dir geliebt.«

»Aber jetzt liebst du es nicht mehr«, rät Leo. »Weil ich zu viel arbeite …«

»Ich glaube, *du* liebst deine Arbeit nicht mehr.«

»Was? Meine Arbeit macht mir immer noch Spaß«, verteidigt sich Leo.

»Das glaube ich nicht. Manchmal glaube ich, du genießt dein Leben nicht sonderlich. Ich glaube, du lebst in ständiger Angst.«

»*Angst?* Komm schon.«

»Sie hat dich mit Haut und Haar. Für uns bleibt nichts übrig. Selbst wenn du bei uns bist, bist du nicht richtig bei uns. Du denkst über die Arbeit nach.«

»Darf mir etwa kein einziger Gedanke an die Arbeit durch den Kopf gehen, wenn ich bei meiner Familie bin?« Er weiß, dass das kindisch ist. Außerdem denkt er genau in diesem Augenblick über den Kostenanstieg nach.

Neve macht sich nicht die Mühe zu antworten. Sie steht auf und streift Hundehaare von ihrer Hose.

»Apropos Arbeit, ich sollte zurück zu meinen Fisheries-Trainees.« Sie deutet auf ihren Computer.

Leo bleibt auf ihrem Stuhl sitzen. »Das war's also, du machst mir all diese Vorwürfe …«

»Es sind keine Vorwürfe, es sind nur Überlegungen, und vielleicht liege ich mit allem total falsch, vielleicht ist Lilith eine reizende, inspirierende Frau, und ich bin nur … vielleicht bin ich eifersüchtig? Sie sieht so gut aus im Hosenanzug. Vielleicht bin ich nur müde? Vielleicht hat mich diese scheiß – entschuldige meine Ausdruckweise – Hellseherin zu Tode erschreckt? Ich weiß es nicht. Lass mich bitte wieder auf meinen Stuhl.«

Er steht auf. Er weiß nicht, was er empfinden soll. Er kann sich nicht verteidigen, weil Neve im Prinzip alles zurückgenommen hat. Diese Frau ist ein teuflisches Genie.

Sie setzt sich wieder an den Schreibtisch und legt die Hand auf die Maus, dann dreht sie sich noch einmal um.

»Wenn du wüsstest, dass du wirklich mit dreiundvierzig stirbst, was würdest du dann tun?«

Er seufzt. Dann sagt er: »Ich *verspreche* dir, es wird keinen Arbeitsunfall geben.«

»Aber wenn du unheilbar krank wärst. Wenn du noch, ich weiß nicht, ein halbes Jahr zu leben hättest – und Geld wäre kein Thema und du würdest dich noch gut fühlen –, wie würdest du deine Zeit verbringen wollen?«

Er antwortet aufrichtig.

»Ich würde nichts allzu Verrücktes machen. Ich würde einfach Zeit mit dir und den Kindern verbringen wollen, mit Mum und meinen Schwestern.« Er hält inne und denkt gründlich nach. »Wir müssen uns also wirklich keine Sorgen um Geld machen in diesem hypothetischen Szenario?«

»Leo. Das habe ich gerade gesagt. Vergiss das Geld.«

»Wenn wir das nur könnten. Aber in diesem Fall würde ich kündigen.«

Bei dem Gedanken zu kündigen, wird seine Brust ganz weit, so als wäre er gerade aus einem Würgegriff entlassen worden.

»Ich würde euch wahrscheinlich fragen, ob wir bitte zurück nach Tasmanien ziehen können.«

»Ehrlich?«, fragt Neve. »Interessant. Und was würden wir dort tun?«

»Na ja, die Kinder dürften keinen Unterricht verpassen, bloß weil ich hypothetisch sterbe. Wir könnten uns einfach … entspannen. Vielleicht nicht so viel herumhetzen, wenn das geht. Vielleicht geht das nicht. Aber Oli und ich könnten die Bay-of-Fires-Wanderung machen. Ich würde gern mit dir für ein Wochenende in diese Hütte in Coles Bay fahren. Und wenn ich schon mit jedem von euch besondere Ausflüge mache, dann würde ich mit Bridie in ein Musical in Melbourne gehen, das würde großen Spaß machen.« Er überlegt. »Wenn Geld kein Thema ist, könnten wir eine dieser Flusskreuzfahrten in Europa machen!« Jetzt hat es ihn gepackt. »Ich würde mal wieder anrufen bei …« Er stutzt und hält abrupt inne.

»Bei wem würdest du anrufen?«

»Nicht wichtig.«

Sie sieht ihn an. »Leo, ich weiß, wen du anrufen würdest.«

Er wendet sich ab. »Ich habe zu arbeiten, und ich bin nicht unheilbar krank, das sind doch *gute* Nachrichten.«

»Ich habe seine Telefonnummer. Ich kann sie dir sofort geben.«

Ihm ist übel. »Ich will seine Nummer nicht. Das war rein hypothetisch.«

»Lass uns alles machen.« Neve steht auf, legt ihm die Hände auf die

Schultern und schüttelt ihn sanft. »Jede einzelne Sache, die du gerade aufgezählt hast, können wir machen. Bis auf die Flusskreuzfahrt, du möchtest keine Flusskreuzfahrt machen, du Idiot, du würdest einen Lagerkoller bekommen, du würdest über Bord springen.«

»Neve, wir können das alles nicht machen.«

»Doch, wir können.« Sie bohrt ihm den Zeigefinger in die Brustmitte, ein bisschen fester als erwartet. »Doch. Wir. Können.«

Kapitel 83

Ich erzähle den Leuten gern, dass meine erste Beschäftigung das Zählen Grauer Riesenkängurus war, weil ich glaube, dass sie sich dann vorstellen, wie ich im Outback mit einem Akubra-Hut auf dem Kopf auf dem Boden liege, durch ein Fernglas blicke und jedes Mal, wenn ein Känguru über den Horizont hüpft, mit dem Daumen den Handzähler betätige.

Die Wirklichkeit war deutlich weniger glanzvoll. Die Wirklichkeit ist häufig deutlich weniger glanzvoll.

Ich war beim National Parks and Wildlife Service, einer für Nationalparks und Wildtiere zuständigen Behörde, als Nachwuchsbiometrikerin angestellt.

Eine Biometrikerin, falls Sie es nicht wissen, wendet statistische Analysen auf biologische Daten an. Meine Aufgabe war es, meinen Vorgesetzten beim Studium der australischen Population Westlicher Grauer Riesenkängurus zu unterstützen.

Das Westliche Graue Riesenkänguru ist eine der größten Känguruarten. Sie haben den Spitznamen »Stinker«, weil geschlechtsreife Männchen unangenehm riechen. In der Fortpflanzungszeit wetteifern die Männchen in einer Art Boxkampf um die Weibchen, bei dem sie die Arme miteinander verschränken und versuchen, sich gegenseitig umzuwerfen wie Sumoringer.

Schauen Sie, ich bin keine Expertin für Westliche Graue Riesenkängurus, ich habe nur ein paar Funfacts gesammelt, weil die Menschen von mir erwarten, dass ich Expertin bin. In Wahrheit hätte ich auch Frösche oder Krokodile oder Zahnpastatuben zählen können. Die Mathematik wäre die gleiche gewesen.

Meine Arbeitszeit verbrachte ich größtenteils am Schreibtisch, wo ich ekstatisch Daten analysierte. Anfangs benutzte ich noch einen Rechenschieber. Ich weiß, das klingt, als wäre ich uralt. Aber irgendwann müssen wir alle uralt klingen. Wissenschaftliche Taschenrechner standen kurz davor, den Rechenschieber überflüssig zu machen, aber ich leistete länger Widerstand als die meisten. Als ich ging, stand auf jedem Schreibtisch ein Computer.

Es war eine einsame Arbeit, aber ich war für einsame Arbeit gut geeignet, und ich konnte gar nicht fassen, dass ich dafür bezahlt wurde, an einem Schreibtisch zu sitzen und meiner Lieblingsbeschäftigung nachzugehen: Probleme zu lösen. Dafür bezahlt zu werden, was ich einst so freudig unentgeltlich mit meinem Vater am Küchentisch gemacht hatte! In meiner Familie konnte es auch niemand fassen.

Gelegentlich waren auch Außeneinsätze vonnöten, die mich aus dem Büro holten, um zu sehen, wie meine Modelle in der realen Welt angewandt wurden. Ich musste dienstlich reisen! Ich kam mir sehr wichtig vor, allerdings übernachtete ich garantiert nicht in schicken Hotels mit Frühstücksbüfetts, sondern in den Wellblechpersonalunterkünften einiger der größten Schaf- und Rinderfarmen Australiens.

Diese weiten, offenen Landschaften weckten ein nicht unangenehmes Schwindelgefühl in mir. Ich genoss das Gefühl, klein und unbedeutend zu sein. Es ist gesund, an die eigene Bedeutungslosigkeit erinnert zu werden.

Ich unterhielt mich gern mit den Frauen der Farmer. Häufig waren sie »Stadtmädchen« und hungrig nach Gesellschaft, und wenn ich meine anfängliche Schüchternheit einmal überwunden hatte, war ich ziemlich redselig (wie Ihnen mittlerweile aufgefallen sein dürfte – sollten Sie mir allerdings auf einer lauten, vollen Party begegnen, finden Sie mich womöglich immer noch sonderbar).

(In diesem Zusammenhang: Neulich sah ich eine faszinierende Reportage über die Entstehung des Benefiz-Songs »We Are The World« im Jahr 1985. Da war der legendäre Bob Dylan, umgeben von anderen »ikonischen Popstars«, und er wirkte *genauso* wie ich auf einer Party! Irgendwie gehetzt. Als wünschte er, der Boden möge ihn verschlucken. Armer, lieber Bob Dylan! Und dann half der wundervolle Stevie Wonder ihm, seine Nervosität zu überwinden und sein Solo zu singen, indem er Bobs einzigartigen Stil imitierte. Er meinte damit: *Sei einfach du selbst, Bob Dylan.*)

(Das ist die Antwort auf so manche Frage: Sei einfach du selbst. Es klingt einfach, aber anscheinend ringen sogar Ikonen darum, ihr wahres ikonisches Selbst zu sein.)

Da war eine junge Frau, die mich zu Tee und Scones einlud. Sehr dünn, mit wilden roten Locken und blassgrünen Augen. Sie hieß Suzanne. Man sah deutlich, dass sie in ihrer Ehe unglücklich war. »Er ist nicht gewalttätig«, versicherte sie mir. Mit gesenkter Stimme fügte sie hinzu: »Er brüllt nur, mehr nicht. Ich bin nicht scharf auf das Gebrüll.«

Sie erzählte mir, ihre Mutter habe zu ihr gesagt: »Wie man sich bettet, so liegt man.«

Sie war älter als ich und offensichtlich kultivierter. Ich sah ihr an, dass sie die Art Person war, die in Museen geht und vor Bildern stehen bleibt, um intelligente Bemerkungen zu machen. Sie gehörte nicht aufs Land. Mir schien, sie sei versehentlich in das falsche Leben gefallen. Unter normalen Umständen würde sie jemandem wie mir niemals etwas so Persönliches erzählen, doch sie war einsam und gelangweilt, und Telefonate sind kein Ersatz für eine andere Frau, die einem am Küchentisch gegenübersitzt, deinen Tee trinkt und deine Scones isst. Die Scones waren übrigens steinhart. Die Vereinigung der Landfrauen und meine Großmutter hätten sie nicht gebilligt.

Ich stellte meine Teetasse ab und tat etwas, was mich selbst schockierte.

Ich fragte sie, ob ich ihr aus der Hand lesen sollte. Ich sagte ihr, meine Mutter und meine Großmutter seien bekannte Handleserinnen gewesen, und deutete damit an, ich hätte die gleichen Fähigkeiten.

Es ist interessant, wenn man plötzlich untypisches Verhalten an den Tag legt.

Ein Beispiel: Zu meinem sechzigsten Geburtstag machte ich einen Tandemfallschirmsprung. Es war berauschend!

Natürlich werde ich nie wieder einen Fallschirmsprung machen.

Nicht einmal für Geld und gute Worte. Ich habe noch immer Albträume davon.

Suzanne war die Erste, der ich aus der Hand gelesen habe. Als Kind hatte ich meine Mutter oder Großmutter nie nachgeahmt, indem ich so tat, als könnte ich aus der Hand lesen oder in die Zukunft sehen. Ich habe meiner Freundin Ivy nie aus der Hand gelesen, ich habe Jack nie aus der Hand gelesen, nicht einmal, als er nach Vietnam ging, und das, so würde man meinen, hätte ich doch wohl getan, wenn ich mir irgendetwas davon versprochen hätte.

Nicht zu glauben, war zu einem wichtigen Teil meiner Identität geworden. Nach Dads Tod bat ich Mum nie wieder, mir in den Teeblättern zu lesen. Ich schwor dem vernünftigen Teil meiner Familie die Treue. Dads, Tante Pats und Großvaters Seite.

Doch hier war ich nun und wartete mit ausgestreckter Hand darauf, dass Suzanne mir ihre Hand gab, und sie tat es, ohne zu zögern, und ich erkannte ihren Gesichtsausdruck wieder, weil ich ihn bei so vielen Kundinnen meiner Mutter gesehen hatte: halb skeptisch, halb hoffnungsvoll, eine Ungläubige, die sich danach sehnt zu glauben.

Es war seltsam, wie leicht es mir fiel. Auch das Gefühl von Macht, das ich verspürte, war seltsam. Meine Atmung verlangsamte sich, und meine Stimme wurde tiefer. Während ich darüber gespottet hatte, hatte ich offenbar zugleich gelernt. Die hintere Veranda, wo meine Mutter ihre Kundinnen empfing, hatte keine Tür, nur einen violetten Vorhang, den sie zuzog, um die Illusion von Ungestörtheit zu vermitteln. Ich konnte jedes Wort hören, und im ersten Jahr nach Dads Tod lag ich bäuchlings auf dem Boden und lauschte, nicht weil ich beeindruckt von Mums Fähigkeiten gewesen wäre, sondern weil ich fasziniert von den intimen Erwachsenendetails war, die die Kundinnen ihr über ihre gebrochenen Herzen, ihr enttäuschendes Sexualleben, ihren Schmerz, ihre Träume von etwas Besserem, etwas mehr, etwas *anderem* erzählten.

Ich hörte mich Suzanne erklären, und zwar voller Selbstvertrauen, dass ihre Lebenslinie nichts mit der Länge ihres Lebens zu tun habe, sondern mit dem Reichtum an Erfahrungen, die sie in ihrer Zukunft erwarteten. Ihre sei tief, daher lägen viele, viele Erfahrungen vor ihr.

Vor allen Kundinnen meiner Mutter hatten vielfältige Erfahrungen gelegen.

Ich sagte Suzanne, ihre durchbrochene Herzlinie bedeute, dass sie in ihrem Leben zahlreiche Partner haben werde.

Dann sprach ich die Worte, die ich Mum zu einigen Frauen nachdrücklicher als ihre anderen Prophezeiungen hatte sagen hören.

Ich sagte: »Ich sehe Sie fortgehen.«

Ich sehe Sie fortgehen. Das sagte meine Mutter Frauen, die in feuchte, zusammengeknüllte Taschentücher weinten, während sie fragten: »Werde ich jemals glücklich sein, Madame Mae?«

Sie sagte es immer wieder, bei jeder Sitzung: *Ich sehe Sie fortgehen, ich sehe Sie fortgehen, ich sehe Sie fortgehen.* Bis die Frauen sich schließlich auch selbst fortgehen sahen.

Manche ihrer Kundinnen hatten gewalttätige Ehemänner, und Mums Vorhersagen für diese Frauen wurden sehr konkrete Handlungsanweisungen: »Ich sehe Sie eine Tasche packen, *ohne dass er es weiß.* Ich sehe Sie den Zug nach Gosford nehmen. Ich sehe Sie zur erstbesten Telefonzelle gehen und eine Nummer anrufen, die ich Ihnen jetzt aufschreibe. Ich sehe Sie nie mehr zurückkehren. Ich sehe Sie Ihr Glück und Ihren Seelenfrieden finden.«

Nun, diese Frauen waren nicht blöd. Sie wussten, dass Mum aus der Rolle der Wahrsagerin in die der Beraterin gerutscht war, doch sie nickten respektvoll und nahmen die Telefonnummer von Mums alter Schulfreundin Dulcie entgegen, die zusammen mit ihrer Mutter eine Art inoffizielles Frauenhaus an der Central Coast führte und vielen Frauen half, mit ihren Kindern wieder auf die Beine zu kommen. Manche von Mums Kundinnen taten genau das, was sie ihnen vorschlug, während andere ihr Schicksal nur vorübergehend veränderten und in ihre unglücklichen Ehen zurückkehrten.

Als ich nach diesem Außeneinsatz ins Büro zurückkehrte, schämte ich mich sehr. Ich konnte nicht fassen, dass ich die Hand dieser Frau genommen und mich derartig verhalten hatte. Es war, als wäre ich betrunken gewesen. Vielleicht hatte ich mich an einem Schuss Macht berauscht. An der Macht der Madame Mae. Hatte die Wahrheit gesehen, die *ich* hatte sehen wollen, und die Zukunft, die *ich* für diese Frau für richtig hielt. Womöglich mussten sie und ihr Mann bloß besser miteinander kommunizieren! Hatte sie ihn überhaupt einmal gebeten, nicht mehr zu brüllen? Vielleicht war er schwerhörig wie mein Großvater und merkte gar nicht, dass er brüllte. Was, wenn sie nun wegen meiner unbesonnenen Einmischung ihr Leben ruinierte?

Ich habe nie erfahren, ob sie fortging, und danach las ich viele Jahre lang niemandem mehr aus der Hand.

Mein Chef mit dem melodischen schottischen Akzent war Schotte, aber pakistanischer Abstammung. Er hieß Baashir und war die erste offen homosexuelle Person, die ich kennenlernte, wenn man Don nicht mitzählt, den hinreißenden Homosexuellen in *Number 96*. Ehrlich gesagt *zähle* ich Don mit. Meine Güte, mochte ich Don gern.

Baashirs Leidenschaft war das Reisen. Er hatte sich zwei Jahre Zeit gelassen, um von Schottland nach Australien zu gelangen. Er war kreuz und quer durch Europa und Nordafrika getrampt, durch Griechenland, die Türkei, den Nahen Osten, Indien, Iran, Nepal und Thailand. Er plante, zwei Jahre in Australien zu arbeiten, und wollte sich dann für die Rückreise nach Schottland zwei weitere Jahre Zeit lassen.

Bevor ich Baashir kennenlernte, gehörte »reisen« nicht zu meinem Wortschatz, außer um an einen bestimmten Ort zu gelangen. Die Menschen, die ich kannte, hatten Australien nur verlassen, um in Kriegen zu kämpfen. Flugreisen waren damals unbezahlbar. Niemand machte »Brückenjahre«.

Baashir hatte keine Fotos, die er mir hätte zeigen können. Auch keine Dias. Ein Glück. Falls Sie meinen, Ihre Freunde posteten zu viele Fotos von ihren Reisen in den sozialen Medien, seien Sie froh, dass Sie niemals in ihrem Wohnzimmer sitzen und diese Fotos an die Wand projiziert sehen müssen, während Sie Hartkäse und Cocktailoliven essen. Diese Abende gehören zu den längsten meines Lebens.

Jedenfalls erzählte Baashir mir bloß Geschichten – über einen Besuch im Tadsch Mahal bei Sonnenaufgang, über ein Bad in den heißen Quellen in Island, über Camping gleich außerhalb von Kairo, über das knusprig-perfekte Wiener Schnitzel im ältesten Restaurant der Welt in Salzburg. Er war wie ein Teppichvertreter, der einen Teppich nach dem anderen ausrollte, einer exquisiter als der andere.

Die einzige Reise, die ich je unternommen hatte, war die zur Big Banana in Coffs Harbour.

Baashir hörte sich meine ausführliche Beschreibung der Big Banana sehr liebenswürdig an. Ihn interessierte alles. Neugier ist eine so attraktive Eigenschaft. Er sagte, die Big Banana werde er sich ansehen müssen. Ich erwiderte, ich wisse nicht, wie sie sich im Vergleich zum Tadsch Mahal ausnehmen würde.

Ich kann keinen schottischen Akzent hören, ohne mich hastig umzudrehen, in der irrationalen Hoffnung, dass es vielleicht Baashir ist. Er gab mir meine erste Arbeitsstelle, weckte in mir das Interesse am Reisen, brachte mich auf den Geschmack am Rotwein, und er lud mich zu einem Schweizer Fondue ein, das vermeintlich »mein Schicksal veränderte«.

Ich halte diese Floskel für einen logischen Denkfehler.

Versuch nicht, witzig zu sein, Cherry.

Kapitel 84

Es ist Sues vierundsechzigster Geburtstag, und ihre Familie scheint ihn als ihren Leichenschmaus zu behandeln, obwohl sie nicht nur am Leben, sondern anscheinend auch bei bester Gesundheit ist: Caterina hat sie noch zu weiteren Untersuchungen überwiesen, aber niemand konnte irgendetwas bei ihr feststellen. Mehr kann man nicht tun. Man kann sie nicht wegen einer Krankheit behandeln, die sie nicht hat.

»Deine Hellseherin liegt falsch«, sagte Caterina. »Ich würde mein Leben darauf verwetten, dass du keine Kandidatin für Bauchspeicheldrüsenkrebs bist. Bist du einfach nicht. Sie irrt sich.«

»Ich stimme dir zu«, sagte Sue, und das tut sie wirklich. Sie fühlt sich kerngesund, möglicherweise so gesund wie noch nie im Leben. Als sie die Jungs großzog und in Vollzeit arbeitete, schwebte sie immer am Rand der Erschöpfung oder womöglich gar eines Nervenzusammenbruchs, und dann kam die Menopause, die sie so richtig durch die Mangel gedreht hat, aber seit einigen Jahren fühlt sie sich großartig. Kein einziges noch so kleines Symptom, das ihr Sorgen machte, und wenn man sie zwischen fünfzig und sechzig danach gefragt hätte, hätte sie ein Dutzend nennen können. Ehrlich gesagt hat sie den Eindruck, dass es ihr womöglich besser geht als so manchem hier bei dieser Feier. Ihr Jüngster zum Beispiel hat den gleichen erschöpften, glasigen Blick wie damals, wenn er als Kind bei Freunden übernachtet hatte. Er ist fünfunddreißig, sie kann ihn also nicht ins Bett stecken, aber liebe Güte, sie würde zu gern in die Hände klatschen und sagen: »Heute geht's früh ins Bett, Junge!«

Sie feiern in dem Haus in Summer Hill, das Sue und Max vor vierzig Jahren zu einem Preis gekauft haben, den heute alle für unfassbar günstig halten, der ihnen damals allerdings nicht so erschien. Es war ein feuchtes, düsteres Häuschen im Stil der Föderationsarchitektur, und Sue verabscheute es insgeheim; es dauerte Jahre, bis sie das Geld und die Zeit hatten, um es in das lichtdurchflutete »Haus mit Charakter« zu verwandeln, das es heute ist.

Sue sieht sich in ihrem Wohnzimmer um. Max und sie sitzen nebeneinander in der Mitte ihrer Kunstledercouch von IKEA, während die Familie um sie herumwuselt. »Nein! Du hast Geburtstag!«, sagen sie jedes Mal, wenn sie etwas tun will. Ihr Glas wird aufgefüllt. Teller mit Essen, das sie nicht zubereitet hat, werden ihr gereicht.

»Du siehst fantastisch aus, Mum«, sagte ihr Ältester, als er sie heute küsste, in leise überraschtem Ton.

»Mein Lieber, du weißt doch, dass ich nicht unheilbar krank bin«, rief sie ihm ins Gedächtnis.

»Und das bleibt auch so!«, sagte die Frau ihres Sohns. »Dieses Hellsehergeschwätz ist *absurd*. Ich glaube kein Wort davon!« Dann füllten ihre Augen sich mit Tränen, und sie warf die Arme um Sue und flüsterte ihr erstickt ins Ohr, sie sei ihr eine bessere Mutter gewesen als ihre eigene Mutter.

In ihrer Familie gilt die Regel: keine Geschenke für Erwachsene außer an runden Geburtstagen, aber jeder hat ihr ein kunstvoll verpacktes Geschenk und eine Karte mit herzlichen Glückwünschen mitgebracht. Sue ist gerührt, ärgert sich aber auch über die Geldausgabe.

Es ist ein Vorgeschmack darauf, wie ihre Familie reagieren würde, sollte sie sich wirklich eine schwere Krankheit zuziehen, und natürlich verhalten sie sich alle wie sie selbst, nur mehr als sonst. Die Positivdenker denken positiv, die Sorgenmacher sorgen sich. Ihr Mann, der Liebe, sorgt sich am meisten, gibt sich aber die größte Mühe, es sich nicht anmerken zu lassen. Max ist immer ganz außer sich vor Freude, wenn die gesamte Familie zu Besuch und das Haus voller Kinder ist, die hin und her rennen, während er Musik macht, Vaterwitze erzählt und die Oberaufsicht über den Grill hat, doch heute vibriert er förmlich vor Energie, sodass er wirkt wie auf Speed.

Das Problem ist, die Jungs und ihre Partnerinnen bestehen darauf, dass Sue und Max heute keinen Finger rühren – kein Grillen, nicht einmal einen Kuchen durften sie backen. Sue weiß, dass sie das aus Liebe und Sorge so machen, aber es führt dazu, dass Max mit seiner aufgestauten Energie nirgendwohin kann.

»Du weißt, dass es mir gut geht«, sagt Sue ihm immer wieder.

»Natürlich geht es dir gut«, erwidert er. »Warum auch nicht?«

Nun, er weiß, warum. Wie der Rest der Familie bis auf die kleineren Enkel hat er das Video vom Autounfall des Mädchens gesehen und auch vom Tod der betagten Ärzte gelesen.

Sues jüngster Enkel, ein lockiges Kleinkind, streckt eine klebrige Hand nach ihrem Knie aus, und sie versucht nicht, ihre gute Hose zu retten, sondern lässt ihn einfach zupacken und hebt ihn dann auf ihren Schoß. Er drückt ihr dieselbe klebrige Hand an die Wange und blickt ihr verträumt in die Augen. Ein Sabbertröpfchen hängt an seinen Rosenknospenlippen. Seine Zähne sind winzige, perfekt angeordnete Perlen.

»Hallo, mein Schöner«, sagt sie. Sie wendet sich Max zu, damit er an ihrem Staunen teilhaben kann, doch Max betrachtet ihre beiden Ältesten am anderen Ende des Raums, die die Köpfe über ihre Telefone gebeugt haben und ernst blicken.

»Was seht ihr zwei euch da an?«, fragt er ein bisschen schroff. »Was gibt's denn?«

Beide Männer heben den Blick und schieben schuldbewusst die Telefone in die Taschen ihrer Jeans, die Grübchen noch sichtbar in ihren ernsten Gesichtern.

»Nichts, Dad«, sagt Callum.

»Doch, da ist etwas«, widerspricht Max. »Hat es mit eurer Mutter zu tun? Ist noch jemand …?«

Tot. Er meint: *Ist noch jemand tot?*

»Nein«, sagt Callum. »Definitiv nicht. Niemand sonst ist gestorben.«

»Jemand hat in den sozialen Medien eine Seite eingerichtet«, erklärt sein Bruder. »Das ist alles. Für Passagiere, die auf diesem Flug waren.«

»Das ist eine gute Idee«, sagt Sue und streckt die Hand aus. »Lasst mich mal sehen.«

»So interessant ist es nicht.«

»Also *ist* noch jemand gestorben?«, fragt Sue.

»Nein.« Callum verzieht das Gesicht. »Sie hat nur jemandes Erkrankung korrekt vorhergesagt.«

»Noch ein Glückstreffer, mehr ist das nicht!«, sagt Max.

»*Un*glückstreffer«, murmelt Sue, während ihr Enkel, der die Spannungen spürt, von ihrem Schoß rutscht und auf der Suche nach Vater oder Mutter davonwatschelt.

Sue leckt über ihren Zeigefinger und wischt sich den klebrigen Fleck ab, den er auf ihrer Wange hinterlassen hat. »Lasst mich sehen.«

Callum reicht ihr sein Telefon. Max und Sue setzen beide ihre Brillen auf und lesen:

Diese Seite ist für Passagiere, die am Freitag, dem 21. April dieses Jahres, den verspäteten Flug von Hobart nach Sydney nahmen und möglicherweise von einer Hellseherin angesprochen wurden, die anbot, ihnen »Todesursache und Lebenserwartung« zu prophezeien, sowie für deren besorgte Lieben.

»Nun, das war kein *Angebot*«, sagt Sue. »Sie hat es einfach getan.« Max knurrt zustimmend.

Da die tragischen Tode von Kayla Halfpenny sowie Dr. Barbara Bailey und Dr. Brian Bailey von der Hellseherin korrekt vorhergesagt wurden, möchten wir Informationen über die Erfahrungen anderer Passagiere sammeln. Außerdem möchten wir die Hellseherin selbst aufspüren. Falls Sie diesbezüglich Informationen oder Fotos oder Videos gemacht haben, posten Sie das bitte unter diesem Text, oder wenn Ihnen das lieber ist, nehmen Sie privat Kontakt zu uns auf.

»Lass mich nachsehen, wer diese Seite eingerichtet hat«, sagt Sue und geht zum Abschnitt »Über uns«. »Was für eine gute Idee.«

»Ist doch egal«, murrt Max.

»Reine Neugier«, sagt Sue. »Oh, sieh dir das an, es sind die Braut und die junge Mutter! Sie haben sich wohl zusammengetan. Das ist nett. Junge Frauen sind so tatkräftig.«

»Danke, Mum«, bemerkt ihr Jüngster.

»Na, du bist auch tatkräftig, mein Lieber«, sagt Sue. (Eigentlich nicht. Er ruht sich auf seinem Aussehen aus.)

»Sue, lass mich die Kommentare sehen«, sagt Max.

Zusammen lesen sie den ersten.

Mein sechsjähriger Sohn war als unbegleiteter Minderjähriger auf diesem Flug, und die Fluggesellschaft hat nichts getan, um ihn vor dieser Geistesgestörten zu schützen. Die Todesdame hat ihm gesagt, dass er vierundneunzig wird. Jetzt hält er sich wirklich für unbesiegbar und geht täglich untragbare Risiken ein. Neulich hat er sich bei riskanten Parkour-Manövern auf dem Schulhof DEN ARM GEBROCHEN (siehe Foto). Heute Morgen hat er mir mitgeteilt, dass er mit BASEJUMPING anfangen will, sobald er alt genug ist. Das ist das DIREKTE ERGEBNIS der Nachlässigkeit der Fluggesellschaft.

Sue kichert, als sie das beigefügte Foto eines kleinen Jungen sieht, der mit gebrochenem Arm in einem Krankenhausbett sitzt. Er wirkt ekstatisch und zugleich schelmisch. Sie kann ihn sich gut als zukünftigen Basejumper vorstellen. »Ach, na ja, das ist doch irgendwie lustig.«

»Eigentlich nicht«, entgegnet Max. »Der arme Junge hat sich den Arm gebrochen.«

»Papperlapapp. *Alle* Kinder halten sich für unbesiegbar! Das hat nichts mit der Dame zu tun!«

Sue blickt hoch und stellt fest, dass jetzt alle die Social-Media-Seite der beiden jungen Passagierinnen betrachten, entweder auf ihrem eigenen Telefon oder dem Gerät eines anderen.

Sie liest den nächsten Kommentar und schnaubt unwillkürlich.

SUCHE INFORMATIONEN! Mir hat die Todesdame gesagt, ich würde an Alkoholvergiftung sterben, aber ich kann mich nicht erinnern, dass sie gesagt hätte, in welchem Alter. Ich weiß nicht, ob sie es vergessen hat, weil sie es eilig hatte, oder ob sie zu leise sprach und ich es nicht gehört habe. Meines Wissens hat sie den anderen Passagieren sowohl eine »Lebenserwartung« als auch eine »Todesursache« genannt. Ich möchte meine vollständige Prophezeiung erfahren! Das ist nur gerecht! Falls jemand in meiner Nähe saß und sich an meine Lebenserwartung erinnert, bitte kontaktieren Sie mich schnellstmöglich. Ich bin eine attraktive Brünette mit schlanker, aber kurviger Figur und Anfang vierzig. Ich trug einen Jumpsuit mit Leopardenmuster von Dolce & Gabbana. An meine Sitznummer erinnere ich mich nicht, aber es war ein Gangplatz ziemlich weit vorn.

PS: Ich habe vor Kurzem begonnen, einen »Sober Curious«-Lifestyle zu erkunden. Wer Lust hat, sich auf ein (alkoholfreies) Glas mit mir zu treffen, kann sich gern bei mir melden!

»Das war die, die unbedingt wieder aussteigen wollte«, merkt Sue an. »Die arme Allegra musste sich mit ihr auseinandersetzen.«

»Wer ist Allegra?«, fragt Max.

»Die schöne Flugbegleiterin, ich weiß, du erinnerst dich an sie.«

Max knurrt. Er erinnert sich.

»Der nächste Kommentar ist irgendwie süß«, sagt eine ihrer Schwiegertöchter.

Sue scrollt zum Foto einer Frau, die eine Grabegabel hält. Sie kniet neben einem Rosenstrauch, eine Gießkanne neben sich, und grinst in die Kamera. Die Bildlegende lautet: *DANK DER TODESDAME HABE ICH MEINE EHE UND MEINEN BERUF AUFGEGEBEN!*

Sue erkennt sie wieder. Sie war die rotgesichtige Frau mit dem krausen Haar, die während der Startverzögerung plötzlich ausrief: »Ach, kann denn nicht irgendjemand etwas *tun?*«, als das Baby nicht aufhören wollte zu weinen.

Ich weiß nicht, ob die Todesdame diese Seite je sehen wird, aber falls ja, möchte ich ihr danken. Ich habe nie an Hellseher geglaubt, aber als sie mir sagte, dass ich nur noch neun Jahre zu leben hätte, hat mir das eine ganz erstaunliche Klarheit darüber geschenkt, wie ich die Zeit, die mir bleibt, verbringen möchte. Ich habe mein gesamtes Leben zum Besseren verändert. Ich habe mich gefragt: Wann willst du anfangen zu leben, Philippa, WANN? Und da kam ich zu dem Schluss, dass es darauf nur eine Antwort gibt: HEUTE, PHILIPPA, HEUTE!! Also habe ich meine Taschen gepackt, meine unglückliche Ehe hinter mir gelassen und bin aus der Stadt weggezogen! Na ja, zuerst habe ich meinen hochgradig stressigen Telekommunikationsjob gekündigt! Hurra! Warum habe ich geglaubt, ich müsste für immer dableiben? Ich weiß es nicht! Jetzt arbeite ich in einem Gartencenter im ländlichen Victoria und habe meine Leidenschaft für PICKLEBALL entdeckt. Außerdem habe ich eine neue Beziehung mit einem GANZ BESONDEREN MENSCHEN begonnen. Ich war nie glücklicher oder gesünder.

Danke, Todesdame! Sie waren der Tritt in den Hintern, den ich gebraucht habe! Ob ich nun mehr oder weniger Jahre bekomme, als Sie vorhergesagt haben – ich werde die Veränderungen, die ich an meinem Leben vorgenommen habe, niemals bedauern.

»Weiter so, Philippa!«, sagt eine der Schwiegertöchter und boxt in die Luft, aber dann zuckt sie zusammen. »Oje, der hier ist nicht so … aufmunternd.«

Sue blickt wieder aufs Telefon und liest:

Hallo zusammen, ich heiße Geoff. Meine Frau Sarah war auf diesem Flug, und die Hellseherin sagte ihr, sie würde mit siebenunddreißig an Brustkrebs sterben.
Damals war sie mit unserem Sohn schwanger …

»Wusste ich's doch, dass es ein Junge wird«, sagt Sue.

… und ich dachte, wie abscheulich, so etwas zu einer Schwangeren zu sagen, aber Sarah machte sich deswegen keine Sorgen. Sie hat es einfach abgetan. Sie ist sehr tough. Das war bis zu der Nachricht von dem tödlichen Autounfall der jungen Frau. Meine Frau ist erst dreiunddreißig, und in ihrer Familie gibt es keine Brustkrebsfälle. Sie hatte keine Symptome, deshalb kostete es sie einige Überzeugungsarbeit, bis sie die Gynäkologin dazu gebracht hatte, ihr eine Überweisung zur Mammografie auszustellen. Ich glaube, am Ende hat sie bloß eingewilligt, damit Sarah Ruhe gibt.
Zum Entsetzen aller zeigte die Mammografie tatsächlich etwas Besorgniserregendes. Letzte Woche hatte Sarah eine Biopsie, und das Ergebnis ist da: »tripelnegativer Brustkrebs«.
Nach meinem Verständnis ist ihr Krebs behandelbar, aber nach dem Termin beim Onkologen morgen wissen wir mehr.
Okay, und hier ist mein Problem: Meine Frau ist fest entschlossen, jede »invasive Behandlung« abzulehnen, da sie davon überzeugt ist, dass jede Chemo-/Strahlenbehandlung erfolglos bleiben und sie ohnehin sterben wird. Sie will die Zeit, die ihr noch bleibt, damit verbringen, »das Leben zu feiern«, »Erinnerungen zu erzeugen« und Sachen auf

irgendeiner bescheuerten »Bucketlist« abzuhaken. Sorry, aber ich habe NULL Interesse daran, »unter den Sternen zu tanzen«, als wäre ich gerade in einem verdammten Ed-Sheeran-Song. Sie schreibt unserem Sohn Briefe, die jedes Jahr an seinem Geburtstag geöffnet werden sollen. Sie soll sich darauf konzentrieren, an den Geburtstagen unseres Sohns AM LEBEN zu sein!!!

Meine Frau hatte eine Freundin, die jahrelang ein quälendes Behandlungsprogramm über sich ergehen ließ und am Ende trotzdem starb. Sie kann die Vorstellung, dass es ihr auch so ergeht, nicht ertragen. Das verstehe ich, aber ich habe versucht, ihr zu erklären, dass jeder Fall anders ist. Ich hoffe, der Onkologe kann sie überzeugen, aber ich habe große Angst, dass sie sich nicht umstimmen lässt.

Ich bin dieser Hellseherin dankbar, denn ohne sie wäre der Krebs bei meiner Frau sehr wahrscheinlich zu spät entdeckt worden, aber zugleich bin ich stinksauer. Ich kann meine Frau nicht zur Behandlung zwingen. Ich konnte sie noch nie dazu bringen, etwas zu tun, was sie nicht will. Sie ist stur wie ein Esel.

Ich bin dankbar für jede Hilfe, um die »Todesdame« aufzuspüren. Ich habe es bei der Fluggesellschaft versucht, aber aus Datenschutzgründen können die nichts tun. Ich hoffe, sie wäre bereit, meiner Frau zu erklären, dass ihre Vorhersagen, auch wenn sie wirklich hellseherische Fähigkeiten hat, nicht HUNDERTPROZENTIG zutreffen.

Außerdem wüsste ich gern, ob schon jemand die Prophezeiung der Todesdame überlebt hat und damit zeigt, dass sie sich irren kann.

Daumen drücken: Niemand liegt zu hundert Prozent richtig, oder?

BITTE HELFEN SIE MIR, MEINER FRAU DAS LEBEN ZU RETTEN.

(Ich habe sie vom ersten Augenblick an geliebt.)

Du armer Kerl, denkt Sue.

Sie erinnert sich an ihre Unterhaltung mit der schwangeren Frau in der Schlange vor der Sicherheitskontrolle. Da sprach sie so fröhlich über Sodbrennen und geschwollene Knöchel, und jetzt hat sie es mit Krebs zu tun, obwohl sie das Wunder ihres ersten Babys genießen sollte. Natürlich ist nie der richtige Zeitpunkt für eine schwere Krankheit. Niemand hat dafür Zeit. Jeder hat andere Pläne.

Kurz fragt sich Sue, ob sie sich mit der jungen Frau in Verbindung setzen und versuchen soll, sie davon zu überzeugen, sich in Behandlung zu begeben, aber das ist natürlich absurd, man darf sich nicht in das Leben einer Fremden einmischen, und sie hat ihre eigene Familie, um die sie sich sorgen kann.

Im Moment wirken alle ein bisschen erschüttert. Es ist völlig still bis auf das Kichern ihrer beiden Enkelinnen, die hinter einer Couch bäuchlings auf dem Boden liegen und mit alten Spielkarten Snap spielen, ein einfaches Aufdeckspiel.

Sue sagt: »Nun, wisst ihr, sie ist doch nicht wirklich gestorben …«

»Noch nicht«, ergänzt eine ihrer Schwiegertöchter. »Sie wird es zu einer sich selbst erfüllenden Prophezeiung machen.«

»Und deshalb beweist es auch nichts«, sagt Sue. »Weil … nun. Einfach deshalb.« Das ist so ein Wolf-Ziege-Kohlkopf-Problem, wo man sich überlegen muss, ob man zuerst den Wolf, den Kohlkopf oder die Ziege hinüberbringt. Sue bekommt leise Kopfschmerzen.

»Es hat nichts zu bedeuten«, sagt Max. »Kein Grund, sich zu beunruhigen.« Sein Knie wippt neben ihrem auf und ab. »Wollen wir ein bisschen Musik machen?« Dann sagt er unverhofft: »Manchmal wünschte ich, wir hätten diese verdammte Reise niemals unternommen.«

»Aber wir hatten so viel Spaß.« Sue spielt mit dem Apfel-Anhänger an ihrem Armband, den sie als Andenken an ihre Reise auf die »Apfelinsel« Tasmanien gekauft hat. Es macht sie traurig, dass das alles die Erinnerungen an ihren Wohnwagenurlaub trübt.

»Das weiß ich, Liebling, tut mir leid«, sagt Max. »Wir hatten …«

Er bricht ab. Sue sieht ihn an, um sich zu vergewissern, dass er keinen Schlaganfall hat. Der unbeendete letzte Satz seines Vaters lautete: »Ich habe das Gefühl, da ist etwas nicht …«, dann erlitt er den schweren Schlaganfall, der ihn tötete.

»Jesses.« Max reibt sich mit der Hand übers Gesicht, als wollte er Sonnencreme einmassieren. »Diese ganze Situation ist haarsträubend. Niemand sollte das ernst nehmen. Diese beiden Ärzte waren so alt!«

»Nur damit ihr es alle wisst, ich würde die Behandlung niemals verweigern«, verkündet Sue.

Niemand spricht. Ihr jüngster Sohn reibt mit seinem Telefon genauso in Kreisen über die Armlehne, wie Max es während des Flugs tat. Sie hätte das nicht sagen sollen. Vielleicht sieht es jetzt so aus, als hielte sie eine zukünftige Krebserkrankung für unausweichlich.

Max steht auf und zupft an den Beinen seiner Jeans. »Ich sehe nur schnell nach …« Er spricht den Satz gar nicht zu Ende. Alle wissen, dass er nach nichts sehen muss.

»Du kannst nicht zuerst sterben, Mum«, sagt ihr Jüngster mit erzwungener Leichtigkeit, nachdem Max den Raum verlassen hat. »Dad würde ohne dich nicht überleben.«

»Doch, das *würde* er«, widerspricht Sue. »Er wäre sehr traurig, aber er würde es überleben. So ist das Leben!« Sie schnappt sich ihren Enkel, bevor der die Zähne in ein riesiges Brie-Rad schlagen kann, und vergräbt die Nase in seinem duftenden Haar. Ihre großen, erwachsenen Söhne fürchten den Tod, aber sie glauben auch, sie seien irgendwie geschützt – der Tod ist für sie so weit weg, dass er nicht wirklich existiert, er ist nur für Menschen, die das Pech haben, Schlagzeilen zu machen, für Menschen in von Kriegen und Naturkatastrophen gebeutelten Ländern, für kranke alte Großeltern, aber nicht für *ihre* jungen Eltern, noch viele, viele Jahre nicht. Ihre Jungs haben noch nicht entdeckt, wie schrecklich fragil das Leben ist. Sie wissen noch nicht, dass der Tod jederzeit möglich ist, dass er direkt neben einem sitzt.

Sie sagt: »Deinem Vater bliebe nichts anderes übrig, als weiterzumachen.«

»*Snap!*«, kreischen ihre Enkelinnen.

Kapitel 85

Ich arbeitete schon drei Jahre für National Parks and Wildlife, als Baashir zu seinem vierzigsten Geburtstag zu einer Dinnerparty mit Schweizer Fondue einlud.

Natürlich war ich erschrocken über die Einladung.

Baashir war mein Chef und mein Freund, und ich mochte ihn so gern, dass es praktisch als Schwärmerei durchging, aber bei seiner Abendgesellschaft würde ich außer ihm niemanden kennen. Ich würde keinen Jack haben, der bis drei zählte, und ich war sicher, dass alle anderen Gäste älter, glamouröser und interessanter als ich sein würden. Höchstwahrscheinlich würde ich mich zum Narren machen, indem ich zu viel redete oder überhaupt nichts sagte.

Heute habe ich Mitgefühl mit meinem zweiundzwanzigjährigen Ich. So aufgeregt wegen einer Party! Armes Kind.

Schauen Sie: Ich weiß gar nicht, warum ich so tue, als hätte sich etwas geändert. Erst letzten Monat wurde ich zu einem »Kaffeetrinken am Vormittag« eingeladen, und mein Entsetzen muss mir anzusehen gewesen sein, denn die Person, die die Einladung aussprach, fühlte sich genötigt, sich zu entschuldigen und zu sagen: »Es ist nicht verpflichtend!«

Peinlich.

(Ich ging zu diesem Kaffeetrinken.)

Ebenfalls peinlich: Ich hatte noch nie von Schweizer Fondue gehört. Ich hielt es für einen Tanz. Ich fragte meine Mutter, ob sie mir die Schritte des Schweizer Fondues beibringen könne, und sie und Tante Pat lachten länger und schallender als nötig. Mein Irrtum versüßte ihnen wirklich den Tag. Immer wenn sie verstummten, fing eine von ihnen wieder an. Ich weiß nicht, woher sie Fondue kannten, es war ja nicht so, als wären sie je in der Schweiz gewesen.

Übrigens war ich seither mehrmals in der Schweiz und habe in einigen sehr schicken Schweizer Restaurants Fondue gegessen. Nur damit Sie es wissen.

Meine Güte, es dauert lange, bis Demütigungen verblassen, nicht wahr?

Mürrisch sagte ich, ich würde ohnehin nicht auf diese Party gehen.

»Du wirst die Gefühle deines Freundes verletzen«, sagte Tante Pat nachdrücklich. »Sei mutig, Cherry.«

Sie war im Krieg gewesen, da konnte ich mich kaum darüber beklagen, dass ich auf eine Party gehen sollte.

»Cherry, ich sehe, dass diese Party dein Schicksal verändern wird«, sagte meine Mutter, und Tante Pat und ich legten beide den Finger an die Lippen und sagten: »Pst.« Wir wollten außerhalb ihrer Arbeitszeiten nichts von Madame Mae hören. Oder überhaupt jemals. Wir duldeten Mums Beruf beide nur.

In Wirklichkeit wollte ein Teil von mir unbedingt zu dieser Party gehen. Ich war »wieder ganz bei mir«, wie man heute sagt. Ich hatte meine Trauer überwunden. Ich liebte meine Arbeit, aber meine Tage waren, wenn auch angenehm, so doch meistens gleichförmig, und selbst diejenigen von uns, die ihre Routine lieben und brauchen, sehnen sich manchmal danach, sie zu durchbrechen.

Ich trug ein blaues Minikleid und ein dazu passendes blaues Haarband, mit dem meine Augen sehr blau wirkten, wie man mir sagte, dazu kniehohe weiße Stiefel. Mein Lidschatten war ebenfalls blau und wahrscheinlich zu großzügig aufgetragen, aber ich war zweiundzwanzig, also sah ich vermutlich göttlich aus.

Vor Kurzem fand ich ein Foto von mir mit Mitte fünfzig und erinnerte mich an den sonnigen Frühlingstag, an dem es aufgenommen worden war, und daran, dass ich schlechte Laune hatte, weil ich mit meinem Aussehen nicht zufrieden war: Es hatte etwas mit meinem Kleid oder meinem Haar zu tun, genau weiß ich es nicht mehr. Als ich dieses Foto betrachtete, dachte ich: Cherry, du sahst ziemlich gut aus an diesem Tag, nicht göttlich natürlich, aber gut!

Vielleicht wird die neunzigjährige Cherry dasselbe über Fotos von mir in meinem jetzigen Alter sagen, aber es erscheint mir unwahrscheinlich.

Egal.

Baashir lebte in Newton in einer Wohnung mit einem violetten Flokati, rot leuchtenden Pilzlampen und wild gemusterten Tapeten. Die

Luft war angefüllt mit Zigarettenrauch, dem süßlichen Duft von Cannabis und dem strengen Geruch des geschmolzenen Gruyèrekäses. Drei Fonduegefäße aus Steingut standen in regelmäßigen Abständen auf einem Holztisch mit langen Bänken wie denen in einer Kirche.

»Ich möchte, dass du neben Eliza sitzt«, sagte Baashir, als er mir einen Brandy Alexander reichte, und deutete auf eine Frau, die bereits saß. Sie hatte das Haar zu einem hoch angesetzten Pferdeschwanz gebunden und sich Katzenaugen geschminkt und trug ein tief ausgeschnittenes Kleid mit Leopardenmuster. Das Leopardenmuster kommt immer wieder in Mode, aber jedes Mal, wenn ich es sehe, muss ich an Eliza und ihren cremigen, mit Muskatnuss bestreuten Cocktail denken.

Sie streckte die Hand aus und sagte: »Cherry, ich habe alles über dich gehört! Baashir hat mir erzählt, deine Mutter ist Wahrsagerin und du bist ein Genie.«

(Ich bin kein Genie. Baashir hielt mich auch nicht für eins. Ich war nur gut in meinem Job.)

Es war schwierig, in meinem Kleid über die Bank zu steigen. Ein Mann mit Elvis-Presley-Koteletten und einem hellgrünen Safarianzug half mir, indem er meinen Ellbogen nahm.

Tja. Es war ein wundervoller Abend. Ich weiß nicht, ob es an Eliza oder dem Brandy Alexander lag oder ob ich zu viel Pot aus zweiter Hand inhalierte, aber meine Nervosität war augenblicklich verflogen. Ich redete viel, aber nicht zu viel. Ich dachte daran, zuzuhören. »Denk daran, zuzuhören, Cherry«, hatte Mum zu mir gesagt, als ich das Haus verließ. »Sei nicht überdreht.« Es ist furchtbar, dass jemand anders die eigenen Schwachstellen so gut kennen kann.

Ich lachte an diesem Abend, wie ich seit Jahren nicht gelacht hatte.

Falls Sie denken, ich hätte nichts mit Eliza gemein gehabt – mit ihrem tiefen Dekolleté, ihrem Augen-Make-up und ihrem Charme –, dann irren Sie sich. Wir stellten rasch fest, dass wir mehrere gemeinsame Interessen hatten wie das Bermudadreieck und *Dallas.* Die Leute begeisterten sich damals wegen eines beliebten Buchs für das Bermudadreieck, aber Eliza und ich versuchten, die von Lloyd's of London vorgebrachte Theorie zu verbreiten: Der Prozentsatz der auf mysteriöse Weise verschwundenen Schiffe und Flugzeuge war dort nicht höher als in jedem anderen Meeresgebiet mit dichtem Luftverkehr und diversen Schifffahrtsrouten. »Es ist schlichte Wahrscheinlichkeitsrechnung!«, sagten wir beide. Niemand wollte uns zuhören. Niemand will das je hören. Die Leute sprachen lieber über rätselhafte Schiffsunglücke und spurlos verschwindende Flugzeuge.

Außerdem waren wir beide süchtig nach der Fernsehserie *Dallas* und stimmten überein, dass die Handlung *shakespearisch* sei. Shakespeare ins Spiel zu bringen, ist eine wunderbare Möglichkeit, das Vergnügen an anspruchsloser Unterhaltung zu rechtfertigen. Selbst wenn man wie ich überhaupt nur ein Theaterstück *(König Lear)* in der Schule durchgenommen hat und es weder besonders mochte noch verstanden hat. Heute machen die Leute das ständig. Eliza und ich waren unserer Zeit weit voraus.

Eliza war so alt wie Baashir, vierzig, und sie war das, was meine Mutter mit leisem Spott und leisem Neid eine »Karrierefrau« nannte.

Sie war dabei, sich in einer Versicherungsgesellschaft hochzuarbeiten, und Karriereleitern zu erklimmen war damals knifflig. Sie erzählte von Jungs mit Milchgesichtern, die sie ausbilden musste und die schon am Tag nach ihrer Ausbildung mehr verdienten als sie selbst. Es wurde beiläufig von ihr erwartet, dass sie Tee, Kaffee und Snacks organisierte, gleichgültig, wie hoch ihre Position war. Sie musste es hinnehmen, dass ihr am Fotokopierer regelmäßig der Hintern getätschelt wurde, und sie hatte einmal einen Vorgesetzten gehabt, der ihr – noch schlimmer – in einer Besprechung buchstäblich *den Kopf getätschelt* hatte. »Da war ich dreißig Jahre alt, Cherry!«

Können Sie sich vorstellen, dass man Ihnen in einem beruflichen Rahmen den Kopf tätschelt?

Nun, es wird von Ihrem Alter und Ihrem Geschlecht abhängen.

»Aber die *Arbeit*, Cherry, ich *liebe* die Arbeit.« Sie seufzte, als spräche sie von einem köstlichen Essen oder einem Liebhaber.

Ich hatte noch nie eine unverhohlen ehrgeizige Frau wie Eliza kennengelernt oder jedenfalls keine, die den Ehrgeiz hatte, in einer Männerwelt so erfolgreich wie ein Mann zu werden. Meine Mutter war ehrgeizig, auch wenn sie sich selbst nie so bezeichnet hätte, und sie war Geschäftsfrau, doch sie arbeitete innerhalb des vorgegebenen Rahmens der Welt der Frauen. Überdies war es wichtig für ihre Identität, den Eindruck zu erwecken, dass Madame Mae kein »Geschäft« wie Mrs Shaws Konditorei war, obwohl Mum den Geldfluss genau im Blick behielt, ihre Preise entsprechend anhob oder senkte und sogar Treueprogramme anbot, bei denen beispielsweise jede fünfte Sitzung gratis war.

Eliza versicherte mir, dass sich die Situation für erwerbstätige Frauen besserte. Sie sagte: »In den 1980ern werden Frauen diese Form von sexistischem Verhalten nicht mehr erdulden müssen.«

Falls Sie in den Achtzigern in einem Büro gearbeitet haben, nehmen Sie sich gern einen Moment Zeit für ein sarkastisches Lachen.

Ich fragte Eliza, ob sie verheiratet sei oder Kinder habe, und sie sagte, sie sei geschieden und habe nie Kinder gewollt.

Da war ich beim dritten Brandy Alexander. Unwillkürlich beugte ich mich dicht zu ihr und flüsterte ihr ins Ohr: »Eliza, ich glaube, ich möchte auch keine Kinder.«

Eliza wischte einen Cocktailfleck von meiner Lippe und flüsterte: »Du musst keine Kinder bekommen, Cherry.«

Ich habe mich nur einmal in meinem Leben zu einer Frau hingezogen gefühlt, und das war zu diesem Zeitpunkt.

Sie fragte mich, ob ich Loretta Lynns Song »The Pill« gehört hätte.

Das hatte ich nicht, und da es kein Spotify gab und sie herrlich betrunken war, sang sie es eben, so laut, dass der ganze Tisch es hörte. Sie stand auf und benutzte eine Fonduegabel als Mikrofon, und sie änderte den Text zu »Cherry hat die Pille«. (Cherry hatte die Pille nicht.) Lorettas Song über die empfängnisverhütende Pille, die die Frauen befreite und ihnen ermöglichte, Sex zu genießen, ohne Angst vor einer Schwangerschaft haben zu müssen, war für die damalige Zeit skandalös – manche Radiosender weigerten sich, ihn zu spielen. Baashirs Gäste fanden ihn nur deshalb skandalös, weil sie Countrymusik nicht mochten. Sie bewarfen Eliza mit Brotwürfeln, damit sie still war.

Als die Party in den frühen Morgenstunden schließlich zu Ende ging, gab Eliza mir ihre Visitenkarte. Sie sagte, ich solle sie wegen einer Arbeit in ihrer Abteilung anrufen. Sie sagte: »Du kannst nicht für immer Kängurus zählen, Cherry, du solltest *Karriere* machen! Du und ich, wir sollten zusammen im Vorstand sitzen und *ihnen* die dummen Köpfe tätscheln!« Zur Demonstration tätschelte sie einem kahlen

Mann, der noch saß, den Kopf, und er blickte erfreut hoch und versuchte vergeblich, ihr Handgelenk zu packen.

Im Lauf der Jahre habe ich mich gefragt, was geschehen wäre, wenn ich Eliza am nächsten Tag angerufen hätte; ob ich diese wackelige Karriereleiter tapfer hinaufgestiegen wäre und mir eine Stelle im oberen Management gesichert hätte. Sie starb erst letztes Jahr. Sie hat nie mehr geheiratet, hatte nie Kinder. In sämtlichen Wirtschaftsblättern standen Nachrufe. Eliza war eine Pionierin für die Frauen in der Versicherungsbranche, sie hat die gläserne Decke durchstoßen: Sie war die erste weibliche CEO in ihrem Unternehmen, und sie war Mentorin für zahllose andere Frauen. Die Fotos zeigten eine Frau mit kurzem grauem Haar und Brille in einem eleganten Kostüm. Wenn man sie nicht kannte, wäre man nie darauf gekommen, dass sie einst in einem leopardenfellgemusterten Kleid, in dem sie atemberaubend aussah, in eine Fonduegabel gesungen hatte.

Wenn man das Foto allerdings genau betrachtete, sah man immer noch ein Funkeln in ihren Augen.

Schauen Sie sich die nächste ältere Dame ein bisschen genauer an. Vielleicht entdecken Sie ein solches Funkeln.

Oder auch nicht. Manche von uns sind mürrisch und traurig. Manche von uns haben starke Schmerzen: in den Füßen, in den Hüften, in den Schultern. Manche von uns sind rasend vor Trauer und Bedauern über falsche Entscheidungen.

Egal.

Ich rief Eliza am nächsten Tag nicht an. Es dauerte Jahre, bis ich es tat.

Diese Karriereleiter habe ich nie erklommen.

Stattdessen tat ich Folgendes:

Ich heiratete den Mann im hellgrünen Safarianzug.

Kapitel 86

Als Ethan am Morgen seines dreißigsten Geburtstags erwacht, piept sein Telefon, und er hat Harveys Stimme im Ohr: *Hast du nicht auch geglaubt, wir hätten mit dreißig mehr erreicht?*

»Ich verbanne dich aus meinem Kopf, Harvey«, sagt er laut.

Die Textnachricht stammt von einer unbekannten Nummer. Es ist Harveys Schwester Lila.

Hab überlegt, ob ich dir von Harveys Telefon schreibe, wollte aber nicht, dass du ausflippst. Alles Gute zum 30sten! (Hab's in Harveys Kalender gesehen.) Ich glaube, du warst sein bester Kumpel. Er war vielleicht nicht deiner. Ich weiß, er konnte irgendwie … Harvey sein. Jedenfalls, hier ist ein typisches Harvey-Foto, das ich extra für dich gemacht habe.

Es ist eine sinnfreie, verschwommene Nahaufnahme eines Zaunpfahls, ein so typisches Harvey-Foto, dass er laut auflacht und dann in Tränen ausbricht, und während er duscht und sich rasiert, weint er weiter und denkt: *Verdammt noch mal, wann hört das endlich AUF?*

Als er fertig für die Arbeit ist, hat er sich wieder gefasst. Das war's, Harvey. Nicht noch einmal, Mann. Ich habe zu tun. Hab ein Leben zu führen.

Es ist ein guter Geburtstag. Für einen Montag. Ethan vermutet, er bekommt mehr Geschenke und mehr Aufmerksamkeit, weil die Leute wissen, dass sein Freund gestorben ist, und auch, weil manche Leute wirklich glauben, er habe nicht mehr lange zu leben. Alle Frauen in seinem Team schenken ihm etwas, womit er sich in einer Schlägerei verteidigen kann: einen Selbstverteidigungsschlüsselanhänger mit einer »superlauten« persönlichen Alarmsirene, Pfefferspray in einem Lederbeutel und ein sogenanntes Multifunktionstarnmesser. Alle diese Geschenke sind eindeutig für Frauen entworfen worden, denn sie sind pastellfarben. Die Frauen präsentieren sie ihm als Witzgeschenke, doch dann erklären sie ihm, wie sie funktionieren. Es ist lieb, aber auch beängstigend.

Als er nach Hause kommt, riecht die Wohnung nach dem Chili, das Jasmine zu den Nachos kocht, und sie essen Kräcker mit einem Schwarze-Bohnen-Dip und trinken starke Margaritas in großen Gläsern mit Salzrändern. Jasmine hat natürlich schon einmal in Mexiko Urlaub gemacht.

Ihr Geburtstagsgeschenk ist ein Sofakissen mit einer Bleistiftzeichnung von Jason Bourne. Es ist ein Insiderwitzgeschenk! Deshalb findet er es toll, auch wenn er keine Ahnung hat, was er damit anfangen soll.

Ethan gestattet es sich – nur für einen Augenblick –, sich vorzumachen, sie wären ein Paar, und sie reden über Musik und Filme und fragen sich, ob sie zu hohe Erwartungen an *Die Sopranos* haben, und dann sagt sie – und er benötigt einen Augenblick, bis er sicher ist, dass er ihre Worte nicht nur geträumt hat, denn sie könnten nicht perfekter sein: »Ach! Habe ich ganz vergessen, dir zu erzählen! Ich habe mit Carter Schluss gemacht!«

Es ist das beste Geburtstagsgeschenk, seit er den »Meister der Magie«-Zauberkasten mit vierhundertfünfzig Zaubertricks bekam, als er neun wurde.

»Dein Gesicht!« Jasmine lacht. »Du siehst so glücklich aus!«

»Tut mir leid. Eigentlich fing ich langsam an, ihn irgendwie zu mögen.«

»Du lügst, Jason Bourne. Jedenfalls, *mir* tut es leid. Ich weiß, er hat viel zu oft hier übernachtet und überall seinen Krempel liegen lassen. Ich hatte einfach … Ich weiß auch nicht, was ich mir gedacht habe, alle sagen, dass ich einen unterirdischen Männergeschmack habe.«

»Wie hat er es aufgenommen?« Ethan hat das Gefühl, er könnte schweben, so glücklich ist er.

»Nicht so toll. Er zieht dieses ›Du schuldest mir einen richtigen Abschluss‹-Ding ab. Er will herkommen und ›darüber reden‹. Ich meine, ich habe nichts mehr zu sagen. Ich … empfinde einfach nichts mehr. Was soll ich denn noch sagen?«

»Er will keinen richtigen Abschluss, er will, dass du deine Meinung änderst.« Ethan würde das auch wollen.

»Ich habe heute fünfmal mit ihm telefoniert«, sagt Jasmine. »Ich habe versucht, ihm zu erklären …«

»Du schuldest ihm keine Erklärung. Ihr wart ja nicht verheiratet.«

»Genau, und außerdem habe ich eigentlich keine Erklärung. Ich finde es ein bisschen anstrengend. Ich fürchte, er könnte ein bisschen stalkermäßig werden. Gott, ich hasse Stalker.« Sie nippt an ihrer Margarita. »Also, was hältst du von Fischen?«

Ethan kommt nicht mehr mit. »Fische wie die von deinem Vater? TK-Fisch? Zum … Abendessen?«

»Nein! Igitt! Widerlich. Den Fisch meines Vaters esse ich nicht, tut mir leid, Dad. Nein, ich rede von Aquariumtherapie.«

»Ein Aquarium besuchen?« Das könnte er mit ihr machen. Er mag Aquarien. Nicht als Date natürlich.

Sie fährt mit dem Finger am Rand ihres Margaritaglases entlang und lutscht das Salz ab. »Nein, ich rede davon, ein Aquarium für die Wohnung anzuschaffen. Offenbar senkt es den Blutdruck, wenn man nur ein paar Sekunden tropische Fische betrachtet.« Sie zeigt ihm ihr Telefon. »Sieh dir diesen Burschen an! Ist er nicht hinreißend? Das ist ein Guppy. Die sind offenbar lebend gebärend! Womöglich wachen wir eines Tages auf und finden lauter winzige Guppy-Babys, die nachts geboren wurden!«

Ethan betrachtet den Guppy und stellt sich Jasmine und sich selbst als Eltern winziger Guppys vor. (Na, das ist doch was. Harvey lacht sich kaputt.) Da ertönen die Glocken von Big Ben (der Klingelton ihrer Wahl diese Woche), und Carters Gesicht erscheint auf dem Display.

Ethan prallt zurück. »Oh. Das ist …«

Sie seufzt. »Siehst du? Der sechste Anruf heute.«

»Geh nicht dran.«

»Dann flippt er aus.« Sie meldet sich und weicht Ethans Blick aus. »Hey, Carter.« Sie hört zu. »Schon gut. Ich weiß. Es muss dir nicht leidtun.«

Mit dem Fingerknöchel macht sie eine kreisende Bewegung am Augenwinkel und streckt die Unterlippe vor, um anzudeuten, dass Carter weint. Ethan kann Carter seinen Kummer nachfühlen: den Schock und die Fassungslosigkeit, wenn man verliebt ist und dachte, der andere empfinde genauso.

Furchtbar. Hätte keinen netteren Typen treffen können. Er nippt an seiner Margarita, damit sich die Schadenfreude nicht über sein ganzes Gesicht ausbreitet.

»Warum bist du nicht beim Poker mit deinen Freunden?«, fragt Jasmine. Sie murmelt und schnalzt mit der Zunge wie eine Mutter, die mit einem Kleinkind spricht, und dann klingt sie vorsichtig und vermittelnd wie ein Verhandler, der bei einer Geiselnahme mit dem bewaffneten Entführer spricht. Ethan durchforstet sein Gedächtnis. Hat bei ihm schon einmal eine Frau nach einer Trennung so etwas machen müssen? Sicher nicht.

Dann sagt sie: »Ich bin zu Hause. Das habe ich dir doch gesagt. Ich habe niemand anderes kennengelernt. Ich bin einfach zu Hause.«

Pause.

»Ja, er ist hier, er wohnt hier, das weißt du.« Sie sieht zu Ethan. »Na ja, ja, wir haben zusammen zu Abend gegessen, weil es sein Geburtstag ist, aber wie ich dir schon eine Million Mal gesagt habe, da läuft nichts zwischen uns, Carter, es ist völlig normal, dass ein Mann und eine Frau zusammenwohnen und nur Freunde sind und sonst nichts.«

Sonst nichts.

Pause.

»Ja, okay, tja, das kannst du natürlich glauben, wenn du willst, aber es stimmt nicht. Ich muss Schluss machen. Nein. Das ist nicht der Grund! Ich lege jetzt auf, Carter.«

Sie legt das Telefon mit dem Display nach unten auf den Tisch und taucht einen Kräcker in den Schwarze-Bohnen-Dip. »Carter sagt, alles Gute zum Scheißgeburtstag.«

Ethan nickt zum Dank. »Klingt, als würde er die uralte Philosophie des Stoizismus wirklich anwenden.«

Jasmine verschluckt sich an ihrem Kräcker, und dann lachen sie beide, und es ist vielleicht der beste Augenblick in Ethans ganzem Leben, aber dann klingelt es an der Haustür, wieder und wieder, wie eine Alarmsirene, die vor etwas Katastrophalem warnt.

Er braucht nicht zu fragen: *Ist das Carter?* Die Angst in ihrem Blick sagt alles.

Na bitte, denkt Ethan und fühlt sich genauso wie damals, nachdem er den Fußball getreten und beobachtet hatte, wie dieser in hohem Bogen unaufhaltsam, unabwendbar auf die große Rübe jenes Elftklässlers zuflog und es buchstäblich nichts gab, was er tun konnte, um seine beängstigende Zukunft zu ändern.

Ethan hatte nie etwas für Spielfilm-Prequels übrig, weil das Ende vorher feststeht. Den ganzen Film über weiß man, dass der Bösewicht am Ende der Bösewicht sein wird. Sicher, jetzt kennt man seinen Hintergrund und hat vielleicht ein bisschen Verständnis für ihn, aber keine Wendung im Plot kann das Ende ändern.

Falls Jasmine seitens ihres Ex-Freunds tatsächlich Gefahr droht, heute oder zu einem anderen Zeitpunkt, muss Ethan ihr Leben an erste Stelle setzen. Das würde Jason Bourne tun. Das wird Ethan Chang tun.

Selbstverständlich wird er das tun.

Er hofft es jedenfalls, denn im Moment erinnert die Türklingel ihn an eine Kettensäge, und er fühlt sich ganz ehrlich nicht sonderlich mutig.

Typen wie wir sind keine Actionhelden.

Kapitel 87

David Smith. So hieß er. Das war damals in Australien einer der häufigsten Namen und ist es immer noch. Vielleicht ist Ihr Steuerberater, Ihr Apotheker oder Ihr Optiker ein David Smith.

Wie auch immer, ich werde Ihnen von meinem David Smith erzählen.

Sein Name war langweilig, aber sein Gesicht war es nicht. Es war ein markantes Gesicht. Ein schönes Gesicht. Sein Vater war Brite und seine Mutter Koreanerin, und David hatte die Augen und das schwarze Haar seiner Mutter und die Patriziernase und die kräftigen Schultern seines Vaters geerbt. Seine Elvis-Presley-Koteletten waren sehenswert.

Er war nicht so groß wie Jack. Nicht so groß, dass die Leute sagten: *Meine Güte, sind Sie groß*. David war angemessen groß, Respekt einflößend groß. Beim Käsefondue wechselten wir nur wenige höfliche Worte, denn ich war zu bezaubert von Eliza, um groß Notiz von ihm zu nehmen, und er kannte das Paar gegenüber, daher unterhielt er sich hauptsächlich mit diesen beiden.

Jedenfalls, als es Zeit wurde zu gehen, fragte jemand, wie ich nach Hause käme, und ich sagte, ich würde mit Bus und Bahn fahren. Kein Uber natürlich, und Taxis waren nur etwas für reiche Leute und besondere Gelegenheiten. Doch Baashir zeigte sich mit einem Mal ganz väterlich und besorgt: »Die junge Cherry darf nicht allein durch die Straßen laufen! Seht sie euch doch *an!*«

Da meldete sich David zu Wort. Er sagte, er wohne ganz in der Nähe von Hornsby, und es wäre überhaupt keine Mühe, sondern ein Vergnügen für ihn, mich nach Hause zu fahren. Alle außer mir waren begeistert, weil dieses Problem gelöst war. Ich hingegen war unvermittelt erschöpft. Ich fühlte mich nicht in der Lage, auf der einstündigen Fahrt von Newtown zu unserem Haus in Hornsby eine Unterhaltung mit diesem fremden, wenn auch gut aussehenden Mann zu bestreiten. Falls Sie ebenfalls introvertiert sind, werden Sie es verstehen. Wir Introvertierten sind neuerdings der letzte Schrei. Filmstars beschreiben sich regelmäßig als introvertiert, während sie in Talkshows ihr Charisma versprühen.

Die Nacht war kühl geworden. David hatte einen Ford Falcon, der sehr maskulin roch, nach Leder und einem Herrenduft. Sein Parfüm war Ralph Lauren Polo Green. Er drehte die Heizung voll auf, schaltete einen Sender mit Easy Listening ein und versuchte gar nicht, mit mir zu plaudern. Er erwies sich als Mann, der niemals um des Plauderns willen plauderte, und das habe ich immer an ihm geschätzt.

Sie können sich wahrscheinlich vorstellen, was geschah, als ich in dieses stille, warme Auto stieg.

Ja, das ist richtig, ich schlief ein.

Ich hatte David nur den Namen meiner Straße genannt. Anstatt mich zu wecken, um sich von mir den Weg beschreiben zu lassen, fuhr er an den Straßenrand, holte den Stadtplan aus dem Handschuhfach und schlug die Bridge Street nach. Ich hatte ihm keine Hausnummer genannt, aber er suchte nach dem *Madame-Mae*-Schild am Briefkasten und fand es auch. (Madame Mae war bei der Party ein heißes Gesprächsthema gewesen. Die Menschen interessierten sich immer für Mums Beruf.)

»Cherry«, sagte er leise und berührte mich am Arm. »Wir sind da.«

Ich erwachte und stellte verwirrt und dankbar fest, dass ich zu Hause war. Ich dankte ihm, und er bat mich um meine Telefonnummer, die ich ihm natürlich gab. Am darauffolgenden Wochenende führte er mich zum Abendessen in ein italienisches Restaurant in Glebe aus. Das ist der Abend, an dem ich mein grünes Häkelkleid trug. Es ist der Abend, an dem er mich »Sexbombe« nannte, während er mir Wein nachschenkte und sagte: »Erzähl mir die Geschichte deines Lebens, Cherry.«

Es ist außerdem der Abend, an dem ich in einem riesigen Wasserbett in Wahroonga meine Unschuld verlor.

Bitte machen Sie sich keine Gedanken wegen des Weinnachschenkens. Ich war einverstanden.

Und wie ich einverstanden war.

Verzeihen Sie, falls das zu explizit war.

Es ist nur so, dass meine Beziehung zu David Smith in hohem Maße auf Verlangen basierte. Das war wirklich alles, was zählte. Verlangen kann so machtvoll sein, dass es alles andere aus dem Weg fegt: den gesunden Menschenverstand, die katholische Erziehung, die Pläne für den nächsten Tag. Ich dachte an nichts anderes. Womöglich sind Sie in einer Lebensphase, in der Sie das vergessen haben, und stoßen sich vielleicht schon an dem Wort »Verlangen«.

Auch das verstehe ich. (Doch tief drin erinnern Sie sich, nicht wahr? Ich wette, Sie erinnern sich.)

Abhängig von Alter und religiösen Überzeugungen sind Sie möglicherweise auch verwirrt. Sie könnten denken: Was zum Henker? Warum hast du nicht mit Jack Murphy geschlafen, Cherry? War er nicht dein Seelengefährte, und war es nicht die Ära der freien Liebe?

Ja, ich bin jedes Mal verwirrt, wenn ich diese Dokumentationen mit den selig bekifften Hippies sehe, die sich auf irgendwelchen Wiesen wiegen. Das waren nicht meine Siebziger. Meine Freundin Ivy trug manchmal eine Blume im Haar, aber das war es auch so ziemlich. Jack und ich waren brave, konventionelle, konservative Katholiken im suburbanen Sydney, und wir hatten gemeinsam entschieden zu warten, bis wir heirateten.

Ich glaube, es war eine gemeinsame Entscheidung.

Einmal erzählte ich Tante Pat, ich fühlte mich schuldig, weil Jack starb, ohne Sex gehabt zu haben. Das war, nachdem ich erkannt hatte, was ich ihm da vorenthalten hatte. Was für ein Gott billigt so etwas? Ich dachte, sie würde mir vielleicht antworten, dass sie gegenüber dem Mann, den sie im Krieg verloren hatte, ebenso empfand, aber als ich ihren Blick sah, erkannte ich, dass sie ihn nicht hatte warten lassen. Ich kam mir so töricht vor, weil ich die Regeln wieder einmal zu ernst genommen hatte. Außerdem wies sie mich, zu meinem Missfallen, darauf hin, dass Jack durchaus irgendwann in seinem Leben Sex gehabt haben *könnte*, nur nicht mit mir.

Das hat er nicht.

Wie auch immer.

David war ein junger Kardiologe. An jenem Abend beim Italiener erzählte er mir vom Witwenmacher-Herzinfarkt: Wenn die linke vordere Herzkranzarterie blockiert ist, töte sie ohne Gnade. Der Herzchirurg müsse diese Blockade in einem Wettlauf gegen die Zeit beseitigen und den Blutfluss wiederherstellen, um dem Patienten das Leben zu retten. Das alles erklärte er mir, während er meine Hand hielt und mir den Puls fühlte. Er fühlte mir ständig den Puls, um mir zu beweisen, was er mit meinem Herzen anstellen konnte: es rasen oder kurz aussetzen lassen. Das Herz setze aus, so erklärte er mir, wenn die Herzkammern sich ein wenig früher als normal zusammenziehen, und es sei kein Grund zur Sorge, es bedeute nur, dass wir zu ihm nach Hause nach Wahroonga fahren und uns in sein Wasserbett legen sollten.

Ein gutes Jahr nach der Käsefondue-Dinnerparty waren wir verheiratet.

Es war eine schöne Hochzeit, und ich war sehr zufrieden mit meinem Haar, den Blumen und meinem Kleid. Der einzige Wermutstropfen an diesem Tag war dieser kleine Pollenfleck am Saum, und der war nicht von Bedeutung.

Die Flitterwochen verbrachten wir in einem Resort in Thailand: blaues Wasser, blaue Swimmingpools, blauer Himmel. Das Essen am ersten Abend war ein fantastisches Meeresfrüchtebüfett, wie ich es noch nicht gesehen hatte. Es gab Platten mit glänzenden Austern, haufenweise Garnelen …

Tut mir leid.

Bitte geben Sie mir einen Augenblick.

Ich fürchte, ich kann Ihnen keine weiteren Details bieten, denn mir ist übel. Seit damals meide ich Meeresfrüchte. Sicher haben Sie bereits erraten, was geschah.

Sie haben recht. Ich hatte eine wirklich schockierende Lebensmittelvergiftung. Weder vorher noch nachher habe ich so etwas je erlebt. David ging es bestens. Es muss etwas gewesen sein, das nur ich das Pech hatte zu essen oder das nur ich so dumm war, auf dem Büfett auszuwählen.

Ich dachte, ich sterbe. Ich hatte wirklich keine Ahnung, dass man sich derart heftig übergeben kann.

David kümmerte sich um mich, natürlich tat er das, und sorgte dafür, dass ich nicht dehydrierte oder starb, aber er war Kardiologe, kein Pfleger.

Er war nicht unfreundlich. Nur kurz angebunden. Gewiss nicht grausam.

Ich bemühe mich hier sehr um Genauigkeit.

David wurde von Eigeninteresse getrieben. Es stand im Zentrum aller seiner Handlungen.

Natürlich werden wir alle von Eigeninteresse getrieben.

Egal. Ich weiß gar nicht genau, worauf ich hinauswill. Es hat etwas mit Bequemlichkeit zu tun. In den Flitterwochen fand ich heraus, dass David es vorzog, keine Unannehmlichkeiten zu haben. Niemals.

Als er mich nach dem Fondueabend nach Hause fuhr und mich so liebenswürdig schlafen ließ, anstatt mich zu wecken und nach einer Wegbeschreibung zu fragen, gewann ich einen Eindruck von ihm, der sich als ein wenig unzutreffend erwies. Das kann passieren. Ich schätze, da hatte er mich eben noch nicht in sein Wasserbett bekommen.

Er gab mir nicht direkt die Schuld an der Lebensmittelvergiftung, aber er sagte leise: »Iss nie die Austern von einem Büfett.« Er sagte das so, als wäre es eine Binsenweisheit, eine Lebensregel, die jeder außer mir kannte. Aber er hatte doch *gesehen*, wie ich sie aß, und keinen Ton gesagt! Es waren meine allerersten Austern. Er scherzte noch darüber, dass sie ein Aphrodisiakum waren!

Jedenfalls kamen wir überein, dass es keinen Sinn hatte, wenn wir uns beide nicht amüsierten, und so meldete er sich zu zahlreichen Aktivitäten im Resort an, was nur vernünftig war. Eine dieser Aktivitäten war das Tauchen. Er verliebte sich ins Tauchen. Er sagte die anderen Aktivitäten wieder ab und beschloss, dass unsere Flitterwochen die perfekte Gelegenheit für einen fünftägigen Tauchkurs seien.

Egal, dachte ich, während ich dalag und die Wange an die kalten Badfliesen drückte. So hat wenigstens einer von uns schöne Flitterwochen.

Doch als ich mich am vierten Tag so weit erholt hatte, dass ich vor unserer »Villa« auf einer Liege ruhen konnte, während David seinen ersten Freiwassertauchgang hatte, betrachtete ich unwillkürlich den Horizont und dachte an Jack Murphy, und ich fragte mich, ob er gut im Bett gewesen wäre. Ich kam zu dem Schluss, dass er höchstwahrscheinlich fabelhaft gewesen wäre.

Versuchen Sie, in den Flitterwochen nicht an Ex-Freunde zu denken. Das ist nie ein gutes Zeichen.

Kapitel 88

Es ist fünf Uhr an einem Dienstagmorgen, und Sue hat sich im Bett zusammengerollt und drückt sich das Kissen an den Bauch, während sie beobachtet, wie sich das Licht im Raum verändert. Max schläft neben ihr, den Rücken an ihren gedrückt, und schnarcht so, wie er in ihrer gesamten Ehe geschnarcht hat: leise und absolut regelmäßig, wie eine tickende Standuhr.

Irgendetwas stimmt nicht.

Es begann am Tag nach ihrer leichenschmausähnlichen Geburtstagsfeier. Eine Art dumpfer Schmerz im Bauch. Sie schob es auf zu viel scharfes Essen und mehr Alkohol als üblich infolge von Stress. Es war nur ihr mittelaltes Verdauungssystem, das nicht mit einer Feier fertigwurde. Es war kein Anzeichen von etwas Schlimmem. Sie erzählte niemandem davon, ging weiter zur Arbeit, und der Schmerz kam und ging. Sie redete sich ein, es sei alles nur Einbildung. Abends nahm sie, ganz untypisch für sie, ein langes Schaumbad, um sich zu entspannen, ging früh zu Bett und sagte sich, es sei psychosomatisch.

Doch am nächsten Tag ging es ihr noch schlechter, und der Schmerz schien zu wandern, strahlte möglicherweise in ihren Rücken aus, und dann: Juckreiz.

Juckende Haut steht neben Bauchschmerzen, Gewichtsverlust, Appetitmangel, Erschöpfung, Übelkeit und Erbrechen auf der Liste. Der beängstigenden Liste. *Symptome von Bauchspeicheldrüsenkrebs im Frühstadium.* Das bedeutet, es geschieht. Die Prophezeiung der Todesdame für sie bewahrheitet sich, wie all die anderen vorher. *Von dieser Achterbahn kommst du nicht mehr runter.* Das sagten die Leute zu ihr, als sie schwanger war.

Sue hat niemandem von ihren Symptomen erzählt. Selbstverständlich wird sie bald handeln, aber sobald sie es laut ausspricht, setzt sie damit alles in Gang. Dann gibt es kein Zurück mehr. Arzttermine, Formulare, Untersuchungen, Behandlungen. Stochern und stechen.

Schmerzen und Schmerzbehandlung. Rezepte, Medikamente, Nebenwirkungen, Medikamente gegen die Nebenwirkungen, weitere Nebenwirkungen. Sie wird viel warten müssen: auf Ergebnisse, auf Anrufe, auf Behandlungspläne, auf die Rückrufe viel beschäftigter Menschen. Es wird nichts anderes geben als die Krankheit. Sie will bloß noch ein paar weitere Momente ihres schönen normalen Lebens. Jetzt versteht sie die Schwangere aus dem Flugzeug und ihren Wunsch, die Diagnose zu ignorieren, zumal wenn sie glaubt, dass sie so oder so sterben wird. Sue sieht es in den Gesichtern sämtlicher Patienten bei ihrer Arbeit: Lasst mich mein Leben wieder aufnehmen, ich gehöre nicht hierher. Ich will nicht hier sein, ich habe zu tun. Sie erzählen ihr, womit sie gerade beschäftigt waren, als ihr Leben von diesem Besuch in der Notfallambulanz unterbrochen wurde. Sie soll wissen: Da draußen bin ich jemand.

Die Übelkeit schwillt an und lässt wieder nach.

Sie hatte so ein Glück mit all ihren Schwangerschaften. Überhaupt keine Übelkeit. Sie wurde problemlos schwanger und kam gut damit zurecht. Sie hatte Glück mit ihrer Gesundheit. Sie ist noch nie operiert worden. Sie war nur zu den Geburten im Krankenhaus.

Irgendwann muss einem das Glück ja ausgehen.

Wie war noch diese schreckliche Statistik? Eine von zwei Personen erkrankt irgendwann im Leben an irgendeiner Form von Krebs. Jetzt ist sie an der Reihe.

Unwillkürlich denkt sie an ihre Flitterwochen. Nicht unbedingt glamourös. Sie fuhren mit Max' Lieferwagen zum Campingplatz Seal Rocks. Mehr konnten sie sich damals nicht leisten. Für ihre Söhne käme nichts unter einer Ferienanlage in den Tropen infrage. So geht das. Jede neue Generation hat höhere Erwartungen. Weiß der Himmel, was ihre Enkel von ihren Flitterwochen erwarten werden. Einen Ausflug zum Mond! Schon komisch. Sie wird nicht mehr dabei sein. Sie wird sie nicht aufwachsen sehen. Sie durfte ihre Kinder aufwachsen sehen. Manchen Menschen ist das nicht vergönnt.

Aber du liebe Güte, wie hätten ihre Flitterwochen noch besser sein können? Salz auf der Haut und der Duft von bratendem Bacon, das Rauschen der Wellen und die Sterne, die durch das Oberlicht im Wohnwagen auf sie herabblinkten. Lachen im Bett. Sie haben immer viel gelacht im Bett.

Sie merkt, dass sie an ihre Flitterwochen denkt, weil Max und sie in ihren Flitterwochen jeden Morgen um diese Zeit erwachten, wenn das Licht genau diese traumähnliche Qualität hatte. Dann hatten sie traumhaften Sex und schliefen hinterher wieder ein.

Wobei ihr jetzt selbstverständlich nicht nach Sex zumute ist. Himmel. Sie könnte sich nichts Schlimmeres vorstellen.

Sie nimmt ihr Telefon vom Nachttisch und sieht sich erneut die Facebook-Seite zur Todesdame an. Vielleicht gibt es endlich gute Neuigkeiten.

Ein Passagier hat ein Foto der Dame gepostet. Sie steht ballerinagerade da, einen Arm ausgestreckt, den Mund geöffnet, als erhöbe sie irgendeine Anklage. Sie wirkt nobel. Wie Jeanne d'Arc. Sue kann sich nicht erinnern, sie als nobel wahrgenommen zu haben. Sie weiß noch, wie sie dachte, die Dame wirke nett und normal, wie eine Frau, die sie von der Wassergymnastik her kennen könnte. Aber sie ist eindeutig *keine* normale Person. Sie hat eindeutig außergewöhnliche, beängstigende, übernatürliche Kräfte.

Die Bildunterschrift lautet: *BITTE MELDEN: WER KENNT DIE TODESDAME?*

Darunter stehen diverse Kommentare.

Sie sieht aus wie meine erste Chefin bei der Commonwealth Bank. Mrs Burnett. Damals, als man sich bei der Arbeit noch nicht mit Vornamen ansprach. Eigentlich dachte ich, sie wäre schon vor Jahren gestorben, aber es kann sein, dass ich mich irre.

Ich kenne sie. Das ist SALLY VANDENBURG. Sie war meine Apothekerin, als ich in Hurstville wohnte. Eine sehr nette Dame. Wundere mich, dass sie in dieses Metier gewechselt hat.

Das ist die Frau meines früheren Mathelehrers! Oder ihr eineiiger Zwilling! An ihren Namen erinnere ich mich nicht, tut mir leid. Gruselige Erfahrung für alle auf dem Flug, aber sie ist offenkundig eine Betrügerin, lassen Sie sich nicht beirren, machen Sie mit Ihrem Leben weiter, niemand weiß, was der morgige Tag bringt.

Bin ziemlich sicher, dass ich sie kenne. Sie hat mich vor vielen Jahren in Perth mit einer Frühlingsrolle beworfen. Ohne ersichtlichen Grund! An ihren Namen erinnere ich mich nicht. Sehr unhöfliche, hysterische Person.

Bei der Identität der Todesdame kann ich nicht helfen, aber mein Geschäftspartner und ich haben uns auf dem Flug kennengelernt und hatten eine Idee für einen neuen Proteinshake. Für weitere Details über Phils & Petes Proteinshakes folgen Sie dem Link!

Sie erinnert mich an eine Frau, die mir vor vielen Jahren aus der Hand las und sagte, ich würde meinen Mann verlassen und mein Glück finden. Sie hat recht behalten. An ihren Namen erinnere ich mich nicht, tut mir leid, und vielleicht ist sie es auch gar nicht.

Ich bin Medium und spirituelle Führerin mit über dreißig Jahren Erfahrung. So verhält sich kein echtes Medium. Folgen Sie diesem Link zu meiner Seite, falls Sie die Hilfe eines Profis in Anspruch nehmen wollen.

Sue legt das Telefon hin. Die Übelkeit schwillt an. Es erinnert sie an die Wehen.

»Sue?« Max wird wach. »Was ist los?«

»Mir ist übel. Mir ist speiübel.«

Max springt flink aus dem Bett. Er legt ihr die Hand auf die Stirn.

»Ich brauche …«

»Alles klar.« Blitzschnell ist er mit dem berüchtigten gelben Eimer wieder da, der jahrzehntelang bei Magen-Darm-Viren, Völlerei auf Partys und den ersten katastrophalen Experimenten der Jungs mit Alkohol im Teenageralter zum Einsatz kam.

Er ist ganz ruhig. Mit der Anspannung im *Vorfeld* einer Krise kann er nicht umgehen, aber sobald die Krise eintritt, bewältigt er sie. Seine Großväter waren beide Kriegshelden. Ihrem lieben Ehemann liegt Heldentum im Blut.

Er zieht ihr die Bettdecke über die Schulter und streicht ihr das Haar aus den Augen. Ihr Mann, der Klempner, ist tatsächlich ein ausgezeichneter Pfleger. Das vergisst sie immer, weil sie so selten krank ist.

»Ich bin sehr krank«, sagt sie kläglich.

Außerdem vergisst sie, dass sie, die Krankenschwester, selbst eine furchtbare Patientin ist: bedürftig, wehleidig, überhaupt nicht tapfer. Sie stöhnt, steckt den Kopf in den Eimer und spürt den tröstlichen Druck seiner Hand auf dem Rücken.

»Ich weiß, Liebling«, sagt er. »Wir sorgen dafür, dass es dir bald besser geht.«

Er klingt so sicher und zuversichtlich, dass Sue ihm beinahe glaubt.

Kapitel 89

Im ersten Jahr meiner Ehe mit David Smith war ich überglücklich! Wissen Sie, ich bekam ihn gar nicht so oft zu sehen.

Er arbeitete viel, und dann war da seine neue Leidenschaft für das Tauchen: ein zeitraubendes Hobby. Alles, wofür daneben noch Zeit blieb, war Sex, und auf diesem Gebiet waren wir immer hervorragend.

Wir lebten in Davids, nun auch meinem, Haus, in Wahroonga, einem üppig grünen, kühlen und schattigen parkähnlichen Dorf mit Bäumen, die wie Wolkenkratzer in den Himmel ragten, und Menschen, die besser gekleidet waren und besser verdienten als die in Hornsby. Hornsby erschien mir jetzt ein wenig *schäbig*, wenn ich nach Hause fuhr. Tatsächlich ist Wahroonga nur zwei Haltestellen mit dem Zug von Hornsby entfernt, aber man könnte meinen, ich sei von einem ländlichen Städtchen in eine blühende Metropole gezogen.

Das Haus hatte die Farbe von Clotted Cream, es war ein kleiner, charmanter Bungalow im edwardianischen Stil mit polierten Dielen, Deckenrosetten und Erkerfenstern. Mum und Tante Pat gerieten jedes Mal in Verzückung über die üppigen blauen Hortensien, die den geschwungenen Weg zu meiner Haustür säumten. In meinen Augen waren das Alte-Damen-Blumen, aber es gefiel mir, wie erwachsen und huldvoll ich mir vorkam, wenn ich beiden je einen Strauß, dessen Stiele ich in Aluminiumfolie wickelte, nach Hause mitgab.

Es bricht mir das Herz, wenn ich daran denke, mit welchem Vergnügen und welcher Ernsthaftigkeit ich unsere Hochzeitsgeschenke in meinem Clotted-Cream-Haus immer neu arrangierte wie ein Kind sein Spielzeug. *Ach Cherry,* denke ich, *du liebe kleine Idiotin.* Ich erinnere mich noch immer an das Gewicht einer Kristallschale ohne ersichtlichen Zweck, an das neue Besteck, das so glänzte, dass ich mein Gesicht in den Dessertlöffeln betrachten konnte, an das Tafelservice für zwölf Personen: riesige Teller, kleinere Teller, Dessertteller, so viele, viele Teller, auf denen man so viele verschiedene Arten von Speisen servieren konnte! Jedes Teil schien mich zu verankern und aufzuwerten. Ich war die Ehefrau eines gut aussehenden Chirurgen und hatte einen doppelten Universitätsabschluss und einen interessanten Beruf, von dem mir noch niemand vorgeschlagen hatte, ich solle ihn aufgeben, nun, da ich verheiratet war (ich war eine Karrierefrau!). Ich hatte ein Tafelservice für zwölf Personen und ein fantastisches Sexleben. Ich besaß Platzdeckchen und Kochtöpfe. Ich trug einen Diamantring. Ich hatte mir alles zurechtgelegt. Eines Tages würde ich eine Dinnerparty für zwölf Personen geben. Natürlich noch nicht jetzt. Zuerst würde ich meine Kochkünste verbessern.

Davids Eltern, die ihm übrigens beim Kauf des Hauses geholfen hatten, wohnten direkt gegenüber auf der anderen Straßenseite. Keinen dieser Umstände hatte David in der ersten Zeit unserer Beziehung erwähnt.

»Ich sehe Ärger voraus«, sagte meine Mutter, als sie von der extremen Nähe meiner Schwiegereltern erfuhr.

»Ich kann mich nicht erinnern, einen Termin vereinbart zu haben, Madame Mae«, entgegnete ich.

»Sorge dafür, dass du gleich so anfängst, wie du weitermachen möchtest«, sagte sie. »Setz klare Grenzen.«

Am Tag nach unserer Rückkehr aus den Flitterwochen zog David los, um sich einen Tauchklub in Manly anzusehen, und in seiner Abwesenheit standen meine Schwiegereltern bei mir vor der Tür. Mein Schwiegervater trug einen Werkzeugkasten, damit er gegebenenfalls nötige Arbeiten ausführen konnte. Meine Schwiegermutter trug zwei aromatisch duftende geschlossene Backformen. Ich hatte nach dem Vorfall mit den, Sie wissen schon, gerade meinen Appetit zurückerlangt.

(Nach dem Vorfall mit den Austern.)

(Für den Fall, dass Sie es vergessen hatten.)

Ich riss die Tür weit auf und sagte: »Bitte kommt doch rein!«

Mein Schwiegervater Stephen war ein gut aussehender, distinguierter und liebenswürdiger Bankmanager im Ruhestand mit einer gelassenen, unerschütterlichen Sicht auf die Welt. Meine Schwiegermutter Michelle war zierlich, energiegeladen und schlug mich oft auf den Arm, um etwas Wichtiges zu unterstreichen. Sie war eine südkoreanische Kriegsbraut und hatte ihren koreanischen Namen Hyo-ri gegen den westlichen Namen Michelle eingetauscht.

Sie werden sich erinnern, wie sehr Mrs Murphy mich ablehnte, und ich war darauf vorbereitet, dass Davids Mutter ebenso empfand, doch Michelle mochte mich vom ersten Augenblick an. Es gefiel ihr, dass ich gut in Mathematik war. »Mathematik ist sehr wichtig.« Es gefiel ihr, dass ich eine unzulängliche Köchin war. »Kein Problem, ich bringe es dir bei.« Sie verfolgte meine mangelhaften Kochkünste wie eine urkomische Comedynummer.

Sie mochte mich lieber als Davids vorige Freundin.

»Dieses Mädchen wollte mich immer *umarmen.*« Sie erschauerte. »Sie sagte immer: ›Oh, du bist so niedlich, Michelle!‹ Als ob ich eine Puppe bin! Sehr seltsames Mädchen!«

Unnötig zu sagen, dass ich nie versuchte, sie zu umarmen.

David hat nur einen Geschwisterteil, einen älteren Bruder, einen Hals-Nasen-Ohren-Arzt, der nach London gezogen war, um sich um britische Ohren, Nasen und Hälse zu kümmern, und dann verliebte er sich auch noch in eine Britin, und das war das Ende der Geschichte.

Nicht wirklich. Aber im Endeffekt schon, weil er so weit weg war und es kein Zoom oder FaceTime gab, keine SMS oder E-Mails, und Flüge waren damals viel teurer. Michelle brauchte jemanden zum Bemuttern, und da kam ich des Wegs. Eine andere Schwiegertochter hätte sich vielleicht erdrückt gefühlt. Nicht ich. Als Einzelkind fühlte ich mich in Gesellschaft älterer Menschen wohler als mit Gleichaltrigen. Michelle und Stephen wurden meine lieben Freunde. Ich war ganz vernarrt in die beiden.

Ich kam nur selten von der Arbeit, ohne einen Behälter mit Essen von Michelle vor meiner Tür zu finden: rote Reiskuchen, gebratenes Huhn, Suppen, Schmortöpfe und Kimchi. Sie kochte Davids sämtliche Lieblingsgerichte, und irgendwann kochte sie auch meine Lieblingsspeisen.

Einmal brachte Michelle Hühnersuppe mit Ginseng vorbei (meine Nase lief ein bisschen), als meine Mutter zu Besuch war. Zu Mums Entsetzen ging Michelle zum Schrank unter der Spüle, zog meine Gummihandschuhe an, holte die Putzmittel hervor und begann wortlos, meine Küche zu putzen. So zeigte Michelle ihre Liebe. Sie putzte mein Haus. Ich versichere Ihnen, anfangs habe ich versucht, sie davon abzuhalten. Normalerweise putzte ich am Ende mit ihr zusammen. Ich hatte ein sehr sauberes Haus.

»*Cherry!*«, zischte meine Mutter mit zusammengebissenen Zähnen. Mum hatte an diesem Tag schlechte Laune, weil sie die »sexy Ananasdiät« machte, eine beliebte Diät, bei der man an zwei Tagen pro Woche nur Ananas aß. Dies war einer der Ananastage.

(Diäten waren eine neue Entwicklung. Mum hatte immer eine gute Figur gehabt und nie einen Gedanken an das verschwendet, was sie aß, bis sie eines Tages feststellte, dass sie den Reißverschluss ihres Lieblingsrocks nicht schließen konnte. Sie war entsetzt. Es war, als hätte der Rock sie persönlich beleidigt.)

Ich hielt Michelle vom Putzen und meine Mutter davon ab, in Panik zu geraten, indem ich ein Gespräch über koreanische Wahrsagerei anstieß, logischerweise ein Thema, das für meine Mutter von beruflichem Interesse war.

Michelle setzte sich, um Mum alles über »saju palja«, das koreanische Wahrsagen, zu erzählen. »Saju« kann man mit »die vier Säulen des Schicksals« übersetzen. Michelle schälte einen Apfel und reichte uns mit dem Messer Stücke davon. Sie konnte nie jemandem nichts zu essen geben. Mum nahm die Apfelstücke trotz Ananasdiät.

Michelle erklärte, dass Saju-Deuter die »kosmische Energie« zum exakten Zeitpunkt – Stunde, Tag und Jahr – der Geburt eines Menschen analysieren.

»Wenn man an Saju glaubt, glaubt man daran, dass durch die Bedingungen bei der Geburt über das Schicksal entschieden wird«, erklärte Michelle. »Und es deshalb unveränderlich ist.«

»Cherry wurde um genau drei Uhr morgens geboren«, erzählte meine Mutter. »Die Hebamme sagte: ›Sehen Sie sich das an! Auf den Punkt!‹«

»Nun, ich bin keine Saju-Deuterin.« Michelle wirkte erschrocken.

»Nein, ich wollte nicht – ich habe es nur erwähnt –, bitte erzähl weiter«, sagte Mum.

Manchmal gelang es Mum und Michelle nicht, im Tanz der Unterhaltung ihre Schritte zu koordinieren.

Michelle erklärte uns, Saju-Deuter könnten feststellen, ob Paare kompatibel waren, indem sie sich ihr »gunghap« ansahen, ihre eheliche Harmonie. Wenn die beiden nicht kompatibel sind, rät man ihnen, ihren Vornamen zu ändern, was bereits Millionen von Koreanern getan haben und heute noch tun. Michelle sagte, manche Paare würden sich bedauernd trennen, wenn sie wahrhaft gläubig waren und erfuhren, dass sie ein schlechtes »gunghap« hatten.

»Ich frage mich, ob David und ich kosmisch kompatibel sind«, sinnierte ich.

»Natürlich!«, riefen meine Mutter und meine Schwiegermutter unisono, und ich sah sie verstohlen mit funkelnden Augen einen Blick wechseln. Beide wollten unbedingt Enkel.

Eine Woche nach unserem ersten Hochzeitstag kam David bester Laune und mit geröteten Wangen nach Hause.

Er hatte vor Shelly Beach getaucht und einen Teppichhai gesehen, was anscheinend gut ist. Dann hatte er mit seinen Tauchfreunden in einem neuen Restaurant zu Abend gegessen.

Ich hatte unterdessen mit seinen Eltern gegessen, mit seinem Vater Schach gespielt, mir mit seiner Mutter alte Fotoalben angesehen, und schließlich hatten wir alle drei eine Reportage angeschaut, während wir Tee tranken und koreanische Honigplätzchen aßen, die ich selbst mit minimaler Hilfe von Michelle in ihrer Küche gebacken hatte. Sie waren lecker. Ich wurde besser. David aß drei meiner Honigplätzchen und sagte liebenswürdig, aber fälschlich, sie seien besser als die seiner Mutter, während ich ihm mehr, als er vermutlich wissen musste, über die Reportage erzählte, die ich mit seinen Eltern angeschaut hatte. Sie handelte von Spitfire-Piloten.

Dann verstummten wir und saßen in unserer Lieblingsecke unseres modularen Sofas, übereinander drapiert, mit überlappenden Gliedern, die Hände verschränkt, meine Nase an seinem Hals, seine Nase in meinem Haar.

David strich mir das Haar aus den Augen und räusperte sich.

Ich dachte, er würde etwas Sexuelles sagen. Mein Körper reagierte bereits wie aufs Stichwort.

Stattdessen erzählte er mir, wir würden im nächsten Monat nach Perth ziehen.

Die Redewendung »es zog mir den Boden unter den Füßen weg« beschreibt meine Verwirrung treffend.

»Überrumpelt« trifft es auch.

David erklärte, er werde eine dreijährige fortgeschrittene Kardiologie-Weiterbildung im Royal Perth Hospital absolvieren. Wir würden dieses Haus vermieten, und das Krankenhaus habe bereits eine Unterkunft für uns gefunden, *am Strand.* Es würde ein wundervolles Abenteuer sein. Neue Freunde! Neue Restaurants! Neue Tauchplätze!

Ich fragte ihn, warum dieser Umzug ans andere Ende des Landes mir als vollendete Tatsache präsentiert wurde.

»Weil es eine *ist,* Cherry. Ich möchte bloß aufrichtig zu dir sein.«

Er sagte, es wäre falsch, vorzugeben, dass irgendein Kompromiss möglich wäre. Der Umzug nach Perth sei ein notwendiges Sprungbrett in seiner Karriere. Er musste erfolgen.

Ich fragte: »Was ist mit *meiner* Karriere?« Ich arbeitete noch immer für National Parks and Wildlife. Zwar will ich zugeben, dass ich gedacht hatte, es sei möglicherweise an der Zeit, etwas anderes zu machen, zumal Baashir bald wieder auf Reisen gehen würde, aber ich war vom Heiraten abgelenkt gewesen. Heiraten ist etwas, was einen ablenkt.

»Komm schon, Cherry. Du willst doch gar nicht Karriere machen. Du könntest für immer an diesem Schreibtisch bleiben und zufrieden addieren und subtrahieren.«

»Addieren und subtrahieren?«

»Na schön, und multiplizieren und dividieren.« Er grinste hoffnungsvoll, als würde ich das geistreich finden, was ich nicht tat. »Außerdem werden wir bald versuchen, ein Baby zu bekommen.«

»Tun wir das?« Auch über diesen Punkt konnte ich mich nicht erinnern, gesprochen zu haben. War auch dies eine vollendete Tatsache? Ich nahm es an; für unsere Mütter war es bestimmt ausgemacht, und ich sehnte mich danach, die beiden glücklich zu machen.

»Ich möchte nicht nach Perth ziehen«, sagte ich. »Wirklich nicht.«

Sicher ist Ihnen klar, was geschah. Wenn die Entscheidung eines Mannes einen gewissen Schwung hat, kann sie nur selten aufgehalten werden.

Wir zogen nach Perth.

Kapitel 90

An einem Mittwochvormittag machen Allegra und Jonny die Küstenwanderung von Dover Heights nach Watsons Bay. Es ist ein kühler, schöner Tag. Weil nicht viele Menschen unterwegs sind, kommt es Allegra so vor, als wären diese sonnenglitzernde Ozeanfläche und diese majestätische Sandsteinsteilküste nur für sie entworfen worden.

Allegra atmet tief durch und bemerkt, dass sich ein winziger Muskel in ihrer Stirn entspannt hat, obwohl sie sich seiner Existenz bisher gar nicht bewusst war. Ihre Stirn ist sorglos-glatt wie die eines Kindes. Ihr Rücken fühlt sich noch immer gut an. Keine Schmerzen. Bisher hat sie die Abwesenheit von Schmerz immer als ihr gutes Recht betrachtet. Jetzt fühlt es sich wie ein Privileg an.

Sie postet ein Foto vom Horizont und sucht nach einer Bildunterschrift, die nicht kitschig oder pompös klingt oder zu offensichtlich dem Zweck dient, Freundinnen in Büroberufen neidisch zu machen. Wobei, ist das nicht der eigentliche Zweck von Social Media? Alle anderen neidisch zu machen?

Sie postet es ohne Bildunterschrift. Lässt das Foto für sich sprechen.

»Australiens erster Leuchtturm.« Jonny deutet auf das Macquarie Lighthouse, als sie daran vorbeilaufen.

Er ist erst vor zwei Jahren von Perth nach Sydney gezogen, daher plant er jedes »Date« normalerweise sorgfältig und recherchiert gründlich dafür – falls diese Ausflüge denn Dates sind; Allegra versucht, nicht zu viel darüber nachzudenken.

Sie fragt: »Muss ich hinterher ein Arbeitsblatt ausfüllen?«

Er stößt sie mit der Schulter an, und sie erfährt einen Augenblick so reinen Glücks, dass es schmerzt.

Schweigend gehen sie weiter und bleiben schließlich an einem Aussichtspunkt stehen, wo sie die Ellbogen auf eine Holzabsperrung stützen und den Flug eines Jets am Himmel verfolgen können.

»Möchtest du eines Tages international fliegen?«, fragt Allegra.

Wegen ihrer Paranoia, dass ihre »Beziehung« bekannt werden könnte, sprechen sie kaum über die Arbeit.

»Ja«, sagt Jonny. »Und du?«

»Das war immer der Plan«, erwidert Allegra.

»Und wie bist du in diesem Business gelandet?«

Sie zieht die Sonnenbrille herunter und blickt ihn mit erhobenen Augenbrauen über den Rand hinweg an. »Hast du gerade ›in diesem Business‹ gesagt? Wie ich in *diesem Business* gelandet bin? Im Flug-*Business?*«

Er zuckt zusammen. »Ich weiß, ich weiß. Gönn mir mal eine Pause, Allegra. Manchmal fühlt es sich an, als wäre mein Körper von jemandem übernommen worden, wenn ich mit dir rede. Ich werde nervös.«

»Du wirst nervös?« Sie kann nicht glauben, dass er das gesagt hat. »Nein, wirst du nicht.«

»Aber sicher. Manchmal. Weil ich dich so gernhabe.«

Da ist wieder diese Verwundbarkeit. Die jede Frau sich bei einem Mann wünschen soll. Die naheliegende Antwort wäre: Tja, ich mag dich auch, Jonny, du brauchst nicht nervös zu sein. Aber das kommt ihr kläglich vor.

Sie könnte ihm sagen, dass auch sie nervös ist. Es macht sie befangen, so mit ihm zusammen zu sein, draußen im Sonnenlicht, nüchtern und bekleidet, und mit ihm über normale Dinge zu sprechen. Es ist peinlich! Nerdig. Außerdem sehr beängstigend. Als schälte sie eine Hautschicht ab. Die einzige Weise, ihm zu sagen, dass sie ihn mag, mit der sie sich wohlfühlt, ist mit ihrem Körper, im Bett, und das macht sie doch wohl sehr deutlich.

Ein Gefühl flackert auf, dem sie später nachgehen muss. Es hat etwas damit zu tun, wie er gesagt hat: *Gönn mir mal eine Pause, Allegra.* Fast bittend. Schützt sie sich so wirksam, dass sie gelegentlich grausam ist? Wenn das hier unweigerlich endet, wird er sie seiner nächsten Freundin dann als »ein bisschen toxisch« beschreiben? Man stelle sich vor, dass *sie* die toxische Ex ist. Dass *sie* diesmal die Bösewicht-Rolle bekommt.

Sie blickt wieder hinaus aufs Meer und sagt: »Tja, ich hatte schon immer eine irgendwie verrückte Vorliebe für das Fliegen. Mum meint, in einem früheren Leben muss ich ein Vogel gewesen sein.«

Sie hofft, dass er jetzt keine respektvolle, ernsthafte Frage zu ihren kulturellen Überzeugungen bezüglich Reinkarnation stellt, so als meinte ihre Mutter es ernst, wobei ihre Mutter es natürlich ernst meint.

Doch er lächelt bloß und sagt: »Ich auch, glaube ich.«

Damit hat er genau das Richtige gesagt, deshalb fährt sie fort: »Als ich zwei war, nahm Mum mich mit auf einen Inlandsflug, und sie sagt, als wir abhoben, wäre ich total ausgeflippt, ich hätte geklatscht und gequietscht, und alle hätten über mich gelacht.«

»Das ist sehr süß.« Mit den Fingern liebkost Jonny ihren Nacken unter dem Pferdeschwanz, und sie kann nur knapp verhindern, dass ihre Stimme vor Verlangen bebt, als sie weitererzählt.

»Und dann, eines Tages, ich glaube, da war ich etwa neun, sind wir nach Indien geflogen, und da war diese Flugbegleiterin, die so … elegant war, sie schien einfach durch den Mittelgang zu gleiten, und plötzlich hatte ich eine Offenbarung: Moment, das ist ihr *Job!* Sie wird buchstäblich *fürs Fliegen bezahlt!* Ich dachte, das wäre so was wie ein Glitch im System – wie kann es sein, dass nicht jeder Mensch auf Erden diesen Job machen will?«

»Also, ich stand *so* kurz davor, Steuerberater zu werden.« Jonny hält Daumen und Zeigefinger in die Höhe. »Wie mein Vater. Ich war okay in Mathe und Wirtschaft, solchen Fächern, also schien das nahezuliegen, dass ich Steuerberater wurde wie Dad. Mir war's recht. Hab mich sogar in gewisser Weise darauf gefreut.«

»Was ist passiert?«

»Eines Tages sagte mein Bruder beim Abendessen zu mir: ›Was würdest du werden wollen, wenn du alles auf der Welt tun könntest, Jonny?‹ Ich war zerstreut und habe gesagt: ›Pilot.‹ Einfach so, ohne nachzudenken, und da wurden alle ganz still, und mein Vater hat Messer und Gabel abgelegt und gesagt: ›Ähm, Jonny?‹ Ich weiß nicht, warum mein Bruder mir diese Frage gestellt hat, aber er hat einfach zufällig mein Leben verändert.«

»Das ist ja witzig«, sagt Allegra. »Wenn mir jemand diese Frage stellen würde, würde ich auch sagen: Pilotin.«

Sie schließt die Augen und genießt die Sonne im Gesicht. Achtsamkeit! Dankbarkeit! Wehre die Depression ab, bevor sie dich erledigt.

Sie schlägt die Augen wieder auf und merkt, dass Jonny sie ansieht.

»Allegra. Hast du gehört, was du gerade gesagt hast?« Das Sonnenlicht spiegelt sich in einer dunklen Sonnenbrille. Er sieht zu gut aus mit Sonnenbrille. Es ist ein bisschen viel.

Einen Augenblick lang ist sie verwirrt, aber dann kapiert sie es. »Ach, nein, keine Sorge, ich träume nicht insgeheim davon, Pilotin zu sein. Überhaupt nicht.«

»Warum sollte ich mir Sorgen machen?«

»Na komm, gehen wir weiter.« Milde gereizt deutet sie auf den Weg. Sie will nicht *wirklich* Pilotin sein. Oder? Warum ist ihr das herausgerutscht? Vor einem echten Piloten? Es ist ja nicht so, als wäre das ein geheimer Traum von ihr. Es ist garantiert kein bewusster Traum von ihr.

Er sagt: »Hast du mal einen Schnupperflug gemacht?«

»Nein, nein. Ich weiß auch nicht, warum ich das gesagt habe. Das ist nicht wie bei dir und deinem Bruder. Das war, als hätte ich gesagt, wenn ich alles auf der Welt machen könnte, will ich Rockstar sein.«

»Du könntest Rockstar sein. Du wärst ein sehr scharfer Rockstar.«

»Sehr lustig. Ich kann nicht singen.«

»Viele Rockstars können nicht singen. Aber Allegra, du *könntest* Pilotin sein. Warum ist das für dich keine Option? Ist es das Geld? Es gibt nämlich Programme …«

»Es war ein Versprecher«, unterbricht sie ihn. »Ich bin glücklich in meinem Beruf. Sehr glücklich.«

Er dreht kapitulierend die Handflächen nach oben und lässt das Thema zu ihrer Erleichterung ruhen. *Denk nach, bevor du sprichst, Allegra.*

Sie folgen weiter der Küste. Schließlich erblickt Allegra die erste Überwachungskamera, den landeinwärts geneigten Zaun, die speziellen Telefonzellen, die den Anrufer direkt mit einem Seelsorger verbinden, eine weitere Überwachungskamera, die Plakatwände, die alle eine bestimmte Botschaft vermitteln sollen: *Bitte tu das nicht!*

»Und hier haben wir eines unserer beliebtesten Ziele für Selbstmörder«, sagt sie mit ausgestrecktem Arm und imitiert seinen Reiseführertonfall von vorhin.

Jonnys blickt entgeistert. »Moment. Du machst Witze. Ist das The Gap? Mir war nicht klar, dass das hier ist.« Er kratzt sich am Kinn. »Vielleicht war das doch nicht die beste Wahl für eine Wanderung.«

»Du meinst wegen der Prophezeiung? Glaubst du, du setzt mir Flausen in den Kopf? Machst es mir zu leicht, mich ›selbst zu verletzen‹?«

Er schiebt die Sonnenbrille auf die Stirn, sodass sein Haar hochsteht und er nicht mehr wie ein Filmstar aussieht, sondern einfach wie ein leicht verschwitzter, besorgter Mann. Sie kann ihn sich in der Highschool vorstellen, einer dieser gut aussehenden, ein bisschen selbstzufriedenen Jungs mit guten Manieren, die Jungen, die immer so überrascht und verlegen waren, wenn sie in Schwierigkeiten kamen. Die Jungen, die die Lehrer immer davonkommen ließen.

Sie sagt: »Keine Panik, Jonny, ich haue nicht ab.«

»Ich würde dich einfangen«, erwidert Jonny mit rauer Stimme und packt ihren Pferdeschwanz am Ansatz, dicht über der Kopfhaut. Fest genug, aber nicht schmerzhaft. Das ist etwas, was er auch im Bett macht. Die Wirkung ist umwerfend.

»Ich jogge jetzt«, ruft Allegra ihm mit einem Beben in der Stimme in Erinnerung, und er weiß, was dieses Beben zu bedeuten hat. »Jay sagt, ich bin der Kracher.«

»Was weiß Jay schon?« Jonnys Eifersucht auf Allegras virtuellen Laufbandtrainer ist ein Running Gag.

Er lässt die Hand sinken. »Es hat keine weiteren Tode gegeben, oder?«

»Nein.«

»Und mit dem Management war alles okay?«

»Alles gut am Ende. Der Kapitän hat gesagt, dass er davon wusste, weil wir nach dem Flug darüber gesprochen hatten, und *er* hatte es auch nicht für bedeutsam gehalten. Niemand war in Gefahr. Bloß eine dieser merkwürdigen Sachen, die manchmal passieren.«

»Vic ist ein guter Mann«, sagt Jonny.

Trina gab zu, dass sie sich nicht solche Sorgen wegen des Vorfalls gemacht hätte, wenn die Prophezeiungen der Dame jetzt nicht einträfen. Dann fragte sie: »Hast *du* eine Prophezeiung erhalten, Allegra?«

Als Allegra ihr davon erzählte, sagte Trina: »Lieber Himmel! Also, warte mal … du bist jetzt achtundzwanzig, richtig? Wie konnte sie dir so etwas Furchtbares sagen! Das muss so verstörend sein! Falls du irgendetwas von uns brauchst, in Sachen Unterstützung, oder, ähm, du weißt schon, psychologische Beratung – ich meine, es ist ja nicht wahr, aber wir nehmen die psychische Gesundheit sehr ernst, also …«

Wenn diese furchtbare Prophezeiung nicht gewesen wäre, hätte Trina Allegra möglicherweise strenger zurechtgewiesen, weil sie den Vorfall nicht gemeldet hatte. Trina ist nur eine von vielen, die sie jetzt mit Samthandschuhen anpacken. Womöglich fehlt ihr all die liebevolle Fürsorge, wenn sie erst neunundzwanzig wird.

Was ihr allerdings nicht fehlen wird, ist, ihre armen Eltern so beunruhigt zu sehen. Sie wissen mittlerweile von den drei korrekt vorhergesagten Todesfällen. Es ist nicht so, als wäre die »Todesdame« die Hauptmeldung in den Abendnachrichten, aber online erscheinen immer wieder neue Artikel, und natürlich wurden ihre Blicke von den Clickbait-Schlagzeilen angezogen.

»Also jetzt bin ich schon ein bisschen besorgt, das gebe ich zu«, sagte ihre Mutter. »Ich mache mir Sorgen, dass diese grässliche Frau *vielleicht* irgendeine besondere Fähigkeit hat. Möglicherweise. Es ist sehr unwahrscheinlich.«

»Ich mache mir überhaupt keine Sorgen«, sagte ihr Vater und wirkte sehr besorgt.

Ihre Mutter beschäftigt sich seitdem damit, die Gottheiten auf ihre Seite zu ziehen, genau wie damals, als Allegra und Taj für die Abschlussprüfungen in der Schule lernten. Allegra hat diverse besondere Segnungen empfangen: manche zu Hause, andere im Tempel. Per FaceTime hat ihre Mutter auch mit diversen Verwandten in Mumbai gesprochen, und die Tante der Frau eines Cousins hat den Kontakt zu einem der besten Astrologen Indiens hergestellt, so berühmt und hoch angesehen, dass er im Fernsehen auftritt. Diese beeindruckende Persönlichkeit studiert jetzt Allegras Geburtshoroskop. Mutmaßlich zwischen Fernsehauftritten. Er will sich mit seiner professionellen Meinung bei ihnen melden.

Ihr Vater hält derweil das Laufband für die Lösung. Endorphine! Wenn Allegra mehr als drei Tage nicht gelaufen ist, hat sie ihn sofort in der Leitung.

Ihr Bruder macht sich so demonstrativ keine Sorgen um ihre mentale Gesundheit, dass es schon kränkend ist. Als sie eines Abends zum Essen bei ihm waren, tat er so, als wollte er die Messer verstecken, und schlug vor, man solle Allegras Tasche wie die einer Psychiatriepatientin nach Tabletten durchsuchen.

»Das ist nicht lustig, Taj!«, rief ihre Mutter, doch später an diesem Abend ertappte Allegra sie beim Durchwühlen ihrer Tasche.

Sie bleiben an einem weiteren Aussichtspunkt stehen, und Jonny sagt: »Du denkst doch nicht etwa daran zu springen, oder?«

»Na ja, doch«, gibt Allegra zu. »Aber nicht, weil ich selbstmordgefährdet wäre. Denkt nicht jeder in großer Höhe daran zu springen? Ein Freund hat mir erzählt, dass es dafür einen Namen gibt: den ›Ruf der Leere‹.« Das war kein Freund, sondern der Ex-Freund, der nach dem Meeresfrüchtetagesgericht mit ihr Schluss gemacht hat. »Er sagte irgendetwas von einem französischen Philosophen, der es den ›Schwindel der Möglichkeit‹ genannt habe, im Sinne von, es haut einen um, wenn man begreift, dass man sich frei entscheiden kann, ob man leben oder sterben will.«

»Klingt wie ein kluger Freund.«

»Eher nicht.« Dann bekennt Allegra Farbe. »Ein idiotischer Ex-Freund.«

»Ah«, sagt Jonny. »Klingt wie ein Wichser.«

Als sie bergab Richtung Watsons Bay gehen, räuspert sich Jonny. »Oh! Was ich dich fragen wollte!«

Allegra sackt das Herz in die Hose. Der Mann ist ein miserabler Schauspieler. Was er ihr gleich sagen wird, ist nichts, das ihm gerade eingefallen ist, sondern etwas, das ihm wichtig ist.

»Meine Eltern feiern ihren vierzigsten Hochzeitstag. Er ist in ein paar Wochen, und ich dachte, vielleicht hättest du, ähm, Lust, meine … Begleitung zu sein? Entschuldige, das klingt zu förmlich. Möchtest du mitkommen und sie kennenlernen, um … ähm … möchtest du mitkommen?«

Elternbesuch! Er schlägt einen *Elternbesuch* vor! Die Folgen von *Der Bachelor,* in denen die Kandidatinnen die Familie des Junggesellen kennenlernen, kann man sich kaum anschauen, und gleichzeitig kann man sie natürlich nicht verpassen. Wenn die Kandidatinnen die Familie des Junggesellen erst kennengelernt haben, sind sie gefühlsmäßig zu sehr involviert. Sie stellen sich vor, in die Familie aufgenommen zu werden. Sie sehen ihre Zukunft vor sich! Aber nur eine Frau kann diese Zukunft gewinnen. Mindestens zweien wird im landesweiten Fernsehen das Herz gebrochen werden. So kommen sie an die Einschaltquoten.

Allegra verspürt echte Panik. Der Pie mit dem Gitter obendrauf war nur der Anfang. Wenn sie seine Familie kennenlernt, bekommt ihre Beziehung eine ganz neue Qualität. Man wird von ihr erwarten, dass sie ihn auch ihrer Familie vorstellt. Sie wird es Anders erzählen müssen. Sie wird sich darauf *einlassen* müssen. Kein Hinhalten mehr. Sie wird nicht mehr so tun können, als habe es nichts zu bedeuten, und sobald es etwas bedeutet, wird sie keine Deckung mehr haben, keinen Schutzschild, und dann kann er jederzeit, gleich nachdem sie das Meeresfrüchtetagesgericht für zwei bestellt haben, sagen: »Das funktioniert für mich nicht.«

Und wenn es schon bei diesem Loser so wehgetan hat, wie weh wird es dann erst tun, wenn Jonny es macht?

»Oh!«, sagt sie. »Ah, okay, wann ist das denn? Ich habe da bloß demnächst ein paar Sachen zu erledigen, ist also möglich, dass ich nicht kann.« Jetzt ist sie diejenige, die mit gekünstelter, schriller Stimme spricht.

»Schon gut«, sagt er kühl. »Mach dir keine Gedanken. Zu früh, um die Familie kennenzulernen. Viel zu früh.«

»Nein, ich wollte nicht …«

»Schon gut, Allegra.« Sie hat ihn verletzt und verlegen gemacht, und das mulmige Gefühl in ihrem Bauch sagt ihr, dass es ohnehin zu spät ist, um ihr Herz zu schützen. Sie hat sich schon zu weit darauf eingelassen. Sie hängt komplett am Haken. Sie will die Rose. Sie will die Rose unbedingt, und die Zuschauer zu Hause vergraben die Gesichter in den Händen und schämen sich fremd.

»Jonny«, sagt sie. Sie ist eine Idiotin.

Es gibt keine anderen Kandidatinnen, Allegra.

Sie muss das wieder in Ordnung bringen.

Da hört sie hämmernde Schritte. Ein Jogger, der sich nähert.

»*Allegra!*«

Sie dreht sich um.

Es ist Anders. Er ist auf dem Scheitel der Anhöhe und rennt wie ein Irrer auf sie zu, dabei ist er gar kein Läufer. Er hat eine miserable Kondition. Jay würde das nicht billigen. Wild rudernde Arme.

»*Al-le-gra!*«

Blitzartig begreift sie. Er hat ihren Post gesehen. Einen Horizont ohne Bildunterschrift. Der Ort: Australiens beliebtester Selbstmordspot. Unfassbar dumm von ihr. Er glaubt, es sei ihr Abschiedspost. Wahrscheinlich hat er versucht, sie anzurufen, aber ihr Telefon liegt stumm geschaltet am Boden ihrer Tasche, weil sie ganz in diesem Moment leben wollte, damit sie keine Depression bekommt, damit sie sich nicht selbst verletzt. Er wohnt in Ost-Sydney, deshalb konnte er so schnell hier sein.

Eine Frau, die einen riesigen Hund ausführt, nähert sich hinter Jonny und kommt auf Anders zu. Der Hund rennt im Zickzack vor und zurück und schnüffelt fieberhaft am Boden, läuft einmal hierhin, dann dorthin. Die Frau trägt AirPods und ist mitten in einem Telefonat.

»Ist alles in Ordnung?«, schreit Anders, als er näher kommt.

Gleich wird er den Ersten Offizier Jonny Summers entdecken.

Die Frau mit dem Hund beschließt, links an ihnen vorbeizugehen. Ihr Hund beschließt, rechts vorbeizulaufen. Allegra versucht, den beiden auszuweichen, während ihr Blick zwischen Anders und Jonny hin und her zuckt. Ihre Beine verheddern sich. Nicht durch einen Gegenstand oder eine Person. Nur durch ihre eigene Unentschlossenheit. Sie stolpert. Alles verlangsamt sich wie in Zeitlupe, und sie hat noch Gelegenheit zu denken: *Warum fällst du? Es besteht kein Grund zu fallen. Hör auf damit. Entscheide dich, das nicht zu tun.*

Aber das ist unmöglich. Ihre Arme rudern wild, ihre Füße vollführen ein dummes Slapstick-Getrappel, und gleich darauf liegt sie im Gras neben dem Weg. Sie spürt den Umriss ihres Rucksacks unter sich, der Inhalt bohrt sich ihr in den Rücken.

»Alles in Ordnung?« Jonny beugt sich über sie und schirmt die Sonne ab.

Sie spürt es wie den Schatten eines Hais unter der Wasseroberfläche. *Oh, bitte, nein. Nein, nein, nein.*

»Allegra!« Jetzt ist Anders da, keucht, beugt sich vornüber, die Hände auf die Knie gestemmt. »Ich habe mir solche Sorgen gemacht! Ich dachte …«

»Mir geht's gut.« Sie macht eine winzige Bewegung, und da passiert es: gewaltige, Furcht einflößende Schmerzen. »Aber ich glaube, ich habe mir wieder den Rücken verletzt.«

»O *nein*«, sagen Anders und Jonny zugleich.

Sie sieht die nächsten zwei Wochen ihres Lebens vor sich wie eines der Wollknäuel ihrer Großmutter, wenn es die Treppe hinunterrollte und sich dabei aufräufelte. Es gibt nichts, was sie tun kann, um es aufzuhalten, und diesmal weiß sie, was auf sie zukommt. Die Schmerzen, der Schlafmangel, das »Schmerzmanagement«, die von den Schmerzmitteln hervorgerufene Verstopfung, die Kühlpacks, die Wärmepacks, die Abführmittel, die langen, langweiligen Tage, die langsame Besserung, die Physiotherapietermine. Kein Joggen mehr mit Jay auf dem Laufband. Sie wird Jay sehr vermissen.

Als sie zum ersten Mal Rückenschmerzen hatte, war das alles neu für sie. Bis dahin hatte sie noch nie irgendwelche nennenswerten Gesundheitsprobleme gehabt. Es war interessant! Aber die Vorstellung, das alles *noch einmal* durchzumachen, ist nicht interessant, sie ist niederschmetternd.

Ihr schöner Tag ist ins Gegenteil umgeschlagen, einfach so.

»Na, so was, dass ich dich hier treffe, Jonny Summers!«, sagt Anders in einem vielsagenden Zwinker-zwinker-stups-stups-Ton, doch Jonny lächelt nicht. Seine Schultern sind steif. Das Kinn ist vorgeschoben. Anders wird nur den arroganten Ersten Offizier Jonny Summers zu sehen bekommen, den er zu kennen glaubt. Sie hat Jonny verloren. Jetzt ist es zu spät, um alles wieder in Ordnung zu bringen. Es gibt Schlüsselmomente im Leben, bei denen man keine zweite Chance bekommt, wenn man es vermasselt.

Allegra schließt die Augen und sieht senfgelbe Wände von allen Seiten auf sich zukommen.

Kapitel 91

Ich sagte meiner Mutter, dass ich in Perth unglücklich sein würde. Sie sagte: »Cherry! Wenn du dir einredest, dass du unglücklich sein wirst, dann wirst du es auch sein! Du kannst *wählen,* wie du deine Zukunft sehen willst!«

Sie klang eher wie ein Selbsthilfeguru denn wie eine Wahrsagerin.

»Du ziehst ja nicht in die Antarktis«, sagte Tante Pat.

»Eindeutig nicht«, bekräftigte meine Mutter. »Um diese Jahreszeit wird es dort unerträglich heiß sein.«

»Das ist sehr hilfreich, Mae.« Tante Pat seufzte. »Ich dachte, du willst, dass sie positiv denkt.«

Ihr Tonfall war mild, aber meine Mutter reagierte tödlich beleidigt.

»Kümmere dich um deine eigenen Angelegenheiten!« Das war verletzend, denn ich war ebenso Tante Pats Angelegenheit wie die meiner Mutter.

Tante Pat reagierte nicht darauf. Sie zündete sich eine Zigarette an, stieß den Rauch aus. Wir saßen am Küchentisch. Unvermittelt stand Mum auf und ging zum Kühlschrank, öffnete das Gefrierfach, nahm einen Beutel mit gefrorenen Erbsen heraus und drückte ihn sich aufs Gesicht, als wollte sie sich selbst mit einem Kissen ersticken. Sie hielt ihn länger dort fest, als ich für möglich gehalten hätte, dann warf sie die Erbsen zurück ins Gefrierfach und verließ den Raum. Wir hörten ihre Schlafzimmertür zuknallen.

Ich dachte, ich hätte gerade einen echten Nervenzusammenbruch erlebt, aber Tante Pat erklärte, das seien die Wechseljahre. Sie senkte die Stimme nicht, als sie »Wechseljahre« sagte, weil sie Tante Pat war, aber die meisten Leute hätten es damals getan.

Wahrscheinlich war Mum an dem Tag mit den gefrorenen Erbsen hungrig. Sie war damals noch immer ständig auf Diät. Die »sexy Ananasdiät« habe ich bereits erwähnt. Die Grapefruitdiät. Die Zitronensaftdiät. Die Hüttenkäsediät. Die Kohlsuppendiät.

Mit der Zeit litt sie unter schlimmen Verdauungsproblemen.

»Tja, natürlich ist dir übel, wenn du nichts als Hüttenkäse isst!«, rief Tante Pat, wenn Mum sich vor Schmerzen krümmte: Blähungen, Krämpfe. Grässlich.

Manchmal kommt es mir so vor, als hätte sie die letzten Jahre ihres Lebens im Kampf um eine kleinere Kleidergröße verbracht.

Am Ende hat sie gewonnen, aber der Preis war inakzeptabel.

Meine Schwiegermutter war ebenso bestürzt über den Umzug wie ich. Michelle wollte mit uns nach Westaustralien ziehen und weiterhin auf der anderen Straßenseite wohnen. Sie war bereit, auf der Stelle ihre Sachen zu packen, aber mein Schwiegervater sagte, so funktioniere das Leben nicht. Sie konnten ihren Kindern nicht einfach um die Welt folgen.

»Wir haben unser eigenes Leben!«, sagte er.

»Nein, das haben wir nicht«, entgegnete Michelle.

Doch Stephen hielt ebenso eisern an seinem Entschluss zu bleiben fest wie sein Sohn an seinem Entschluss fortzugehen.

Als wir uns am Flughafen von unseren Familien verabschiedeten, versuchte Michelle traurig, immer noch mehr in Alufolie verpacktes Essen in meine Tasche zu stecken, während meine Mutter Möhrenstifte aus einer Tupperdose knabberte wie ein durchgeknallter Bugs Bunny.

»Was siehst du für uns, Mum?«, fragte ich und sehnte mich nach Hoffnung.

»Ich sehe, dass das Boarding begonnen hat.« Mum deutete mit einem Möhrenstift auf den Monitor.

Was nur gerecht war. Ich konnte nicht all die Jahre Madame Maes professionelle Fähigkeiten abtun und dann plötzlich eine Vorhersage verlangen.

Wir trafen mitten in einer Hitzewelle in Perth ein.

»Es ist eine andere Hitze, nicht wahr?«, sagte David. »Viel angenehmer als die Feuchtigkeit in Sydney.«

Ich bin nicht etwa ein Fan der Feuchtigkeit in Sydney. Sydney im Februar gefällt mir nicht. Aber als ich in Perth aus dem Flugzeug stieg, hatte ich das Gefühl, einen vorgeheizten Backofen zu betreten. Ich bekam keine Luft.

»Ich habe das Gefühl, ich ersticke«, sagte ich, und David verdrehte die Augen.

Wenn die eine Hälfte eines Paars anderswohin ziehen möchte und die andere Hälfte gegen deren Willen mitzerrt, endet man manchmal wie Fußballfans, die gegnerische Mannschaften anfeuern.

David warf mir vor, ich gebe unserem Leben in Perth keine Chance.

Wir hatten in einem Sechsparteienhaus namens Beachside Blue eine Wohnung mit zwei Schlafzimmern gemietet, von der aus man auf den Scarborough Beach blickte. Am Tag unserer Ankunft wurden wir von einer Frau in einem bis zur Taille heruntergerollten Neoprenanzug mit einem Surfboard unter dem Arm empfangen. Sie hieß Stella, ihre Haut war gebräunt und ihr Bikinioberteil weiß. Sie hieß uns herzlich willkommen, und ich bemühte mich, gleichermaßen herzlich zu ihr zu sein, obwohl ich ihre Brüste unnötig keck fand.

Stella erzählte uns, das Beachside Blue lasse es jeden Freitagabend bei einer spektakulären Dachterrassenparty »krachen«. Jede Wohnung sei irgendwann an der Reihe, den Gastgeber zu spielen, was bedeutete, man sorgte für Alkohol und Musik. Die meisten Hausbewohner arbeiteten im Royal Perth Hospital. Sie selbst machte eine Ausbildung zur Fachärztin für Geburtshilfe. Nicht nur das, sie tauchte auch! War das nicht eine gute Neuigkeit? So eine gute Neuigkeit. Sie sagte, David solle Mitglied im Tauchklub Underwater Explorers Club of Western Australia werden. Sie sagte, das Tauchen in Westaustralien sei der Kracher. Sie machten viel Wracktauchen.

Nur für den Fall, dass Ihnen der wichtigste Punkt in dieser Anekdote entgangen ist: *Wir waren in ein Mietshaus mit einer obligatorischen Freitagabendparty gezogen.*

Anstatt am Ende meiner Arbeitswoche mit meinen wunderbaren Schwiegereltern Reportagen anzuschauen, würde ich an einer spektakulären Dachterrassenparty teilnehmen.

»Wir werden da sein!«, sagte David.

In unserer Wohnung empfing uns eine massive Wand aus erstickender Hitze. Die Zimmerwände waren frisch gestrichen und so blendend weiß, dass ich das Bedürfnis nach einer Sonnenbrille verspürte. Die

Wohnung war vollständig möbliert (so praktisch!) mit weichen, durchhängenden, ausgeblichenen Sofas, schmuddeligen Kissen und künstlichen Bambuspflanzen in Kübeln. Alles roch schwach nach altem Zigarettenrauch. Normalerweise mochte ich diesen Geruch, weil ich ihn mit Tante Pat verband, aber diese Möbel schienen direkt aus einem Nachlass zu stammen, und ich hatte nicht das Gefühl, dass es ein glückliches Zuhause gewesen war. Ich nahm Bitterkeit wahr.

»Das ist *unglaublich!*« David ignorierte die blendend weißen Wände und die unglücklichen Möbel und ging direkt zu der Glastür, die auf den Balkon hinausführte.

»Allerdings«, sagte ich. Ich musste die Vorstellung einer allwöchentlichen Party erst noch verdauen und atmete in bewusst flachen Zügen. Wann würden wir an der Reihe sein, die Gastgeber zu spielen? Woher würde ich wissen, welchen Alkohol ich besorgen sollte? Was würde ich anziehen?

David fragte: »Cherry, was ist los mit dir? Das ist das Paradies. Wir sind jetzt tatsächlich im Paradies.«

Die Aussicht war unglaublich. Das hätte jeder gedacht. Jeder, der nicht schon jetzt Heimweh nach den kühlen grünen Baumkronen in Wahroonga hatte. Wir blickten hinaus auf den von weißem Sand gesäumten Indischen Ozean. In Strandnähe war das Wasser von einem tropischen Türkisblau und wurde zum Horizont hin immer dunkler.

»Spür doch diesen Seewind«, sagte David.

Ich konnte es nicht. Mir schien, dieser Seewind war nur für ihn da.

David fragte mich, ob ich mich eine Weile hinlegen wolle. Wenigstens das Bett schien brandneu zu sein. Er sagte, während ich mich ausruhte, werde er vielleicht »in den sauren Apfel beißen« und sofort losgehen, um Mitglied im Tauchklub zu werden, wie Stella vorgeschlagen hatte.

Irgendetwas daran, wie er den Namen Stella aussprach, ließ mich das Rascheln einer verborgenen Gefahr wahrnehmen wie Großmutter damals mit dem Baby und der Schlange.

»Vielleicht wird es Zeit, dass ich auch tauchen lerne«, sagte ich.

Ich hatte gar kein Verlangen danach zu tauchen. Ich war schon immer eine gute Schwimmerin gewesen, und ich liebe das Meer, aber ich hatte mich noch nie genötigt gefühlt, mich *unter* Wasser umzusehen.

Aber ich war bereit, es zu tun. Ebenso wie Jack bereit gewesen war, für mich in das Blasloch zu springen.

»Ich glaube nicht, dass das dein Ding ist, Cherry«, entgegnete David. »Du wärst ein Luftschwein.«

Das verstand ich nicht. Er erklärte mir, ein Luftschwein sei ein Taucher mit einem überdurchschnittlichen Luftverbrauch. Niemand will ein Luftschwein zum Tauchbuddy, weil dadurch die Tauchzeit verkürzt ist.

»Aber woher weißt du, dass ich überdurchschnittlich viel Luft verbrauchen würde?«, fragte ich.

»Ach, Liebling, das würdest du! Wenn du nervös wirst, atmest du so!« Er ahmte meinen Atem nach, seine Brust hob und senkte sich schnell. Es war, als betrachtete ich mich in einem heimlich aufgenommenen Film.

David sagte: »Ich erinnere mich noch an deine Ankunft bei diesem gotterbärmlichen Fondue-Essen. Ich dachte, ich muss dir eine Papiertüte holen.«

Die Demütigung muss mir deutlich anzusehen gewesen sein, denn David ergänzte rasch: »Ooch, mach dir keine Gedanken, Cherry, das ist doch süß, es ist süß, du hast das mit dem wogenden Busen perfektioniert. Gerade jetzt machst du es wieder.«

»Das Fondue-Essen war nicht gotterbärmlich«, sagte ich kühl. »Es war eine wundervolle Dinnerparty.«

Ich wurde in Perth nicht zur Taucherin.

Ich wurde zur Trinkerin.

Kapitel 92

»Wie ich höre, ziehst du nach Tasmanien und hörst für ein Jahr auf zu arbeiten!«

Leos Mutter ist am Telefon und strahlt deplatzierte Freude aus.

»Mum, ich glaube wirklich nicht, dass wir das tun, es ist nur eine Idee, die Neve sich in den Kopf gesetzt hat«, erwidert Leo. »Sie hätte dir das nie erzählen dürfen. Außerdem, selbst *wenn* wir nach Tasmanien ziehen würden, müsste ich mir eine Arbeit suchen.«

Voller Selbstgerechtigkeit plustert er sich genüsslich auf: Dies ist eindeutig ein eheliches Fehlverhalten. Jedes Gericht im Land würde ihm beipflichten. Seine Frau hätte diesen *etwaigen* Plan *seiner* Mutter gegenüber niemals erwähnen dürfen.

Es ist spät am Sonntagnachmittag. Neve und die Kinder sind unten am Strand. Leo sagte, er würde sehr gern mitkommen, sollte aber wahrscheinlich etwas Arbeit nachholen. Niemand antwortete: »Ach komm, Dad.« Niemand jammerte: »Nie kommst du mit!« Sie warfen sich die Handtücher über die Schultern und zogen hinaus in die warme, nach Frühling duftende Luft. Er hätte mitgehen können, aber dann hätte er abends sehr lange aufbleiben müssen, und wenn er überhaupt so etwas wie ein Sexleben haben will, und das will er allerdings, dann ist es hilfreich, zur selben Zeit wie seine Frau ins Bett zu gehen. Jede einzelne Entscheidung in seinem Leben ist ein Kompromiss.

»Der Sohn meiner Freundin Priscilla hat genau das getan, was du vorhast, er hat sich ein Jahr freigenommen«, erzählt seine Mutter. »Priscilla hat gesagt, das habe seine Ehe gerettet.«

Wer *sind* diese Leute, die es sich leisten können, einfach ein Jahr nicht zu arbeiten? Er wird seine Mutter nicht danach fragen, denn sie wird es ihm sagen. Sicher gibt es eine lange Geschichte darüber, wie es kam, dass Priscilla mit ihrer Familie verbunden ist. Womöglich war er auch kurz mit Priscillas Tochter zusammen.

»Ich wünschte, Neve hätte es nicht erwähnt.« Er denkt an die zahlreichen Gründe, aus denen es nicht dazu kommen wird. »Die Kinder sind hier verwurzelt. Sie würden ihre Freunde vermissen.«

»Sie finden neue Freunde«, entgegnet seine Mutter seelenruhig. »Und ihre Freunde würden auf sie warten, wenn sie zurückkommen.«

»Mum, es ist nicht …«

»Ja, es ist nur eine Idee. Ich verstehe. Ich bin trotz meines fortgeschrittenen Alters in der Lage, das zu verstehen. Ich mache mir keine großen Hoffnungen. Wobei Neve gesagt hat, es bestehe die Möglichkeit, dass du an deinem Geburtstag hier bist, deshalb habe ich in diesem neuen japanischen Restaurant reserviert.«

»Neve hat mit dir über *Termine* gesprochen? Was denn, hat sie schon Flüge für uns gebucht?«

Das ist absurd. Er hat nur eingewilligt, darüber nachzudenken. Man zieht nicht aus einer Laune heraus Tausende von Kilometern weit weg. Zumal aus einer Laune heraus, die auf Leos Antwort auf eine rein hypothetische Frage basiert, deren abstruse Voraussetzungen unter anderem lauten: »Geld ist kein Thema.«

»Natürlich hat sie keine Flüge gebucht«, sagt seine Mutter. »Ich hoffe, mein Garten hat bis dahin Fortschritte gemacht. Mein Landschaftsgärtner hat mit der Arbeit angefangen und ist dann verschwunden. Ich wünschte, ich hätte ihn nicht im Voraus bezahlt.«

Leo hat das Gefühl, ihm platzt gleich der Kopf. »Was? Gib mir seine Kontaktdaten, Mum. Ich rufe ihn sofort an.«

Eine ältere Dame derartig auszunutzen ist ungeheuerlich. Wenigstens hat Neve ihr nichts von der Prophezeiung erzählt, und selbst wenn seine Mutter durch Zufall etwas über die »Todesdame« gelesen hätte, weiß sie sicher nicht, dass Leo auf diesem Flug war, denn sie hat nichts gesagt.

»Nein, nein, ich gebe ihm noch ein paar Wochen. Ich glaube, er hatte einen Krankheitsfall in der Familie. Und wenn er wirklich verschwunden ist, können wir seine Geräte auf eBay verkaufen, denke ich«, sagt seine Mutter. »Vielleicht würde ich dabei sogar Gewinn machen. Tja, ich muss Schluss machen, Liebling, bis bald, sag den Kindern, wenn sie einwilligen, nach Tasmanien zu ziehen, gebe ich ihnen hundert Dollar. Jedem! Aber sie dürfen ihren Cousins nichts davon erzählen.«

»Wir werden sie nicht bestechen.«

»Dein Gewissen ist rein! Ich bin die, die sie besticht. Mach's gut, Liebling!«

Weg ist sie. Leo dreht sich zum Computermonitor um.

Neve »erarbeitet einen Vorschlag« für diesen hypothetischen Umzug. Sie »rechnet es durch«. Sie plant, ihn bis zu seinem Geburtstag arbeitslos zu machen, damit er nicht mit dreiundvierzig bei einem Arbeitsunfall sterben kann. Leo hat den Verdacht, dass Neve sein Kündigungsschreiben schon entworfen und datiert hat und es nur noch auf seine Unterschrift wartet.

Sollte er das alles einfach geschehen lassen?

Absurd.

Er sieht auf die Haftnotiz an seinem Monitor.

Rod Van Blair und eine Telefonnummer, in Neves Handschrift.

Ich weiß, wen du anrufen würdest, Leo.

Sie musste gar nicht nachdenken. Sie hat sich nicht vergewissert, ob sie richtiglag. Sie haben seit Jahren nicht mehr über Rod gesprochen, aber es scheint, als hätten sie ihn beide immer sehr präsent gehabt.

Er erinnert sich daran, wie verwirrt seine Eltern waren, als Rod nicht auf der Feier zu Leos dreißigstem Geburtstag erschien.

»Wo ist Rod?«, fragte sein Vater, der einzige Mann in Anzug und Krawatte auf der Party, während er Leo über die Schulter blickte.

»Er ist nicht hier, Dad. Wir haben uns irgendwie aus den Augen verloren.«

Das ist das, was man so sagt. Man sagt nicht: »Wir haben uns getrennt«, wenn eine Freundschaft endet. Man sagt nicht: »Wir haben uns einander entfremdet«, wenn es sich nicht um ein Familienmitglied handelt. Man sagt, man habe »sich aus den Augen verloren«, so als hätte man seinen Freund aus Unachtsamkeit verlegt, als wäre es nicht einer der größten Fehler, die man im Leben gemacht hat, und das, was man mit am meisten bedauert.

Leo hatte Rod da schon seit zwei Jahren nicht mehr gesehen. Er konnte es nicht fassen, dass er seinen dreißigsten Geburtstag ohne Rod feierte. Er hat die Party nicht genossen, und seitdem weigert er sich, noch eine zu geben. Partys sind sowieso zu anstrengend.

»Du hast *was?*«, fragte seine Mutter. »Du hast ihn nicht aus den Augen verloren. Was ist passiert?«

Er hat seinen Eltern nie erzählt, was passiert ist.

Die Kinder fragen manchmal nach Rod, wenn sie sich die Hochzeitsfotos ansehen. Rod war sein Trauzeuge, und es gibt Fotos von ihnen beiden beim Hochzeitsempfang, lässig Arm in Arm, die Krawatten schief, die Hemden zerknittert und das Haar zerzaust, junge, faltenlose Gesichter.

»Nur ein alter Freund«, antwortete Leo. »Wir haben uns aus den Augen verloren.«

»Warum habt ihr das getan?«, fragte Bridie.

Ja, warum hat er das getan?

Leo und Rod lernten sich an ihrem ersten Tag an der Sydney University kennen. Sie studierten beide Ingenieurwesen mit dem Ziel Bachelor of Engineering (Honours) im Zweig Hoch- und Tiefbau. Keiner von ihnen war in Sydney zur Schule gegangen, daher fühlten sie sich beide als Außenseiter, wenn die übrigen Studenten die Namen ihrer Freunde quer über den Innenhof brüllten. Rod stammte aus dem ländlichen Victoria und Leo aus Tasmanien, deshalb kamen sie sich vermutlich beide wie Landeier vor, obwohl sie das damals beide abgestritten hätten.

Am Ende wohnten sie zusammen in einem Reihenhaus in der Nähe der Universität. Rod brachte Leo bei, ein Curry zuzubereiten. Leo brachte Rod bei, Wäsche zu waschen.

Rod spielte Squash, und einer seiner besten Squashfreunde freundete sich auch ein bisschen mit Leo an. Und beim einundzwanzigsten Geburtstag dieses Freundes lernte Leo eine junge Frau mit wirrem Haar und einer Cartier-Uhr kennen. Insofern verdankt Leo Rod im Prinzip sein ganzes Leben.

Als sie achtundzwanzig und seit über einem Jahrzehnt beste Freunde waren, verliebte Rod sich in eine schöne Frau, die permanent so herablassend mit Rod sprach, dass man es kaum mit anhören konnte. Sie war eine böse Hexe, das war allen klar, doch Rod war ganz vernarrt in sie, was bedeutete, wie Neve damals sagte: Die Situation erforderte Fingerspitzengefühl. Leo versuchte, ganz behutsam zu sein. Viele Monate lang ließ er Andeutungen fallen. Er sagte milde:

»Manchmal scheint sie dir gegenüber ein bisschen sehr kritisch zu sein, Kumpel.« Aber nichts wirkte, und die Beziehung ging über ein Jahr weiter. Leo musste mitansehen, wie sie Rod das Lebensblut aussaugte; er glich immer weniger dem echten Rod, sondern wurde zu einer blassen, ängstlichen, völlig verunsicherten Version seiner selbst, weshalb Leo eines Abends in einem Pub die Geduld verlor. Er tat es aus Liebe! Aber er hatte zu viel getrunken, und alle seine Großer-Bruder-Instinkte traten höchst unglücklich in Erscheinung. Rod reagierte defensiv wie der jüngste Bruder, der er war, und beschuldigte Leo, er sei eifersüchtig, was, Herrgott noch mal, eine Beleidigung für Leos *Frau* war. Leo hatte keinen Grund, eifersüchtig zu sein! Rod sollte eifersüchtig auf *ihn* sein. Am Ende lieferten sie sich einen Schreiwettkampf draußen vor dem Lord Nelson Hotel. Es gab Bruststöße, Verwünschungen und rot angelaufene, verzerrte Gesichter, und ein Türsteher sagte: »He! Ihr zwei da! Hört auf!« Bei der Erinnerung daran wird Leo noch immer übel.

Manche Leute, die an jenem Abend im Pub waren, sagten, Leo sei im Recht gewesen, andere bestritten das. Allianzen bildeten sich. Die Allianzen halfen nicht, sie gossen nur Öl ins Feuer.

Warum hat er sich nicht gleich am nächsten Tag ans Telefon gehängt, sich entschuldigt und die Sache beigelegt? Rod war der Einzige in diesem Freundeskreis, der Leo wichtig war, alle anderen sind irgendwann auf der Strecke geblieben. Rod hatte Neve sehr gern; er wollte sie nicht beleidigen, indem er Leo eifersüchtig nannte. Er hat blind um sich geschlagen. Er war in einer wirklich ungesunden Beziehung und hätte Leos Unterstützung und Verständnis gebraucht.

Doch je länger dieser Zustand anhielt, desto unmöglicher erschien es Leo. Er sagte sich, unbequeme emotionale Gespräche seien schon mit der Lebensgefährtin schlimm genug, da brauche man so etwas nicht auch noch mit seinen *Freunden* durchzustehen, das Leben ist zu kurz, so etwas dürfte gar nicht nötig sein et cetera et cetera. Leo sagte sich, es sei am besten so. Wenn Rod sein Leben mit dieser Frau vergeuden wollte, bitte, aber er konnte sie nicht um sich haben.

Seitdem haben sie nicht mehr miteinander gesprochen. Leo kam zu Ohren, dass Rod sich irgendwann von seiner grausamen, toxischen Freundin getrennt (Leo hätte einfach abwarten sollen) und zu seinem alten Selbst zurückgefunden habe, zurück nach Victoria gezogen sei und jemand anderes geheiratet habe, offenbar keine böse Hexe. Er hat drei Kinder. Er hat die Baubranche verlassen und eine Arbeit in einem globalen Reiseunternehmen gefunden. Leo hat seit Jahren nichts Neues mehr gehört. Gerüchte kommen ihm nicht mehr zu Ohren.

Zuweilen fragt er sich, ob das der Grund ist, weshalb er nicht viele Freunde hat (»*gar keine* Freunde«, sagt Neve, was unhöflich und unwahr ist – er hat Freunde, es ist nur so, dass alle furchtbar beschäftigt sind) –, weil er sich wegen der Sache mit Rod schämt. Manchmal erschüttert es ihn noch immer. Er kann nicht fassen, dass er nicht Rods Trauzeuge war. Er kann nicht fassen, dass sie einer die Kinder des anderen nicht kennen.

Wenn jemand Rod sagen würde, dass Leo bald sterben würde, würde er ihn anrufen? Leo ist sich ziemlich sicher, dass er das tun würde. Und Leo wäre am Boden zerstört. Um Rods willen, um seiner selbst willen und um der Zeit willen, die sie vergeudet haben.

Aber vielleicht erinnert sich Rod auch kaum an ihn. Er könnte fragen: »Wer sind Sie, haben Sie gesagt?« Menschen verändern sich. Man kann nicht zurückgehen, nur nach vorn. Vielleicht haben sie sich überhaupt nichts mehr zu sagen wie bei diesen steifen, befangenen Unterhaltungen auf Ehemaligentreffen, bei denen jeder denkt: *Nein, aber heute bin ich anders.*

Er zieht die Haftnotiz vom Bildschirm ab und knüllt sie zu einem winzigen Kügelchen zusammen. Neve sollte sich nicht in sein Leben mischen, indem sie seiner Mutter so etwas sagt. Doch dann streicht er den Zettel auf dem Schreibtisch glatt und tippt die Nummer in sein Telefon ein, und er kann sich zwar nicht erinnern, dass er eingewilligt hätte, dies zu tun, aber offenbar machte er es, er springt von der Klippe, ohne nachzusehen, wie tief das Wasser ist.

Bevor Leo es sich anders überlegen kann, nimmt jemand ab.

»Hallo, Rod am Apparat.«

Ein bisschen schroff, ein bisschen tiefer, als Leo es in Erinnerung hat, aber im Grunde immer noch Rod: nur ein Hauch des niederländischen Akzents seines Vaters. Es ist unglaublich. Es gibt Rod noch. Rod war die ganze Zeit durch einen Telefonanruf zu erreichen. So einfach war das, und dennoch kommt es Leo so vor, als hätte er etwas metaphysisch Unmögliches getan.

Leo sagt: »Hi, Rod. Hier ist … Ich dachte bloß … na ja. Hier ist Leo.«

Es folgt ein langes Schweigen. Ein sehr langes Schweigen.

»Leo Vodnik.«

Diesmal lacht Rod. »Ich weiß, wer du bist, Leopold.«

Sein Lachen katapultiert Leo zurück in die Vergangenheit. Er kann Rods Hähnchencurry riechen, er schmeckt das Carlton-Draught-Bier auf der Zunge, das sie immer tranken, und sogar seine Sitzhaltung – lässig zurückgelehnt und dahingelümmelt – erinnert ihn an den Leo, der er einmal war, als Rod sein Freund war. Er legt die Füße auf den Schreibtisch.

»Lang ist's her«, sagt Rod. »Alles gut?«

»Ja«, antwortet Leo. »Alles gut. Und du? Was hast du so getrieben?« Denn er sieht, wie sie sie spielen werden, die komödiantische Nummer, die sie gleich aufführen werden. Sie werden so tun, als wäre nichts gewesen, als wäre keine Zeit vergangen.

Doch dann sagt Rod in einem anderen, dringlichen Ton, dem Tonfall eines älteren Mannes, der gelernt hat, dass schlimme Dinge passieren können und es auch tun: »Bitte sag, dass du nicht stirbst, Leopold.«

»Nein.« Leo stellt die Füße wieder auf den Boden, bevor er noch umfällt und sich am Rücken verletzt – er sagt Oli immer wieder, er solle nicht kippeln. »Ich sterbe nicht. Na ja.« Er seufzt. Er sieht die Dame im Flugzeug vor sich, diese blassblauen Augen, die eigenartig vertraute Brosche. »Einer Hellseherin zufolge bin ich …«

Er bricht ab, denn plötzlich fällt ihm ein, was für ein Symbol die Brosche der Dame ziert. Nur Rod Van Blair, der »Leopold« sagt, einen Namen, mit dem ihn sonst niemand anspricht, konnte diese spezielle verschüttete Erinnerung aus den kristallisierten Ablagerungen in seinem Bewusstsein zutage fördern.

»Das ist eine lange Geschichte«, sagt er.

»Lass hören«, erwidert Rod leichthin, so als säßen sie im Wohnzimmer ihres schäbigen Reihenhauses auf dem Boden, ein kleines Tütchen Gras und eine Familienpizza neben sich.

Es hat sich alles verändert, und es hat sich gar nichts verändert. Leo empfindet gleichermaßen schreckliches Bedauern wegen der verlorenen Zeit und tiefe Erleichterung über die Zeit, die sie hoffentlich wieder haben.

Er drückt sich das Telefon fest ans Ohr. »Es tut so gut, deine Stimme zu hören, Mann.«

Es folgt ein weiteres Schweigen, so lang, dass Leo sich fragt, ob die Verbindung unterbrochen wurde, und dann sagt Rod, und seine Stimme klingt ein bisschen belegt: »Ganz meinerseits.«

Kapitel 93

Es ist eine seltsame Erfahrung, mit jemandem verheiratet zu sein, der dich nicht mag, aber deinen Körper liebt.

Ich kann das nicht empfehlen.

Es dauerte lange, bis ich das begriffen hatte, und ich weiß nicht, ob es David selbst jemals klar geworden ist. Wahrscheinlich hat es ihm auch nicht gutgetan. Vielleicht hat er versucht, gegen seine Gefühle anzugehen. Vielleicht hat er sich jeden Morgen beim Aufwachen gesagt: *Ich werde mich nicht über sie ärgern,* ebenso wie ich jeden Morgen beim Aufwachen dachte: *Ich werde kein Ärgernis für ihn sein.*

Ich glaube, eine solche Beziehung ist nur möglich, solange man jung genug ist, um den eigenen Körper ganz und gar zu bewohnen. Wenn man älter ist, ist die Trennung zwischen sich und der eigenen Körperlichkeit größer. Der Körper lässt einen im Stich, er ächzt und knackt und schmerzt, er fühlt sich häufig unvertraut an, aber damals war ich mein Körper, und er war sein Körper, und wenn unsere Körper einander liebten, genügte das.

Doch es genügte natürlich nicht.

Er war nie grausam. Wenn er seine Gefühle präziser zum Ausdruck gebracht hätte, hätte ich eine fundamentale Tatsache vielleicht früher verstanden: *Dieser Mann mag mich einfach nicht.*

Wenn man mit jemandem zusammenlebt, der einen auf eine zumeist unkonkrete Weise nicht mag, mag man sich irgendwann selbst nicht mehr, besonders wenn man wie ich eine Frau ist, deren Selbstwertgefühl zumindest in Bezug auf ihre Persönlichkeit noch nie hoch war. Eine andere, stärkere Person hätte nicht zugelassen, dass ihr Selbstgefühl davongeweht wird wie Sandkörner im frischen Wind von Perth.

Perth ist eine der windigsten Städte der Welt.

Wenn ich einen heißen, trockenen Wind spüre, kann das manchmal sogar heute noch bruchstückhafte Erinnerungen an diese eigenartige

Zeit in meinem Leben in mir wecken, ebenso wie Gerüche es vermögen.

Das Leben im Beachside Blue ähnelte ein wenig dem in einer Sekte. Als Hausbewohner hatten wir unsere eigene Kultur, unsere eigenen Gebräuche und Praktiken. Niemand hatte Kinder, alle waren zwischen zwanzig und dreißig und zugezogen. Unsere Familien und unsere Kindheit waren weit weg.

Die Dachterrassenpartys am Freitagabend waren wie Zeremonien: intensiv und traumähnlich.

Sie begannen kurz vor Sonnenuntergang. Um uns herum standen keine Wolkenkratzer. Der Himmel und das Meer gehörten uns, und der Alkohol schoss uns zur selben Zeit ins Blut, wie die Sonne im Meer versank.

In meiner Jugend hatte ich an der Ostküste blassrosa Sonnenaufgänge über dem Pazifik erlebt, aber ich hatte nie die symphonische Pracht eines Sonnenuntergangs über dem Indischen Ozean gesehen, der das Meer indigoblau färbte und das Licht wie geschmolzenes Gold aussehen ließ. Von diesem Dach aus mitanzusehen, wie die Rot-, Gelb- und Orangetöne über den Himmel verliefen wie vergossene Farbe, war ein sinnliches und zugleich spirituelles Erlebnis, wie eine überwältigende Gotteserfahrung.

Entschuldige diese blasphemische Bemerkung, Großmutter, aber so fühlte es sich an.

Vielleicht war es aber auch nur die Betrunkenheit, denn wie so manche unwillige Partyteilnehmerin vor mir entdeckte auch ich, dass die Lösung für mein Unbehagen darin bestand, möglichst schnell möglichst viel zu trinken. Nicht nur mein Unbehagen löste sich dadurch auf, sondern David mochte mich so auch lieber. Zu trinken verbesserte meine Persönlichkeit. Ich war dann nicht so verkrampft.

Vor unserem Umzug nach Perth war ich zuweilen beschwipst gewesen, doch nie betrunken. Ich hatte nicht gewusst, dass das Zimmer sich um einen drehen kann. Ich hatte nicht gewusst, dass man mit unerklärlichen Prellungen an den Beinen und albtraumhaften schwarzen Löchern im Gedächtnis erwachen kann.

Ich trank Bacardi Cola, Wodka Orange, Tequila Sunrise und Harvey Wallbanger. Galliano war damals sehr beliebt. Zu essen gab es nur Tüten mit Kartoffelchips und Brezeln, zu trinken jede Menge Bier, billigen Wein, keine Erfrischungsgetränke, kein Wasser. Wir tranken damals eigentlich kein Wasser, wie die Leute es heute tun. Die meisten Leute rauchten. Es gab Drogen. Deren Beschaffung war nicht Aufgabe des Gastgebers, aber irgendjemand hatte immer irgendetwas dabei, von guter Qualität, denn die meisten Hausbewohner hatten medizinische Berufe. Mit den Drogen habe ich mich nicht aufgehalten; der Alkohol führte zum gewünschten Ergebnis.

Wir versenkten reihenweise leere Flaschen und Dosen in der grauen Erde eines lange aufgegebenen Blumenbeets, als wollten wir sie einpflanzen. An einer Wand standen drei leere Kühlboxen aufgereiht, und wenn man an der Reihe war, der Gastgeber zu sein, musste man sie mit Eis und Alkohol befüllen. (Heute klingt es ausgesprochen albern, aber damals schien die sorgfältige Auswahl des Alkohols von entscheidender Bedeutung zu sein.)

Ein früherer Bewohner hatte am Rand der Terrasse farbige Lichterketten aufgehängt, sodass die Gesichter der Leute nach Einbruch der Dunkelheit bunt gescheckt waren. Irgendjemand hatte einen alten tragbaren Kassettenspieler auf der Terrasse stehen lassen, und wenn man Gastgeberin für den Abend war, brachte man eine Auswahl an Kassetten mit.

Es wurde getanzt. Wie Sie wissen, kann ich nicht tanzen, aber wenn ich betrunken genug war, konnte ich mich auf eine Art und Weise auf der Stelle wiegen, die einer der Ärzte »hypnotisch« fand, wie er mir sagte.

Es wurde viel geflirtet. David gefiel es, wenn andere Männer mir Aufmerksamkeit schenkten. Er sagte mir, ich solle den Leuten aus der Hand lesen, und ich tat es. Jedenfalls gab ich vor, es zu tun. Im schummrigen Licht konnte ich ihre Handflächen eigentlich nie richtig sehen. Eines Abends küssten Stella und ich uns, angefeuert von unseren Partnern und allen anderen. Es hat mir nicht gefallen. Sie schmeckte nach Brezeln. Ich habe Brezeln noch nie gemocht.

An sehr heißen Abenden gab es ein Kinderplanschbecken, in dem man die Füße abkühlen konnte oder den ganzen Körper, wenn man wollte oder ausglitt oder geschubst wurde. An sehr kalten Abenden machten wir in einem Ölfass Feuer.

Die Leute saßen mit dem Rücken zum Meer auf der niedrigen Mauer um die Dachterrasse. Ein Geländer gab es nicht. Heute wäre so etwas niemals erlaubt. Wir forderten das Unglück geradezu heraus. Ich hatte eine wiederkehrende Vision davon, wie zwei Personen abstürzten. Einer packte den T-Shirt-Ärmel des anderen. Beide verschwanden in der Nacht. Je betrunkener ich wurde, desto mehr redete ich über diese Vision. Da alle wussten, dass meine Mutter eine »berühmte« Wahrsagerin war, wurde es zum Running Gag, dass Cherry Todesfälle vorhersagte, was die Männer veranlasste vorzugeben, dass sie das Gleichgewicht verloren, und sich so weit nach hinten zu beugen, wie sie es wagten, bis die Frauen schrien, woraufhin sie es erst recht taten.

Mochte ich diese Partys oder verabscheute ich sie?

Es ist nicht ganz klar. Jede dieser Partys fühlte sich an wie ein Fiebertraum. Ich schätze, die einfache Antwort lautet, sowohl als auch.

Am Ende jeder Party torkelten David und ich die Treppe hinab in unsere Wohnung, fielen ins Bett und hatten Sex. Er wurde nie fade. Häufig war es sehr wütender Sex. Offen gesagt, und erneut bitte ich um Entschuldigung, falls das vulgär ist, je wütender wir waren, desto besser war der Sex. Es schien, als wollten wir einander für irgendetwas bestrafen. Für unser Benehmen auf der Party? Dafür, dass wir nicht jemand anderes waren? Für unsere nervtötenden Angewohnheiten?

Ich weiß, dass ich ihm auf die Nerven ging.

Wenn ich zum Beispiel etwas in meiner Handtasche suchte, steckte ich den Kopf halb hinein und sah dadurch aus wie eine »schusselige alte Dame«. Wenn ich nieste, machte ich ein quiekendes Geräusch, etwa so: *Iih! Iih! Iih!* Niemand sollte so niesen. Wenn ich mir die Zähne putzte, klopfte ich mehrfach mit der Zahnbürste ans Waschbecken. Einmal genügte. Wenn ich ins Meer lief, hob ich die Arme wie Hühnerflügel an und wirkte dadurch gestört. Wenn ich morgens aufwachte, räusperte ich mich viel häufiger als der Durchschnittsmensch. Wenn ich die Wohnungstür abschloss, vergaß ich immer, in welche Richtung ich den Schlüssel drehen musste, und drehte ihn folglich immer zuerst in die falsche Richtung, bevor mir einfiel, wie es richtig ging, und das war nervtötend mitanzusehen. Mein Geschmack bei Musik und genau genommen jeder Form von Popkultur war langweilig und durchschnittlich, meine Unterwäsche nicht sexy genug, meine Erwiderungen nicht geistreich genug. Manchmal versuchte ich, witzig zu sein, war es aber nicht. David war witzig. Ich nicht. Ich sollte gar nicht erst versuchen, geistreich oder witzig zu sein. Das war nur peinlich für mich und alle anderen.

Ich könnte noch mehr nennen, aber das spare ich mir.

Du liebe Güte.

Jetzt sehe ich, dass David seine Abneigung bei zahlreichen Gelegenheiten ziemlich konkret äußerte! Vielleicht waren das aber auch nur Geplänkel, wie sie normal sind in Beziehungen, und der Umstand, dass ich mich nach all den Jahren noch daran erinnere, ist ein Beleg für mein überempfindliches Wesen, das ebenfalls nervtötend war.

Ich weiß, dass sich meine Mutter, die mich sehr geliebt hat, auch an meinem morgendlichen Räuspern gestört hat, aber ihre Verärgerung hatte nie diesen ätzenden, verächtlichen Unterton.

Sie fragen sich vielleicht, warum nichts davon in jenem ersten Jahr in Wahroonga auffiel, wo ich, so nehme ich an, genauso geniest, mit der Zahnbürste ans Waschbecken geklopft, mich geräuspert, witzig zu sein versucht habe et cetera. Ich glaube, es hatte mit seinen Eltern zu tun. David liebte seine Eltern, und seine Eltern liebten mich. Somit war ich liebenswert. Als wir das grün gesprenkelte Licht von Wahroonga hinter uns ließen und in die Helligkeit unserer blendend weiß gestrichenen Wohnung in Perth kamen, konnte David mich besser sehen.

Egal. Es war nicht alles schlecht. Ich war sehr glücklich in meinem neuen Job! Ich bekam eine Stelle bei der Filiale Perth der nationalen Finanzbehörde Australian Taxation Office. Ich war im Datenabgleich tätig, in einem Team, das größtenteils aus Männern bestand. Die Arbeit war interessant, weil …

Nun.

Das ist wahrscheinlich nur für *mich* interessant. Ich werde nicht ins Detail gehen. Auf einer der Dachterrassenpartys habe ich jemandem in aller Kürze, wie ich meinte, erklärt, was Datenabgleich ist, doch David sah dem armen Mann an, dass er sich zu Tode langweilte und nur weg von mir wollte.

Das Freitagabendtrinken griff auf den Samstagabend und den Sonntagabend und schließlich auf alle anderen Abende über. Ich fehlte keinen einzigen Tag bei der Arbeit, aber ich verschlief ganze Wochenenden, während David tauchen ging und faszinierende Schiffswracks erkundete. Stella war sein Tauchbuddy. Sie war kein Luftschwein und atmete wie ein normaler Mensch. Ich bin sicher, ihre kecken Brüste halfen beim Auftrieb.

Immer wieder vergaß ich meine Verhütungspille, weil ich so oft beschwipst oder betrunken war, und dann, eines Tages, sagte ich David, ich könnte doch ganz aufhören, sie zu nehmen, und wir könnten versuchen, ein Baby zu bekommen.

David war begeistert. Ich weiß noch, wie er mich ansah, als ich ihm das sagte. Das zeigte mir, dass ich die richtige Entscheidung traf. Es würde unsere Ehe retten. In diesem Moment konnte ich sehen, dass er mich wieder liebte. Er war wieder er selbst. Wir waren wieder wir selbst.

Wie Sie wissen, war ich nicht sonderlich erpicht auf Kinder, aber David liebte sie. In Bussen lächelte er Babys an, in Cafés redete er mit Kleinkindern.

Ich nahm an, ich würde das Baby mögen, wenn es erst da war. Ich sah es als die fehlende Variable in einer kniffligen Gleichung. Ein Baby würde David dazu bringen, mich zu lieben. Ein Baby würde mir meine Mutter und meine Tante bringen. Ein Baby würde mir meine Schwiegermutter und meinen Schwiegervater bringen.

Die Monate vergingen, und ich wurde nicht schwanger.

Ich trank weiter. Es gab keine Radiospots, in denen der Staat darüber informierte, dass man nicht trinken solle, wenn man versuchte, schwanger zu werden. Die fetale Alkoholspektrumstörung war bekannt, daher plante ich, mit dem Trinken aufzuhören, sobald meine Periode ausblieb. Ehrlich gesagt war ich erleichtert über die Aussicht auf einen Vorwand, mit dem Trinken aufzuhören. Allmählich hatte ich den Verdacht, dass das Trinken die Ursache meiner ständigen Müdigkeit und meiner leichten Depression war, aber offenbar kam es mir nicht in den Sinn, einfach damit aufzuhören.

Ich war ebenso überrascht wie jede andere Frau, wenn sie nicht sofort schwanger wird, nachdem sie aufgehört hat zu verhüten. Ich weiß nicht, ob ich jeden Monat enttäuscht war, denn da war immer auch diese leise Erleichterung, aber ich war irritiert.

Nach einem Jahr sagte David, ich solle mich untersuchen lassen, um herauszufinden, was mit mir nicht stimmte. Stella, die ja Geburtshilfe studierte, war es, die bei einer der Freitagabendpartys sagte, dass genau genommen der Mann sich zuerst untersuchen lassen sollte, weil diese Untersuchung einfacher und weniger invasiv war.

So erfuhren wir, dass die Spermienzählung bei David null ergab.

Die Wahrscheinlichkeit, dass ich schwanger wurde, lag bei null.

David war in seinem ganzen Leben noch nie bei einem Test durchgefallen. Er hatte noch nie versagt. Ihm war noch nie das Herz gebrochen worden, er hatte noch nie einen geliebten Menschen verloren, nicht einmal ein Haustier. Seine Mutter behauptete steif und fest, als David laufen lernte, sei er überhaupt nicht hingefallen. Michelle sagte, das sei so lustig gewesen, er sei einfach aufgestanden und habe begonnen umherzuschlendern.

Ich wollte ihn berühren, um ihn zu trösten. Er schlug meine Hand weg.

Er war so wütend. Er hatte keine Bewältigungsmechanismen. Ich sah genau, dass er sich danach sehnte, mich dafür verantwortlich zu machen, aber dafür gab es keinen vernünftigen Grund.

»Wag es *ja* nicht, mich zu bemitleiden«, sagte er.

Und dann sah ich, wie er ihm einfiel: ein Grund, wütend zu sein. Er sagte: »Ich wette, du bist erleichtert. Du wolltest doch sowieso nie Kinder. Ich habe gehört, wie du das auf Baashirs Party zu dieser Frau gesagt hast.«

Ich war völlig erschüttert. Ich konnte nicht fassen, dass er das bislang nie angesprochen hatte.

»Warum hast du mich geheiratet, wenn du Kinder wolltest und dachtest, dass ich keine will?«

Darauf antwortete er mir nicht. Er sagte, er gehe schwimmen, und er lud mich nicht ein, ihn zu begleiten.

Vom Balkon aus beobachtete ich, wie er über die gestrüppbewachsenen Dünen zum Meer ging, ein rotes Handtuch über der Schulter, den Kopf gebeugt, ungewohnt niedergeschlagen, und es zerriss mir das Herz, aber zugleich erkannte ich, dass er mich deshalb nie nach meiner Ansicht zu Kindern gefragt hatte, weil meine Gefühle für ihn nie sonderlich relevant gewesen waren.

Ich ging wieder hinein, weil das Telefon klingelte.

Es war Tante Pat, die mir sagte, dass es Mum nicht gut gehe und sie sich schon seit Monaten weigere, zum Arzt zu gehen. Tante Pat wollte, dass ich sofort nach Sydney zurückkam, denn Mum hatte sich selbst die Karten gelegt und festgestellt, dass sie starb, und Tante Pat war so wütend, dass sie ihr den verdammten Hals hätte umdrehen können.

Kapitel 94

Ethan ist dreißig, und er lebt noch. Jeden Abend denkt er, wenn er ins Bett geht: noch immer hier, werte Dame!

Ein Monat vorbei. Bleiben noch elf.

Die meisten seiner Freunde haben aufgehört, darüber zu reden. Die Kolleginnen, die ihm Selbstverteidigungsgeschenke gemacht haben, wirken nicht mehr allzu besorgt.

Auch das ganze Online-Geplapper scheint sich wieder gelegt zu haben. Schon früher ist ihm aufgefallen, wie schnell die Welt sich von einer Geschichte abwendet, wenn es keine neuen aufsehenerregenden Entwicklungen gibt. Zuerst füllt sein Feed sich mit Artikeln über eine vermisste Person, einen Mord oder einen Skandal und dann nichts mehr, und es fällt einem nicht einmal auf, bis man eines Tages denkt: Moment, haben sie diese vermisste Person eigentlich gefunden?

Vermutlich nicht.

Sein besorgter Flugzeugfreund hat es nicht vergessen. Seit Ethans Geburtstag meldet sich Leo alle vier, fünf Tage, was nett ist, wobei natürlich ein gewisses Eigeninteresse im Spiel ist, denn Leos dreiundvierzigster Geburtstag rückt näher, und von da an muss er einen Arbeitsunfall vermeiden.

Nur noch elf Monate, bis ich bewiesen habe, dass sie sich irrt, antwortet Ethan auf Leos neueste Nachricht. Normalerweise reagiert Leo darauf mit einem Emoji in Form eines erhobenen Daumens, doch diesmal schreibt er zu Ethans Überraschung: *Lust, was trinken zu gehen?*

Sie treffen sich am frühen Abend im Robin Hood Hotel: lässige, entspannte Atmosphäre; sehr unwahrscheinlich, dass hier und um diese Uhrzeit jemand versuchen wird, Ethan tätlich anzugreifen.

Ethan ist als Erster dort, und Leo trifft eine Minute später ein, von irgendetwas gestresst, was mit Parken zu tun hat. Er stürzt sich sofort in eine Geschichte darüber, dass er sich neulich bei einem alten Freund gemeldet hat, dem er »viele Jahre lang praktisch entfremdet« gewesen sei.

»Schön für dich«, sagt Ethan. Er hat keine Ahnung, warum Leo ihm diese Geschichte erzählt, aber es erscheint ihm angemessen, darauf mit Leo anzustoßen.

»Danke!« Leo strahlt. »Also, der Grund, warum ich das erwähne, ist die Brosche der Dame.«

Bei diesem Mann kommt man wirklich kaum mit.

»Brosche?« Ethan muss einen Augenblick nachdenken. »Ist das … Schmuck?«

»Ja, sie trug eine Brosche, und darauf war eine Art Symbol, das mir vage bekannt vorkam, deshalb dachte ich, es hätte etwas mit *mir* zu tun, sehr narzisstisch, ich weiß.«

»Okay.«

»Tja, ich glaube, ich habe es herausgefunden. Ich bin mir ziemlich sicher, dass es ein mathematisches Symbol ist.« Er zieht einen schönen Füllfederhalter aus der Tasche, dreht seinen Bierdeckel um, schreibt etwas darauf und hält ihn in die Höhe.

Ethan sieht ihn sich an. »Das Kronecker-Delta?«

Erfreut deutet Leo mit dem Zeigefinger auf ihn. »Genau! Ich nehme an, du kennst es aus dem IT-Studium?«

»Klar, aber warum trägt sie so was? Und, ähm, was hat das mit dir zu tun?«

»Oh, na ja, es ist einfach so, dass es von Leopold Kronecker entwickelt wurde, der ein mathematisches Genie war. Ich heiße Leopold, auch wenn mich alle Leo nennen, aber dieser Freund, bei dem ich mich jetzt gemeldet habe – wir haben zusammen studiert, und es hat mich einfach daran erinnert, wie wir in einem Seminar von Kroneckers Theorie hörten und er sagte: ›Leopold, das mathematische Genie!‹« Dabei spricht Leo mit so tiefer, dröhnender Stimme, als sagte er: *Leopold, der Löwendompteur!* Er gluckst liebevoll. »Und *dadurch* habe ich mich daran erinnert.«

Ethan denkt nach. »Aber was könnte das bedeuten?«

»Keine Ahnung. Ich meine, es ist bloß eine nützliche Vereinfachung für einen langen, komplizierten Ausdruck. Es wird in vielen Bereichen verwendet: Ingenieurwesen, Mathe, Physik, IT. Vielleicht arbeitet sie in einem dieser Bereiche?«

»Du glaubst, sie benutzt eine mathematische Formel, um die Zukunft vorherzusagen?«

»Ich weiß es nicht«, sagt Leo. »Ich weiß nur, wenn sie eine Brosche damit trägt, muss es ihr etwas bedeuten.« Sein Telefon summt, und er blickt stirnrunzelnd aufs Display.

»Tut mir leid, Mann, ich sollte mich auf den Weg machen.«

»Deine Frau?«, rät Ethan.

»Meine Chefin.« Leo eilt davon und sieht nicht mehr so aus, als hätte er etwas zu feiern.

Als Ethan wieder nach Hause kommt, ist die Wohnung dunkel und fühlt sich verlassen an – nicht so, als wäre Jasmine einfach ausgegangen, sondern als wäre sie ganz fort.

Er setzt sich auf die Couch und starrt auf das brandneue Aquarium, das Jasmine vor Kurzem aufgestellt hat. Es nimmt eine ganze Wand ein. Das einzigartige »Aquascape« ist locker von einem grandiosen Tauchgang inspiriert, den Jasmine einmal in Mosambik unternahm. Als Ethan die beiläufig weggeworfene Rechnung sah, wurde ihm ganz anders. Das Aquarium hat mehr gekostet als eine Wohnungskaution.

Farbenprächtige tropische Fische gleiten zielstrebig hin und her, ohne tatsächlich irgendwo anzukommen. Mit ihren ausgefallenen Flossen erinnern sie ihn an Damen in einem Historienschinken. Zwischen den Steinen am sandigen Boden sausen winzige leuchtende Fische umher. Es ist ziemlich bemerkenswert, aber senkt es den Blutdruck?

Ethan glaubt es nicht.

Der Signalton seines Telefons ertönt. Es ist Jasmine.

Hoffentlich ist sie zum Abendessen zu Hause. Er wird irgendetwas kochen, was sie mag.

Doch dann liest er die Nachricht. Sie schreibt ihm aus der Abflughalle des Flughafens, um ihn wissen zu lassen, dass Carter mittlerweile deutlich zu stalkermäßig werde und ihr Angst mache, deshalb gehe sie ein bisschen auf Abstand und ziehe für ein paar Monate zu ihrem Bruder nach Paris. Sie habe ohnehin vorgehabt, Weihnachten in Europa zu verbringen, es ergebe also Sinn, früher hinzufliegen. Hoffentlich werde er es genießen, die Wohnung für sich allein zu haben, und ach, ob er bitte die Fische füttern könne?

Zum ersten Mal, seit er mit ihr zusammenwohnt, empfindet er stinknormale Mitbewohnerverärgerung.

Ich will deine Fische nicht füttern, Jasmine. Ich mag keine Fische.

Er antwortet: *Klar, kein Problem. Viel Spaß!*

Eine weitere Nachricht von ihr erscheint: *Danke! PS: Ich fliege Linie. OMG, ich weiß, das ist besser für die Umwelt, aber SO viel warten!*

Meint sie das ernst? Sie muss doch wissen, dass er noch nie anders als Linie geflogen ist. Auf diese Nachricht kann er nicht einmal antworten.

Harvey gluckst. *Jetzt hast du also die Fische der Fisch-Erbin am Hals, während sie in Paris ist. Das läuft wirklich gut für dich, Mann.*

Jemand hämmert an die Tür.

Mit der Faust. Ethan weiß, wessen Faust es ist, noch bevor er Carters Stimme hört: »Jasmine! Ich bin's!«

Irgendjemand muss ihn unten hereingelassen oder ihm die Tür aufgehalten haben. Er ist ja nicht gerade ein unbekanntes Gesicht hier im Haus.

»Ich will nur mit dir reden!«

Ethan spürt Wut in sich aufsteigen. Es ist Carters Schuld, dass Ethan jetzt die Verantwortung für diese teuren Fische hat.

»Jasmine!«, schreit Carter und hämmert immer wieder gegen die Tür, als wollte er sie einschlagen. Hält er das wirklich für eine wirkungsvolle Methode, um das Herz einer Frau zurückzugewinnen? Es ist verdammt beängstigend. »Das schuldest du mir!«

Sollte er die Polizei rufen?

Ethan setzt die AirPods ein, dreht die Musik so laut, dass er dauerhafte Hörschäden davontragen wird, und wartet darauf, dass der schnöselige Nachbar in der Wohnung gegenüber ihm zuvorkommt.

Kapitel 95

Wissen Sie, was?

Der vierte Tod hat mich wirklich auf die Palme gebracht, wie Tante Pat gern sagte.

Von da an haben nämlich alle ihren verdammten Verstand verloren. Von da an erschienen in »seriösen« Publikationen Artikel über mich.

Von da an machten die Leute Jagd auf mich. Als wäre ich eine Beute, als wäre ich eine Kriminelle, als hätte ich mich versteckt, was ich nicht getan habe, das versichere ich Ihnen.

Kapitel 96

Paula spielt auf dem Wohnzimmerboden mit ihren Kindern wie eine normale, liebende, engagierte Mutter. Das Abendessen ist im Schongarer, die Waschmaschine sirrt im geschäftigen Duett mit der Geschirrspülmaschine. Dies sind die kostbaren Augenblicke, aus denen ein Leben besteht! Alle ihre Gedanken sind akzeptabel und angenehm. Alle ihre Handlungen sind normal und nicht repetitiv. Sie legt kein zwanghaftes Verhalten an den Tag. Sie lebt in der Gegenwart, und sie denkt nicht an den vierten Todesfall, überhaupt nicht.

»Was für eine kööst-li-che Tasse Tee.« Willow setzt sich nicht, sondern geht in die Hocke, schürzt die Lippen und nippt an einer winzigen Teetasse aus Plastik: eine Regency-Matriarchin mit Rattenschwänzchen.

»Noch etwas Zucker, Madam?« Paulas Rolle bei diesen Spielen ist oft unklar. Manchmal ist sie ebenfalls Gast, aber häufig ist sie das Dienstmädchen. Sie muss bereit sein umzuschwenken.

»O ja, bitte, Madam.« Willow reicht ihr die Tasse.

Timmy robbt neben ihnen über den Boden und grunzt vor Anstrengung wie ein verwundeter Soldat. Im Wasser ist er viel anmutiger als an Land, aber die heutige Stunde lässt er aus, weil er erkältet ist. Paula kann Rotzspuren auf dem Teppich ausmachen. Er klettert auf ihren Schoß, zieht sich an ihrem Shirt hoch und drückt ihr die Rotznase ins Auge.

»Danke, Timmy.« Sie wischt sich das Gesicht ab.

»Mim, mim, mim!«, plappert Timmy.

Schwimmen. Sie ist sich ziemlich sicher, dass er »schwimmen« sagt. Sie hat nicht für Matt übersetzt.

»Keine Schwimmstunden heute«, sagt Paula.

Das ist der Beweis dafür, dass Timmys zahlreiche Schwimmstunden nicht in die Kategorie Zwangsneurose fallen. Sie braucht Dr. Donnelly nicht. Sie weiß, was er sagen würde: *Das Leben ist unberechenbar.*

Timmy könnte ertrinken. Timmy könnte nicht ertrinken. Sie sind nicht Ihre Gedanken. Schlimme Dinge können passieren. Bla, bla, bla. Sie klopft sich mit dem Fingerknöchel an die Schneidezähne.

So schlimm ist seine Erkältung gar nicht. Ihm läuft nur die Nase. Sie könnte beide Kinder jetzt gleich ins Auto packen und es noch schaffen. Womöglich geht es ihm dann sogar besser.

»Hast du Bauchschmerzen, Liebling?« Willow steht neben Paula, die kleine Hand mit den Grübchen auf Paulas Schulter, und sieht ihr voll mütterlicher Sorge ins Gesicht.

»Vielleicht fahren wir mit Timmy zum Schwimmen«, sagt Paula. Schon jetzt kann sie die Erleichterung spüren, die es ihr bringen wird, einfach nur im Schwimmbecken zu stehen.

»Nicht schon *wieder* schwimmen!« Willow wirft genervt beide Hände in die Luft.

»Mim! Mim!« Timmy klatscht in die Hände.

Paulas Telefon piept, es ist eine Nachricht von ihrer Schwester. *Dr. D. praktiziert noch. Er ist noch nicht im Ruhestand! Er bietet Videosprechstunden an. Ich weiß noch, du mochtest ihn. Ich meine ja nur! Keine Einmischung! Dein Leben usw. usf.*

Es folgt ein Link zu einer psychotherapeutischen Praxis: Dr. Donnelly.

Es ist, als könnte ihre Schwester ihre Gedanken lesen.

Dr. Donnelly trat in Paulas Leben, als sie siebzehn war.

Sie hatte gerade erst ihren Führerschein gemacht, genoss das Leben in vollen Zügen, lernte für die Abschlussprüfungen und hatte ihren ersten festen Freund. Eines Tages bremste sie an einem Fußgängerüberweg und beobachtete die Leute, die vor ihrem Auto vorübergingen, manche nahe genug, um die Motorhaube zu berühren, doch sie sahen nicht einmal zu ihr. So vertrauensvoll waren sie. Woher wollten sie wissen, dass sie ihr vertrauen konnten? Woher wollten sie wissen, dass sie den Fuß auf der Bremse ließ, obwohl das Gaspedal direkt daneben war?

Was hielt sie davon ab, den Fuß aufs Gaspedal zu knallen?

Nichts.

Sie könnte sie alle niedermähen. Das kleine Mädchen im Tutu an der Hand seiner Mutter. Den hinkenden alten Mann. Paula schwitzte und zitterte. Panik stieg in ihr auf.

Sie zog die Handbremse. *Reicht nicht.*

Sie schaltete den Motor aus. *Reicht nicht.*

Sie stieg aus mitsamt Autoschlüsseln. *Reicht nicht.*

Sie *verriegelte* den Wagen.

Das Mädchen im Tutu und der alte Mann erreichten die andere Straßenseite. Sie hatte sie nicht getötet.

Paula sah, dass die Person im Auto hinter ihr sie neugierig musterte. Entschuldigend hob sie die Hand und stieg wieder ein. Es wurde zu einem Ritual, jedes Mal, wenn sie an einer Kreuzung hielt. Manchmal hupten Leute, aber das war ihr egal.

Es hätte für immer so weitergehen können. Womöglich würde sie es heute noch so machen.

Aber eines Tages geschah es vor den Augen ihrer Schwester, als sie sie im Auto mitnahm. Paula gab sich die größte Mühe. Sie umklammerte das Lenkrad. Sie sagte sich, sie würde mit Lisa im Auto niemanden überfahren. *Aber wenn doch?*

Nachdem sie wieder eingestiegen war, blickte Lisa nach vorn, so als wäre Paulas bizarres Ritual ganz normal. Eine Weile fuhren sie schweigend dahin, dann fragte Lisa schließlich in mildem, nicht wertendem Ton: »Ist das, weil du Angst hast, dass du sie überfährst?«

Paula nickte. Nur einmal.

»Das würdest du niemals tun«, sagte Lisa. »Ich verspreche es dir. Ich kenne dich. Du würdest das *niemals* tun.«

Doch Paula glaubte ihr nicht.

Lisa petzte bei ihren Eltern. »Ich habe Informationen weitergegeben«, erklärte sie. »Ich habe nicht gepetzt.«

Bis dahin hatte sie immer alles getan, um die Schrullen ihrer Schwester zu decken. »Paula putzt sich nur die Zähne«, hatte sie gesagt, als sie noch Kinder waren, obwohl Paula, wie ihre Eltern sehr wohl wussten, sämtliche Kleidungsstücke ablegte und in der richtigen Reihenfolge wieder anzog, weil sie sie beim ersten Mal durcheinandergebracht hatte, ihre ausgeklügelte Routine aber genau befolgt werden musste, sonst konnte sie den Raum nicht verlassen.

Als ihre Eltern von ihrem Straßenkreuzungsritual erfuhren, bestanden sie darauf, dass sie zum Hausarzt ging und sich wieder einmal zu jemandem überweisen ließ, der ihr vielleicht helfen konnte. Jedes Mal auszusteigen, wenn sie an einer Kreuzung anhielt, war eine gefährliche, unhaltbare, beängstigende Angewohnheit.

Im Lauf der Jahre hatte es bereits diverse Therapeuten gegeben, von denen keiner eine große Hilfe gewesen war, weil sie nie die ganze Geschichte erfahren hatten. Paula war eine Meisterin der Geheimhaltung.

Niemand wusste, dass sie mit zehn Jahren deshalb dunkle Ringe unter den Augen gehabt hatte, weil sie jeden Abend lange aufgeblieben war, um zwölfmal hintereinander das Einmaleins bis zwölf aufzusagen. Aus irgendeinem Grund verhinderte das, dass Mittens, die Familienkatze, überfahren wurde. Paula mochte Mittens nicht einmal sonderlich.

Niemand wusste, dass ihre Weigerung, ein Küchenmesser anzurühren, nicht davon herrührte, dass sie sich einmal beim Tomatenschneiden in den Daumen gehackt hatte, sondern dass sie schreckliche Angst hatte, sie könne das Messer plötzlich dem nächsten Familienmitglied in die Kehle rammen.

Niemand wusste, dass sie das Fach Frühgeschichte abgewählt hatte, weil der Lehrer einen Sitzplan erstellt hatte, demzufolge sie im zweiten Stock an einem Fenster sitzen sollte, und sie an nichts anderes denken konnte, als sich aus diesem Fenster zu stürzen, und dieser Gedanke war *immer da,* sodass die einzige Lösung darin zu bestehen schien, *es einfach zu tun.* Sie weiß noch, dass sie versuchte, vernünftig zu argumentieren: *Ich würde dabei nicht unbedingt sterben, sondern mir nur die Beine brechen.*

In Dr. Donnellys Praxis hörte sie zum ersten Mal den Begriff »Zwangsstörung« als Diagnose für sich, nicht als scherzhafte Bezeichnung für einen ordnungsliebenden, verklemmten Menschen mit Angst vor Krankheitskeimen.

Dr. Donnelly war kein Anhänger von Beschwichtigungen. Im Gegensatz zu ihrer Schwester versprach er ihr gar nichts.

»Ja, es stimmt, Paula, Sie *könnten* diese Menschen überfahren«, sagte er.

Er erklärte ihr, dass viele, wenn nicht gar *die meisten* Menschen solche Gedanken hätten, aber das Zwangsstörungsgehirn nehme Intrusionen – aufdringliche Gedanken – ernst. Er sagte, Menschen mit Zwangsstörungen glaubten sich häufig verantwortlich für Dinge, die sie nicht kontrollieren können, weshalb Paula wahrscheinlich glaubte, sie allein sei für das Schicksal ihrer Katze verantwortlich. Selbst wenn sie vom Verstand her wisse, dass das nicht stimmen könne (denn warum erzählte sie den Menschen dann nicht, wie gut sie das machte, die dumme, undankbare Katze mühevoll durch das Aufsagen der Multiplikationstabelle am Leben zu erhalten?), *fühlte* es sich wahr *an*.

Er verordnete ihr Konfrontationstherapie. In allen möglichen Formen.

Sie musste Mitgliedern ihrer Familie das schärfste Küchenmesser an die Kehle halten, jeweils dreißig Sekunden lang. Sie musste allmählich mit dem Auto beschleunigen und, so nahe sie es wagte, an ihren Vater heranfahren, während er sie *näher, näher, näher* heranwinkte, so entspannt, als würde er ihr wirklich nur beim Einparken helfen.

Sie musste an diversen hoch gelegenen Orten stehen – in der obersten Etage des örtlichen Einkaufszentrums, an einer Steilwand auf ihrer liebsten Wanderstrecke durch den Busch –, und anstatt sich zu beruhigen, indem sie sich sagte: *Es ist alles gut, du wirst nicht springen,* musste sie sich sagen: *Vielleicht springst du, vielleicht auch nicht.*

Sie und ihre Familie musste Memory spielen mit Karten, auf die sie ihre Intrusionen geschrieben hatte, und dann die zusammenpassenden Karten finden, um zu zeigen, dass ihre Gedanken nichts Besonderes oder Geheimnisvolles waren. Sie erinnert sich noch immer daran, wie ihre Schwester triumphierend zwei Karten in die Höhe hielt, auf denen stand: *Vielleicht stoße ich Lisa die Treppe hinunter,* erfreut, dass sie die zusammenpassenden Karten gefunden hatte, und nicht im Geringsten besorgt darüber, dass ihre Schwester daran dachte, sie die Treppe hinunterzustoßen.

Dies sind keinen schlimmen Erinnerungen. Sie erfuhr Erleichterung, weil es keine Heimlichtuerei mehr gab, zudem gab es Regeln zu befolgen, und Paula mag Regeln. Sie war nicht beschämt oder verlegen. Niemand vermittelte ihr solche Gefühle. Ihre Familie hätte nicht unterstützender sein können. Und es *funktionierte.* Sie war zwei Jahre bei Dr. Donnelly in Behandlung und lernte, mit ihrer Zwangsstörung zu leben.

Doch mit der Zeit gelangte sie zu der Annahme, dass eine Zwangsstörung wie eine Allergie bei Kindern ist, die sich auswächst. Sie betrachtet den Namen Dr. Donnelly auf ihrem Display, sein freundliches Gesicht. Sie hat zu viel zu tun, um einen Termin bei ihm zu vereinbaren. Sie ist jetzt erwachsen, hat zwei Kinder. Es ist Jahre her. Es geht ihr gut. Sie kennt die Techniken. Sie könnte jedes Wort vorhersagen, das aus Dr. Donnellys Mund kommen würde. Sie kann das in den Griff bekommen. Warum für Informationen bezahlen, die sie bereits kennt?

Ihr Telefon klingelt, während sie es noch in der Hand hält und die Nachricht ihrer Schwester betrachtet.

»Oma?«, fragt Willow hoffnungsvoll.

»Nicht Oma.« Es ist eine unbekannte Rufnummer. Paula schiebt Timmy von ihrem Schoß. Er wimmert und wischt sich gereizt die Nase.

Normalerweise ignoriert sie unbekannte Rufnummern, aber es könnte eine Spur sein.

Nach der Beerdigung in der St David's Cathedral, an der die Hellseherin *nicht* teilnahm, oder falls doch, dann ist es ihr gelungen, in der Menschenmenge unterzutauchen, gingen Paula und ihre neue Freundin, die frisch verheiratete Eve, einen Kaffee trinken. Sie waren verwandte Seelen: Beide sind systematisch und gut organisiert und zwanghafte (ha, ha) Listenschreiberinnen, nur benutzte Eve dazu ihr Telefon, während Paula sie auf einen Notizblock schrieb. Es macht Spaß, mit Eve an diesem investigativen Projekt zu »arbeiten«. Bis zum Abend hatten sie eine Facebook-Seite aufgesetzt und haben seither regelmäßig Kontakt. Paula schickt jedem, der auf ihrer Seite etwas postet, das so klingt, als könnten es echte Informationen sein, eine Privatnachricht. Eve behält die jüngeren Plattformen wie TikTok im Auge.

»Hallo?«

Die Stimme am Telefon klingt kultiviert und selbstbewusst. »Paula Binici?«

»Ja, das ist richtig.« Automatisch setzt Paula sich aufrechter hin, als handelte es sich um ein berufliches Telefonat.

»Ich heiße Suzanne. Ich habe auf Ihrer Seite gepostet, dass ich möglicherweise weiß, wer die Hellseherin auf Ihrem Flug war. Sie haben mir eine Nachricht geschickt.«

»Natürlich.« Paula saust zum Couchtisch, schnappt sich Notizblock und Stift und setzt sich im Schneidersitz dahinter. »Ich erinnere mich.

Sie glauben, die Dame hätte Ihnen vor vielen Jahren einmal aus der Hand gelesen, nicht wahr?«

»Na ja, möglicherweise, ich könnte mich auch irren, es ist buchstäblich fünfzig Jahre her, daher … aber als ich das Foto sah, dachte ich gleich an sie, und ich kann Ihnen nicht einmal sagen, warum. Ich weiß noch, sie war ein liebes, sehr hübsches kleines Ding mit langem, glattem braunem Haar und faszinierenden Augen. Eisblau. Ein arktisches Blau.«

Paula überläuft ein kalter Schauder, als sie an die blassblauen Augen der Dame denkt. »Irgendwie gruselig?«

»Gruselig? O nein, gar nicht. Sie war ziemlich schüchtern. Befangen. Jedenfalls anfangs.«

»Und wie kam es, dass sie Ihnen aus der Hand gelesen hat?«

»Ich war damals mit einem Farmer verheiratet. Er, na ja, *wir* lebten auf einer Rinderfarm in Queensland. Riesig. Über vierzigtausend Hektar. Sie hat in den Personalunterkünften übernachtet, ich glaube, sie hat irgendeine … Untersuchung durchgeführt. Ich erinnere mich bloß daran, dass sie in meiner Küche gesessen und mir aus der Hand gelesen hat. Ich weiß nicht einmal mehr, wie es dazu kam, ob ich sie bezahlt habe oder so, aber ich werde nie vergessen, was sie gesagt hat. Sie sagte: ›Ich sehe Sie fortgehen.‹«

»Von der Rinderfarm?«

»Ich verstand es als fortgehen aus der Ehe. Ich war damals sehr unglücklich.«

»Und sind Sie fortgegangen?«

»Ja. Es war die richtige Entscheidung für uns beide. Er ist mit jemand anderem glücklich geworden. Mir gehört heute eine Kunstgalerie. Ich glaube, sie könnte auch etwas über die Kunstgalerie gesagt haben.«

»Also hat sie richtiggelegen«, sagt Paula. Timmy krabbelt zu ihr herüber und legt die rotzbeschmierte Wange an ihr Bein. Paula hält eine Hand schützend über seinen Kopf, damit er sich nicht am Couchtisch stößt. Er schließt die Augen. Seine Wangen sind gerötet. Schwimmen ist das Letzte, was er heute braucht. »Ihre Prophezeiung ist wahr geworden.«

»Sicher, ich denke schon. Streng genommen«, erwidert die Frau,

»aber um ehrlich zu sein, ich weiß nicht, ob ich fortgegangen wäre, wenn sie mir nicht aus der Hand gelesen hätte. Ich war so jung und dumm und hatte mich in diese merkwürdige Passivität hineingesteigert, aber sie blieb felsenfest dabei, dass sie dieses andere Leben für mich *sehen* könne! Es war … inspirierend.«

»Ich nehme an, sie hat Ihnen nicht gesagt, wie und wann Sie sterben würden?«

»O nein, das würde ich nicht wissen wollen!« Die Frau unterbricht sich und schnalzt mit der Zunge.

»Schon gut«, sagt Paula. »Und ich glaube, Sie sagten, an ihren Namen könnten Sie sich nicht erinnern?«

»Tja, deshalb rufe ich an«, sagt Suzanne. »Gerade heute Morgen las ich einen Artikel über eine Wohltätigkeitsveranstaltung, bei der eine Kiste mit den ersten Kirschen der Saison versteigert wird. In dem Artikel stand, Tanya So-und-so sei zur Cherry Queen, zur Kirschkönigin, gekrönt worden. Da fiel es mir ein. Schon lustig, wie der Verstand funktioniert.«

»Sie hieß Tanya?« Paula notiert sich den Namen bereits.

»Nein. *Cherry.* Sie hieß Cherry.«

Kapitel 97

Seither habe ich erfahren, dass einige Bekannte online auf mein Foto stießen und beschlossen, nichts zu tun oder zu sagen, weil sie dachten, wenn ich gefunden werden wollte, würde ich mich schon melden. Das sind vermutlich die Leute, die mich nicht anzeigen würden, wenn sie mein Gesicht auf einem Fahndungsplakat sähen, das ist also schon einmal gut zu wissen.

Wobei ich vermute, dass das von der Schwere meines Verbrechens abhängen würde.

Kapitel 98

Eve ist gerade von ihrem Kellnerinnenjob nach Hause gekommen, da ruft ihre Mutter an, um zu fragen, ob sie von dem vierten Todesfall gehört hat.

»Er war irgend so ein aufstrebender YouTube-Star«, erzählt sie Eve. »Er nannte sich Simon Says Be Kind. Simon Sagt Seid Lieb hat ›nach dem Zufallsprinzip Sonnenschein verschenkt‹, zum Beispiel hat er auf der Straße jemandem einfach so eine Topfpflanze geschenkt. Klingt nervig. Stell dir vor, du musst dankbar tun, weil irgendein Fremder dir eine Topfpflanze in die Hand drückt. Erinnerst du dich vom Flug an ihn?«

»Ich glaube nicht.« Eve sieht ihn sich schon auf Doms Laptop an. Sie erkennt ihn nicht wieder. Er war ein gut aussehender Mann, wenn auch einer von denen, die jedes Mal, wenn sie fotografiert werden, den Kopf schräg legen und einen Schmollmund machen.

Simon Gallea wurde siebenundzwanzig Jahre alt. Die Todesdame hat korrekt vorhergesagt, dass er an einer akuten Atemwegsinfektion sterben würde. Er wollte nicht, dass die Leute sich Sorgen machen, daher erzählte er nur einem engen Freund davon und erwähnte es seinen Followern gegenüber gar nicht. Seine Follower sagen, dieses selbstlose Verhalten sei typisch Simon!

Es wird darüber geredet, einen Gedenkmarsch für Simon Says Be Kind zu veranstalten. *Machen wir Simons Vermächtnis zu einer globalen Bewegung! Ruhe in Frieden, Simon, wir werden deine Botschaft nicht vergessen!*

Das Interesse an der Todesdame erreicht jetzt den Siedepunkt. Noch während Eve liest, strömen die Kommentare herein:

Weiß irgendjemand, wie man einen Termin bei der Todesdame bucht?

Ich will die Todesdame UNBEDINGT finden.

Ich glaube, es würde mein Leben wirklich verändern, wenn ich wüsste, wie lange mir noch bleibt, ich muss die Todesdame sehen!

Ich würde meiner Mutter zum Geburtstag gern eine Sitzung bei der Todesdame schenken. Weiß jemand, wie man das arrangieren kann?

Könnte bitte jemand schnellstens die Kontaktdaten der Todesdame posten?

Sicher wird irgendjemand sie bald finden.

»Sag mir noch mal, wann ich der Todesdame zufolge meine einzige Tochter verliere«, verlangt ihre Mutter, und in ihrer Stimme liegt ein angstvoller Unterton. Davon will Eve nichts wissen.

»Nein«, sagt sie. »Das werde ich nicht tun.«

Kapitel 99

Das Erste, was mir auffiel, als ich wieder in Sydney vor dem Haus meiner Mutter stand, war, dass das *Madame-Mae*-Schild am Briefkasten fehlte. Dieses Schild war mir so peinlich gewesen, bis ich es irgendwann akzeptieren konnte, und dann war ich offenbar stolz darauf geworden, denn nun, da es fort war, empfand ich das als echten Verlust. Jetzt war unser Haus nur noch gewöhnlich, nicht anders als die anderen Häuser in unserer Straße. Wir waren nichts Besonderes mehr.

Tante Pat öffnete mir die Tür. Sie war in mein ehemaliges Zimmer gezogen. Das hatte ich nicht gewusst.

Mum war auf und angekleidet, aber sie bewegte sich so vorsichtig wie jemand, der Schmerzen hat, obwohl sie darauf beharrte, sie habe keine. Ihr Gesicht war ausgemergelt, aber sie lächelte, ihre Augen strahlten vor Freude darüber, mich zu sehen.

Mein letzter Besuch zu Hause war zu Ivys Hochzeit gewesen (mit meinem Hochzeitsfotografen – ich war ihre Brautjungfer und sehr vorsichtig mit meinem Blumenstrauß gewesen, *ich* hatte *keinen* Pollenfleck auf ihrem Hochzeitskleid hinterlassen). Mum war sehr schlank gewesen, aber ich hatte mich für sie gefreut, weil ich dachte, das ganze Diäthalten zahle sich aus. Jetzt war sie zerbrechlich und vogelzart, ihre Kleidung hing an ihr herunter, ihre Wangen waren eingefallen und ihre Augen riesengroß. Immer noch schön, aber schrecklich gebrechlich. Viele Jahre lang waren wir gleich groß gewesen und hatten die gleiche Figur gehabt, aber unsere Umarmungen waren immer die zwischen Mutter und Tochter gewesen. Ich hatte mich immer zu ihr hingebeugt. Jetzt kam es mir zum ersten Mal so vor, als würde ich sie in die Arme nehmen.

Bevor ich meiner Sorge Ausdruck verleihen konnte, trat sie zurück, musterte mich und sagte: »Du siehst furchtbar aus.«

Tante Pat sagte: »Ja, das stimmt.«

»Es ist ein langer Flug«, rechtfertigte ich mich. Ich war nicht die Einzige, die furchtbar aussah!

»Was ist mit dir los?«, wollte meine Mutter wissen und klang überhaupt nicht zerbrechlich.

Ich erzählte ihnen nicht von den Freitagabendpartys, oder dass mein hämmerndes Herz mich mitten in der Nacht aufwachen und nach Luft schnappen ließ, von meinem permanent trockenen Mund mit dem säuerlichen Geschmack oder von dem Wattegefühl im Kopf, das erst mit dem ersten Glas am Abend verging.

Stattdessen erzählte ich ihnen, ich sei unglücklich, weil wir erfahren hatten, dass David und ich kein Kind bekommen konnten. Dass ich insgeheim erleichtert war, behielt ich für mich, und dass ich ein Baby brauchte, um mich und meine Ehe vor dem grässlichen Abgrund zu bewahren, in den wir zu stürzen schienen, ebenfalls.

Wie sich herausstellte, war das Schnee von gestern für sie. David hatte seine Mutter angerufen, und Michelle hatte Mum angerufen.

Was wäre David begeistert gewesen, wenn er gewusst hätte, dass seine Mutter und seine Schwiegermutter über sein Sperma gesprochen hatten!

(Er wäre nicht begeistert gewesen.)

Sie sagten, alles werde gut. Michelle hatte einen Plan, den sie mit mir besprechen wollte. Mum und Tante Pat hatte sie bereits mit ins Boot geholt, David und ich sollten folgen. Der Plan war, dass wir ein koreanisches Baby adoptieren sollten, und unser Baby würde großes Glück haben, denn im Gegensatz zu den meisten Adoptivkindern aus Korea, die in weiße Familien kamen, würde es eine koreanische Großmutter und einen Halbkoreaner zum Vater haben. Michelle hatte bereits Adoptionsagenturen angerufen. Tante Pat wartete auf Nachricht von einer Freundin, deren Tochter ein Baby aus Korea adoptiert hatte, vielleicht hatte sie nützliche Informationen. Mum ließ uns von mehreren angesehenen Personen Referenzen ausstellen: vom Bürgermeister, von der Direktorin meiner Highschool, vom Leiter der örtlichen Handelskammer. (Sie waren alle irgendwann zu Sitzungen bei ihr gewesen.) Selbstverständlich wurden diese Referenzen gar nicht benötigt; David war nicht nur Halbkoreaner, sondern auch *Kardiologe,* er rettete Menschen das Leben, während ich für das Australian Taxation Office arbeitete und half, Steuerhinterzieher zu schnappen. Wir hatten offensichtlich beide einen ausgezeichneten Charakter und würden direkt an die Spitze jeder Liste verzweifelter Möchtegerneltern wandern.

Bei der Erwähnung unseres ausgezeichneten Charakters sah ich vor mir, wie wir uns bei den Dachterrassenpartys vor aller Augen befummelten und die Treppe hinab ins Bett torkelten. Am Abend selbst kam es mir immer sinnlich vor, aber am Morgen danach schmierig und vulgär und in meinem Elternhaus verwerflich. Was hätte mein Vater gedacht? Was hätte Jack gedacht? Ich konnte mir keinen von beiden auf dieser Dachterrasse vorstellen. Manchmal fragte ich mich, ob meine Vision von den beiden rückwärts in die tintenschwarze Nacht stürzenden Personen symbolischer Natur war. Sie symbolisierten David und mich. Aber das dachte ich nur, wenn ich betrunken war; wenn ich verkatert war, hatte ich kein Interesse an Symbolen oder Visionen und wusste, dass es nichts zu bedeuten hatte.

»Natürlich gilt das alles nur, wenn ihr beide einverstanden seid, du und David«, sagte Tante Pat.

»Tatsächlich?«, sagte ich. »Wir dürfen mitreden? Wir werden nicht eines Tages nach Hause kommen und ein kleines koreanisches Baby vor der Tür finden, das der Postbote gebracht hat?«

»Sehr witzig«, bemerkte Tante Pat.

»Ist das nicht Betty Carroll passiert?«, fragte Mum.

»Bettys Baby kam nicht aus Korea, Mae«, sagte Tante Pat.

(Es war ein offenes Geheimnis, das zu bewahren sich niemand mehr die Mühe machte. Die älteste Carroll-Tochter Bridgette hatte mit fünfzehn das dickste Baby zur Welt gebracht, das Sie je gesehen haben.)

»Ach ja«, sagte Mum. »Wie konnte ich das nur vergessen?« Sie runzelte die Stirn. »Ich glaube, ich habe es auch vorhergesagt.«

Eine andere Frau hätte es unerhört gefunden, dass Michelle bereits in unserem Namen Adoptionsagenturen anrief, aber mir gefiel die Idee, meiner Schwiegermutter eine Freude zu machen, und – das klingt furchtbar – ich glaube, es minderte meine Verantwortung. Falls ich mich um dieses Baby, das Michelle organisierte, nicht kümmern konnte, würde sie es für mich tun. Sie würde mir helfen, das Baby am Leben zu erhalten, und das Baby würde dafür sorgen, dass ich wieder in das Clotted-Cream-Haus kam, wo mein schickes Essgeschirr und die Kartons mit den Hochzeitserinnerungen zusammen mit meinem alten Ich weggepackt waren, solange ein anderes frisch verheiratetes Paar uns Miete zahlte und dort wohnte. Außerdem würde ich etwas »Gutes« tun, indem ich einem Kind in Not half.

»Ich glaube, ich würde gern adoptieren«, sagte ich. »Wenn David einverstanden ist.«

Natürlich wussten wir nicht, was wir nicht wussten. Wir wussten nicht, dass viele koreanische Kinder, die damals adoptiert wurden, gar keine Waisen waren. Wir wussten nichts von den unverheirateten Müttern, die genötigt wurden, ihre Babys wegzugeben, oder von der Urkundenfälschung und von profitgierigen Adoptionsagenturen. Es kam uns gar nicht in den Sinn, dass diese Kinder womöglich schlimme Identitätskrisen durchmachten, wenn sie größer wurden.

Ich beobachtete, wie Mum zaghaft ein winziges Eckchen von einem Lamington-Biskuitwürfel abknabberte, als handelte es sich um eine fremde, exotische Speise und nicht ihr Lieblingsgebäck, und ihn dann mit einem resignierten Seufzer zurück auf ihren Teller legte.

Ich schlug mit den flachen Händen auf den Tisch und sagte, jetzt werde nicht mehr über Babys geredet. Wir mussten uns auf Mum und ihre Gesundheit konzentrieren. Das war schließlich der Zweck meines Besuchs. Ich sagte, es sei absurd, dass sie noch nicht beim Arzt gewesen sei, und Mum erwiderte, kein Grund, herrisch zu werden, Cherry, denn sie sei gestern dort gewesen! Pat hatte sie schließlich doch zermürbt.

Mum wirkte sehr zufrieden mit sich. Sie erfuhr die herrliche Erleichterung, die man verspürt, wenn man eine Angst überwunden hat. Sie hatte geglaubt, zum Arzt zu gehen, würde sie krank machen, aber jetzt, da sie sich endlich hatte überzeugen lassen, hinzugehen, war sie auch davon überzeugt, dass sie geheilt würde. Es ist schon alberneres Zeug geglaubt worden.

Sie warteten auf eine ganze Menge Untersuchungsergebnisse. Der Arzt sei besonders umsichtig. Wahrscheinlich brauche sie nur ein Antibiotikum!

Tante Pat wich meinem Blick aus. Ich sagte: »Ich dachte, du hast dir selbst die Karten gelegt und wirst sterben?«

»Ach, wir müssen *alle* sterben, Cherry. Wahrscheinlich habe ich es nur falsch gedeutet. Schließlich bin ich auch nur ein Mensch.«

Ich fragte nach dem *Madame-Mae*-Schild, und Mum sagte, sie sei in Vorruhestand gegangen. Es sei allmählich zu anstrengend geworden. Manchmal sei sie so müde gewesen, dass sie gar nichts gesehen habe, überhaupt nichts, und sich etwas habe ausdenken müssen. Sie sagte das so, als müsste uns das schockieren. Nochmals mieden Tante Pat und ich bewusst jeden Blickkontakt. *Hat sie sich nicht alles ausgedacht?*

»Alle diese Frauen, die mich jahrein, jahraus mit solcher *Bedürftigkeit* im Blick angesehen haben«, sagte Mum. »Ich konnte es nicht mehr ertragen. Einige von ihnen wurden zu sehr von mir abhängig. Sie wurden süchtig. Diese eine Frau aus den Southern Highlands wollte einen *wöchentlichen* Termin. Ich habe gesagt, kommt nicht infrage, Sie dürfen höchstens zweimal im Jahr kommen. Am Ende hat sie mich breitgeschlagen, und ich habe ihr alle drei Monate einen Termin gegeben, aber es war einfach nicht … gesund.«

»Warum waren deine Kunden hauptsächlich Frauen?«, fragte ich.

»Weil Frauen mehr in Kontakt mit ihrer Intuition sind«, schlug meine Mutter vor.

»Weil Frauen weniger Kontrolle über ihr Leben haben«, sagte Tante Pat grimmig.

In den letzten zwei Monaten hatte Mum »die Geschäftsaufgabe« vorbereitet, indem sie ihren Stammkunden sagte, dass dies ihre letzte Sitzung bei ihr sein würde. Sie hatte alle an eine Hellseherin verwiesen, die im Einkaufszentrum neben der Reinigung ein Büro eröffnet hatte. »Sie ist talentiert und schrecklich energiegeladen«, erzählte Mum. »Sie empfängt täglich doppelt so viele Kunden wie ich. Nimmt auch doppelt so viel.«

Mums Stammkundinnen hatten zu ihren letzten Sitzungen Geschenke mitgebracht: Blumen, Topfpflanzen, selbst gemachte Marmelade. Überall auf Jacks Schweberegalen standen Karten mit tief empfundenen handschriftlichen Nachrichten: *Ich schulde Ihnen mein Leben, Madame Mae … Ich wäre nicht durch diese letzten schwierigen Jahre gekommen … Sie haben mich in meiner dunkelsten Stunde geleitet … wenn Sie nicht gewesen wären, Madame Mae, hätte ich niemals den Mut gehabt, meine Träume zu verfolgen.*

Als ich das alles las, bekam ich ein schlechtes Gewissen. Ich hatte gewusst, dass Mum erfolgreich war. Ich hatte gewusst, dass Madame Mae auf Monate im Voraus ausgebucht war, aber ich glaube nicht, dass mir wirklich klar gewesen war, wie viel sie den Menschen bedeutete. Es war genauso, wie wenn eine beliebte Lehrerin, ein beliebter Therapeut oder Pfarrer in Ruhestand ging.

Ihre letzte Sitzung war am Vortag um 15 Uhr gewesen. Leider war der Kunde der mürrische ehemalige Bankmanager Bill Hanrob gewesen, der einmal im Jahr kam und immer, wenn sie fragte: »Wie geht es Ihnen, Bill?«, sagte: »Sie sind die Wahrsagerin, sagen Sie es mir.« Dann hatte er bei allem, was Mum ihm vorhersagte, ungläubig gekichert. Jeder Beruf hat seine negativen Seiten. (Trotzdem kam er immer wieder. Jahr für Jahr.)

Morgen wollte sie ihr Büro auflösen.

»Ich weiß nicht, was ich mit dem ganzen Platz machen soll«, sagte Mum.

Tante Pat sagte nichts, aber irgendwie sah ich ihr an, dass sie bereits wusste, wofür er genutzt werden würde.

»Wie wäre es mit einer letzten Sitzung?«, fragte ich Mum. »Für mich.«

Ihr Gesicht leuchtete auf, und ich fragte mich, ob ich sie verletzt hatte, indem ich sie nie mehr um eine Vorhersage gebeten hatte. Ihre Mode- und Hautpflegeratschläge habe ich sehr geschätzt. Aber hatte es sie entmutigt, dass so viele Menschen sie für ein Orakel hielten, während ihre eigene Tochter darüber spottete?

»Ja«, sagte sie. »Das ist gut. Das ist besser. Meine letzte Wahrsagesitzung wird für Cherry sein.«

Ich dachte, sie würde einfach hier und jetzt in den Teeblättern für mich lesen wie damals, als ich ein kleines Mädchen gewesen war, aber sie sagte, sie wolle es anständig machen. Sie verließ den Raum und kam als Madame Mae gekleidet zurück: mit dem gemusterten Seidenschal um den Kopf, dem dicken Lidstrich unter den Augen, dem dunkelroten Lippenstift und dem umhangähnlichen Kleid.

»Ach, Mae«, sagte Tante Pat, als sie sie sah. »Das wäre nicht nötig gewesen – es wird dich erschöpfen.«

Mum ignorierte sie.

»Mrs Cherry Smith?«, fragte sie in ihrem professionellen Singsang, aber mit einem schelmischen Unterton. »Sie sind zu Ihrem Zwei-Uhr-Termin hier? Ich bin jetzt bereit für Sie.«

»Ich bin ein bisschen nervös«, sagte ich und schlüpfte in meine Rolle. Es war etwas, was ich Kundinnen hatte sagen hören, aber ich war tatsächlich ein bisschen nervös.

»Es besteht kein Grund, nervös zu sein«, erwiderte Mum. »Sie müssen sich nur entspannen.«

Sie zog den violetten Vorhang zurück. »Bitte nehmen Sie Platz. Machen Sie es sich bequem. Es ist wichtig, dass Sie sich wohlfühlen.« Sie steckte mir ein weiches goldenes Kissen in den Rücken.

Dann schaltete sie die Lampen ein und entzündete mit einem hübschen Feuerzeug, das ich noch nie gesehen hatte, die Kerzen sowie ein dünnes Bambusräucherstäbchen. Gleich darauf war der Raum erfüllt vom Duft des Rauchwerks. Es hatte eine Holznote, erinnerte ein bisschen an Rosmarin und linderte die Nervosität.

Sie fragte: »Haben Sie eine bevorzugte Wahrsagemethode? Teeblätter? Hand? Tarot?«

Als ich antwortete, es spiele keine Rolle, sagte sie, ob ich ihr in diesem Fall bitte ein Schmuckstück von mir geben könne, meinen Verlobungs- oder Ehering beispielsweise.

Ich zog beide Ringe ab und gab sie ihr, dann betrachtete ich meine nackte Hand.

Feierlich legte sie die Ringe auf ein kleines Silbertablett auf dem Tisch neben sich. Großmutter hatte ihr dieses Tablett vor vielen Jahren zu Weihnachten geschenkt. Sie hatte auch Tante Pat eines geschenkt und gesagt: »Ihr Mädchen könnt auch tauschen, wenn ihr mögt«, und ich glaube, das taten sie. Es war eine eigenartige Erfahrung, vertraute Haushaltsgegenstände in diesem Rahmen zu etwas Mystischem werden zu sehen und meine frustrierende, sture, schöne Mutter mit den Augen einer Kundin zu betrachten, die vielleicht den Zug genommen hatte und dann nervös zu Fuß die Bridge Street hinaufgegangen war in der Hoffnung, Antworten zu erhalten in diesem gewöhnlichen Haus, das durch das kleine Schild am Briefkasten außergewöhnlich wurde.

Mum fragte: »Haben Sie eine leere Kassette zur heutigen Sitzung mitgebracht?«

Dann merkte sie, was sie da gefragt hatte. »Ich habe eine übrig.« Sie nahm eine aus einer Schublade und zwinkerte mir zu, während sie die Kassette in den Rekorder schob und auf Aufnahme drückte. »Sie können sie gratis haben.«

Ich hatte nicht gewusst, dass sie Aufnahmen anbot. Es war viele Jahre her, dass ich gelauscht hatte. Ihr Auftreten war so geschliffen und professionell geworden.

Sie setzte sich, atmete tief durch und sagte: »Cherry. Das ist ein schöner Name. Er passt zu Ihnen.«

»Meine Mutter hat ihn ausgesucht«, antwortete ich. (Ich wollte witzig sein.)

»Sie muss sehr stolz auf Sie sein.«

Wir lächelten, und kurz dachte ich, ich müsste weinen. Es ist merkwürdig, wie selten man den Menschen, die man liebt, still gegenübersitzt, ohne eine Speisekarte oder Essen oder Getränke zwischen sich.

Sie fragte: »Gibt es irgendetwas Bestimmtes, das Sie heute erfahren oder erforschen möchten, Cherry? Eine Frage, die Sie beantwortet haben möchten? Ein Problem, das gelöst werden muss?«

Ich dachte einen Augenblick nach, und dann sagte ich: »In letzter Zeit scheine ich einfach nicht … glücklich zu sein.«

(Wenn ich heute, so viele Jahre später, diese Aufnahme abspiele, höre ich meine Stimme beim Wort »glücklich« brechen. Ich habe die Audiokassette in eine Datei überspielen lassen, die ich mir jederzeit anhören kann. Ich tippe auf einen Pfeil, und da ist die Stimme meiner längst verstorbenen Mutter, so als säße sie neben mir, als wäre sie noch immer durch einen Telefonanruf zu erreichen, und dann kommt meine eigene Stimme, die lächerlich jung, hoch und schrill klingt, aber erkennbar meine ist; wie eine schlechte Schauspielerin, die eine Kinderstimme nachahmt, oder als hätte ich Heliumgas eingeatmet.)

»Ich kann keine Zukunft für mich sehen«, sagte ich. »Ich sehe nur eine … große Leerstelle.«

»Gibt es denn etwas, das Sie gern in Ihrer Zukunft sehen würden?«, fragte Mum, aber ich werde sie ab jetzt Madame Mae nennen, denn wenn ich meiner Mutter gesagt hätte, ich könne keine Zukunft für mich sehen, hätte sie halb genervt, halb liebevoll-spöttisch geantwortet: »Ach, du kannst also keine Zukunft für dich sehen, Cherry, du armes Ding, mit deiner Universitätsausbildung und deinem gut aussehenden Ehemann und diesem Diamantring an deinem Finger.«

Ich sagte, ich wolle einfach Glück in meiner Zukunft sehen. Ist das nicht alles, was die Menschen wollen?

»Dann müssen Sie ein paar Veränderungen vornehmen«, sagte Madame Mae.

»Was für Veränderungen?«

»Das werden Sie selbst wissen.«

In der Aufnahme hört man, dass ich mich anders hinsetze. »*Woher* werde ich es wissen?«

Ich war verärgert und ein wenig herablassend. Es war so, wie ich immer vermutet hatte: Madame Mae war nur ein Spiegel, der den Kundinnen zurückwarf, was sie offensichtlich hören wollten. Eine unausgebildete Therapeutin, die in Allgemeinplätzen sprach.

Sie sagte: »Würden Sie bitte die Augen schließen, Cherry?«

Komisch, wie sie meinen Namen jetzt aussprach, distanziert, als wäre ich eine Kundin, nicht ihre Tochter. Kein Lachen mehr darüber, dass meine Mutter meinen schönen Namen ausgesucht hatte.

Es herrschte Schweigen. Ich wurde ungeduldig. Ich öffnete die Augen einen Spaltbreit und sah, dass sie ihre Augen auch geschlossen hatte. Sie atmete in langsamen, tiefen Zügen, meine Ringe jetzt in ihrer geöffneten Hand. Ich beobachtete sie einen Augenblick lang, und sie sagte, ohne die Augen zu öffnen: »Bitte halten Sie die Augen geschlossen und atmen Sie einfach. Das ist alles, was Sie in der nächsten kurzen Weile tun müssen, Cherry. Atmen.«

Ich gehorchte. Ich atmete langsamer, noch langsamer, und hatte allmählich das Gefühl, ich könnte gleich eindösen. Ich fragte mich, ob im Lauf der Jahre Kundinnen meiner Mutter tatsächlich eingenickt waren und was Mum in solchen Fällen getan hatte; hatte sie sich geräuspert oder sie sanft mit dem Fuß angestupst? Überdies hatte dieses schweigende Atmen noch nicht zum Ablauf gehört, als ich sie belauscht hatte. Ich hatte das Gefühl, meine Mutter und ich, oder Madame Mae und ich, verfielen in eine Art meditativen Zustand.

Es gibt zahlreiche Forschungsarbeiten zur blutdrucksenkenden und Stress mindernden Wirkung von Meditation, und manche Menschen glauben, erfahrene Meditierende hätten Zugang zu einem universellen

Bewusstsein und könnten daher etwas entwickeln, das man als hellseherische Fähigkeit auffassen könnte. Ist es das, was an diesem Tag mit meiner Mutter geschah?

Sie sagte: »Ich sehe so vieles in Ihrer Zukunft, Cherry, so viele schöne Dinge. Wie Schmetterlinge flattern sie um mich herum. Ich weiß gar nicht, wo ich anfangen soll.«

Hm, dachte ich skeptisch in meinem träumerischen Zustand. Such dir einen Schmetterling aus, Mum.

»Ich sehe dich einen Bergpfad hinaufsteigen. Stellenweise Schnee. Glitzernde Diamanten im Sonnenschein, und du siehst die Türmchen einer Burg, und du lachst mit jemandem, der dich glücklich macht, und … oh, das ist fort … lass mich sehen …«

»Ist es David?«, unterbrach ich sie. »Ist er der Mensch, der mich glücklich macht?«

Siehst du mich fortgehen? Sehe ich mich fortgehen?

»Ich weiß es nicht.« Eine Pause. »Es ist jemand, den du liebst.«

Eine weitere lange Pause, dann sagte sie, diesmal voller Überzeugung: »Du hast die Liebe deines Lebens schon getroffen.«

»Dann meinst du also David?« Ich war erleichtert. Es wäre für alle praktisch, wenn mein Ehemann die Liebe meines Lebens wäre.

Sie zögerte, und als sie wieder sprach, wiederholte sie, ein wenig verunsichert: »Du hast ihn schon getroffen.«

Konnte sie Jack Murphy meinen? Aber welchen Sinn hätte es, mir zu sagen, dass mein verstorbener Freund die Liebe meines Lebens war? Sagte sie nicht immer: »Sie kommen um der Hoffnung willen, Cherry. Wenn sie gehen, sollten sie glücklicher sein als vorher, ihnen sollte leichter ums Herz sein.« »Leichter in der Brieftasche«, kommentierte Tante Pat dann.

»Ich sehe ein Notizbuch. Ich sehe viele Notizbücher.«

»Aha«, erwiderte ich. »Ich halte also Ausschau nach Notizbüchern.«

In der Tonaufnahme ist meine Ungeduld zu hören. Ich wünschte, ich hätte nicht so gesprochen.

»Es ist wichtig, dass du daran denkst: Eine Ehe kann sich so verändern, wie du es dir jetzt nicht vorstellen kannst, Cherry.« War das Mum oder Madame Mae? Leicht scharf im Ton. Könnten beide gewesen sein. »Du kannst sie vom Abgrund zurückholen, wenn es das ist, was ihr beide wollt. Und sie kann immer besser werden. Ehrlich. Besser, als du es dir vorstellen kannst.«

Vom Abgrund zurückholen. Wieder sah ich das Bild des Paars vor mir, das mit dem Rücken zum tintenschwarzen Himmel auf der Mauer unserer Dachterrasse sitzt und ins Nichts stürzt.

»Ich sehe dich in Bewegung, die ganze Zeit, so viel Bewegung.«

»Bewegung, wohin?«

»Überallhin. Mit großen Flugzeugen und mit kleinen Flugzeugen, mit einem Zug, der auf einer Bogenbrücke über eine Schlucht fährt, in einem riesigen Heißluftballon, einem winzigen Auto, das an der Küste entlangfährt, hin und her, hierhin und dorthin, aber du bist sehr glücklich.«

»Werde ich Reiseleiterin?«, fragte ich oberschlau.

»Ich sehe einen Berufswechsel, ja«, sagte sie. »Noch mehr Lernen. Bis spätabends. Sehr, sehr fleißig. Du wirst glauben, du schaffst es nicht, aber du wirst es schaffen. Du bist sehr klug. Eine erfolgreiche Karriere. Ein bisschen wie meine, anders als meine natürlich, aber da ist eine gewisse … Ähnlichkeit. Du wirst sagen: *Ich bin wie meine Mutter, ich bin Wahrsagerin.*«

»Wirklich?«

»Es wird eine Art Witz sein. Ich verstehe den Witz nicht. Aber ich weiß, dieser Beruf wird dich sehr glücklich machen. Stolz. Gut gemacht, Cherry.«

Ihre Stimme wurde leiser. Sie wurde müde. Ich schlug die Augen wieder auf. Sie sah erschöpft aus, ihre Schultern hingen herab, meine Ringe hielt sie noch immer lose in der offenen Hand.

»Werde ich eine Familie haben?«, fragte ich. »Kinder?«

Wieder ein langes Schweigen.

Dann sagte sie: »Ich sehe ein kleines Mädchen. Es wird mit dem Flugzeug kommen.«

Das wäre sehr beeindruckend gewesen, wenn sie nicht schon von der möglichen Adoption gewusst hätte.

»Sie wird kommen. Gerade wenn du sie am meisten brauchst. Ihr Vorname beginnt mit …«

Ein langes Zögern.

»Das ist eigentlich nicht wichtig, Mum … Madame Mae«, sagte ich.

Ich fand die Vorhersage von Anfangsbuchstaben immer sinnlos. Ein Jeton auf einem Roulettetisch. Man weiß nie! Wenn sie den Anfangsbuchstaben richtig vorhersagen, staunen alle; wenn nicht, ist niemand allzu besorgt.

»B«, sagte Madame Mae. »Ihr Vorname wird mit B beginnen.«

»Schön«, sagte ich.

Eine weitere Pause, und als sie weitersprach, nuschelte sie. Es machte mir Angst. Ich befürchtete, Tante Pat könnte böse auf mich sein, weil ich vorgeschlagen hatte, dass Mum mir die Zukunft vorhersagte.

»Das kleine Mädchen wird den Schmerz nicht beenden, schrecklichschrecklich, Schmerz wie noch nie, ich weißichweißichweiß, es tut so weh, es ist unfair, es ist unerträglich, kannesnichtaufhaltenliebling … aber sie wird helfen, sie wird ein Grund sein aufzustehen, sowiedeinkleinesgesicht mir einen Grund gab, man braucht nur einen Grund aufzustehen, such nach den Notizbüchern, wenn es eine Möglichkeit gibt, versprecheichwerdedasein, weiteratmenweiteratmen, mehr kannst du nicht tun.«

Sie verstummte.

Ihr Gesicht wirkte furchtbar alt. Auf ihrer Stirn waren Schweißperlen.

Sie schlug die Augen auf und schüttelte sich ein bisschen, drückte die Stopptaste, ließ die Kassette auswerfen und reichte sie mir. »Das wären dann fünfzig Dollar, Mrs Smith.« Sie hatte nicht mehr diesen gruselig-glasigen Blick und grinste mich an. Madame Mae war fort. Mum war wieder da. »Das war ein Witz, du weißt, dass ich die Bezahlung immer im Voraus kassiere. Fandest du es hilfreich? Hast du mehr Hoffnung?«

Sie wirkte zaghaft und verletzlich und erschöpft. »Ich weiß, manchmal wünschen sich die Leute, ich könnte mehr ins Detail gehen, mehr Handlungsanweisungen geben, aber das ist nicht … so funktioniert das natürlich nicht.« Sie hatte etwas sehr Defensives an sich, so als wäre ich nach einer Vorstellung hinter die Bühne gekommen, um sie zu treffen.

War es denn eine Vorstellung gewesen? Das war mir immer noch nicht klar.

Ich dachte an all die Bücher, die sie weiterhin aus der Stadtbücherei ausgeliehen hatte; sie hatte ebenso hohe Anforderungen an ihre berufliche Weiterentwicklung gestellt wie ein Wirtschaftsprüfer. Ich erinnerte mich daran, wie sie von einer neuen Technik erzählt hatte, die sie gerade ausprobierte, und dass sie sich am Ende jedes Arbeitstags eine halbe Stunde Zeit genommen hatte, um eine kleine Rückschau auf ihr Tagewerk zu schreiben, so könnte man es wohl nennen.

»Ja«, sagte ich. »Danke, Mum. Das war toll.«

Ich wusste nicht, was ich empfand.

Ein paar Tage später bekam Mum ihre Untersuchungsergebnisse. Es waren keine guten Neuigkeiten, aber das wissen Sie natürlich bereits. Wir alle wussten es. Sie hatte es zu lange aufgeschoben. Die dummen Diäten waren nicht der Grund für ihre Verdauungsprobleme gewesen. Die dummen Diäten hatten die wahre Ursache verschleiert.

»Sechs Monate«, sagten die Ärzte. »Höchstens ein Jahr.«

Kapitel 100

Also, wie ich höre, steht Ihnen ein ziemlich bedeutsamer Geburtstag ins Haus, Leo«, sagt Lilith aufgeräumt wie zu einem Kindergartenkind, das ganz aufgeregt ist, weil es sechs wird.

Ihr heutiger Hosenanzug hat die Farbe einer nicht ganz reifen Avocado.

»Ich werde im November dreiundvierzig«, sagt Leo. Er weiß, worauf dies hinausläuft. Es ist verrückt. Seit dem Tod des YouTubers scheinen bei der Arbeit *alle* über die Vorhersage zu reden. Die Witze sind aus dem Ruder gelaufen. Die Leute machen einen großen Bogen um ihn, sogar im Büro. Sie scherzen nur. Oder vielleicht auch nicht.

»Sie haben es nicht für nötig erachtet, mir von dieser Prophezeiung eines Arbeitsunfalls zu erzählen?«, fragt seine Chefin jetzt. Sie sitzt ihm gegenüber an ihrem Schreibtisch. Ein Foto von Lilith mit Mann und zwei Kindern in einem Silberrahmen steht so, dass die Person auf der anderen Seite des Schreibtisches es sehen kann. Vermutlich sind das echte Menschen, aber der Ehemann hat Lilith noch zu keiner Betriebsfeier begleitet, und sie lächeln so künstlich und strahlend, dass Leo sich manchmal fragt, ob sie sich in eines dieser Fotos, mit denen die Bilderrahmen verkauft werden, hineingephotoshoppt hat.

»Ich habe das nicht ernst genommen.« Leo hält sich die Nase zu. Liliths Parfüm ist heute besonders penetrant. Es ist Secret Obsession von Calvin Klein. Das weiß er, weil er einmal mit Neve in einem Kaufhaus war, wo sie Parfüm auf Pappstreifen sprühte, und als sie mit einem davon vor seiner Nase wedelte, reagierte er darauf mit blankem Entsetzen. »Uaah, Lilith!«

»Aber Sie haben bei einer Besprechung eine Ankündigung dazu gemacht.« Lilith klopft mit einem Fingernagel auf ihren Schreibtisch.

»Ich habe einen Witz gemacht«, sagt Leo, »wissen Sie, so à la ›also sorgen wir dafür, dass Sicherheit am Arbeitsplatz bei uns ernst genommen wird‹!«

»Was wir auf jeden Fall tun«, sagt Lilith.

»Auf jeden Fall«, pflichtet Leo ihr bei.

»Daher denke ich, wir halten Sie von Baustellen fern, sobald Sie dreiundvierzig sind.«

Leo fällt die Kinnlade herunter. »Ich muss vor Ort sein, um meine Arbeit vernünftig machen zu können.«

»Sie können das Problem umgehen. Mit FaceTime und so weiter.« Sie wedelt lässig mit der Hand. »Anders geht es nicht. Die Leute haben das Gefühl, dass Sie sozusagen, Sie wissen schon, verflucht sind.«

»Aha«, sagt Leo. »Nun, das ist sehr freundlich von Ihnen.« Es fühlt sich nicht freundlich an, sondern so, als glaubten die Leute, allein seine Anwesenheit werde einen Unfall verursachen. »Schätze ich.«

»Natürlich werden wir uns Ihre Hauptleistungsindikatoren im Lichte dieser neuen Flexibilität ansehen müssen, über Ihre abrechenbare Zeit sprechen und so weiter.«

»Natürlich«, sagt Leo. Sie meint, von ihm wird erwartet, mehr zu arbeiten. Sie meint, sie beabsichtigt, ihn auszuquetschen wie einen nassen Lappen, bis kein Tropfen mehr in ihm und er völlig ausgetrocknet ist.

Leo sagt: »Meine Frau möchte, dass ich ein Jahr lang nicht arbeite.«

Lilith grinst süffisant. »Ich nehme an, Sie haben Neve gesagt, dass das finanziell nicht drin ist.«

Was weiß sie schon über seine finanzielle Situation? Außerdem gefällt ihm nicht, dass sie Neves Namen immer so gönnerhaft betont.

»Wie heißt eigentlich Ihr Mann, Lilith?«, fragt er aus einem Impuls heraus. Er deutet auf das Foto. »Ich habe ihn noch nicht kennengelernt, oder?«

Lilith dreht das Foto zu sich um. »John.«

John! Wer's glaubt! Leo fragt sich, ob Lilith ein Alien ist, und stellt sich vor, wie sie jeden Abend nach Hause fährt und sich das Gesicht abzieht.

(Nur ein Telefonat mit Rod, und schon spürt er, wie eine jüngere, unbeschwertere Version seiner selbst mit knirschenden Gelenken wieder zum Leben erwacht.)

(Es macht ihn so glücklich.)

Gestern Abend hat Neve der Familie eine beeindruckende Präsentation zum Thema Umzug nach Tasmanien gehalten: Leo wird Hausmann, während Neve eine neue Arbeitsstelle beim tasmanischen Erziehungsministerium bekommt, von der sie grotesk zuversichtlich ist, dass sie sie bekommt, obwohl sie sich noch gar nicht darum beworben hat. Woher nimmt sie diesen wahnsinnigen Optimismus? Der öffentliche Dienst schaltet regelmäßig Anzeigen für Stellen, die bereits vergeben sind. Jeder weiß das! Die Präsentation umfasste auch Musik und besondere Effekte. Es gab Bilder von Häusern, die man mieten könnte, und von nahe gelegenen Schulen. Eine Folie war »Freizeitaktivitäten« für die gesamte Familie gewidmet, die Tasmanien zu bieten hat, daneben spektakuläre Bilder von Buschwanderungen und Stränden. (Seine verweichlichten Sydneyer Kinder haben keine Ahnung, wie eisig das Wasser dort ist.) Eine Folie hieß »Oma« und enthielt ein Foto von Leos Mutter, auf dem sie traurig und hoffnungsvoll zugleich aussieht. Emotionale Erpressung. Die Kinder haben nicht Ja gesagt, aber auch nicht Nein. Leo hält es für möglich, dass die Bestechung seiner Mutter bereits erfolgt ist und angenommen wurde. Außerdem, und dies wurde in der Präsentation nicht behandelt, aber die Kinder sind schlau: Sie wissen, wenn Leo »Hausmann« wird, wird damit ein möglicher Arbeitsunfall vermieden, was eine viel schlimmere emotionale Erpressung ist, von der sie wahrscheinlich eines Tages ihren Therapeuten erzählen werden.

Leo hat gesagt, er werde darüber nachdenken.

»Denk schnell darüber nach«, sagte Neve.

Sie spielt immer wieder einen alten Countrysong mit dem Titel »Take This Job and Shove It« – diesen Job kannst du dir sonst wohin stecken –, nicht unbedingt eine subtile Botschaft. Könnte er wegen der Prophezeiung einer Hellseherin wirklich sein ganzes Leben ändern? Wegen einer Prophezeiung, an die er eigentlich nicht glaubt?

Er denkt an seine Unterhaltung mit Rod, der sagte, die Prophezeiung sei Quatsch, aber manchmal erkenne man erst, wie sehr ein Job einen zermürbt, wenn man nicht mehr drinsteckt. Er sagte, er habe seine Entscheidung, wieder zurück nach Victoria in die Nähe seiner Eltern zu ziehen, nie bereut, und die Gelegenheit, ein Jahr lang Hausmann zu sein, würde er sofort ergreifen. Rod schlug vor, er und sein Sohn, der ein Jahr jünger als Oli ist, könnten sich ihnen auf der

Bay-of-Fires-Wanderung in Tasmanien anschließen. Diese Vorstellung macht Leo trunken vor Glück. Überglücklich.

»Vielleicht werden unsere Jungs sich anfreunden!«, sagte er zu Neve.

Eher werden sie sich auf den ersten Blick nicht ausstehen können. Leo ist kein Idiot.

Aber man weiß nie.

»Okay. Ich denke, das ist alles«, sagt Lilith.

Leo hebt den Zeigefinger. »Eins noch.«

Kapitel 101

Am selben Tag, an dem wir Mums Diagnose erhielten, rief David aus Perth an. Er war sehr aufgewühlt. Bei der letzten Freitagabendparty auf der Dachterrasse war ein schrecklicher Unfall geschehen.

Zwei Personen, ein Mann und eine Frau, hatten auf der Mauer gesessen, gelacht und geraucht und wild gestikuliert, und dann, einfach so – es ging so schnell, es war so merkwürdig, so erschreckend, das mitanzusehen –, fielen sie. Zusammen. Rücklings. In die Nacht.

Der Mann war bereits tot, als die anderen unten ankamen. Die Frau stabilisierten sie – alle diese Mediziner auf einem Haufen, sie erhielt die bestmögliche Versorgung –, doch sie starb später in der Nacht.

Wir kannten das Paar nicht. Sie waren Freunde der angehenden Anästhesistin in der Wohnung unter uns. Zu Besuch aus Melbourne. Die Anästhesistin war fertig mit der Welt.

»Es war genau so, wie du es beschrieben hast«, sagte David. Er klang, als hätte er getrunken. Ich hatte keinen Alkohol mehr getrunken, seit ich zu Hause bei Mum und Tante Pat war. Ich schlief und aß besser. Ich wusste, dass ich mich bei meiner nächsten Freitagabendparty trotzdem wieder ins Vergessen trinken würde. Ich konnte mir nicht vorstellen, eine dieser Partys nüchtern zu überstehen. Als ob ich eine situative Alkoholikerin wäre. (Das ist kein anerkannter Fachbegriff.)

David sagte: »Der Mann trug ein weißes T-Shirt, und sie hat versucht, sein T-Shirt zu packen. Alle sagen, genau so hättest du es beschrieben.«

Ich konnte mich nicht erinnern, etwas von einem weißen T-Shirt gesagt zu haben, aber ich nehme an, ich *hätte* das sagen können, als ich betrunken war. Weiß ist eine weitverbreitete Farbe für ein T-Shirt.

»Also hast du wohl die Familiengabe, Cherry«, sagte er langsam. Er war der Wahrsagerei meiner Mutter immer respektvoll begegnet, so als praktizierte sie eine ungewöhnliche Religion, doch bislang hatte er definitiv nicht daran geglaubt.

»Es war gefährlich«, erwiderte ich. Ich hatte das Gefühl, es sei irgendwie meine Schuld, als hätte ich dafür gesorgt, dass es geschah. »Betrunkene Menschen, die auf der Einfassung einer Dachterrasse sitzen. Ich habe nicht die Zukunft vorhergesagt. Ich habe versucht, die Leute zu warnen, damit sie vorsichtig sind.«

Und wie ich bereits erwähnt habe, hatte ich mich auch gefragt, ob es ein symbolisches Bild war. Ob das Paar für David und mich stand.

»Aber du hast immer wieder gesagt, du könntest *sehen,* wie es passiert«, wandte David ein.

»Ich meinte, ich kann mir *vorstellen,* wie es passiert.«

Ich erzählte David von Mum, und er sagte, es tue ihm sehr leid, und ich wusste, dass er das ernst meinte, denn er mochte meine Mutter sehr, aber er war zu erschüttert über diesen Unfall und nicht ganz bei der Sache.

»Wann kommst du nach Hause?«, fragte er.

Ich verstand nicht gleich, was er meinte.

Beinahe hätte ich geantwortet: »Wie meinst du das? Ich *bin* zu Hause.«

Wenn ein geliebter Mensch stirbt, ist das eine sehr eigenartige Zeit im Leben.

Die Welt hört deswegen nicht auf, sich zu drehen. Wir wissen das, aber innerlich sind wir schockiert. Wir sind wie berühmte Leute, die fragen: *Aber wissen Sie denn nicht, wer ich bin?* Nur dass wir fragen möchten: *Aber wissen Sie denn nicht, was ich durchmache? Wie können Sie so mit mir reden, wenn meine Mutter stirbt?*

Es gibt noch immer rote Ampeln und unhöfliche Menschen, lange Schlangen und verlorene Schlüssel. Man kann sich noch immer den Zeh stoßen, und es tut noch immer höllisch weh. Der Unterschied ist, dass Ihre Reaktion möglicherweise unmäßig ausfällt. Es kann sein, dass Sie wutentbrannt und mit einem Strom von Schimpfwörtern reagieren, wie Ihre Tante sie seit dem Krieg nicht mehr gehört hat. Es kann sein, dass Sie an einer roten Ampel in Ihrem Auto schreien und kleine Kinder erschrecken.

Die Sterbende wird sich übrigens nicht immer verhalten wie die reizenden Sterbenden in Kinofilmen. Sie wird nicht unbedingt am Strand sitzen wollen, den dünnen Leib in eine Decke gehüllt, bleich und schön, der Blick weise und traurig, eine sanfte Brise im Haar, während sie tiefsinnige Bemerkungen macht und aufs Meer schaut. (Es könnte sein, dass ich hier eine Szene aus dem ausgezeichneten, extrem sentimentalen Film *Freundinnen* schildere.) Es kann sogar sein, dass sie sagt: »*Natürlich* will ich nicht an den *Strand,* Cherry, mir ist so übel, warum schlägst du so was Bescheuertes vor?«

Ihre Gefühle können auch von einer Sterbenden verletzt werden.

Eine Sterbende kann immer noch eitel sein. Töricht eitel. Eine Sterbende kann stolz auf ihre Magerkeit sein, auf ihre Hüftknochen deuten und sagen: »Schau, wie dünn ich bin!«, als ob das ein netter Nebeneffekt wäre, und man darf nicht schreien: »Du bist dünn, weil du STIRBST, du dumme Frau!«

Auch eine Sterbende kann einen fuchsteufelswild machen, besonders wenn die Ärzte ganz klar sagen, dass eine frühere Diagnose sie gerettet hätte. Es ist durchaus möglich, dass Sie sich wünschen, die Sterbende möge die katastrophalen Konsequenzen ihres törichten Verhaltens bereuen, auch wenn sie selbst den ultimativen Preis zahlt, weil es sich anfühlt, als würden Sie ihn zahlen. Nicht die Sterbende. Die Sterbende kommt ungeschoren davon – wird wieder zu Sternenstaub, ruht in Frieden bei ihrem himmlischen Vater oder wird in einen anderen Körper umgeleitet, je nachdem, woran man glaubt –, die Sterbende ist die, die geht, und Sie sind die, die zurückbleibt.

Makabere, aber notwendige Berechnungen müssen angestellt werden. Wenn Ihr geliebter Mensch in wenigen Wochen stirbt, werden Sie so viel Zeit wie möglich mit ihm verbringen wollen. Aber wie viele Stunden täglich sind angemessen? (Können Sie einen Tag freinehmen?) Wenn man damit rechnet, dass Ihr geliebter Mensch noch ein weiteres Jahr lebt, werden die Berechnungen kniffliger, besonders wenn Ihr Zuhause und Ihr Job am anderen Ende des Landes sind.

Ich musste meine Mutter nicht pflegen. Tante Pat beharrte darauf, dass dies ihre Aufgabe sein würde, aber wie viel Entlastungspflege schuldete ich meiner Tante? Ich sage das, als hätte ich damals mit dieser Frage gerungen, aber ich fürchte, sie kam mir gar nicht in den Sinn. Tante Pat war so kompetent.

Jedenfalls, Mum und Tante Pat beantworteten alle diese Fragen für mich. Sie sagten mir, ich solle wenigstens für den Moment zurück nach Westaustralien fliegen, und ich tat wie geheißen.

Als ich zurück nach Perth kam, hatte sich alles geändert. Es gab keine Dachterrassenpartys mehr. Der Zugang zur Terrasse war versperrt. Die Hausbewohner waren noch immer erschüttert und irgendwie beschämt.

Die Anästhesistin, deren Freunde gestorben waren, war aus- und ein Paar mit einem entzückenden Baby eingezogen, was die »Vibes« im Haus komplett veränderte. Selbst ich sah, dass das Baby objektiv entzückend war, und mein Mann himmelte es an. Ich war gar nicht darauf gekommen, dass in diesem Haus auch eine Familie leben konnte.

David und ich stellten einen Antrag auf Adoption eines Babys aus Korea. Es war eine eigenartige Zeit, in der ich auf etwas Gutes und zugleich auf etwas sehr Schlimmes wartete. Ich trauerte im Voraus, aber Mum lebte doch noch, und wir telefonierten jeden zweiten Tag. Manche dieser Telefonate fühlten sich gezwungen an, und wir beendeten sie schnell, aber zuweilen unterhielten wir uns wie nie zuvor.

Eines Tages fragte ich sie: »War Madame Mae echt, Mum?«

Sie seufzte und sagte: »Ich habe mein Bestes gegeben, Cherry.« Was keine Antwort auf meine Frage war. Ein andermal sagte sie, sie bedauere, nicht früher zum Arzt gegangen zu sein, und hoffe, dass sie ihre Enkelin noch würde im Arm halten können. »Du wirst eine gute Mutter sein, Cherry, ich weiß, du glaubst das nicht, aber du wirst es sein.« Ich fragte: »Ist das Madame Mae oder Mum?« Sie sagte, es sei Mum. Madame Mae sei im Ruhestand.

Sie konnte ihre Enkelin doch nicht mehr im Arm halten, aber sie sah ein Foto von einem achtzehn Monate alten Baby namens Bo-Mi, das uns zugeschickt wurde.

Es war eine Schwarz-Weiß-Aufnahme eines hübschen kleinen Mädchens mit großen Augen, das auf einem Bett saß und zur Seite blickte auf etwas, das wir nicht sahen, während die Kleine einem Plüschkaninchen die langen Ohren auseinanderzog. Ich weiß nicht, warum ich Bo-Mi liebte oder warum ich glaubte, sie werde mich irgendwie von einer widerwilligen Mutter in eine Mutter verwandeln, aber so war es. Ich glaube, mir gefiel, dass sie so ernst war, so als könnte man von diesem einen, von der Kamera eingefangenen Augenblick auf ihre Persönlichkeit schließen. Ich dachte, ein ernstes Baby würde zu mir passen. Ich dachte, ein ernstes Baby könne ich zum Lachen bringen.

In meinem Begleitbrief zum Foto schrieb ich: *Schau, Mum, das ist das kleine Mädchen, von dem du gesagt hast, dass es mit dem Flugzeug kommt, und du hast sogar den Anfangsbuchstaben ihres Vornamens richtig vorhergesehen.*

Tante Pat rief an und sagte, Mum habe geweint, als sie das Foto sah, und sie habe sich sehr gefreut, dass ihre Vorhersage eingetroffen war.

»Wie geht es ihr?«, fragte ich, weil ich an den anderen Teil ihrer Vorhersage denken musste, demzufolge das kleine Mädchen genau dann eintreffen würde, wenn ich es am meisten brauchte.

»Na ja«, sagte Tante Pat, und ich hörte sie an ihrer Zigarette ziehen. »Sie hat gute Tage und nicht so gute Tage. Ich glaube, du solltest Vorkehrungen treffen, um nächsten Monat herzukommen, Liebes.«

Michelle rief an und sagte, das Baby erinnere sie sowohl an David als auch an mich. Natürlich sah das Baby mir überhaupt nicht ähnlich, aber Michelle beharrte darauf. »Sie hat diesen ernsten Blick, den du auch hast.«

David und ich verbrachten viel Zeit damit, im Bett zu liegen, zusammen das Foto zu betrachten, es hin und her zu reichen, zu analysieren und immer Neues darüber zu sagen. »Ich habe das Gefühl, sie ist ziemlich intelligent«, sagte David. Er war ganz vernarrt in sie. Ich liebte die Liebe, die er diesem kleinen Mädchen entgegenbrachte.

Ich habe schöne Erinnerungen an diese Zeit. Wir waren sanft zueinander. Freundlicher als vorher. Vielleicht zeigten wir einander sogar ein bisschen Verletzlichkeit.

Wenn wir Sex hatten, gab es manchmal Momente, in denen wir einander in die Augen sahen und es schien, als versuchten wir beide, etwas Dringendes und Wichtiges zu vermitteln, doch wir sprachen nie laut aus, was wir da zu vermitteln versuchten. Vielleicht hatte keiner von uns die Worte dafür.

Ich dachte daran, dass meine Mutter gesagt hatte, man könne eine Ehe vom Abgrund zurückholen, und ich fragte mich, ob wir das gerade taten: vorsichtig und auf Zehenspitzen vom Abgrund zurückweichen.

Dann geschah zweierlei.

Wir bekamen einen Anruf von der Adoptionsagentur, bei dem man uns mitteilte, es habe eine Verwechslung gegeben. Das Foto, das wir erhalten hatten, hätte an Mr und Mrs David und Cheryl Smith gehen sollen, nicht an Mr und Mrs David und Cherry Smith. Wir sollten uns aber keine Sorgen machen. Wir würden nicht zu kurz kommen! Unser Baby, ein Junge, sei erst sechs Monate alt, und ein jüngeres Baby sei logischerweise immer vorzuziehen, und dies sei ein absolut prachtvoller Bursche. Ein neues Foto sei auf dem Weg zu uns. »Ich kann einfach nicht glauben, wie ähnlich Ihre Namen sind«, sagte die Frau am Telefon. »Wie wahrscheinlich ist so etwas?«

Ich hoffe, jetzt verstehen Sie, warum ich mich bei jenem Mittagessen zur Teamentwicklung im Chinarestaurant Wok 'n' Roll gleich an dem Tag, nachdem wir erfahren hatten, dass unser Baby nicht mehr unser Baby war, genötigt fühlte, eine Frühlingsrolle nach dem Kollegen zu werfen, der mich »Cheryl« nannte. Ich bin nicht stolz darauf, aber ich bereue es nicht.

Mein Vorgesetzter schlug vor, ich solle früher Feierabend machen, da ich offensichtlich »nicht ich selbst« war.

Manchmal frage ich mich, was geschehen wäre, wenn ich diese Frühlingsrolle nicht geworfen hätte, wenn es mich in den Fingerspitzen gejuckt, ich dem Drang aber widerstanden hätte, und ich folglich nicht viel früher als erwartet nach Hause gekommen wäre und David und Stella auf der Treppe vor unserem Haus in eine Unterhaltung vertieft gesehen hätte.

Daran war nichts Ungewöhnliches. Sie arbeiteten im selben Krankenhaus und hatten beide unregelmäßige Arbeitszeiten, und sie gehörten demselben Tauchklub an. Sie waren befreundet. Männer und Frauen können Freunde, Kollegen, Mitbewohner oder Tauchbuddys sein, ohne das Bedürfnis nach Sex zu haben! Natürlich können sie das.

Und dennoch.

Sie unterhielten sich nur. Berührten sich nicht. Standen nicht unangemessen nahe beieinander. Sie taten nichts Falsches.

Doch ich blieb stehen und beobachtete sie eine Weile, und da wusste ich es.

Ich kann nicht genau sagen, *woher* ich es wusste.

Manchmal weiß man es einfach. Selbst wenn man die Intuition einer Kartoffel hat.

Kapitel 102

Der YouTuber-Tod gibt Dom den Rest, genau wie Eve es vorhergesehen hat.

»Eve, wenn eine Trennung die einzige Möglichkeit ist, dafür zu sorgen, dass du in Sicherheit bist …«

Er spricht nicht zu Ende.

Sie sitzen nebeneinander auf der Couch. (Sie hatten bei IKEA zwei Modelle zur Auswahl, und natürlich haben sie sich für das teurere entschieden, weil sie Idioten sind. Es sieht jetzt schon alt und schäbig aus.)

»Du weißt, dass es keine Trennung wie damals in der Schule wäre«, sagt Eve. »Es wäre eine *Scheidung.*«

Er zuckt zusammen.

»Wir müssten uns Anwälte besorgen. *Teure* Anwälte.«

Sie ist sich nicht sicher, ob das stimmt. Es ist ja nicht so, als hätten sie Vermögen.

Schweigend sacken sie auf der Couch zusammen und starren leeren Blicks auf ihre Telefone.

Mit einem Mal legt Eve ihr Telefon hin. »Und was ist, wenn wir uns wirklich scheiden lassen, ich heirate jemand anders, und *der* tötet mich dann, wenn ich fünfundzwanzig bin? Was sagst du dazu?«

Das ist sehr gemein von ihr, denn natürlich hat er nicht darüber nachgedacht. Er wird zuerst bleich, dann rot.

Dom ist ein sehr starker Junge, aber sie ist stärker.

Kapitel 103

Eine Scheidung ist wie ein Todesfall, nur ohne den Trost von Beerdigung und Beileidskarten. Niemand bringt einem Blumen. Aber selbst wenn die Scheidung richtig ist, weil die Ehe falsch war, kann sich das anfühlen, als würde man langsam und gewissenhaft in der Mitte durchgerissen.

In den meisten Stressstudien steht Scheidung ganz oben in der Liste der auslösenden Faktoren, neben dem Tod des Lebensgefährten, einem Umzug und einer Gefängnisstrafe. Ich fände eine Gefängnisstrafe ja nervenaufreibender als einen Umzug, aber da ist jeder anders.

Als ich David auf Stella ansprach, versuchte er gar nicht, es abzustreiten. Er deutete vage an, es sei meine Schuld, weil ich nicht da gewesen war, als das Paar vom Dach stürzte, was traumatisch für ihn gewesen war (und auch irgendwie meine Schuld, weil ich es vorhergesagt hatte, selbst wenn er das natürlich nicht laut aussprach). Was sonst hätten sie tun sollen, als miteinander ins Bett zu gehen?

Er hatte wahrscheinlich Schuldgefühle, und ich war definitiv selbstgerecht. Wir waren erschüttert über die Sache mit dem kleinen Mädchen, aber unser Kummer war uns peinlich, und so sprachen wir nie richtig über unsere Verlustgefühle. Es war schließlich nur ein Foto gewesen. Wir konnten noch immer ein Baby adoptieren.

Natürlich denken Sie wahrscheinlich, der Seitensprung sei nur ein Symptom für die Fäulnis im Herzen unserer Ehe gewesen, und da haben Sie vielleicht recht. Einmal sagte ich: »Du *magst* mich nicht einmal, David«, und er blickte entsetzt, als hätte ich ihn bei etwas viel Schlimmerem als einem Seitensprung ertappt. Er fragte: »Na ja, magst du *mich* denn, Cherry?« Darüber hatte ich nie richtig nachgedacht. Ich weiß, diese Unterhaltung klingt sehr eigenartig. Beziehungen können sehr eigenartig sein. Wie waren wir bloß zusammengekommen? Es ist ein Rätsel.

Eigentlich nicht. Es war der Sex. Man muss die Dinge nicht komplizierter als nötig machen.

Meine Schwiegereltern versuchten zu helfen und erzählten von schwierigen Phasen in ihrer eigenen Ehe. Tante Pat schlug vor, wir sollten ein Wochenende »Begegnung in der Ehe« buchen, einen beliebten Kurs für Ehepaare, der in den Sechzigern in Spanien von einem katholischen Geistlichen entwickelt worden war. Wir müssten mit anderen Paaren verreisen und über unsere Gefühle reden. Wir konnten uns nichts Furchtbareres vorstellen.

Ich werde hier nicht die Todeszuckungen unserer Ehe breitwalzen: Papierkram, Behörden, die Stornierung unseres Adoptionswunsches, die Aufteilung des Vermögens, das Geschrei, der erbitterte Streit um den »guten« Kochtopf. Wir hatten bis zuletzt Sex. Immer wieder sagten wir: »Letztes Mal.« Es dauerte eine ganze Weile, bis das letzte Mal wirklich das letzte Mal war. Tatsächlich lebte er da bereits mit Stella zusammen. (Ich habe deswegen keine Schuldgefühle. Sie hat es mir zuerst angetan.) (Doch, ich habe leise Schuldgefühle.)

Er lebt immer noch mit Stella zusammen. Er ist ein sehr erfolgreicher, glücklich verheirateter Kardiologe mit Kindern, die sie vermutlich adoptiert oder durch Samenspende bekommen haben, das weiß ich nicht genau, und mit Enkeln. Ich bin nur eine kleine Fußnote in ihrem Leben.

Als seine Mutter starb, rief ich ihn an. Sie und ich, wir hatten uns so bemüht, befreundet zu bleiben, aber es war unmöglich, denn Michelles Loyalität musste ihrem Sohn gelten. Sie liebte mich, aber ihren Sohn liebte sie noch mehr. Selbstverständlich tat sie das.

Ich verzieh Stella, dass sie mit meinem Mann schlief, aber dass sie mir meine Schwiegereltern stahl, vergab ich ihr nie.

Mitten in alledem starb meine Mutter: viel zu jung. Wie Sie ja wissen. Ein unnötiger Tod. Aber ich bin darüber hinweg. Grollen ist nicht gesund.

Es war an einem Spätnachmittag im Mai, und Mum dümpelte in einem Meer aus Morphin, verabreicht von Tante Pat, die erschöpft und abgehärmt war und kaum noch aufrecht stehen konnte, weil sie sich geweigert hatte, ihre Schwester von irgendjemand anderem pflegen zu lassen. Eine ältere, weniger mit sich selbst beschäftigte Version meiner selbst hätte darauf bestanden, sie häufiger abzulösen. Es steht auf meiner Liste der Dinge, die ich mein Leben lang bereuen werde.

Ich saß auf dem Stuhl, der einst Dad gehört und auf dem Madame Mae alle ihre Prophezeiungen gemacht hatte. Das Licht wurde weicher, und Tante Pat hatte vor einer Weile in der Küche zu mir gesagt: »Nicht mehr lange jetzt, Cherry.« Sie saß auf der anderen Seite des Betts auf dem Stuhl, auf dem Mums Kunden gesessen hatten, und drückte das goldene Kissen an sich.

Es gab lange Phasen, in denen niemand sprach. Wir hörten Flötenkrähenstare singen, das Geräusch eines Rasenmähers in der Ferne, das stetige Tropfen der Infusion und hin und wieder ein gewaltiges Gähnen und das dazugehörige Kieferknacken von Tante Pat.

Tante Pat hatte mich vor dem Todesrasseln gewarnt. Dazu kommt es, wenn Speichel oder Schleim sich hinten im Rachen ansammeln und der oder die Sterbende nicht mehr schlucken oder husten kann. Es klingt sehr hässlich, wie lautes Gurgeln oder Würgen, aber es bedeutet nicht, dass es die sterbende Person belastet. (Wird jedenfalls angenommen.)

Mum gab diese scheußlichen Laute nicht von sich. Nicht jeder tut das. Sie sagte immer, sie *weigere* sich schlicht zu schnarchen.

Ihre Atmung wurde unregelmäßig und dann mühsam. Immer wieder dachte ich, jetzt wäre sie von uns gegangen, und hielt den Atem an, doch dann hob sich ihre Brust wieder, und ich atmete weiter. Einmal winkte sie mit zwei Fingern wie eine Dirigentin, die Augen weiter geschlossen, und sagte: »Das Schweizer Fondue tanzen! War das nicht lustig, Pat?«

»Es war sehr lustig, Mae«, sagte meine Tante und lächelte mich an.

Ich glaube, Mum konnte vielleicht schon Dad sehen und erzählte ihm davon, denn sie sagte: »Ach, Liebling, ist sie nicht ein lustiges kleines Ding?«

Das waren ihre letzten Worte. Es waren ausgezeichnete letzte Worte, Mum. Gut gemacht.

Eine Stunde später tat sie einen Atemzug.

Wir warteten.

Es kamen keine weiteren Atemzüge mehr.

Ich stelle mir gerne vor, dass Dad sie auf der Tanzfläche im Cab erwartete, eine Hand hinter seinem geraden Rücken, die andere Hand ausgestreckt, bereit, ihre Hand zu nehmen und mit ihr davonzuwirbeln.

Neulich träumte ich, ich sähe meine Eltern tanzen und sie drehten sich um, entdeckten mich und streckten die Arme aus. Ich rannte zu ihnen, schnell wie der Wind, wie ein Kind.

Kapitel 104

Allegra liegt in einem blauen Patientenhemd – »Unterhose an, BH aus« – bäuchlings in einem schmalen Tunnel. Sie leidet nicht unter Klaustrophobie, aber jetzt versteht sie, warum Menschen darunter leiden, denn das ist kein Spaß. Sie trägt riesige Kopfhörer. Michael Bublé gurrt ihr Liebeslieder ins Ohr. Ihre Mutter ist ein Fan von Michael Bublé, Allegra eher nicht. Sie hält eine Notfallklingel in der Hand, die sie drücken kann, falls sie mit jemandem reden muss. Ein Clip an ihrem Finger ist mit einem langen Schlauch verbunden und überwacht ihre Herzfrequenz und Atmung. Sie geht kaum zum Arzt und war noch nie im Krankenhaus. Alle sind freundlich zu ihr, aber Allegra gefällt nicht, dass sie über sie bestimmen können, so wie Allegra über ihre Passagiere bestimmt. In dem halb gebieterischen, halb gelangweilten Tonfall der Leute hier erkennt sie etwas von sich selbst wieder. Alles, was sie sagen, haben sie schon tausendmal gesagt. Jede Frage, die Allegra stellt, wurde bereits gestellt und beantwortet.

Diesmal sind ihre Rückenschmerzen viel schlimmer. Nichts scheint zu helfen. Möglicherweise muss sie operiert werden. Sie müssen nur erst herausbekommen, was los ist. Allegra ist noch nie operiert worden.

Ihre Mutter ist nach wie vor außer sich vor Sorge, trotz der Segenssprüche, Mantras und des berühmten Astrologen in Indien, der in Allegras Geburtshoroskop nichts Ungünstiges finden konnte.

Sie hörte ihren Bruder sagen: »Mum, kein Arzt wird Allegra aufgrund der Prophezeiung einer Spinnerin präventiv Antidepressiva verschreiben.«

»Aber Rückenschmerzen verursachen Depressionen, Taj! Es ist ein Teufelskreis. Jetzt kann sie nicht arbeiten, sie kann nicht Auto fahren, sie sitzt den ganzen Tag zu Hause fest, sie ist leichte Beute für die Depression!«

»Dann kümmern wir uns um ihre Rückenschmerzen«, sagte Taj. »Wir pfuschen nicht an ihrer Gehirnchemie herum.«

Allegra ist nicht selbstmordgefährdet, überhaupt nicht, aber ebenso, wie sie jetzt Klaustrophobie nachvollziehen kann, hat sie neuerdings Verständnis für Suizidgedanken. Es gab Momente, da hätte sie alles getan, um den Schmerzen zu entfliehen.

Eine körperlose Stimme sagt: »Also gut, Allegra, wir fangen gleich an! Es wird sehr laut werden, aber versuchen Sie, sich zu entspannen, und drücken Sie die Notfallklingel, falls Sie mich brauchen.«

Als es losgeht, ist sie trotz der Warnungen überrascht von der Lautstärke des Apparats. Die Geräusche sind so lustig, dass sie lachen möchte. Spielt ihr da jemand einen Streich? Das klingt wie die Laute, die Kinder machen, wenn sie mit einem Spielzeugraumschiff spielen.

Iau, iau, iau, iau.

BUM! BUM! BUM!

Dong, dong, dong.

Piep, piep, piep.

Diese eigenartigen Klänge sind mit Bruchstücken von Michael Bublé durchsetzt, was es erst recht schräg macht. Wie ist sie hier gelandet? Sie denkt an den Augenblick, als sie das volle Gewicht des Handgepäcks dieser Kaftanfrau trug, und dann an den Tag, an dem sie so glücklich war, an den rennenden Anders, den Hund an der Leine, an ihre sich unnötig verheddernden Beine. An alldem hat niemand Schuld außer ihr selbst.

Sie versucht, sich sämtliche MRT-Geräusche einzuprägen, damit sie sie Jonny vormachen kann, doch dann fällt ihr wieder ein, dass sie und Jonny nicht mehr zusammen sind oder eigentlich überhaupt nie zusammen waren, sie weiß es nicht. Natürlich hat er sie an jenem Tag nicht im Gras liegen lassen. Er und Anders halfen ihr auf – vor Schmerzen hätte sie fast geheult –, und Jonny fuhr sie nach Hause, brachte sie ins Bett und gab ihr zwei Schmerztabletten, die vom letzten Mal übrig waren. Ihre Eltern kamen zu ihr, weil sie sie anrief wie ein Kind. Sie wusste nicht, was sie sonst machen sollte. Wen rufen Leute an, die keine Eltern mehr haben?

Jonny lernte ihre Eltern am selben Tag kennen, an dem Allegra klarstellte, dass sie seine nicht kennenlernen wollte. Er war herzlich und freundlich zu ihnen, und sie hörte, wie er sich als »Freund von Allegra« vorstellte. Und dann ging er. Seither hat er sich zweimal erkundigt, wie es ihr geht. Seine Nachrichten sind nicht kühl, aber auch nicht herzlich. Sie sind *neutral.* Neutral ist furchtbar.

Närrin, Närrin, Närrin, verhöhnt sie sich im Takt der MRT-Geräusche.

»Tut mir leid, dass du meinetwegen schon wieder freinehmen musstest«, sagt Allegra zu ihrer Mutter, als diese sie nach dem MRT nach Hause fährt.

»Schon gut.« Ihre Mutter zuckt die Achseln. »Ich bin unersetzlich. Das wissen sie. Und meine Familie kommt an erster Stelle.«

Ihre Mutter arbeitet seit vielen Jahren für dieselbe Versicherungsgesellschaft.

»Wie sind die Schmerzen jetzt?«, fragt sie.

»Sieben von zehn.« Allegra setzt sich anders hin. »Es ist erträglich.«

»Wir bekommen das wieder hin. Kipp deinen Sitz weiter nach hinten. Hast du Selbstmordgedanken?«

Ihre Mutter hat Nachforschungen angestellt und erfahren, dass man keine Angst haben sollte, jemanden zu fragen, ob er oder sie Selbstmordgedanken hat. Allegra ist sich sicher, dass diese Information stimmt, aber sie weiß nicht, ob man ganz so oft danach fragen sollte, wie ihre Mutter es tut. Es nervt ein bisschen.

»Es geht mir gut«, sagt Allegra. Sie kippt den Sitz weiter nach hinten. »Natürlich mache ich nicht gerade Luftsprünge vor Freude.«

»Wegen dieses Mannes?«

»Nein, wegen meines Rückens.« Sie seufzt. »Auch wegen des Mannes. Ich habe es vermasselt.«

»Na, dann bring es wieder in Ordnung«, sagt ihre Mutter, während sie mehrfach die Spur wechselt.

»Das ist vielleicht nicht so einfach.«

Allegras Telefon summt. Es ist Jonny. Beim Anblick seines Namens schlägt ihr Herz automatisch höher, doch dann erinnert sie sich daran, dass sie sich auf eine weitere neutrale Nachricht einstellen muss, im Stil von: Wir sind befreundete Arbeitskollegen, die eine Weile miteinander in die Kiste gehüpft sind, mehr nicht.

Es ist ein Link, dazu eine Nachricht, die lautet: *Versuch es wenigstens auch in diesem Leben.*

»Versuch es in diesem Leben?« Sie tippt auf den Link und muss lachen. Es ist eine Flugschule, die Schnupperflüge anbietet. Er bezieht sich darauf, dass sie in einem früheren Leben ein Vogel war.

»Was ist das?«

»Jonny hat mir einen Link geschickt. Er hat den Eindruck, ich wollte eine Pilotenausbildung machen.«

»Wie ist er darauf gekommen?«

Allegra erzählt ihr von ihrer Unterhaltung mit Jonny auf der Wanderung. »Ich will gar keine Ausbildung zur Pilotin machen«, sagt sie am Ende beruhigend.

»Und warum nicht?« Sie halten an einer Ampel, und ihre Mutter sieht sie an, die Hände auf dem Lenkrad. »Meinst du, weil du eine *Frau* bist, kannst du nicht Pilotin sein?«

»Natürlich meine ich das nicht. Absolut nicht.« Wenn es um jemand anderen als sie selbst ginge, würde sie diejenige ermutigen. Die Branche braucht mehr Pilotinnen.

Zu ihrer Mutter sagt sie: »Du möchtest gar nicht, dass ich Pilotin werde! Du redest doch immer noch von Zahnmedizin!«

»Davon habe ich seit *Jahren* nicht mehr gesprochen«, erwidert ihre Mutter. »Ich wäre stolz, wenn du Pilotin würdest! Natürlich nur, falls du das möchtest.«

»Ich möchte es nicht«, beteuert Allegra. »Ich habe ganz ehrlich nie darüber nachgedacht. Jedenfalls nicht bewusst.«

»Aber warum hast du das dann zu Jonny gesagt?«

Allegra erklärt es ihr genauso wie ihm. »Das war einfach der erste verrückte Gedanke, der mir durch den Kopf ging. Es ist genauso, als würde ich sagen, wenn ich alles sein könnte, würde ich Rockstar werden!«

»Du könntest kein Rockstar sein. Du singst furchtbar.«

»Danke, Mum.«

»Im Ernst. Du singst sehr schlecht. Ich sehe immer die Kandidaten in diesen Talentshows und sage zu deinem Vater: ›Warum bringen ihre Eltern sie nicht zur Vernunft?‹ Aber du *könntest* Pilotin werden, Allegra, du könntest eine sehr gute Pilotin sein. Du bist eine gute Autofahrerin, die beste in unserer Familie, besser als dein Vater, und du kannst so gut mit seiner Kaffeemaschine umgehen.«

Allegra lacht. »Ich soll also Pilotin werden, weil ich Auto fahren und Dads Kaffeemaschine bedienen kann?«

»Sie hat genauso viele Knöpfe und Schalter wie ein Raumschiff. Und du wolltest *immer schon* fliegen. Weißt du nicht mehr, im Haus deiner Großmutter, wie du immer Anlauf genommen hast und mit ausgebreiteten Armen von der hinteren Veranda gesprungen bist? Es war ein beängstigender Anblick. Taj wollte das nicht machen!«

»Ich habe nicht so getan, als wäre ich Pilotin. Ich habe so getan, als wäre ich ein Flugzeug.«

»Tja, ein Flugzeug kannst du nicht sein, Allegra, aber du kannst Pilotin sein.«

»Das hast du noch nie gesagt, Mum.«

»Ich wusste nicht, dass das dein Traum ist. Ich dachte, dein Traum wäre, Flugbegleiterin zu sein.«

»War es auch! Ist es noch! Ich liebe meine Arbeit.«

»Aber bloß, weil du einen Traum verwirklicht hast, heißt das nicht, dass du nicht noch einen anderen ausprobieren kannst. Ich habe mich schon gefragt, ob du eine neue Herausforderung brauchst.«

»Weil du davon besessen bist, dass ich bloß keine Depression bekomme«, entgegnet Allegra.

»Nein! Davor schon! Ich dachte einfach, vielleicht ist es Zeit für etwas Neues. Manchmal fürchte ich, du bist zu …« Ihre Mutter sucht nach dem richtigen Wort. »Zu vorsichtig geworden«, sagt sie schließlich.

»*Vorsichtig?* Mum, in meiner Kindheit und Jugend war ›Sei vorsichtig, Allegra‹ dein Lieblingssatz.«

»Aber jetzt bist du *zu* vorsichtig. Du kleidest dich wie eine Rebellin, aber du bist keine! Seit dieser dumme Junge dir das Herz gebrochen hat, bist du so … zaghaft mit deinem Herzen, und jetzt anscheinend auch mit deinen Träumen. *Yolo,* Allegra!«

»Ähm, weißt du, was das bedeutet, Mum?«

»Ja, ich weiß, was das bedeutet. Es bedeutet, du lebst nur einmal.«

»Was eine sehr merkwürdige Aussage für meine Hindu-Mutter ist.«

»Das mag die wörtliche Bedeutung des Akronyms sein, aber die Botschaft ist, glaube ich: Wage zu träumen.«

»Jetzt klingst du wie Oprah.«

Ihre Mutter seufzt. »Außerdem mag dich dieser prachtvolle junge Mann. Er schickt dir interessante Links! Und ihr habt so vieles gemein! So schöne Gesichter und beide einfach ein bisschen … *dumm.*« Sie sticht sich mit dem Finger gegen den Kopf.

»Danke, Mum.«

»Nicht in puncto Intelligenz. Aber ich finde es interessant, dass ihr beide die Erlaubnis anderer zu brauchen scheint, um zu träumen.«

»Themenwechsel«, fällt Allegra ihr ins Wort.

Eine Weile fahren sie schweigend dahin.

Was, wenn sie aufhörte, vorsichtig zu sein? Welche Folgen hätte das eigentlich? Könnte sie Pilotin sein? Könnte sie sich erlauben, das zu wollen? Was, wenn sie scheitert? Was, wenn alle über sie lachen? Was, wenn sie nicht das Zeug dazu hat?

Sie betrachtet die Spiegelungen der Wolken im Autofenster.

Was, wenn sie es schaffen würde?

»Ich frage mich, was diese Wahrsagerin gerade jetzt macht«, sagt ihre Mutter. »Ich denke ständig an sie, aber denkt sie je an uns? Und daran, wie belastend das für die Familien ihrer Opfer ist?«

»Sie könnte auf einem anderen Flug sein. Und ihr Ding mit ›Todesursache, Lebenserwartung‹ durchziehen.«

Ihre Mutter runzelt die Stirn. »Das ist die Formulierung, die sie verwendet hat? So hat sie das gesagt?«

»Ja. Habe ich dir das nicht erzählt? Sie hat gesagt: *Ich erwarte …*, und dann hat sie die Todesursache und die Lebenserwartung genannt.«

»*Ich erwarte*«, wiederholt ihre Mutter. »Das ist interessant.«

»Warum?«

»Die Wortwahl. Ich frage mich, ob sie in der Versicherungsbranche arbeitet. Ich erwarte. Erwartungen? Lebenserwartung. Sterbealter. Todesursache.«

Allegra antwortet nicht. Sie interessiert sich nicht für diese Dame. Die Dame bedeutet ihr nichts. Sie zieht ihr Telefon aus der Tasche und schreibt Jonny.

Können wir bitte reden …

Löschen.

Danke für den Link …

Löschen.

Eigentlich mag ich …

Löschen.

Das Problem ist, ich glaube, vielleicht liebe ich dich.

Sie sieht sich als kleines Mädchen vor sich, wie sie rannte, so schnell sie konnte, und von der Veranda ihrer Großmutter sprang, die Arme seitlich ausgebreitet wie Flügel. Die Veranda war gar nicht so hoch, aber man konnte vor dem Absprung den Boden nicht sehen, man musste einfach glauben, dass er da war, und jedes Mal war da ein beängstigend herrlicher Moment des freien Falls.

Sie schickt die Nachricht ab.

Das Bedauern ist sofort da. Ihr Rücken fordert Aufmerksamkeit. Ihre Schmerzen schnellen auf neun empor. Was für eine schräge Nachricht. Man sagt doch nicht: »Ich liebe dich«, wenn noch nicht einmal sicher ist, dass man in einer Beziehung ist. Er wird schleunigst das Weite suchen!

Ihre Mutter sagt: »Sie klingt genau wie eine Aktuarin.«

Allegra antwortet nicht, denn sie liest, was so schnell auf ihrem Display erschienen ist, dass es sich wie Zauberei anfühlt, wie ein Wunder.

Der Boden war die ganze Zeit da.

Sie hat gerade ihren gesamten Tag umgekrempelt. Vielleicht sogar ihr gesamtes Leben.

Auf ihrem Display steht: *Das ist kein Problem, Allegra, und bei mir ist es kein Vielleicht.*

Kapitel 105

Ich bin jetzt im Ruhestand, aber ja, das ist korrekt, ich war Aktuarin – Versicherungsmathematikerin.

Mit anderen Worten, ich war eine »Wahrsagerin der Geschäftswelt«.

Eine Aktuarin setzt Wahrscheinlichkeitsrechnung, Statistik und Finanzmathematik ein, um die Zukunft vorherzusagen. Ich liebe meinen Beruf! Ziemlich leidenschaftlich. Ich habe viele Vorträge über seine faszinierende Geschichte gehalten! Damit keine Missverständnisse aufkommen: Ich habe diese Vorträge bei Branchenveranstaltungen gehalten, nicht vor in die Enge getriebenen Partygästen.

Nun, na gut, es gab einen in die Enge getriebenen Partygast, aber der schien sehr interessiert zu sein. Ich werde der Versuchung, diesen Vortrag auch Ihnen zu halten, widerstehen. (Aber Sie sollten es nachschlagen!)

Die Leute haben Witze lieber als Geschichte, deshalb kommen jetzt einige Aktuarswitze:

Alte Aktuare sterben nicht; sie werden nur nach Alter und Geschlecht aufgegliedert.

Ich finde das ziemlich erheiternd. Sie vielleicht nicht.

Woran merkt man, ob ein Versicherungsmathematiker extrovertiert ist? Er blickt auf IHRE Schuhe, wenn er mit Ihnen spricht!

Dieser Witz ist ein bisschen anstößig, da er sich über unsere Sozialkompetenz lustig macht. Es stimmt, wir sind in der Regel analytische, introvertierte Menschen, und einige von uns sind »Asse«, die in einem Hinterzimmer verschwinden und vierzig Jahre später zu ihrer Abschiedsfeier wieder herauskommen, aber das ist kein Grund, uns »seltsam« oder »schräg« zu nennen. Jeder Mensch ist anders!

Was ist der Unterschied zwischen einem englischen und einem italienischen Aktuar? Ein englischer Aktuar kann Ihnen sagen, wie viele Menschen nächstes Jahr sterben werden. Ein italienischer Aktuar kann Ihnen auch ihre Namen und Adressen geben.

Dieser Witz ist beleidigend für Italiener, die *nichts* mit dem organisierten Verbrechen zu tun haben, und das ist logischerweise die große Mehrheit.

Jedenfalls, Aktuarin wurde ich so:

Nach meiner Scheidung und dem Tod meiner Mutter machte ich eine schwierige Phase durch. Es kann sein, dass ich an einer Depression litt. Man hätte meinen sollen, dass Tante Pat und ich uns nach Mums Tod gegenseitig stützen würden, aber wir taten das Gegenteil. Wir zogen uns voneinander zurück. Ich glaube, Tante Pat hatte möglicherweise so etwas wie einen Zusammenbruch. Jahre später spielte sie verblümt auf so etwas an. Irgendwann entschuldigten wir uns dafür, dass wir einander im Stich gelassen hatten, aber ich glaube, wir konnten gar nicht anders. Wir waren wie zwei Ertrinkende. Wir mussten herausfinden, wie man allein schwimmt. Tante Pat fuhr am Tag nach Mums Beerdigung wieder zu sich nach Hause. Mums Haus gehörte jetzt mir. Ich wollte es nicht, aber es kam mir nicht in den Sinn, es zu verkaufen. Das gehörte sich meiner Meinung nach nicht. (Es ist nach wie vor in meinem Besitz. Ich habe dort sehr nette Mieter. Entschuldigen Sie, dass ich von Immobilien spreche wie eine typische Babyboomerin. Ich weiß, ich habe Glück gehabt, allerdings hätte ich damals lieber nicht geerbt.)

Mein Vater sagte immer zu meiner Mutter und mir: »Auch das geht vorüber.« Wir fanden das nicht hilfreich. Tatsächlich erinnere ich mich, dass meine Mutter an einem heißen Weihnachtstag nach irgendeiner Backkatastrophe mit dem Fuß aufstampfte und schrie: »Ach, *halt* den Mund, Arthur, es geht verdammt noch mal nur dann vorüber, wenn ich alles noch mal mache!«

In diesem Jahr sah ich jeden Morgen nach dem Zähneputzen in den Spiegel und sagte: »Auch das geht vorüber, Cherry.«

Eines Tages dachte ich daran, wie Mum über das Schweizer Fondue gelacht hatte, was mich an Eliza in ihrem leopardengemusterten Kleid erinnerte. Ich befürchtete, dass sie sich nicht an mich erinnern würde, aber sie erinnerte sich sofort. Wir trafen uns zum Mittagessen in der Innenstadt, und ich erzählte Eliza, dass ich einen beruflichen Rat bräuchte, und sie tupfte sich den Mund mit einer Stoffserviette ab und sagte: »Also gut.« Dann entwarf sie ebenso entschieden eine Zukunft für mich wie Madame Mae für eine Frau, die der Gewalt in ihrer Ehe entfliehen musste.

Sie sagte, die australische Versicherungsbranche benötige mehr Aktuare. Anders als für Führungspositionen sei mein Geschlecht für diese Stellung kein Hindernis, denn ein Aktuar ist ein Aktuar ist ein Aktuar. Damals verstand ich nicht, was sie meinte, aber heute schon, und sie hatte recht. Sie sagte, die Prüfungen seien *brutal,* und auch da hatte sie recht. Es war, als meldete man sich zu einem Triathlon an. Ich habe nie an einem Triathlon teilgenommen, aber als ich meine endgültige Zulassung als Aktuarin erhielt, spürte ich eine gewisse Verbundenheit mit diesen Sportlern und Sportlerinnen, die, scheinbar halb tot, über die Ziellinie stolpern.

Ich habe viele Jahre in der Versicherungsbranche gearbeitet, irgendwann auf einer recht hohen Ebene. Ich habe statistische Daten zur Sterblichkeit analysiert und dann Wahrscheinlichkeitstabellen erstellt, um Risiken und zukünftige Zahlungsverpflichtungen bei Versicherungsleistungen zu prognostizieren. Ich untersuchte historische Daten auf Muster speziell in Bezug auf Todesursachen. Ich bitte um Verzeihung. Sie führen kein Vorstellungsgespräch mit mir.

Damit will ich sagen, dass ich mein Berufsleben mit dieser Frage und ihrer Beantwortung verbrachte: *Wie und wann werden Menschen sterben?* Um es so einfach wie möglich zu formulieren: Es war mein Job, auszurechnen, wie viel ein Versicherungsvertreter wie Jiminy Cricket jemandem wie meinem Vater für seine Lebensversicherung berechnen sollte. Um keine Missverständnisse aufkommen zu lassen: Meine Aufgabe war es *nicht,* festzustellen, wie und wann ein *Individuum* sterben würde, sondern eine Gruppe von Individuen, weshalb mein Verhalten auf diesem Flug mir noch immer ein Rätsel ist – egal.

Ich glaube, ich arbeitete seit etwa achtzehn Monaten in meiner ersten Anstellung als Aktuarin und genoss es ungeheuer, als ich eines Samstagvormittags, während ich angefallene Besorgungen erledigte, in Hornsby an einem Friseursalon namens Hazel's Hair vorbeikam. Normalerweise ging ich in einen Salon in Wahroonga, aber die Friseurin dort erinnerte sich immer an alles, was ich ihr bei meinem vorigen Termin erzählt hatte. Ich glaube, sie schrieb es sich auf. Ich fand das übergriffig.

Deshalb betrat ich aus einem Impuls heraus Hazel's Hair. Es wird Sie überraschen, wenn ich Ihnen sage, dass ich nur selten aus einem Impuls heraus handele.

(Das war ein Witz.)

(Da ich annehme, dass es Sie nicht überrascht.)

Als ich eintrat, blickte eine Frau, die hinter dem Tresen saß und die Frauenzeitschrift *Women's Weekly* las, auf und sagte: »Madame Maes Tochter!« Sie fuhr fort: »Sagen Sie nichts, sagen Sie nichts!«

»Was soll ich nicht sagen?«, fragte ich verwirrt.

»Sie heißen Sharon – nein, stimmt nicht. Cheryl! Nein, nicht Cheryl, Cherry!«

Ich hatte nicht die leiseste Ahnung, wer sie war. Sie kannte mich, weil Mum berühmt war. Es war natürlich Hazel, die auf dieselbe Highschool wie ich gegangen war und bald ein wichtiger Mensch in meinem Leben werden sollte, und zwar nicht nur, weil sie eine ausgezeichnete Friseurin war.

Sie schnitt mir an diesem Tag das Haar, und mir gefiel, wie sie es schnitt, und wir plauderten, und schließlich, nach diversen Friseurbesuchen, wurden wir Freundinnen. Eines Tages lud sie mich zum Abendessen zu sich nach Terrey Hills ein. Sie sagte, ihr Mann, der an der Universität arbeitete, lade einige sehr »gescheite« Freunde ein, und da ich auch gescheit sei, passte ich da hinein.

Natürlich war ich bestürzt, aber es gab keinen Ausweg für mich, denn sie gewährte mir *Auswahlmöglichkeiten,* weil sie unbedingt wollte, dass ich kam. Ich hatte an jedem Abend, den sie vorschlug, Zeit, weil ich eine richtige Einzelgängerin geworden war. Meine Freundin Ivy war nach Amerika gezogen, und Eliza traf ich zwar gelegentlich, aber sie hatte einen riesigen Bekanntenkreis, und ich bin eher eine Eins-zu-eins-Freundin.

Nun, wie Sie wissen, ging ich zu dieser Dinnerparty. Es war ein furchtbar heißer Abend, und ich rief mir immer wieder in Erinnerung, dass ich nicht in meine alten Angewohnheiten zurückfallen dürfe. Ich trank ein *bisschen* zu viel, und wie erwähnt erzählte ich allen von Mum, aber ich schlug mich nicht allzu schlecht. Teile des Abends genoss ich sogar, beispielsweise den Moment, als der attraktive Mann mir sagte, ich sehe nicht wie eine Kartoffel aus.

Sie werden sich erinnern, dass ich am Ende des Abends auf dem Boden saß. Hazel war auf der Couch eingeschlafen, der bärtige Mann schwadronierte weiter, und es klingelte an der Tür.

»Entschuldigt mich«, sagte Hazels Mann Tony, der, glaube ich, hoffte, wir würden alle bald nach Hause gehen. »Das ist sicher mein Bruder.«

Sein Bruder wollte sich irgendein Gartengerät ausleihen und kam kurz herein, um uns zu begrüßen und von der Schwarzwälder Kirschtorte zu probieren. Tony stellte uns alle vor.

Ned schien ein sehr angenehmer Mensch zu sein. Bluejeans. Brille. Durchschnittlich groß. Nicht mehr viel Haar. Strahlte so etwas wie eine ungeduldige Energie aus. Ich empfand nichts Besonderes für ihn, doch als er mich erblickte, leuchtete sein Gesicht auf wie ein Weihnachtsbaum. Er gab seinem Bruder seinen Teller zurück, hockte sich neben mich, balancierte auf den Ballen und sah mich eindringlich an, als wäre er ein Botaniker und ich eine interessante Pflanze.

Er sagte: »Kronecker-Delta-Frau.«

Ich hatte nicht die leiseste Ahnung, was er meinte.

Kapitel 106

»Ich muss los«, sagt Eve.

»Warte, wo musst du denn hin?« Dom sitzt am Fußende des Betts und zieht die Schuhe aus. Er wirkt erschöpft. Sein Tag hat heute um fünf Uhr morgens begonnen.

»Ins Restaurant«, ruft Eve ihm in Erinnerung. »Es ist Donnerstag, weißt du noch? Ich bringe Essensreste mit.«

Es ist ein Pizza- und Pasta-Restaurant, und ihr Chef ermutigt das Personal, bei Schichtende übrig gebliebene Pasta mit nach Hause zu nehmen. Das ist großartig, kostenloses Abendessen für heute und morgen.

»Ist heute Donnerstag?«, fragt Dom. »Ich dachte, es ist … ach, ich weiß eigentlich nicht, was ich dachte.«

Sie küsst ihn auf die Stirn. »Das alles, das mit dem Geld, alles, das wird irgendwann besser.«

»Ach ja?« Dom gähnt. Er schläft, noch bevor sie die Wohnung verlassen hat. Sie glaubt, er gestattet sich nur dann, richtig einzuschlafen, wenn er allein ist. Das ist so unglaublich dumm.

Im Bus sieht sie nach, was online über die Todesdame geschrieben wird.

Jemand hat gepostet: *Könnte sie eine Aktuarin, also eine Versicherungsmathematikerin sein? Meine Tochter war auf diesem Flug, und ihr Sprachgebrauch hat mich darauf gebracht.*

Gestern hat Paula Eve eine Nachricht geschickt: *Der Name der Todesdame könnte Cherry sein.*

Daher googelt Eve ohne große Hoffnung: *Cherry Aktuarin.*

Und da ist sie. So einfach. Die ganze Zeit war sie nur eine Google-Suche entfernt.

Auf dem Foto ist sie jünger, aber es besteht kein Zweifel: Das ist die Dame aus dem Flugzeug. Sie trägt eine Seidenbluse und einen Bleistiftrock, Perlenohrringe und roten Lippenstift, und sie steht an einem

Podium und deutet auf eine PowerPoint-Folie hinter sich. Die Bildlegende lautet: *Cherry Lockwood hält beim Dezember-Lunch des Actuaries Institute erneut einen fesselnden Vortrag!* Das Foto wurde vor fünf Jahren aufgenommen. Sie sieht so glücklich aus. Überhaupt nicht wie eine Todesdame.

Kapitel 107

Ned Lockwood. So hieß er. Der Schwager meiner Friseurin. Ned war Mathematiklehrer an einer Highschool. Ein beliebter Lehrer. Wenn man Mr Lockwood hatte, erinnerte man sich für immer an ihn, selbst wenn man Mathe hasste oder sogar besonders dann, weil seine Mathematikstunden die einzigen waren, bei denen man jemals Spaß hatte.

»Er springt durchs Klassenzimmer, als ob er so einen Interpretationstanz aufführt«, erzählte ein Schüler mir einmal lachend, und ich lachte ebenfalls, denn damals war ich bereits fünf Jahre mit Ned verheiratet, und diese Beschreibung war sehr treffend. Genauso sprang Ned auch durch Supermärkte, Cocktailpartys und Museen.

Ned hatte zur gleichen Zeit wie ich an der Sydney University Mathematik studiert, und eines Tages saßen wir ihm zufolge – ich habe daran keine Erinnerung, ich wünschte so sehr, ich hätte – nebeneinander in einer Vorlesung über die Grundlagen des Kronecker-Deltas. Neds Kugelschreiber, obwohl brandneu, schrieb nicht mehr, und er fragte mich, ob ich einen übrig hätte. Anscheinend reichte ich ihm einen Stift, ohne auch nur den Kopf zu drehen, was ein bisschen unhöflich war, aber ich war sehr auf die Vorlesung konzentriert.

Er sagte, in diesem Augenblick habe er sich in mich verliebt.

Das stimmt nicht.

Wir unterhielten uns nicht einmal, und er war damals mit einer anderen verlobt, und die hat er dann auch geheiratet! Es hat nicht funktioniert, Gott sei Dank. Sie konnte mit seiner Energie nicht umgehen.

Ach übrigens, selbst wenn wir uns unterhalten hätten, hätte das nichts bedeutet, denn damals hatte ich nur Augen für Jack Murphy.

Bei unserer ersten Verabredung gingen Ned und ich ins Kino. Es war die »klassische« Liebeskomödie *Harry und Sally.* Ich fand sie toll, aber Ned hatte keine Geduld für Liebeskomödien. Er konnte nicht still sitzen oder aufhören zu reden. Der Film beginnt damit, dass das Paar von der University of Chicago nach New York fährt, und Ned wollte mir alles über eine Autofahrt erzählen, die *er* einmal von New York nach Chicago unternommen hatte, und irgendwann flüsterte ich: »Geh spazieren! Wir treffen uns nachher im Foyer.« Er war so froh, dass ich ihm erlaubte zu gehen. Ich bin sicher, die Leute um uns herum waren auch froh. Er war ein großer Freund von guten Manieren, aber was Reden im Kino betraf, hatte er wirklich sehr schlechte.

Er sagte: »Wirklich? Wäre das in Ordnung?« Es war so seltsam, denn es war unsere erste Verabredung, und dennoch hatte ich schon das Gefühl, ihn zu kennen und wüsste, wie ich mit diesem Mann umgehen musste, obwohl er anders war als alle, die ich bisher kennengelernt hatte. Ich habe mir Filme immer schon am liebsten allein angesehen. (Jahre später schaffte er es, sich *Titanic* bis zum Ende anzusehen, was ein Rekord war, und er schaffte es auch, den Mund zu halten, aber ich merkte, wie erregt er war, als Rose Jack nicht mit auf ihre Tür ließ. Hinterher aßen wir Burger, und ich sagte ihm, ich würde ihn mit auf meine Tür lassen. Wir wären beide zusammen auf den Grund des Ozeans gesunken.)

Als ich nach *Harry und Sally* hinaus ins Foyer ging, wartete Ned schon auf mich, und er nahm mich in die Arme, beugte mich nach hinten und küsste mich, als wäre es Kriegsende. Wohlgemerkt, das war unser erster Kuss, ein bisschen vermessen! (Ich hatte nichts dagegen.) »Cherry und Ned«, sagte er, und dann nahm er meine Hand und erklärte, wir müssten uns beeilen, denn er habe da dieses großartige nepalesische Restaurant entdeckt, in dem man nicht reservieren könne, doch er habe die Leute dort davon überzeugt, uns den perfekten Tisch am Fenster frei zu halten, und wir schafften es rechtzeitig, setzten uns an den Tisch, begannen uns zu unterhalten und hörten nie mehr damit auf.

Ned Lockwood. Ein unfassbar anstrengender, ungeduldiger, intelligenter, witziger, neugieriger, intensiver Mann. An unserem ersten Hochzeitstag schenkte er mir eine schöne silberne Brosche mit dem Kronecker-Delta-Symbol. Seitdem habe ich sie an jedem einzelnen Tag getragen.

Kapitel 108

»Es ist mir so peinlich, diese verdammte Todesdame hat mich in eine Hypochonderin verwandelt«, sagt Sue.

Es ist Mittwochabend, und Max fährt mit ihr irgendwohin. Er hat eine Überraschung geplant und freut sich diebisch. Es ist nicht einmal ihr Geburtstag. Sie ist sich ziemlich sicher, in welchem Restaurant er reserviert hat.

Sues Krankheit hat sich als ordinärer Virus erwiesen. Ihr juckender Hautausschlag war eine falsche Fährte. Er war eine allergische Reaktion auf eine Badebombe, die ihre Lieblingsschwiegertochter ihr geschenkt hat. Jetzt ist sie vollständig wiederhergestellt. Von Neuem voller Energie.

»Du warst ziemlich krank«, sagt Max.

»Ja, aber nicht sterbenskrank. Wenn ich noch mal so überreagiere, hau mir eine runter.«

Bei dem Gedanken, sie zu ohrfeigen, verzieht er das Gesicht. »Du hast nicht überreagiert, Liebling.«

»Fahren wir zu diesem neuen japanischen Restaurant, über das die Kinder gesprochen haben?«

Max ignoriert ihre Vermutungen.

»Ich bin nicht mehr wütend auf die Dame«, sagt er. »Ich bin froh, dass wir ein paar … Unterhaltungen geführt haben.«

Es ist nicht so, als hätten sie ihre »Angelegenheiten« nicht geordnet. Natürlich haben sie das. Sie haben ordentliche Testamente und Vollmachten und den ganzen grässlichen Kram für den Fall, dass einer von ihnen handlungsunfähig wird. Sie sind pragmatische Menschen, die beide schon Eltern verloren haben, aber vielleicht haben sie dem Tod noch nie so direkt in sein grausames, unerbittliches Gesicht geblickt, denn als sie einmal anfingen, entdeckten sie eine Menge, worüber sie noch nicht gesprochen hatten, von makaber – »Irgendwelche Wünsche für das Outfit deiner Leiche?« – bis mundan wie den Aufbewahrungsorten von Passwörtern, Schlüsseln und Papieren. Sie haben ihre Vorlieben für die Bestattung aufgeschrieben. Max schrieb: *Mir egal, bin nicht dabei, eure Mutter bestimmt das.* Aber das ist immerhin etwas, was man den Jungen zeigen kann, falls es Meinungsverschiedenheiten gibt.

Max sagt: »Als du krank warst, dachte ich, okay, falls es das jetzt war, falls die Vorhersage der Alten stimmt, was würde ich dann bedauern, weil wir es nicht zusammen gemacht haben?«

»Die Reise«, rät Sue.

»Nein, nicht die Reise. Auf die freue ich mich, aber ich weiß nicht – kann sie wirklich so viel besser sein als unsere Tasmanien-Rundreise?«

Sue denkt an die norwegischen Fjorde und die Lichter von Paris.

»Na *ja*«, beginnt sie, aber Max ist jetzt in Fahrt.

»Ich bin zu dem Schluss gekommen, dass es nur eins gibt, was ich wirklich bedauern würde.«

Er fährt auf einen Parkplatz, der zur Gemeindehalle eines benachbarten Vororts zu gehören scheint. Sue rutscht das Herz in die Hose wie so manches Mal, wenn Max voller Vorfreude verfolgt, wie sie ein Geschenk von ihm auspackt, etwa ein Kleidungsstück, von dem sie weiß, dass es ihr nicht passt oder steht. Sie sieht andere Paare in ähnlichem Alter aus ihren Autos steigen und auf die offene Tür der Halle zugehen. Er hat sie doch wohl nicht zu irgendeiner Bürgergruppe angemeldet?

»Salsa tanzen!«, ruft er.

»Salsa tanzen?«

»Keine Sorge. Wir sind alle Anfänger! Es ist ein achtwöchiger Kurs. Ich weiß noch, du wolltest das unbedingt ausprobieren. Du hast es immer wieder angesprochen, und ich habe dich immer wieder abblitzen lassen, und ich dachte, wenn ich dich verlieren würde, würde ich mich in den Hintern beißen und mich fragen: *Warum habe ich nicht einfach Ja gesagt, warum bin ich nicht mit ihr tanzen gegangen?*«

Sue kann sich nicht erinnern, je Interesse an Salsa bekundet zu haben, aber im Lauf der Jahre hat sie mehrfach nach kreativen Möglichkeiten gesucht, mit denen sie Max dazu bringen kann, sich mehr zu bewegen. Auf Hochzeiten tanzt er gerne. Er ist immer der Erste auf der Tanzfläche und kommt hinterher mit am Rücken durchgeschwitztem

Hemd nach Hause. Wahrscheinlich hat sie gedacht, sie überzeugt ihn noch am ehesten, wenn sie so tut, als wäre es ihr größter Wunsch, Salsa zu tanzen, während sie in Wirklichkeit lieber hätte, dass er sich in einem Fitnessstudio anmeldet! Man stelle sich vor, sie wäre gestorben, und der arme Mann hätte für den Rest seines Lebens reuig gesagt: *Wenn ich nur mit meiner Frau Salsa tanzen gegangen wäre.* Sie muss kichern, aber natürlich kann sie ihm nicht sagen, warum.

»Ich kann in diesen Schuhen nicht tanzen«, sagt Sue. »Nicht mit meinem Knöchel.«

Max zieht eine Tasche vom Rücksitz. »Sneakers.«

»Du denkst auch an alles.« Reumütig denkt Sue daran, dass sie in Erwartung des fantastischen japanischen Essens, auf das sie sich schon gefreut hatte, das Mittagessen hat ausfallen lassen.

Natürlich weiß Sue innerhalb von fünf Minuten, dass sie sich ebenso sehr für das Salsatanzen begeistern werden wie für das meiste, was sie tun. Sie sind Sue und Max O'Sullivan. Sie lieben das Leben. Leben können wir gut, denkt sie, als sie sich angrinsen, während sie den Salsarhythmus klatschen: klapp, klapp, klapp, Pause, klapp, klapp, klapp, Pause. Ihr Bettelarmband klimpert beim Klatschen. Jeder Anhänger steht für etwas Kostbares in ihrem Leben: jeder Sohn, jedes Enkelkind. Sicher findet sich noch Platz für eine winzige Salsatänzerin.

Ihre Lehrer sind ein umwerfendes, biegsames, hüftenschwenkendes Paar, und Sue kann spüren, dass sich jede und jeder der über Sechzigjährigen in diesem Gemeindesaal in die beiden verliebt, auch die, die eindeutig von enthusiastischeren Partnern hierhergeschleppt wurden. An den trockenen Kommentaren und den Witzen erkennt sie jetzt schon, dass Max und sie am Ende dieses Kurses Freunde fürs Leben gefunden haben werden. Noch mehr Freunde! »Meine Eltern finden jedes Mal, wenn sie das Haus verlassen, neue Freunde«, sagte einer ihrer Söhne in seiner Rede zu ihrem dreißigsten Hochzeitstag, und der Raum explodierte förmlich vor Lachen und Liebe.

Max hat bereits in den Rhythmus gefunden und versucht sich an der Hüftbewegung, obwohl sie nur klatschen sollen. Es ist urkomisch, und hoffentlich verbrennt er ein paar Kalorien und steigert seine

Herzfrequenz – das könnte ihm am Ende sogar das Leben retten, man weiß nie.

Stumm wiederholt sie immer wieder ein Wort, während sie klatscht: Glück, Glück, Glück, Pause, Glück, Glück, Glück, Pause.

Als sie später an diesem Abend vor dem Fernseher getoastete Käse-Tomaten-Sandwiches essen, sieht Sue auf Facebook, dass bei einem weiteren Passagier eine schwere Krankheit festgestellt wurde, auf die er nicht weiter eingeht, die aber von der Todesdame korrekt vorhergesagt wurde. Allerdings beabsichtigt er, die Dame zu widerlegen, indem er die Krankheit besiegt, und ihr dann eine Danksagungskarte zu schicken. Das ist der rechte Geist.

Behutsam legt sie ihr Telefon hin, ohne Max etwas davon zu sagen, und wendet ihre Aufmerksamkeit dem Fernseher zu. Gemeinsam lachen Max und sie über eine Wiederholung der Sitcom *Frasier*. Niles ist ihrer beider Liebling. Er ist so witzig. Max lacht so heftig, dass er sich die Tränen aus den Augen wischen muss.

Kein Jammern mehr. Sie wird einfach jeden Augenblick, der ihr zuteilwird, genießen, bis es keinen mehr gibt.

Kapitel 109

Man könnte sagen, dass Ned und ich größtenteils glücklich bis ans Ende unserer Tage lebten.

Ned brauchte Veränderung, um aufzublühen, ich Routine, aber wir setzten uns dafür ein, dass es funktionierte, denn wir hatten beide schlechte Ehen hinter uns und wollten, dass diese hielt.

Kinder bekamen wir keine. Ich sagte ihm schon früh, dass ich nicht Mutter werden wollte, und er sagte, das sei ihm recht, seine Schüler seien wie seine Kinder und er könne sich nicht vorstellen, nach Hause zu kommen und schon wieder »Sir! Sir!« zu hören. Ich glaubte nicht, dass seine eigenen Kinder ihn »Sir« genannt hätten, aber ich wies nicht darauf hin.

Wir wurden passionierte Reisende. Ich war fürs Packen und die gesamte Logistik im Hinblick auf Flüge, Bus- und Fährfahrpläne zuständig, er für Restaurantreservierungen und kulturelle wie abenteuerlustige Unternehmungen.

Ich werde dem Vorbild meines alten Chefs Baashir folgen und nur eine kleine Auswahl knapper Reiseanekdoten zum Besten geben:

Wir machten eine Heißluftballon-Safari über die Serengeti, und unser Pilot wurde ohnmächtig! (Er kam wieder zu sich, aber es war knapp. Ned sagte, er hätte den Ballon landen können, aber da bin ich mir nicht sicher.) (Wenn er bei dieser Umfrage mitgemacht hätte, hätte auch er gesagt, er könne im Notfall ein Linienflugzeug landen.)

Wir haben im smaragdgrünen Wasser von Raja Ampat mit Mantarochen geschnorchelt, und ein Mann in einem Boot war äußerst unhöflich zu mir. Ned brüllte ihn an. Wir sind bei Sonnenuntergang auf Kamelen durch die Agafay-Wüste geritten, und Neds Kamel biss ihn in die Nase. Ich brüllte das Kamel an.

Wir haben Berggorillas in Uganda und Orang-Utans in Borneo gesehen. Ned wurde an der Fontana di Trevi Opfer eines Taschendiebstahls, und ich wurde in Buenos Aires bestohlen, als ein Mann versehentlich sein Getränk über mich verschüttete. (Es war kein Versehen.)

Die meisten Museen haben wir uns im Schnelltempo angesehen, nur im Mathematikum in Deutschland probierten wir jedes einzelne interaktive Exponat aus, und Ned notierte sich zahlreiche Ideen für seinen Unterricht.

Sie erinnern sich vielleicht daran, dass meine Mutter vorhersagte, ich würde die Türmchen eines schönen Schlosses mit jemandem betrachten, den ich liebe, und das hätte Schloss Vaduz in Liechtenstein sein können – wir lachten viel an diesem Tag, und es lag eindeutig Schnee – oder am Ende einer Wanderung in Bayern König Ludwigs Schloss Neuschwanstein, bei dem die Wahrscheinlichkeit, dass Mum es in einem Wandkalender gesehen hatte, größer war. Allerdings ärgerte ich mich an diesem Tag über Ned, also vielleicht doch nicht.

Seine Ungeduld konnte mich verärgern. Er konnte es nicht ertragen, zu warten oder Schlange zu stehen, und das ist unvermeidlich, wenn man reist. Ihn ärgerte manchmal meine »Rigidität«. Er wollte, dass ich spontaner war, mehr Risiken einging und aufhörte, jede Situation auf mögliche Risiken abzuklopfen. (Das war buchstäblich mein Job.) Er hüpfte auf Fremde zu wie ein Labrador und fragte sie, ob sie eine Abkürzung, eine kürzere Schlange, eine schnellere Alternative kannten. Manchmal wussten sie etwas, und dann sah er mich triumphierend an, manchmal wussten sie nichts, und ich verdrehte die Augen.

Wir lebten fünf Jahre in Sydney in einer Wohnung mit Blick auf die Harbour Bridge, drei Jahre in einem Naturstein-Cottage (circa 1630!) in Oxfordshire in England mit Blick auf einen munter plätschernden Bach und ein Jahr in einer Ein-Schlafzimmer-Wohnung in einem Brooklyner Brownstone-Gebäude ohne jede Aussicht, für eine Miete, die einem heute unglaublich erscheinen würde.

Ein Jahr lang begeisterten wir uns für Rollenspiele, ein Jahr für tantrischen Sex (sehr zeitaufwendig), und in einem Jahr wurde uns der Sex langweilig, und wir hörten für eine Weile ganz auf. In einem Jahr waren wir wie besessen von gesundem Essen und Sport, und in einem anderen begeisterten wir uns für gehobene Küche und Theater. In einem Jahr, unserem zwanzigsten gemeinsamen Jahr, lief alles schief. Tante Pat starb, Neds Mutter starb, Ned und ich hatten beide gesundheitliche Probleme, unser Auto wurde gestohlen – wir hatten einfach kein Glück. Wir zankten ständig, dann schrien wir uns an, und dann hörten wir ganz auf, miteinander zu reden. Das war schlimm, denn reden war das, was wir am besten konnten. Wir gingen zu einer Eheberaterin, die wir anfangs beide schrecklich fanden, aber wir lernten sie zu schätzen, und sie half uns, vom Abgrund zurückzuweichen. Das ist möglich, genau wie Mum sagte, und danach kommt einem alles erfüllender und tiefer vor, weil einem bewusst ist, was man beinahe verloren hätte.

Ned ging in Pension, und ich wechselte in eine beratende Tätigkeit, was bedeutete, dass ich von überall aus und so viele Stunden, wie es mir passte, arbeiten konnte. Wir zogen nach Hobart und kauften ein gewöhnliches schäbiges rotes Backsteinhaus mit einem zugewucherten Garten und einem herrlichen Blick auf den Derwent River und die Tasman Bridge. Ich sagte: »Keine Umzüge mehr. Damit bin ich fertig. Sie werden mich in einer Kiste hier raustragen müssen.«

Ehrlich gesagt hatte ich nur die Ummeldeformulare satt.

Ned gab mir die Hand und sagte: »Keine Umzüge mehr, Cherry.«

An unserem ersten Abend kamen unsere Nachbarn vorbei, um sich vorzustellen. Sie hießen Jill und Bert. Jill trug eine herrliche Pavlova, bis zum Rand voller Sahne und Erdbeer- und Bananenstückchen. Ihre Spezialität. Es war ein komisches Willkommensgeschenk für neue Nachbarn, denn es musste sofort gegessen werden, und für zwei Personen war es zu viel, und was wäre gewesen, wenn wir überhaupt keinen Hunger gehabt hätten? Oder eine Laktoseintoleranz hätten? Jedenfalls, das war meine liebe Freundin Jill: so draufgängerisch! Wir fühlten uns genötigt, sie hereinzubitten. Ned warf mir einen beruhigenden Blick zu, der besagte: Keine Sorge, ich werde sie schnell wieder los.

Doch sie blieben bis Mitternacht, und wir tranken den Sekt, den unser Immobilienmakler uns dagelassen hatte, während wir die Pavlova verputzten. In meiner Erinnerung ist dies der Abend, an dem wir uns alle ineinander verliebten.

Um das klarzustellen: Wir begannen keine polyamouröse Beziehung, falls Sie das denken! (Jeder nach seiner Fasson, aber nein, danke.) Wir harmonierten einfach auf absolut konventionelle, aber zugleich sehr besondere Weise. Wir vier schienen einander auszubalancieren wie in einer wunderschönen Gleichung. Als die schönste Gleichung der Welt gilt die Eulersche Identität, sie wird häufig mit einem Shakespeare-Sonett verglichen, aber eine einfachere mathematische Analogie wäre wahrscheinlich sinnvoller. Wir waren wie ein Quadrat. Ein Quadrat ist mathematische Perfektion.

Wir waren verschieden. Jill und Bert verreisten beispielsweise nicht außerhalb von Australien, sondern nur aufs Festland, notgedrungen, um ihre erwachsenen Kinder zu besuchen. Bert hatte Flugangst. Jill musste ihm reichlich Valium verabreichen, um ihn ins Flugzeug zu bekommen.

Jill war Schulbibliothekarin gewesen, und sie suchte immer nach Büchern, die Ned und mir gefallen könnten, so als wären wir lesefaule Schüler an ihrer Highschool. Wir bevorzugten Sach- und Fachbücher, und als Jill uns erklärte, fiktionale Texte seien die Lüge, durch die wir uns die Wahrheit sagen (angeblich von Albert Camus), erwiderten wir, die Wirklichkeit sei seltsamer als die Dichtung (sie erklärte uns, das sei von Mark Twain, und darum gehe es nicht). Wie ich arbeitete Bert noch, als wir uns kennenlernten, und zwar in der Baubranche, was praktisch war, denn er half Ned bei einigen seiner besonders überambitionierten Renovierungsprojekten.

Da wir Nachbarn waren, konnten wir von jetzt auf gleich zusammenkommen. An kalten Winterabenden spielten wir an unserem Kamin Brettspiele, und im Sommer grillten wir auf der Terrasse hinter ihrem Haus. Wir entdeckten unsere gemeinsame Liebe zum Wandern und Zelten, doch als wir älter wurden, bevorzugten unsere Rücken Übernachtungen in Ferienhäuschen. Auf Tasmanien gibt es einige der schönsten Wanderstrecken der Welt, und ich bin überzeugt davon, dass wir vier jede einzelne gemacht haben.

Ich glaube, für Jill und Bert zogen wir genau zur richtigen Zeit in das Haus neben ihnen, denn sie waren gerade in der klassischen Situation von Eltern, deren Kinder alle das Nest verlassen hatten und der Arbeit und der vielfältigeren Möglichkeiten wegen aufs Festland gezogen waren. Jill und Bert hofften, die niedrigeren Immobilienpreise und die kostenlose Kinderbetreuung würden sie zurücklocken, wenn die Enkel kamen.

Ned und ich reisten noch, aber Jill und Bert kümmerten sich um unser Haus, wenn wir fort waren, und wenn sie ihre Kinder besuchten, kümmerten wir uns um Bob, ihren hinreißenden Deutschen Schäferhund.

Unsere Freundschaft wurde nie zu viel, was leicht hätte passieren können. Wir schienen zu wissen, wann wir einander Raum geben mussten.

Eines Tages bekam ich eine sehr schlimme Erkältung, wie ich sie alle zwei Jahre bekomme. Wir hatten geplant, alle vier auf einem Weingut zu Mittag zu essen, und ich sagte Ned, er solle trotzdem mitfahren.

Während sie fort waren, lag ich auf meinem Bett, und mir ging durch den schmerzenden Kopf: *Sie kommen nicht wieder. Ich werde sie nie wiedersehen.* Es war dieselbe kühle, präzise Stimme, die ich vernommen hatte, als Jack nach Vietnam gegangen war.

Jill und Bert hatten einen weißen Toyota Camry. Jill fuhr, damit die Männer auf dem Weingut jede Menge Wein verkosten konnten. Sie hatte einen kleinen Bleifuß.

Ich sah es geschehen. Die Männer ein bisschen lärmend nach der Weinprobe. Jill abgelenkt. Nur einen Moment lang, als sie eine scharfe Kurve zu schnell nimmt. Der Wagen überschlägt sich. Dreimal, dann bleibt er liegen. *Peng, peng, peng.* Alle drei tot. Nur ich bin übrig.

Als es an der Tür klopfte, war ich nicht überrascht. Ich wusste, dass es die Polizei war, und ich wusste, sie würden fragen, ob es jemanden gebe, den ich anrufen könne, und ich würde Nein sagen müssen, es gebe niemanden. Alle, die ich auf dieser Welt am meisten geliebt hatte, waren in diesem Auto. Langsam ging ich zur Tür.

Ich wollte nur noch ein paar Sekunden in meinem Leben verweilen.

Es war Ned. Er hatte seine Schlüssel vergessen. Er war so bestürzt, als ich heulend in seinen Armen zusammenbrach. Er sagte, tatsächlich habe Jill einige Kurven zu schnell genommen, aber sie sei eine gute Fahrerin, und er habe sich nie unsicher gefühlt. Ich sagte ihm, ich hätte geglaubt, ich hätte sie alle verloren, und der Schmerz sei unerträglich gewesen. Ich hätte nicht gewusst, wie ich danach weitermachen solle. Ich hätte das Gefühl gehabt, mich umbringen zu müssen. Er sagte, so etwas dürfe ich nicht denken, ich hätte die Gabe meiner Mutter nicht geerbt – falls sie überhaupt eine Gabe gehabt habe –, jeder stelle sich furchtbare Dinge vor, aber das bedeute nicht, dass sie auch einträfen. Als Jill von meiner Vision erfuhr, war sie zutiefst gekränkt und sagte, sie habe eine tadellose Fahrbilanz, vielen Dank auch.

Vier Jahre vergingen. Weitere Wanderungen mit Jill und Bert. Unser Schritt war so flott wie immer, auch nachdem Jill sich den Knöchel verletzt hatte. Sie nutzte ihre Reha gut, sie erholte sich. Weitere Brettspiele. Ned und ich unternahmen eine Reise an die Ostküste der USA und besuchten meine alte Freundin Ivy und ihren Mann sowie ein paar gemeinsame Freunde aus unserer Zeit in Brooklyn vor all den Jahren.

Jill und Bert bekamen ihr erstes Enkelkind, und zwei ihrer drei Kinder zogen zurück nach Tasmanien, wie sie gehofft hatten. Neds Neffe (Hazels und Tonys Ältester) heiratete, und Ned war ihr Hochzeitsmoderator, und er war fabelhaft, sehr witzig, alle sagten das. Woher hat Onkel Ned eigentlich so viel Energie?

Ich halte es für möglich, dass ich in dieser Zeit so glücklich war, wie ich irgend sein konnte. Jene Vision hatte mich sehr mitgenommen. Ich hatte das Gefühl, gleich nebenan sei ein anderes Universum, in dem Ned, Bert und Jill wirklich gestorben waren, wie ich es vorhergesehen hatte, und ich war jeden Tag dankbar dafür, dass ich in diesem geblieben war. Ich erinnere mich, dass ich an einem Sonntagmorgen – Sonnenlichtsprenkel auf unserem Küchenboden, ein Coldplay-Song im Radio – in eine Scheibe Sauerteigmehrkorntoast biss und Neds breiten Rücken betrachtete, während er ohne Hemd in seinen Boxershorts dastand und Sellerie für seinen scheußlichen Morgensmoothie hackte; es war nur ein ganz normaler Morgen, nichts Besonderes, aber ich empfand eine höchst außergewöhnliche Mischung aus Glückseligkeit, Euphorie und Behagen. Ich habe das niemals vergessen. An den Tagen, an denen ich an einen Himmel glaube, stelle ich ihn mir wie diesen Augenblick vor.

Dann schaltete Ned die Küchenmaschine ein, sodass ich den Refrain des Coldplay-Songs nicht hören konnte, und ich schrie genervt: »*Ned!*«

Nun werde ich Ihnen erzählen, was an einem anderen Sonntagmorgen vier Monate vor dem Flug, der mich berühmt machte, geschah.

Kapitel 110

Ethan ist in der Opera Bar. Er hat einen guten Tisch mit einem unverstellten Blick auf den Hafen gefunden und eine große Portion Fritten und ein Bier bestellt.

Seit der Prophezeiung meidet er Bars insgeheim, aber in dieser herrscht eine so angenehme Stimmung. Hier sind Büroangestellte, Rucksacktouristen, Familien und Theaterbesucher. Es sind *Kinder* hier. Niemand sieht so aus, als wollte er eine Schlägerei mit ihm anzetteln oder überhaupt mit jemandem. Er hört nur Gelächter, Unterhaltungen, das Kreischen der Möwen, das Gurren der Tauben und die Signalhörner der Fähren, wenn sie von ihren Anlegestellen am Circular Quay abfahren oder dorthin zurückkehren. Es ist das Ende eines sanft windigen Frühlingstags. Heute Abend wird er garantiert nicht tätlich angegriffen.

Er wartet auf Harveys scharfe Schwester und eine Freundin oder Cousine oder beides, ihm ist nicht klar, wer die andere Frau ist, aber sie sind beide übers Wochenende von Tasmanien nach Sydney heraufgekommen, und Lila hat ihm geschrieben und ihn gefragt, ob er Lust hätte, sich auf ein Glas zu treffen. Um auf Harvey anzustoßen, schrieb sie.

Der Kellner bringt ihm seine Fritten, und eine Möwe lässt sich auf dem Geländer nieder und sieht Ethan direkt in die Augen.

»Nicht für dich«, sagt Ethan und sucht nach dem Mann mit der gelben Weste, der mit einem Australian Kelpie an der Leine über das Operngelände patrouilliert. Der Kelpie trägt ein Halsband mit der Aufschrift »Vogelpatrouille« und scheint seine Aufgabe sehr gern zu machen. Er soll die Möwen vertreiben, die in dieser Bar ein großes Problem waren. Ethan erinnert sich, dass er einmal mit Harvey hier war und der ein paar Tütchen Tomatenketchup nach einer marodierenden Möwe warf. Das Mädchen, auf das Harvey stand, beschuldigte ihn der Grausamkeit gegen Tiere. Armer Harvey. Er war so niedergeschlagen. Er hatte gedacht, er sei ritterlich.

Ethan hat seinen Eltern endlich von der Prophezeiung erzählt.

»Das wird nicht passieren.« Seine Mutter ließ sich nicht erschüttern. »Auf keinen Fall. Du bist nicht der Typ dafür.«

»Ich mache mir mehr Sorgen um deine Schwester«, sagte sein Vater. »Sie ist diejenige, die sich bewaffnen sollte. Gib ihr den ganzen Selbstverteidigungskram.«

Dieser Mangel an elterlicher Sorge kränkte Ethan ein wenig, und er erwog, die Zahlen der eines gewaltsamen Todes gestorbenen jungen Männer versus die der Frauen anzuführen, aber er widerstand der Versuchung. Es ist *gut*, dass seine Eltern sich keine Sorgen machen.

Ethan macht sich auch keine.

Er sieht eine Textnachricht von Jasmine. *Fische okay?*

Ethan schickt ihr einen erhobenen Daumen, dann legt er das Telefon mit dem Display nach unten wieder hin. In den letzten drei Wochen, seit sie weg ist, hat er sich an ihre Fische gewöhnt und mag sie mittlerweile sogar, aber seine Verliebtheit ist mit jedem Tag weiter geschwunden und nur noch eine peinliche Erinnerung. Jasmine wird eine dieser Freundinnen sein, die für kurze Zeit Teil seines Lebens sind, aber sie ist nichts für ihn. Ehrlich gesagt weiß er nicht, was er sich dabei gedacht hat. Bei ihr könnte er niemals er selbst sein. Seine Persönlichkeit ist nicht groß genug, um zu ihrer zu passen. In ihrer Gegenwart war er eher ein Fanboy als eine Person. Er genießt es, allein zu leben. Er ist so viel entspannter.

»Ethan?«

Er blickt hoch und sieht zwei Frauen auf seinen Tisch zukommen.

Eine von ihnen ist Harveys scharfe Schwester Lila. Sie ist immer noch scharf. Er hat sich das nicht eingebildet. Aber seine Aufmerksamkeit gilt der anderen Frau. Dunkle Zöpfe, Shorts und ein weites langärmeliges Oberteil, braun gebrannte Beine und Sneakers. Sie lacht über den Kelpie.

Ethan steht auf. Stößt fast die Schale mit seinen Fritten um. Rückt seine Brille zurecht.

Hinterher wird er darüber staunen, wie klar er Harveys Stimme im Ohr hatte.

Die da, Mann. Nicht die andere. Die da.

Kapitel 111

Zu meinem siebzigsten Geburtstag buchten Ned und ich eine »Juwelen Europas«-Kreuzfahrt. Wir dachten, es wäre entspannend, wenn zur Abwechslung jemand anderes alle Entscheidungen für uns traf. »Wenn wir sie furchtbar finden, brechen wir sie ab«, sagte Ned, obwohl ich wusste, dass wir gewiss nicht eine Kreuzfahrt abbrechen würden, für die wir so viel Geld ausgegeben hatten.

Ich sollte Ihnen sagen, dass Ned vor Kurzem ein neues Interesse an Langlebigkeit entwickelt hatte. Er wollte hundert Jahre alt werden, und er sah nichts, was dagegensprach. Er hatte sich über die blauen Zonen informiert, die fünf Regionen auf der Welt, wo die Menschen überdurchschnittlich lange leben. Ständig führte er Statistiken an: Weniger als sieben Stunden Schlaf pro Nacht kann das Todesfallrisiko um vierundzwanzig Prozent erhöhen. Menschen, die einen klaren Sinn im Leben haben, leben bis zu sieben Jahre länger als die, die keinen haben. Kältetherapie verlängert die Lebensspanne von Mäusen um bis zu einundzwanzig Prozent. Ich fand das alles sehr interessant, da ich ein professionelles Interesse an der Frage der Lebenserwartung habe, aber ich glaubte nicht, dass wir in ein Eisbad investieren sollten, die Datenlage war mir zu dürftig.

Er wollte, dass wir uns zu Weihnachten Apple Watches schenkten, damit wir unseren Puls überwachen konnten und so weiter, aber ich weigerte mich. Ich liebe Daten, aber ich hatte den Verdacht, dass wir bei Neds zwanghafter Persönlichkeit dann über nichts anderes mehr sprechen würden. Stattdessen schenkten wir uns neue Koffer.

Ned aß Supernahrungsmittel, fastete, duschte kalt und ging ins Fitnessstudio. Er war immer sehr fit und schlank gewesen (Menschen, die immer in Bewegung sind, sind das häufig), und er war seit drei Jahren treues Mitglied in seinem Fitnessstudio Fast Fitness, wo er Kraft- und Ausdauertraining machte. Er ging regelmäßig zu Vorsorgeuntersuchungen, und seine Cholesterinwerte waren gut. Besser als meine.

Eines Tages erwähnte er, dass er auf dem Laufband ein bisschen mehr als sonst außer Atem gekommen sei. Er fragte sich, ob es nur daran lag, dass er allmählich alt wurde. Brustschmerzen hatte er keine. Brustschmerzen hätte er ernst genommen. Unser Hausarzt war nicht sonderlich besorgt, überwies ihn aber sicherheitshalber zum Kardiologen. »Sie sind kein junger Hüpfer mehr, Kumpel«, sagte er. Er durfte das sagen, weil er im selben Alter war wie wir.

Der früheste Termin, den wir bekommen konnten, war am Tag vor unserer Reise. Wir würden nach Sydney fliegen, dort ins internationale Terminal wechseln und über Doha nach Budapest weiterfliegen. Ich weiß noch, dass ich zu Jill sagte: »Hoffen wir, dass bei Ned alles in Ordnung ist!« Natürlich hatten wir immer umfassende Reiseversicherungen. Es wäre nicht das Ende der Welt, wenn wir stornieren müssten.

Ich hätte Ned zum Kardiologen begleitet, wenn ich nicht selbst einen Termin beim Optiker gehabt hätte. In unserem Alter hat man viele Termine.

Der Kardiologe ließ Ned eine Stunde warten.

Bei Fachärzten muss man häufig lange warten. Ich weiß auch nicht, warum. So ist einfach das Leben.

Ich war nicht da, um ihn abzulenken. Ich stelle mir vor, wie er ungeduldig mit seinen guten neuen Schuhen auf den Boden klopfte. Sie waren von *Armani!* Das erzählte er mir immer wieder. Er war eigentlich kein Designermarkentyp, aber diese Schuhe hatte er »fast geschenkt« in einem Räumungsverkauf ergattert. Ich zog ihn damit auf, wie oft er sie bewundernd betrachtete, doch die Schuhe werden nicht genügt haben, um ihn in der Wartezeit abzulenken. Es war sicher quälend für ihn. Er wird auf seinem Stuhl herumgezappelt, aufs Telefon geschaut und geseufzt, vielleicht sogar versucht haben, ein Gespräch mit einem anderen Patienten anzuknüpfen, aber offensichtlich gab es dort niemanden, der interessant genug war, um seine Aufmerksamkeit zu fesseln, denn schließlich ging er zu einer Mitarbeiterin des Kardiologen und fragte: »Wie lange noch, was meinen Sie?«

Vielleicht hatte sie einen schlechten Tag. Es würde mich besänftigen, wenn es einen Grund für ihre Unhöflichkeit gegeben hätte. Ein Fall von Ursache und Wirkung.

Sie fuhr Ned an, als ob er ein Kind wäre, das einen viel beschäftigten Erwachsenen mit einer belanglosen Frage stört. »Keine Ahnung. Es dauert, solange es dauert.«

Manieren sind wichtig.

Sie sind wirklich wichtig.

Wenn sie bloß gesagt hätte: »Tut mir sehr leid, Mr Lockwood, es dürfte nicht mehr allzu lange dauern.«

(In meinen Träumen schreie ich diese Arztmitarbeiterin manchmal an, wie ich nie im Leben jemanden angeschrien habe.)

Mein Mann konnte schlechte Manieren nicht ertragen, alle seine Schüler wussten das. Er ging.

Ich war verärgert, als er mir erzählte, dass er seinen Arzttermin nicht wahrgenommen hatte (schlechte Manieren, Ned!), aber ich war wohl nicht besorgt, sonst hätte ich darauf bestanden, dass wir die Reise absagten. Wir glaubten beide, der Besuch beim Kardiologen sei reine Formsache. Ned wusste, dass er fitter war als manche der zwanzig Jahre jüngeren Burschen im Fitnessstudio. Beim letzten Mal hatte er auf dem Laufband keine Atemlosigkeit bemerkt. Wir kamen überein, dass er diese Untersuchung nach unserer Reise machen würde.

Manche Physiker behaupten, dass jedes Ereignis mit mehreren möglichen Ausgängen die Welt in alternative Realitäten aufspaltet. Diese Theorie heißt Viele-Welten-Interpretation, und falls sie korrekt ist, bedeutet sie, dass es eine andere Realität gibt, in der Ned sich wieder hinsetzt, wartet, bis der Kardiologe ihn hereinruft, und dieser ihn dann eilends für einen Stent noch am selben Tag einweisen lässt.

Ich weiß nicht, was Leute wie der bärtige Determinist zu dieser Theorie sagen, denn ihrer Meinung nach konnte Ned nur so handeln, wie er gehandelt hat, aber wissen Sie, was? Ned hat seiner Ungeduld nicht *immer* nachgegeben. Manchmal ertrug er eine inakzeptable Schlange. Manchmal beschloss er, schlechte Manieren nicht persönlich zu nehmen.

Du hättest dich anders verhalten können, Ned, mein Lieber.

Es gab einen anderen möglichen Ausgang.

Aber in meiner Realität, der einzigen, die ich kenne, passiert dies: Ned schläft auf dem Flug von Hobart nach Sydney ein und wacht nie wieder auf. Und während ich sage: »Ned, wach auf, wir sind gelandet«

(und ich weiß, ich *weiß*, aber ich sage es immer wieder und rüttele ihn am Arm), fahren unsere Freunde Jill und Bert zur Feier des ersten Geburtstags ihres Enkels. Jill hat eine Pavlova auf dem Schoß, Bert fährt, nicht zu schnell.

Die Fahrerin, die die Haarnadelkurve in Gegenrichtung durchfährt, ist nicht betrunken.

Sie ist nur fahrlässig.

Ich habe alle drei am selben Tag verloren, genau wie ich es vorhergesehen hatte.

Macht mich das zu einer Hellseherin wie Mum?

Oder war es einfach menschlich? Wir alle stellen uns schreckliche Dinge vor. Es ist eine Möglichkeit, uns vorzubereiten oder uns zu schützen: Wenn ich es mir vorstelle, passiert es sicher nicht.

Aber so ist das mit dem Leben: Sowohl die kühnsten Träume als auch die schlimmsten Albträume können wahr werden.

Kapitel 112

Sie ist Lilas und Harveys Cousine. Ihr Name lautet Faith. Ihren Lebensunterhalt verdient sie mit dem Entwickeln von Computerspielen und dem Versorgen von Haustieren, deren Besitzer verreist sind. Die Haustiere bleiben in ihren Gärten, und Faith besucht und füttert sie, spielt mit ihnen oder geht mit ihnen spazieren. Eines ihrer Computerspiele hat gerade einen wichtigen Preis gewonnen, deshalb kann sie im Haustier-Job vielleicht Stunden reduzieren, obwohl er ihr Spaß macht. Sie ist die Schwester des Cousins, mit dem Ethan sich bei Harveys Beerdigung den Teller mit den Mini-Vol-au-Vents teilte, und war nicht dort, weil sie damals im Ausland lebte und ihr Flug Verspätung hatte.

Faith ist witzig und interessant. Sie gibt Ethan das Gefühl, ebenfalls witzig und interessant zu sein.

Sie sprechen viel über Harvey. Stoßen auf ihn an. Immer wieder.

Als Faith an die Bar geht, um ihre dritte Runde Getränke zu besorgen, beugt Lila sich vor. »Ich weiß nicht, ob ich dir das erzählen sollte, aber Harvey wollte dir Faith an seinem Dreißigsten vorstellen. Er hat seit Jahren davon geredet. Er fand, ihr beide würdet perfekt zusammenpassen.«

»Er hat sie nie erwähnt.« Ethan blickt sich um.

»Harvey hat gesagt, er wollte dir nichts erzählen, weil dich das abschrecken würde. Er war so aufgeregt, er hat gesagt, er wäre ein sicherer Kandidat für den Trauzeugen.«

»Na ja«, sagte Ethan. Das geht ein bisschen schnell. »Ich meine …«

»Oh, klar, natürlich, mal sehen, wie es läuft. Vielleicht gehst du erst mal mit ihr aus, bevor du die Hochzeitseinladungen verschickst.«

»Und, ähm, Lila, lebt sie nicht in Tasmanien?«

Lila senkt die Stimme und murmelt hastig: »ÜberlegtnächstesJahrhierherzuziehen«, als Faith gerade mit ihren Getränken zurückkommt.

»Meinst du, das ist Harvey, der nach uns sieht?« Faith nickt der finster blickenden Möwe auf dem Geländer zu.

»Ich glaube, ich habe ihn vorhin gesehen«, sagt Ethan.

Er denkt an den Tag, an dem er sich die Karten legen ließ und Luca vermeintlich Harvey channelte und sagte, Harvey rate ihm, *Vertrauen* zu haben. Vertrauen: *faith.* Hat er das Wort *faith* nicht mehrmals verwendet?

Ein weiterer Zufall? Wie viele Zufälle, bevor man ins Grübeln kommt? Oder basiert die gesamte paranormale Branche vollständig auf Zufall? Er denkt an den lange zurückliegenden Statistikkurs, in dem zwei nebeneinandersitzende Mädchen verblüfft waren, als sie feststellten, dass sie am selben Tag Geburtstag hatten, und noch nachdem der Dozent ihnen die mathematische Erklärung gegeben hatte, glaubten sie, es müsse etwas zu bedeuten haben, und wurden beste Freundinnen. Vielleicht sind sie noch heute beste Freundinnen.

»O Mann.« Lila mustert die Möwe. »Das ist *so* ein Harvey-Gesichtsausdruck.«

Kurz sieht es so aus, als bekäme sie keine Luft, und Ethan fragt sich, ob sie gleich in Tränen ausbrechen wird, doch dann erkennt er, dass sie lacht. Sie hat genau das gleiche stumme keuchende Lachen wie ihr Bruder. Es ist irgendwie schön, dass Harveys wunderbares, schräges Lachen noch hier in der Welt ist. Es ist doch nicht verschwunden, und es könnte noch generationenlang in Lilas Nachkommen weiterleben.

Ethan fängt Faiths Blick auf, während sie ihre Cousine liebevoll betrachtet.

»Lila, Harvey und Onkel Tom haben alle das gleiche Lachen, und wenn die drei zusammen lachen, ist das krass. Ich meine, es war krass.« Ihre Stimme bricht, und Ethan bekommt einen Kloß im Hals.

»Ähm, sehen Sie denn nicht, dass Ihre Freundin erstickt? Vor Ihren Augen?« Eine Frau, die auf turmhohen Stilettos und in Abendkleidung vorbeigeht, vielleicht unterwegs zu einer festlichen Hochzeit im Opernhaus, bleibt stehen und schlägt Lila mit der flachen Hand auf den Rücken.

Die Möwe springt aufgeregt umher.

»Nein, nein, schon gut, sie erstickt nur«, sagt Ethan, obwohl er »lacht« sagen wollte, und dann bekommt er das richtige Wort nicht heraus. »Nein! Ich meine, ich meinte, ich meine …«

»Nun, ich *weiß*, dass sie erstickt!«, sagt die Frau.

Jetzt lachen und weinen Lila, Faith und Ethan alle drei, ihre Gesichter sind zerknittert-runzlig wie alte Pfirsiche, während es sie vor Lachen und Traurigkeit schüttelt. Sie sind völlig durch den Wind.

»Die sind *betrunken.*« Die Freundin der Frau zieht sie weiter.

»Ahm, Ethan«, sagt Faith, als sie endlich die Fassung zurückerlangen. Sie blickt sich um. »Kennst du den Mann? Weil er irgendwie … wütend auf dich zu sein scheint.«

Kapitel 113

Nun. Es ist schwierig.

Ich dachte, ich hätte in meinem Leben genügend Verluste erlitten und so etwas wie eine Kompetenz im Umgang damit entwickelt, aber anscheinend habe ich das nicht. Überhaupt nicht. Es war mir in diesen letzten Monaten unmöglich, meine Trauer in den Griff zu bekommen. Sie ist groß, aalglatt und gemein, nicht schön und tiefgründig. Ich betrachte nicht wehmütig Sonnenuntergänge. Nein. Ich zerbreche viel. Ich fluche. Ich bin reizbar und boshaft zugleich. Sie hätten mich bei meinem Telefonat mit dieser Reiseversicherungsgesellschaft hören sollen.

Neds Trauerfeier hielten wir in Sydney ab.

»Ich schätze, es ist praktischer, er ist ja schon dort«, sagte ich zu Hazel, und dann lachte ich, und ich konnte gar nicht mehr aufhören zu lachen, und die arme, liebe Hazel wusste nicht, ob sie einen Arzt rufen sollte.

Niemand hatte damit gerechnet. Er war so gesund und fit. Im Schlaf an einem Herzinfarkt zu sterben, schien nichts zu sein, was Ned passieren konnte.

Wissen Sie, was ich an dem Tag tat, an dem Ned starb? Ich rief meinen Ex-Mann David an. Ist das nicht eigenartig? Ich weiß nicht genau, was ich von ihm wollte, aber ich hatte offenbar das Bedürfnis, ihm alles über Ned zu erzählen, so als könnte er eine Lösung zu bieten haben, weil Herzinfarkte Davids Spezialgebiet waren; als würde er eine Möglichkeit finden, Ned ein anderes Ende zu schenken. Er schien es zu verstehen. Er sagte mir, die Hälfte aller tödlichen Herzinfarkte träfe Menschen ohne entsprechende Vorbelastung oder Symptome. Er sagte, der Kardiologe hätte Ned vielleicht retten können, aber nicht zwangsläufig. Es hätte sein können, dass Neds EKG normal gewesen wäre und er ihm geraten hätte, Termine für einen Stresstest und eine Angiografie für nach dem Urlaub zu vereinbaren, oder, ja, vielleicht hätte er ihm auch geraten, nicht in dieses Flugzeug zu steigen. David sagte, er glaube nicht, dass eine Apple Watch ihm das Leben gerettet hätte. Er sagte: »Es tut mir sehr, sehr leid, Cherry.«

Am Morgen der Trauerfeier sah ich mir die Route unserer Flusskreuzfahrt an. An diesem Tag hatten wir die Wahl zwischen zwei Tagesausflügen: Salzburg oder Český Krumlov, eine mittelalterliche Stadt mit Architektur aus der Gotik, der Renaissance und dem Barock. Ich glaube, wir hätten uns für Letztere entschieden, denn in Salzburg waren wir bereits gewesen. Es ist schon komisch, wie der Verstand funktioniert und ich immer wieder darüber nachdachte, welchen Ausflug wir wählen würden, als ob das wichtig wäre.

Es war eine große Beerdigung. Viele von Neds ehemaligen Schülern kamen, auch Leute zwischen fünfzig und sechzig, die Ned vor über dreißig Jahren unterrichtet hatte. Ein Mann, der während unserer Zeit in Großbritannien in einer von Neds Klassen gewesen war, flog wegen der Beerdigung den weiten Weg nach Australien. Ich sagte: »Ach du liebe Güte, das war nicht nötig.« Unhöflich von mir. Er sagte ganz aufrichtig: »Es war nötig, denn Mr Lockwood hat mein Leben verändert.« Und dann, na ja, ich war so *stolz* auf Ned, ich konnte gar nicht mehr aufhören zu weinen. Es war sehr peinlich.

Immer wieder hielt ich Ausschau nach Jill und Bert, und dann fiel es mir wieder ein. Ich dachte, mit ihnen an meiner Seite könnte ich das durchstehen, und dann dachte ich, ich könnte ihren Verlust verkraften, wenn Ned und ich gemeinsam trauern würden.

Aber den Verlust aller drei konnte ich nicht allein bewältigen.

Ich dachte: Was habe ich getan, um diese Tragödien zu verdienen? Das ist zu viel. Das ist *grob* unfair.

Manchmal denke ich das immer noch, obwohl ich voll und ganz weiß, dass ich damit ein Beispiel für den Gerechte-Welt-Glauben bin, die irrtümliche Überzeugung, dass die Welt gerecht ist. Wir sind so sozialisiert, dass wir das glauben. Es macht die Welt berechenbarer, wenn wir glauben, gutes Verhalten werde belohnt und schlechtes bestraft. Das Problem ist, dann glauben wir unterbewusst auch, wenn Menschen leiden, müssten sie es verdient haben. Das ist es, was es uns ermöglicht, wegzusehen, den Fernseher auszuschalten. Manche Leute sagen, alles geschehe aus einem bestimmten Grund. Nein. Nein, tut es nicht. Es gab keinen Grund dafür, dass diese schrecklichen Dinge gleichzeitig geschahen. Überhaupt keinen Grund. Es war einfach so.

Für Jill und Bert gab es eine große Trauerfeier in Hobart. Ich nahm nicht teil. Es war am Tag nach Neds Trauerfeier, und ich war noch in Sydney bei Hazel und Neds Bruder Tony.

Jills und Berts mittlere Tochter, die sie »unsere Clevere« genannt hatten, weil sie Juristin war, schickte mir eine entzückende Beileidskarte, in der sie schrieb, Ned habe ihren Eltern sehr viel bedeutet. Ich schrieb ihr, Jill und Bert hätten ständig von ihr und ihren Geschwistern und ihrem neuen Enkelkind gesprochen, was auf jeden Fall stimmte; zuweilen mussten wir ziemlich rabiat das Thema wechseln.

Nach einer Woche flog ich nach Hause. Ich verkaufte das Haus. Ich entrümpelte gewaltig und spendete Neds gesamte Kleidung einem örtlichen Wohltätigkeitsladen, ebenso mein erstes Hochzeitskleid, das ich sinnloserweise all die Jahre aufbewahrt hatte. (Für meine zweite Hochzeit, die eine, die zählte, die mit Ned, wählte ich einfach ein hübsches blaues Etuikleid, das ich zu Tode trug und irgendwann wegwarf.)

Ich kaufte dieses Haus in Battery Point, unbesehen, von jemandem, der unbedingt verkaufen wollte, und dann dachte ich: also dann. Bringen wir diese Trauersache hinter uns. Du hast es schon früher gemacht. Mach es noch einmal.

Aber Erfahrung ändert nichts; man kann Trauer nicht wie ein Projekt managen.

Ich erinnerte mich daran, wie Mum, Großmutter und Tante Pat sich um mich kümmerten, als ich Jack verlor. Ich unternahm lange Spaziergänge. Ich nahm Bäder. Manchmal ließ ich mir ein Bad ein, seufzte und zog den Stöpsel, ohne in die Wanne gestiegen zu sein. Ich konnte mir nicht selbst den Rücken reiben, also ging ich zur Massage, aber du lieber Himmel, was für ein Fehler. Ich schluchzte so heftig, dass ich dachte, ich müsse mich übergeben. Sehr peinlich. Sie wollten mich nicht bezahlen lassen, aber ich bestand darauf.

Mir fiel wieder ein, dass *Number 96* eine so gute Ablenkung gewesen war, deshalb suchte ich nach einer neuen Serie, aber dabei vermisste ich Ned zu sehr. Wir hatten so viele Serien gemocht. »Wie es Jackie wohl geht?«, fragte Ned einmal, und ich dachte, welche Jackie kennen wir denn? Er meinte *Nurse Jackie*.

Ich wachte weinend auf. Ich ging weinend ins Bett, putzte mir weinend die Zähne. Es gab Tage, da war der Schmerz so körperlich, dass ich das Gefühl hatte, ich würde in irgendeinem mittelalterlichen Foltergerät zu Tode gequetscht. Dann gab es Tage – normalerweise nach einem Tag, an dem ich viel geweint hatte –, an denen ich überhaupt nichts fühlte, so als würde ich langsam dahinschwinden.

Ivy rief immer wieder aus Amerika an, aber ich rief nicht zurück. Sie gab nicht auf. Sie hinterließ immer wieder Nachrichten, was lieb von ihr war.

Ich weiß, dass ich damals nicht genug Wasser trank, und dafür übernehme ich die Verantwortung.

Es ist eine eigenartige Erfahrung, mit dem Ehemann in Urlaub zu fahren und mit seiner Asche in einer Styroporschachtel zurückzukehren. Ich kaufte keine teure goldene Urne. Ich sah keinen Sinn darin. Der Plan war, seine Asche an einem bedeutungsvollen Ort zu verstreuen, aber mir wollte der richtige nicht einfallen. Wir hatten ein so nomadisches Leben geführt. Dann schickte Tony eine E-Mail und schlug einen landschaftlich schönen Aussichtspunkt an der Südküste von New South Wales vor, in der Nähe eines Campingplatzes, auf dem Ned und er als Kinder einmal die Sommerferien verbracht hatten. Ich weiß, dass Ned (relativ) liebevolle Erinnerungen an diese Ferien hatte. (Er sagte, er habe sich oft zu Tode gelangweilt, aber Ned langweilte sich schnell.) Also willigte ich ein, mit der Asche nach Sydney zu fliegen, und wir vereinbarten einen Termin nach Ostern.

Hazel wollte, dass ich Ostern mit ihnen verbrachte, aber ich lehnte ab. Ich hatte reichlich zu tun. Wenn jemand stirbt, gibt es einen Berg Papierkram. Ich ging dabei rücksichtslos vor. »Mein Mann ist gestorben«, sagte ich kühl zu diversen Personen in Callcentern und schnitt ihnen sofort das Wort ab, wenn sie mir ihr Beileid aussprechen wollten. »Folgendes müssen Sie für mich erledigen.«

Bei der Kündigung von Neds Mitgliedschaft im Fitnessstudio hatte ich allerdings große Schwierigkeiten. Man bestand immer wieder darauf, das Mitglied müsse persönlich ins Studio kommen. Das sei ihr »Prozedere«. Als ich geduldig erklärte, warum das buchstäblich unmöglich war, versprach man mir, man werde sich »die Sache ansehen«

und »mich zurückrufen«, doch das taten sie nie, sondern buchten weiterhin den Mitgliedsbeitrag von unserer Kreditkarte ab. Und ich wurde jedes Mal, wenn ich anrief und den ganzen Zirkus noch einmal durchmachen musste, gereizter.

Am Tag vor dem Flug sprach ich mit einem weiteren aufgekratzten Trottel. »Das Mitglied muss persönlich kommen, um die Mitgliedschaft zu kündigen«, sagte er. »Es steht gleich hier in den allgemeinen Geschäftsbedingungen.«

Ich verlor die Geduld. Ich schnappte mir die Styroporschachtel und fuhr damit zum Studio. Auf der Fahrt dorthin schimpfte ich wie eine Irre vor mich hin.

»Hier ist er!«, schrie ich und knallte die Schachtel auf den Tresen.

»Wie bitte?«, fragte die junge Rezeptionistin.

Zu meiner Schande muss ich gestehen, dass ich die Schachtel vor ihrem Gesicht schüttelte. »Er ist hier, um seine Mitgliedschaft zu kündigen! Vorschriftsmäßig!«

Sie warf einen Blick auf die Schachtel und sah die kleine goldene Plakette auf dem Deckel: *Edward Patrick Lockwood.*

»Moment mal, das ist *Ned?*«, fragte sie, und alle Farbe wich aus ihrem Gesicht. »Sie wollen doch nicht sagen, dass Ned Lockwood tot ist.«

»Doch!«, schrie ich. »Das sage ich euch allen doch die ganze Zeit! Er ist tot! Deshalb braucht er diese gottverdammte Studiomitgliedschaft nicht mehr!«

Ist das nicht furchtbar? Das Fluchen meine ich. Mein Großvater würde sich im Grab umdrehen.

Sie brach in Tränen aus. Dann kam ein übermäßig muskelbepackter junger Mann herüber, um nachzusehen, was hier los war, und als er von Neds Tod erfuhr, weinte er *auch!* Um Himmels willen, dachte ich.

Wie sich herausstellte, kannten alle, die an diesem Tag im Fitnessstudio waren, Ned und hatten ihn gern. Dem Muskelmann hatte Ned bei den mathematischen Fächern für seinen Universitätsabschluss geholfen. Die Leute, mit denen ich telefoniert hatte, saßen alle in einem zentralen Callcenter und hatten nichts mit der Filiale zu tun, in der Ned ein allseits beliebtes Mitglied war.

Jedenfalls beendeten sie seine Mitgliedschaft, sodass ich das wenigstens abhaken konnte.

Auf dem Heimweg hielt ich am Supermarkt. Die Asche ließ ich auf dem Beifahrersitz.

»Du bleibst da«, sagte ich.

Ich ging hinein und füllte meinen Einkaufskorb, aber an der Kasse merkte ich, dass ich Pistazien gekauft hatte. Ich mag keine Pistazien. Ich habe sie immer nur für Ned gekauft.

»Oh«, sagte ich. »Die brauche ich gar nicht. Tut mir leid.«

Die junge Frau schnaubte und machte den Kauf rückgängig. Dabei seufzte sie, als wäre dies die bislang größte Unannehmlichkeit in ihrem kurzen Leben, und warf die Pistazien mit unnötiger Heftigkeit in den Einkaufskorb zu ihren Füßen.

Der nächste Artikel auf dem Band waren Monte-Carlo-Kekse. Ich dachte an den Tag, an dem Bert sämtliche Schichten auf einmal durchgebissen und gesagt hatte: »Ich lebe gern gefährlich, Cherry«, und mir fiel ein, dass es derselbe Tag gewesen war, an dem Jill und ich den Sitzen-aufstehen-Langlebigkeitstest versucht hatten.

»Dann sterben wir wohl jung«, hatte Jill gesagt.

»Dafür ist es zu spät«, hatte Bert bemerkt, und Jill hatte ein Kissen nach ihm geworfen, das er mit einer Hand auffing.

»Vergessen Sie es«, sagte ich zu der Kassiererin.

Sie hielt die Kekse in die Höhe. »Bei denen haben Sie es sich auch anders überlegt?«

»Vergessen Sie's einfach.«

Ich verließ den Supermarkt. An diesem Abend aß ich nichts, und möglicherweise trank ich nicht einmal Wasser außer vielleicht beim Zähneputzen, was ich definitiv getan habe. Auch wenn meine Welt zusammenbricht, putze ich mir weiterhin die Zähne.

Am nächsten Tag nahm ich ein Taxi zum Flughafen.

Kapitel 114

»Was ist das?«

Paula wendet den Blick nicht vom Badspiegel ab. Sie tuscht sich die Wimpern, was sie kaum noch macht. Ihre ehemalige Kollegin Stephanie hat sie gefragt, ob sie zusammen etwas trinken gehen. Das letzte Mal, dass sie sich sahen, war bei der Trauerfeier für Stephanies Eltern in St David's etwa vor einem Jahr. An jenem niederschmetternden Tag, an dem Paula fürchtete, völlig unangemessen in Tränen auszubrechen.

»Paula?«

Diesmal lässt Matts Tonfall sie den Blick vom Spiegel abwenden. Er hält einen losen Stapel DIN-A4-Blätter in der Hand, und sie weiß sofort, worum es sich handelt. Sie hätte sie besser verstecken sollen. Sie hat die Blätter einfach immer nur in die unterste Schublade ihres Schreibtisches geschoben, jeden Abend erschöpft, aber froh, dass es getan war.

Er kommt damit zu ihr, und sie sieht ihre eigene verkrampfte, aber ordentliche Handschrift, die die Seiten füllt.

Timmy wird nicht ertrinken.

Timmy wird nicht ertrinken.

Timmy wird nicht ertrinken.

Schreibe es tausendmal täglich nieder, und er wird nicht ertrinken.

»Es ist nichts«, sagt sie. »Es ist bloß, na ja, etwas, womit ich mich beruhige, wenn ich mich wegen der Prophezeiung zu sehr aufrege.«

»Aber das muss Stunden gedauert haben, Paula.« Matt blättert die Seiten durch. »Stunden über Stunden.«

»Daddy!«, brüllt Willow.

»Geh lieber zu ihr, bevor sie noch Timmy weckt.« Paula trägt Lippenstift auf. Sie betrachtet die dunklen Ringe unter den Augen. Kein Concealer kann das in Ordnung bringen.

»Aber ich frage mich einfach«, sagt Matt sehr behutsam, er schleicht durch ein eheliches Minenfeld. »Ich frage mich einfach, ob das eine …« Er räuspert sich. »Eine zwanghafte Handlung sein könnte.«

Wie kommt er denn jetzt darauf? Hat er mit ihrer Schwester gesprochen??

»Tja, also ich habe da einen kleinen Ordnungszwang«, sagte Matt zu ihr, als sie zum ersten Mal seine Wohnung betrat und die Gewürzgläschen in seiner Speisekammer sah, die alle präzise alphabetisch geordnet und wie Soldaten in Habachtstellung aufgereiht standen.

Die Leute sagen so etwas ständig. Jeder, der akribisch oder besonders reinlich ist, hat einen »Zwang«.

Sie erzählte ihm bald darauf von ihrer Diagnose. Sie nehme keine Medikamente mehr, erklärte sie, aber sie habe ein Auge darauf. Matt hatte angenommen, es sei Händewaschen, aber sie erklärte ihm, dass ihre Zwangshandlungen wechselten. Er war respektvoll, stellte Fragen, und sie hörte ihn nie wieder »Ich habe da einen kleinen Ordnungszwang« sagen. Doch sie haben seit Jahren nicht mehr darüber gesprochen. Manchmal hat sie sich schon gefragt, ob er ihre Diagnose vergessen hat oder denkt, sie hätte übertrieben.

»Es ist unter Kontrolle«, sagt sie.

»Aber hast du das Gefühl, du musst das tun? Sonst ertrinkt Timmy? Und du scheinst das jeden Tag zu machen, oder?«

Natürlich datiert sie jedes Blatt. Sie ist Juristin. Seit dem Flug im April macht sie es jeden Tag. Jetzt ist November. Es sind eine Menge Blätter zusammengekommen.

»Können wir darüber reden, wenn ich zurückkomme?«, fragt Paula. »Ich bin spät dran.«

»Klar. Aber ich denke, wir sollten wirklich darüber reden.«

»Habe ich doch gerade gesagt!«, fährt sie ihn an.

Er hebt kapitulierend die Hände. Als er den Raum verlässt, schiebt er die Papiere zu einem ordentlichen Stapel zusammen, als handelte es sich um wichtige Dokumente für eine zukünftige Besprechung.

»Wie geht's dir?«, fragt Paula zerstreut, als sie sich Stephanie gegenüber an den Tisch setzt, und merkt sofort, dass ihr Tonfall falsch ist.

Sie ist neuerdings so mit sich selbst beschäftigt, dass sie den furchtbaren Verlust dieser Frau für einen Augenblick völlig vergessen hat. Sie müsste Stephanies Hand nehmen und fragen: »Wie *geht's* dir?«

Aber Stephanie scheint nicht zu merken, dass Paulas Ton zu beiläufig ist.

»Einigermaßen«, antwortet sie. Ihre Stimme bebt und wird dann wieder fest. »Ich gehe einen Tag nach dem anderen an. Manche Tage sind besser als andere. In letzter Zeit versuche ich … mehr unter Leute zu gehen.«

Paula hätte sie anrufen sollen. Ein mitfühlenderer Mensch hätte angerufen und sich erkundigt, wie es ihr geht, auch wenn sie nur Arbeitskolleginnen waren. Oder hätte wenigstens eine Nachricht geschickt.

»Ich hätte anrufen sollen«, sagt sie.

»Nein! Du hast genug mit den Kindern zu tun. Erzähl mir von dir.«

Unwillkürlich erzählt Paula ihr alles, vielleicht um zu rechtfertigen, dass sie sich nicht gemeldet hat. Stephanie ist eine gute Zuhörerin.

Paulas Telefon piept. Es ist Eve.

»Lies die Nachricht!«, sagt Stephanie. »Das ist alles so faszinierend.« Sie dreht sich um, um einen Kellner auf sich aufmerksam zu machen. »Bestellen wir noch etwas zu trinken.«

Paula liest die Nachricht laut vor. »Sie heißt Cherry Lockwood. Sie war Aktuarin …«

Stephanies Kopf fährt zu ihr herum. »Ich kenne Cherry Lockwood.«

»Du *kennst* sie?«

»Sie und ihr Mann waren die besten Freunde meiner Eltern.«

Kapitel 115

Ich habe viel darüber nachgedacht, was auf jenem Flug wohl mit mir passiert ist.

Möglicherweise litt ich unter einem »Delir« infolge Dehydrierung. Ich glaube, ich war an diesem Morgen ernsthaft dehydriert, und man sagte mir, ich habe während der Wartezeit auf dem Rollfeld das mir angebotene Wasser abgelehnt. Menschen in meinem Alter sind anfällig für Dehydrierung, und das kann unvermittelt zu einem Delir mit Verwirrtheit und Halluzinationen führen.

Ich habe auch die Möglichkeit einer durch die Trauer ausgelösten Psychose in Erwägung gezogen. Das ist seltener als ein Delir, kommt aber vor.

Zu meiner Zeit hätten wir gesagt, ich hätte einen »Nervenzusammenbruch« gehabt, aber die aktuelle Bezeichnung lautet »psychische Krise«.

Großmutter hätte gesagt, ich hätte einen »Schwächeanfall« gehabt.

Ich habe versucht, mich so genau wie möglich an die Zeit davor zu erinnern, als ich noch klar im Kopf war.

Als ich den blonden Flugbegleiter sah, bekam ich einen furchtbaren Schreck, das weiß ich noch, weil er an dem Tag, als Ned starb, auch da war. Niemals werde ich den halb grimmigen, halb verängstigten Gesichtsausdruck dieses Jungen vergessen, als er sich über Ned beugte und ihm zwei Finger an den Hals drückte, den ich so geliebt und so gern geküsst hatte, der so gut geduftet hatte, gleich neben dem kleinen dunklen Fleck, den wir im Auge behielten. Ich wusste, da war kein Puls. Ich wusste, die Wiederbelebung würde nicht funktionieren. Ich wusste, die Sanitäter, die an Bord kamen, würden ihn nicht retten. Ich bin sicher, der junge Flugbegleiter hat den Tag, an dem einer seiner Passagiere starb, nicht vergessen, aber vielleicht war seine Aufmerksamkeit ganz auf Neds Gesicht gerichtet gewesen, nicht auf meines, oder vielleicht sehen Damen meines Alters für ihn alle gleich aus, denn als ich an Bord ging, sah er mitten durch mich hindurch. Das trug noch zu dem Gefühl von Unwirklichkeit bei, so als hätte ich das alles nur geträumt, als wäre ich nie mit Ned verheiratet gewesen.

Neds Asche befand sich in meinem Handgepäck im Gepäckfach über mir, und dennoch war neben mir ein Sitz frei, der einzige freie Platz im Flugzeug, als wartete er auf Ned, und dann trug der Mann auf der anderen Seite des Gangs, von dem ich jetzt weiß, dass er Leo Vodnik war, die gleichen eleganten Schuhe wie Ned und klopfte auf die gleiche ungeduldige Art mit den Füßen auf den Boden, während er neben dem Paar saß, das mich an Jill und Bert erinnerte, und ich sah die Juwelen Europas – nun, egal, nichts davon ist wichtig.

Ich tat, was ich tat.

Als ich nach dem Flug bei Hazel und Tony in Sydney ankam, bin ich streng genommen nicht in Ohnmacht gefallen oder zusammengebrochen, aber Hazel sagt, ich hätte mich auf ihre Couch gesetzt und sei »zur Seite gekippt wie ein Baum«.

Peinlich.

Sie brachte mich in ihrem Gästezimmer ins Bett, und dort blieb ich eine Woche lang wie eine Schwindsüchtige. Es wurde beschlossen (ohne dass mich jemand fragte), das Verstreuen von Neds Asche aufzuschieben, bis es mir gut genug ging.

Ich lag im Bett und lauschte auf Tonys Stimme, denn obwohl er und Ned äußerlich und von der Persönlichkeit her völlig verschieden waren, klangen ihre Stimmen geradezu unheimlich ähnlich. Tonys Stimme zu hören, regte mich nicht auf. Ich fand es tröstlich.

Meine Güte, meine Schwägerin und mein Schwager waren in dieser Woche sehr lieb zu mir. Im Lauf der Jahre hatte ich mich manchmal gefragt, was Hazel und Tony wirklich von Ned und mir hielten, die wir durch die Weltgeschichte tingelten, während sie an einem Ort blieben und Kinder großzogen. Es gab lange Phasen, in denen wir keinen Kontakt hatten, und dann schneiten wir an Weihnachten mit unseren Geschenken und Geschichten herein. Immer dann, wenn ihre Kinder eine engere Beziehung zu uns entwickelten, zogen wir in eine andere Stadt oder ein anderes Land. Tony und Hazel mögen sich insgeheim angesehen und die Augen verdreht haben, wenn wir davon sprachen, einen Tandemfallschirmsprung zu machen oder durch Nepal zu wandern. In Familien verdreht manchmal insgeheim jemand die Augen über einen Angehörigen, aber was soll's, es wäre nicht schlimm. In dieser Woche behandelten sie mich jedenfalls wie ein geliebtes Familienmitglied. Ich bin bereit, das Gleiche für sie zu tun, sollten sie mich irgendwann brauchen.

Als es mir gut genug ging, verstreuten wir Neds Asche an dem Aussichtspunkt, den Tony vorgeschlagen hatte. Tony erzählte viele Geschichten über Kindheitsabenteuer mit Fahrrädern, Surfbrettern und Sanddünen, die ich noch nie gehört hatte. Er sagte, mit seinem kleinen Bruder Ned habe jede Aktivität zehnmal so viel Spaß gemacht.

Zwanzigmal so viel, dachte ich. Hundertmal so viel. Vielleicht tausendmal so viel.

Ned und ich hatten vierunddreißig schöne Jahre zusammen. Das ist länger als das Leben meines Vaters. Länger als Jack Murphys Leben. Länger als Kayla Halfpennys Leben.

Das rufe ich mir jedes Mal in Erinnerung, wenn ich besonders böse auf ihn bin, weil er diesen verdammten Arzttermin nicht wahrgenommen hat.

Kapitel 116

Ethan dreht sich um, und da ist Carter. Er ist sichtlich betrunken. Sein Blick ist unscharf. Das über den Brustmuskeln spannende maulbeerfarbene Hemd hängt ihm aus der Jeans. Er kommt wohl gerade von der Bar, denn er hält in der einen Hand eine Flasche Craftbier und in der anderen ein überschwappendes Glas Weißwein. Mit der übermäßigen Vorsicht des Betrunkenen stellt er beide Getränke auf Ethans Tisch und streckt ihm die Faust zu einem seiner albernen Faustchecks hin.

»Hey, Kumpel! Lange nicht gesehen! Wie geht's?«

Er wirkt friedlich. Nicht wütend. Vielleicht wird alles gut.

»Mir geht's gut, Carter«, sagt Ethan. »Gut. Wie geht's dir?« Vorsichtig, vorsichtig, immer schön vorsichtig.

»Also, stellst du mich jetzt vor, oder was?« Er deutet auf die Frauen, die ihn beide mit dem klassischen gefrorenen Verpiss-dich-bitte-Lächeln bedenken, das Ethan schon bei so vielen Frauen in Bars gesehen hat, wenn sie es mit Idioten zu tun hatten.

Ethan stellt sie einander vor, und Carter torkelt zu ihnen, nimmt auf gekünstelt höfische Art je eine Hand der beiden Frauen und *küsst sie,* wie es betrunkene Wichser tun. Ethan blickt entschuldigend. Er weiß, dass beide Frauen wissen, sie können sich dem nicht verweigern: Es ist sicherer, sich von einem derart betrunkenen Kerl über die Hand schlabbern zu lassen, denn seine Stimmung kann von einem Moment zum anderen kippen, aber es ist falsch, es ist ganz falsch, und Ethan spürt, wie sich in seinem Magen die Wut zusammenbraut.

»Jedenfalls, wir wollten gerade gehen«, sagt er.

»Ja, wir haben da diese Reservierung.« Faith wischt sich den Handrücken an ihren Shorts ab.

»Und? Hast du von Jasmine gehört?«, fragt Carter. »Seit sie das Land verlassen hat? Sie hat mich geblockt, aber ich wette, mit dir hat sie noch Kontakt, oder?«

»Sie ist meine Mitbewohnerin«, erwidert Ethan. »Also … du weißt, ich füttere ihre Fische.«

Und da passiert es. Carters Gesicht verzieht sich vor Wut. »Du *fütterst ihre Fische.* Ich denke, du hast ein bisschen mehr getan, oder etwa nicht?!«

Die Lautstärke und der boshafte Ton lassen die Gespräche in ihrer Nähe verstummen.

Ethan denkt an das »Tarnmesser« in seiner Tasche, aber wann soll er es einsetzen? Jetzt? Oder wartet er, bis er angegriffen wird? Bis es zu spät ist.

Die beiden Frauen stehen auf. Sie schieben ihre Stühle zurück an den Tisch.

»Wir müssen wirklich gehen«, sagt Lila. »War nett, dich kennenzulernen, Carter.«

Abgelenkt blickt Carter sie einen Augenblick an, doch dann kommt ihm ein Gedanke.

»Fickst du ihn?« Er deutet auf Ethan. »Er hat meine Freundin gefickt, weißt du. Direkt vor meiner Nase.«

»Okay, das reicht«, sagt Ethan. »Du spinnst doch, Mann. Wir gehen jetzt.«

»Oder vielleicht auch nicht, aber du wolltest, oder? Du hast es dir so gewünscht, wenn du da in deinem Zimmer gesessen hast …« Mit der Faust macht er eine vulgäre Geste.

Noch nie hat Ethan solche Wut verspürt. Carter verdirbt diesen Abend. Diesen perfekten Abend.

Er spürt Faiths Hand auf dem Arm, sie zieht ihn weg. »Lass uns gehen, Ethan.«

»Ja, schön, dich zu sehen, *Ethan!*«, ruft Carter ihnen hinterher. »Grüß Jasmine, *Ethan!*«

»Sieh dich nicht um«, sagt Lila, und es scheint, als wären sie frei, sie entfernen sich von der Bar in Richtung Circular Quay, schlängeln sich zwischen den Leuten hindurch, doch dann spürt Ethan irgendwie, dass er sich umdrehen sollte, und die Zeit verlangsamt sich, und das ist es, es passiert. Carter geht auf ihn los, wie er es schon so lange tun will, holt mit geballter Faust aus. Ethan ist noch nie geschlagen worden, *Typen wie wir geraten nicht in Schlägereien,* wird es wehtun? Wird er nach hinten fallen und sich den Schädel brechen? Es passiert, Dad, nette Männer sterben manchmal bei Schlägereien, die sie nicht begonnen haben. Dann weiße-Federn-flattern-kreischen, und die Möwe fliegt Carter direkt in das mordlustige Gesicht, so als wäre Carters Kopf eine Fritte, die sie entschlossen ist zu stibitzen, und der Mann mit dem Vogelpatrouillenhund sagt: »Oh, Scheiße!«, und der Hund springt vor, während Carter ausgebremst nach hinten taumelt.

»Lauf!«, ruft Lila.

»Danke, Harvey!«, ruft Faith.

Sie rennen im Mondschein dahin, und die Lichter der Großstadt spiegeln sich im glitzernden Hafenbecken, und Ethan ist nicht tot, er lebt, er ist so erstaunlich lebendig, so dankbar, und er kann sich nicht erinnern, wie es dazu kam, aber anscheinend hält Faith seine Hand.

Kapitel 117

Nachdem wir Neds Asche verstreut hatten, flog ich zurück zu meinem fremden, einsamen neuen Haus, ohne zu ahnen, dass das Leben aller dieser Passagiere von meinen Prophezeiungen überschattet und verkompliziert worden war.

Zu trauern fällt einer aufgabenorientierten Person schwer. Man kann nie ganz damit abschließen.

Eines Tages erinnerte ich mich plötzlich daran, dass Tante Pat in den Monaten nach dem Tod meines Vaters zu meiner Mutter sagte: »Du musst etwas Neues ausprobieren, Mae, etwas, was du noch nie gemacht hast.«

Mum begann mit dem Wahrsagen, was ganz und gar nicht das war, was Tante Pat meinte. Sie meinte ein Hobby.

Also sah ich mir das Freizeitangebot im örtlichen Gemeindezentrum an. Ich probierte Line Dancing, einen Philosophieklub, einen Kurs »Stricken für Anfänger«. Ich fand das alles furchtbar. Warum dachte ich, ich könnte plötzlich tanzen, würde mich für Philosophie oder Stricken begeistern? Es war, als hätte ich gedacht, die Trauer hätte mir eine neue Persönlichkeit geschenkt. Das hatte sie nicht.

Dann probierte ich Wassergymnastik.

Das fand ich toll. Es gefiel mir, im Wasser Sport zu treiben, ich mochte die Musik, ich mochte die energiegeladene junge Trainerin, die am Beckenrand hüpfte. Ich sagte ihr, sie erinnere mich an die temperamentvolle Musikerin Pink, und das schien sie zu freuen.

Beim Anziehen in der Gemeinschaftsumkleide plauderte ich mit den anderen Kursteilnehmerinnen, und eines Tages kam eine Frau namens Mira, gegen die ich eine ganz leise Abneigung hegte, weil ihre kecken Brüste mich an Stella erinnerten und sie in High Heels zur Wassergymnastik kam, was ich lächerlich fand, und sagte, ein paar von ihnen gingen hinterher einen Kaffee trinken.

Ich muss völlig entsetzt ausgesehen haben, denn sie sagte, es sei nicht verpflichtend, und da wurde ich verlegen und erklärte ihr, ich hätte erst vor Kurzem meinen Mann verloren.

»Ah«, sagte sie, und wissen Sie, was sie dann tat?

Sie kam zu mir und legte die Arme um mich. Ich war noch nicht fertig angezogen. Sie war vollständig bekleidet und trug schon ihre High Heels. (Ich glaube, ohne hohe Absätze kann sie tatsächlich nicht laufen.)

Sie duftete so schön. Sie sagte: »Ich weiß, wie diese Zeit ist.«

Mir war gar nicht klar gewesen, wie sehr ich das gebraucht hatte.

Sie wurde meine neue Freundin.

Freunde können einem das Leben retten.

Es dauerte ein paar Wochen, bis wir feststellten, wie nahe beieinander wir wohnten, und natürlich staunten wir darüber, obwohl es statistisch gesehen wahrscheinlich ist, da wir uns ja im örtlichen Wassersportzentrum kennengelernt hatten. Von meinem Haus aus kann ich in ihren Garten sehen. Sie war die Frau, die mir am Tag des Flugs von ihrer hinteren Veranda aus zuwinkte. Wir können einander zu Fuß besuchen.

Ihr Ehemann war zwei Jahre zuvor gestorben, und sie sagte, manchmal sei sie immer noch böse, weil aus den vielen Plänen, die sie gemacht hatten, niemals etwas werden würde.

Wir waren uns einig, dass wir keine »lustigen Witwen« waren – wir würden uns niemals über den Verlust unserer wundervollen Männer freuen –, und wir witzelten darüber, einen Klub der zornigen Witwen zu gründen. (Ich will überhaupt keinen Klub gründen.)

Mira sagte, ihr Mann habe sein Leben lang so viel gearbeitet, so viele Stunden in sein Juweliergeschäft gesteckt, und sie habe ihm immer gesagt, er sei ein Workaholic, aber er habe erwidert, ausruhen könne er, wenn er im Ruhestand sei.

Sie sagte, ihr Sohn werde allmählich genau wie sein Vater, nichts als Arbeit, Arbeit, Arbeit, doch ihre Schwiegertochter, die sie sehr gernhabe, auch wenn sie die hässlichsten Schuhe trage, die man je gesehen habe, versuche, ihn davon zu überzeugen, die Arbeit für ein Jahr aufzugeben und zurück nach Tasmanien zu ziehen, und sie hielt es für möglich, dass er eingewilligt hatte, toi, toi, toi.

Kapitel 118

Eines Morgens, sieben Monate nach dem Flug und etwa eine Woche vor dem Jahrestag von Neds wie auch Jills und Berts Tod, klopfte jemand an meine Tür.

Ich erwog, nicht zu öffnen, weil es mir an diesem Tag nicht gut ging.

Womöglich kennen Sie das, und dann tut es mir leid, aber es gibt ein Gefühl, das einen beschleicht, wenn der Todestag eines geliebten Menschen bevorsteht. Der Körper scheint es eher zu wissen als der Kopf. Es hat möglicherweise etwas mit dem Wetter zu tun, den Blumen, die blühen, einem gewissen Duft, der in der Luft liegt, und allmählich empfindet man ein Vorgefühl von Verlust, beinahe eine Angst, so als würde es noch einmal geschehen.

Als ich die Tür öffnete, blickte ich auf den Oberkörper eines Mannes.

Ich sah hoch. Noch höher. Es war ein großer muskulöser Mann mit einem grauen Bürstenschnitt. Der Mann, der mir im Flugzeug mit meinem Gepäck geholfen hatte. Er erinnerte an eine ältere Ausgabe von Thor, dem fiktionalen Superhelden, der von dem außerordentlich attraktiven australischen Schauspieler Chris Hemsworth gespielt wird.

Sein Name war nicht Thor. Er stellte sich als Ben vor, aber ich hatte den Eindruck, dass das nicht sein richtiger Name war, also nennen wir ihn ruhig Thor.

Er brachte mir schonend bei, was ich auf dem Flug getan hatte, und schien nicht überrascht, als ich sagte, ich habe keinerlei Erinnerung daran. Ich drückte mir die Hand auf den Mund, während er erzählte. Ich empfand die gleiche Übelkeit erregende Scham wie damals, wenn jemand mir von meinem betrunkenen Verhalten bei jenen Dachterrassenpartys erzählte. Trotz meiner Erschütterung kam ich gar nicht auf die Idee, Thor könne lügen. Es war alles plausibel. Ich erinnerte mich an den Gesichtsausdruck der schönen Flugbegleiterin bei der Landung, die mich behandelte, als hätte ich irgendeinen

Anfall gehabt. Ich erinnerte mich daran, wie der kleine Junge meinen Blick erwidert hatte, und Kinder interessieren sich selten für mich. Außerdem war etwas geradezu gespenstisch Vertrautes an dem, was Thor schilderte – nicht, dass ich mich plötzlich an meine Handlungen erinnert hätte, aber mir war, als erinnerte ich mich daran, einmal davon geträumt zu haben –, und wer außer mir würde von »Todesursache« und »Lebenserwartung« sprechen?

Er schien bereits alles über mich zu wissen: meinen Beruf, dass ich Ned verloren hatte, sogar dass ich Jill und Bert verloren hatte. Ich glaube, er ist ein pensionierter Mitarbeiter irgendeines Geheimdienstes, wobei er da nicht ins Detail ging.

Thor sagte, er habe die Geschichte verfolgt und sei zunehmend besorgt. Ich hätte drei Tode korrekt vorhergesagt, und jetzt habe es einen vierten gegeben.

Als ich hörte, dass meine Prophezeiungen wahr geworden waren, schnappte ich nach Luft.

Ich erinnerte mich vom Flughafen her an die junge Frau und das ältere Paar. Es war erschreckend und bestürzend zu hören, dass sie jetzt tot waren und die Leute das für einen Beweis meiner übernatürlichen Kräfte hielten. Ich hatte das gleiche entsetzliche Gefühl, dafür verantwortlich zu sein, wie damals, als ich erfuhr, dass dieses Paar von der Dachterrasse gestürzt war.

Thor wirkte zornig über den vierten Tod. Das verstand ich nicht. Ich verstand nichts davon. Er zeigte mir die Nachrichtenberichte, die online erschienen waren, und sagte, er glaube, man werde meine Identität bald aufdecken, es könne jeden Tag so weit sein, die Leute suchten nach mir, und er wolle nicht, dass ich eines Tages die Haustür öffne und einen Haufen Journalisten vorfinde, die mir Mikrofone ins Gesicht halten. Er sagte, wenn ich wolle, könne er mir helfen, eine öffentliche Stellungnahme abzugeben, in der ich erklärte, dass ich keine Hellseherin sei. »Denn das sind Sie doch nicht, oder?« Ich sagte, das sei ich tatsächlich nicht und mir scheine, ich müsse eine *Entschuldigung* abgeben. Er sagte, es liege ganz bei mir, wie ich es formulieren wolle.

Außerdem sagte er, er habe einen geheimen Unterschlupf, wo ich bleiben könne, bis die Aufregung sich gelegt habe.

(Schauen Sie. Er hat nicht »geheimer Unterschlupf« gesagt. Er sagte »Anlageimmobilie«. Es ist nur so, dass er wirklich dieses ziemlich aufregende Auftreten eines Menschen hatte, der in der internationalen Spionage tätig ist.)

Er sagte, er würde mich für ein paar Stunden allein lassen, damit ich darüber nachdenken könne, aber er komme wieder. Er riet mir, in der Zwischenzeit nicht ans Telefon zu gehen. Er sagte, er müsse sich den vierten Todesfall genauer ansehen.

Ich sah ihm hinterher. Sein Umhang flatterte nicht, weil er keinen trug, und er ist gar kein Superheld. Er ist nur einer dieser heldenhaft hilfsbereiten Menschen. Er hat mich auf jeden Fall gerettet.

Tja, als Thor wieder fort war, drehte sich mir der Kopf. Ich drehte mich buchstäblich eine Weile im Kreis, ich war verstört, verwirrt, ich schämte mich unglaublich, und ich brauchte Ned sehr dringend, aber natürlich wäre nichts davon geschehen, wenn Ned da gewesen wäre.

Schließlich dachte ich: Ich gehe hinunter zu Mira und erzähle ihr alles.

Mira öffnete mir freudestrahlend. Ihr Sohn und seine Familie waren in Tasmanien und suchten in der Nähe nach einem Haus, das sie mieten konnten! Ihr Sohn hatte gekündigt! Seine böse Chefin hatte den Schock ihres Lebens erlitten! Ich kam kaum zu Wort, so aufgeregt war Mira.

Sie stellte mich ihrer Enkelin Bridie vor, die auf der Couch saß und mit ihrem Telefon beschäftigt war. Trotz meiner Erschütterung gelang es mir, Bridie zu fragen, ob sie sich freue, nach Tasmanien zu ziehen, und sie dachte einen Augenblick nach und sagte: »Vielleicht.« Sie schien ein ernsthaftes kleines Mädchen zu sein, und ich mochte sie. Ihre Mutter und ihr Bruder waren unterwegs und sahen sich den örtlichen Fußballverein an.

Mira ging in die Küche, um uns Tee zu kochen. Sie sagte, ihr Sohn sei im Garten.

Ich ging hinaus auf die Terrasse. Ein mittelalter Mann lief in Miras Garten auf und ab, sichtlich besorgt und beunruhigt. Das verstand ich, auch ich machte mir ein wenig Sorgen wegen Miras Garten. Ich fürchtete, sie wurde übers Ohr gehauen. Sie hatte den Gärtner im Voraus bezahlt, und er hatte dafür nicht mehr getan, als einen sehr alten, marode wirkenden Bagger neben einem halb fertiggestellten tiefen Graben, dessen Sinn sich mir nicht erschloss, stehen zu lassen.

Miras Sohn sah mich nicht gleich, aber als ich ihn betrachtete, erkannte ich ihn wieder. Sein Lockenkopf ist so markant! Er war der Mann, der auf dem Flug von mir aus auf der anderen Gangseite gesessen hatte, der Mann, der die gleichen eleganten Schuhe wie Ned getragen und ebenso ungeduldig mit dem Fuß geklopft hatte.

Zuerst dachte ich: Oh, ist das nicht interessant, was für ein Zufall, Miras Sohn, von dem sie so oft spricht und der wie sein Vater zu viel arbeitet, war auf demselben Flug nach Sydney.

Die Sonne schien, doch in den letzten Tagen hatte es unablässig geregnet, und Miras Garten hatte sich in einen Morast verwandelt. Ich verfolgte, wie Miras Sohn sich hinabbeugte und nach unten sah, vermutlich um den Zustand seiner Schuhe besorgt. (Wie die Mutter, so der Sohn.)

Er kratzte sich am Kinn.

Auf demselben Flug.

Da wurde es mir klar. Wenn er von mir aus auf der anderen Gangseite gesessen hatte, konnte ich ihm dann eine dieser »Prophezeiungen« gestellt haben, von denen Thor mir gerade erzählt hatte?

Falls ja, was um Himmels willen hatte ich ihm gesagt? Dem Sohn meiner entzückenden neuen Freundin. Die Röte schoss mir ins Gesicht. Ich war zutiefst beschämt, entsetzt. Ich wünschte, der Boden würde sich auftun, genauso wie damals, wenn ich im Treppenhaus des Beachside Blue einem Nachbarn begegnet war und gedacht hatte: *Oh, du liebe Güte, ich hoffe, ich habe dich gestern Abend nicht geküsst.*

Er blickte hoch und sah mich auf der Veranda seiner Mutter stehen.

Ihm klappte die Kinnlade herunter. Er hatte mich eindeutig ebenfalls erkannt. Er sah aus, als hätte er ein Gespenst gesehen. Eine endlose Sekunde lang starrten wir einander an, und dann erhaschte ich aus dem Augenwinkel eine Bewegung.

Zuerst dachte ich, ich würde es mir nur einbilden: Wie ein umstürzender Baum, wie ich auf Hazels Couch, kippte der Bagger in Zeitlupe zur Seite, auf Miras Sohn zu, der mich noch immer anstarrte, wie gelähmt, wie angewurzelt.

Der Bagger würde auf ihn fallen.

Ich bin sehr froh, dass ich mich an seinen Namen erinnerte, und ich war nicht zu schüchtern, um ihn laut auszusprechen.

»LEO«, schrie ich, »AUFPASSEN!«, und deutete auf den Bagger.

Er drehte den Kopf. Er fluchte.

Er sprang in letzter Sekunde behände über den schlammigen Graben.

Kapitel 119

Schauen Sie. Es besteht kein Grund, so ein Aufhebens darum zu machen. Vielleicht hätte der Bagger ihn gar nicht getötet, und selbst wenn, wäre es, glaube ich, nicht in die Kategorie Arbeitsunfall gefallen, weil es ja nicht Leos Arbeitsplatz war.

Kapitel 120

Der aufstrebende YouTube-Star war gar nicht tot.

Thor hatte es vermutet, und er behielt recht:

Simon Gallea alias Simon Says Be Kind *hat seinen eigenen Tod vorgetäuscht, um mehr Follower zu generieren und mehr Merchandise zu verkaufen.*

Außerdem *war er nicht einmal auf dem Flug.*

Ist das zu fassen? Er hat sich das alles ausgedacht! So weit zu »nach dem Zufallsprinzip Sonnenschein verschenkt«. Den eigenen Tod vorzutäuschen, erschien mir nicht sonderlich lieb. Ich habe ihm nie irgendetwas prophezeit, weil ich diesen Bengel nie getroffen habe!

Die Leute waren wütend auf ihn, und das war für mich sogar ziemlich gut. Es lenkte ihre Aufmerksamkeit von mir ab. Sein Betrug ließ mein Wahrsagetalent aus irgendeinem Grund noch unzuverlässiger aussehen. In der Wahrnehmung der Leute verschmolzen wir miteinander. Wenn die Rede in einer Unterhaltung auf die Todesdame kam, gab es zynische, wissende Bemerkungen: »War der Vorfall in diesem Flugzeug nicht irgend so ein Betrug?«

Trotz der Beschimpfungen und des Zorns der Frühstücksfernsehmoderatoren – oder vielleicht gerade deswegen – bekam Simon die Berühmtheit, die »Merch-Verkäufe« und die Tausenden neuer Follower, auf die er so versessen gewesen war, daher war ihm das völlig schnuppe.

Kapitel 121

Cherry Lockwood, die »Todesdame«, öffnet die Tür ihres charmanten Häuschens in Battery Point – es ist unglaublich, sie war die ganze Zeit nur eine zehnminütige Autofahrt von Paula entfernt – und sagt unnötigerweise: »Sie sind hier!«

Paulas Freundin Stephanie hatte darauf bestanden, sie zu Cherry zu bringen. »Sie kann dich beruhigen.«

Paula dürfte keine Beruhigung nötig haben. Es ist eine Woche her, dass Cherrys »Stellungnahme« in der Presse veröffentlicht wurde, in der sie allen versicherte, sie sei keine Hellseherin, und sich für das Leid, das sie verursacht hatte, entschuldigte. Paula empfand genau gar nichts, als sie das hörte. Da war keine Erleichterung, nicht einmal, als sie erfuhr, dass einer der Tode eine Täuschung war, und sie hat ihr Verhalten nicht geändert, allerdings muss sie jetzt verstohlener vorgehen, weil Matt sie überwacht.

Stephanie und Cherry umarmen einander linkisch. Stephanie ist eine Frau, die die Leute umarmt, aber Cherry eindeutig nicht.

Stephanie tritt zurück. »Cherry. Das ist Paula.«

»Hallo, Paula.«

Dieselben blassblauen Augen, aber ohne diese beängstigende Leere darin. Ihre Wangen haben mehr Farbe, und ihr Gesicht wirkt voller, nicht so eingesunken wie auf dem Flug. Sie trägt eine schwarze Jeans und eine hübsche Bluse mit Kragen. Eine winzige Brosche. Sonst keinen Schmuck. Lippenstift, der zum Rosa in ihrer Bluse passt.

Sie ist nervös. »Ich rede zu viel«, sagt sie und redet weiter zu viel, über das Haus und seine Geschichte, irgendetwas über Kekse, und dass sie so schlecht kocht, wie sie tanzt, aber wünschte, sie könnte eine solche Pavlova machen wie Stephanies Mutter früher, für diese Pavlovas habe man sterben können, und dann hält sie inne und sagt: »Nun, ich kann nicht glauben, dass ich das gesagt habe«, und Stephanie lacht und umarmt sie noch einmal. Anscheinend kennen sie sich gar nicht so gut, aber Stephanie sagt, ihre Eltern hätten Cherry und Ned über alles geliebt.

Deshalb kam Cherrys Gesicht Paula auf dem Flug bekannt vor: weil sie sie auf zahlreichen Fotos in der erschütternden Diashow, die Stephanie und ihre Geschwister bei der Beerdigung ihrer Eltern zeigten, hatte lächeln sehen.

Cherry macht Tee, bringt einen Teller Monte-Carlo-Kekse, bleibt aber stehen, verschränkt die Hände und sagt förmlich: »Paula, ich bedauere zutiefst, was ich damals im Flugzeug zu Ihnen gesagt habe. Ich habe nicht die Fähigkeit, in die Zukunft zu blicken. Es war reiner Zufall, dass einige meiner Prophezeiungen eintrafen.«

»Danke«, sagt Paula und lächelt, als ob sie dankbar wäre, aber sie empfindet nichts. Sie *glaubt* Cherry, aber es ist, als wären deren mangelnde hellseherische Fähigkeiten nicht von Bedeutung. Sie weiß, sie wird die Schwimmstunden beibehalten, sie wird weiter ihre Zeilen schreiben.

»Also wird Timmy *garantiert* nicht ertrinken!« Stephanie klatscht in die Hände.

Cherry räuspert sich. »Das kann ich selbstverständlich nicht garantieren.«

Stephanie zischt: »*Cherry!*«

Cherry sagt: »Nun, das Kind muss schwimmen lernen, Stephanie! Man muss trotzdem Maßnahmen ergreifen, um das Risiko zu begrenzen!«

Stephanie sagt: »Ja, aber …«

»Und achten Sie darauf, Blaslöcher zu meiden. Ich sah einmal einen Jungen in einem Blasloch ertrinken. Das habe ich nie vergessen. Eine schreckliche, schreckliche Sache. Er war auch ein guter Schwimmer. Nur weil man schwimmen kann, heißt das nicht, dass man nicht ertrinken kann.«

»Okay«, sagt Stephanie. »Vielleicht erwähnst du lieber nicht … aber hör mal, der springende Punkt ist doch, du hast keine hellseherischen Fähigkeiten.«

»Überhaupt nicht«, bestätigt Cherry. »Obwohl meine Mutter eine sehr erfolgreiche Wahrsagerin war.«

»O mein Gott.« Stephanie seufzt.

Paula sagt nichts. Ein gerahmtes Foto auf dem Regal neben ihr hat ihre Aufmerksamkeit erregt. Das muss Ned sein, Cherrys Mann, der am selben Tag in einem Flugzeug starb, als auch Stephanies Eltern starben, was dazu führte, dass Cherry diesen Zusammenbruch hatte. Er ist ein grauhaariger, braun gebrannter älterer Herr, der beide Arme rücklings um die Reling einer Fähre geschlungen hat, hinter ihm azurblaues Wasser und nebelverhangene Berge – Italien vielleicht? –, und die Person, die das Foto macht, Cherry vermutlich, entspannt-liebevoll anlächelt. Irgendetwas an ihm erinnert Paula stark an ihren ehemaligen Therapeuten Dr. Donnelly, obwohl die beiden einander überhaupt nicht ähneln. Es hat etwas mit ihren freundlichen, intelligenten Gesichtern und ihrem gut geschnittenen grauen Haar zu tun.

»Paula?«, fragt Stephanie.

Was hat Paula geglaubt, mit dem Besuch bei dieser armen trauernden Frau zu erreichen?

»Ihre Zwangsstörung schert sich nicht um Logik«, sagte Dr. Donnelly immer. »Ihren irrationalen Gedanken können Sie mit Argumenten nicht beikommen.«

Genau das hat sie zu tun versucht.

Sie hat so viel Energie darauf verwendet, Cherry zu finden, als wäre eine andere Prophezeiung von ihr die Lösung, doch selbst *wenn* Cherry eine echte Wahrsagerin wäre und selbst *wenn* sie gesagt hätte: »Gute Nachrichten! Alle diese Schwimmstunden haben sich ausgezahlt, hier ist meine neue Prophezeiung!«, es hätte nichts geändert. Es wäre genauso wie damals, als ihre Schwester sagte, Paula werde diese Menschen am Fußgängerüberweg nicht überfahren. Sie *versprach* es ihr sogar. Aber es änderte nichts.

Paula hat sich vorgemacht, es gehe hier nicht um ihre Zwangsstörung, dabei geht es nur darum. »Diese Krankheit wird vielleicht immer zu Ihrem Leben gehören«, sagte Dr. Donnelly vor all den Jahren zu ihr. »Wie Asthma oder ein Ekzem. Aber Sie können sie in den Griff bekommen.«

Er hatte sie gewarnt, ihre Zwangsstörung könne in Zeiten hoher Belastung wieder ausbrechen. Es ist hoch belastend, eine Vollzeitmutter von zwei kleinen Kindern zu sein. Es ist hoch belastend zu hören, dass der eigene Sohn womöglich ertrinkt.

Hier geht es nicht um Cherrys Prophezeiung. Hier geht es darum, dass Paula und ihr besorgter Kopf Möglichkeiten finden, wie sie in einer Welt voller Unberechenbarkeit und Ungewissheit leben können. Ja, sie ist klug, ja, sie weiß alles über die Techniken, aber manchmal wird es, wie Dr. Donnelly vor all den Jahren ganz richtig vorhersagte, Zeiten in ihrem Leben geben, in denen sie ein wenig Hilfe braucht. »Und das ist keine Schande, Paula«, sagte er in ihrer letzten Sitzung, als wüsste er genau, was sie dachte: *Auf keinen Fall, ich habe das jetzt geklärt, adieu, Dr. Donnelly!*

»Das mit Ihrem Mann tut mir sehr leid«, sagt sie zu Cherry und deutet auf das Foto. »Er wirkt wie ein wunderbarer Mann.«

»Er war ein wunderbarer Mann.« Cherry nimmt das Foto in die Hand. »Sehen Sie, wie er grinst! Er hatte mich gerade rennen lassen, um diese Fähre noch zu erreichen!« Einen Augenblick lang ist ihre Miene so gramerfüllt, dass Paula den Blick abwenden muss, aber dann sieht sie die gleiche furchtbare Trauer auch in Stephanies Blick, und so betrachtet sie stattdessen den sehr hübschen Teppich.

»Dürfte ich ein aktuelles Foto von Timmy sehen?«, fragt Cherry. Sie hat sich wieder vollständig gefasst. »Und von Ihrer kleinen Tochter?«

»Natürlich.« Paula holt ihr Telefon hervor.

Auf dem Heimweg wird sie Matt anrufen und ihm sagen, er brauche sich keine Sorgen zu machen, sie werde so schnell wie möglich einen Termin bei Dr. Donnelly vereinbaren, der ihr helfen wird, wieder auf Spur zu kommen. Außerdem wird sie Stephanie bitten, die Augen nach Teilzeitstellen für Juristinnen offen zu halten, denn die Glücksmomente der Mutterschaft genügen nicht, und es ist eines der obersten juristischen Prinzipien, dass ein einvernehmlicher Vertrag beiden Parteien *Sicherheit* bietet, und irgendwoher muss sie dieses schwer zu greifende Gefühl ja beziehen.

Kapitel 122

Wenn die Menschen mich im Lauf der Jahre nach meinem Beruf fragten und ich »Aktuarin« sagte, gab es drei mögliche Reaktionen.

Ihre Augen leuchteten auf, weil sie mich missverstanden hatten und glaubten, ich hätte *actress*, Schauspielerin, gesagt, und dann wollten sie wissen, wo sie mich gesehen haben könnten.

Sie runzelten die Stirn und sagten: »Was ist eine Aktuarin?«

Oder wenn sie ein minimales Verständnis von der Aufgabe einer Aktuarin hatten, stellten sie folgende Scherzfrage: »Dann sagen Sie mir, Cherry, wann werde ich sterben?«

»Witzig«, erwiderte ich (obwohl es das nicht war), aber wissen Sie, was? Im Kopf beantwortete ich ihre Frage immer. Ich sprach es nie laut aus, aber ich nahm eine rasche Analyse der verfügbaren Daten vor – das Alter der Person, ihr Geschlecht, ihre Hobbys (falls ich beispielsweise wusste, dass sie eine Extremsportart trieb), ihre Lebensweise, Ernährung und so weiter und so fort – und kam so zu einer Todesursache und einer Lebenserwartung. Zu meinem eigenen Vergnügen.

Waren meine Handlungen auf diesem Flug eine befremdliche Variante dieser merkwürdigen geheimen Übung? Hatte mein Wahnsinn Methode?

Um es ganz klar zu sagen: Das ist nicht das, was Aktuare machen, und es ist mir nach wie vor zutiefst unangenehm, dass ich meinen geliebten Beruf an jenem Tag derart in Verruf gebracht habe. Wir zeigen nicht mit den Fingern auf Menschen und erzählen ihnen, wie und wann sie sterben werden. Vielmehr treffen wir fundierte Prognosen bezüglich der Wahrscheinlichkeit, dass ein beliebiges Individuum aus einer bestimmten Kohorte vor seinem nächsten Geburtstag sterben wird.

Standen meine Prophezeiungen in Zusammenhang mit dem Umstand, dass der Schwerpunkt meiner Arbeit, bevor ich in den Ruhestand ging, Mortalitätsprognosen nach Todesursache war? Wirbelten alle diese Daten durch meinen Kopf wie Trümmer bei diesem furchtbaren Wetterphänomen namens Tornado? (Ich denke gerade an den hervorragenden Spielfilm *Twister* mit der talentierten Schauspielerin Helen Hunt.)

Habe ich aus den sehr wenigen Informationen, die mir zur Verfügung standen, aufs Geratewohl meine eigenen Annahmen entwickelt?

Beispielsweise hielt Leo Vodnik eine Zeitschrift namens *Construction Engineering Australia* in der Hand. Die Wahrscheinlichkeit, bei der Arbeit zu sterben, ist bei Männern zehnmal so hoch wie bei Frauen. War das alles, was nötig war, um einen »Arbeitsunfall« als Todesursache vorherzusagen?

Ethan Chang trug den Arm in Gips. Lag es an seiner Verletzung, dass ich die Todesursache »tätlicher Angriff« wählte, verbunden mit dem Umstand, dass Verletzungen und Gewalt zu den Haupttodesursachen bei jungen Männern gehören?

Ich weiß, dass ich Kayla Halfpenny am Flughafen beobachtet und gesehen hatte, wie sie zuerst ihr Getränk umwarf und dann ihr Telefon vom Tisch stieß. War es die Tollpatschigkeit dieser jungen Frau im Verein mit dem Umstand, dass Verkehrsunfälle zu den führenden Todesursachen bei jungen Erwachsenen gehören, was mich veranlasste, »Autounfall« zu sagen?

Habe ich meine Prognosen einfach nach dem Zufallsprinzip erstellt? Ist es das, was mich dazu veranlasste, der lebensprühenden Frau, die mich an meine Freundin Jill erinnerte, Bauchspeicheldrüsenkrebs, die am meisten gefürchtete Krebsart, zu prophezeien und der Schwangeren Brustkrebs?

Habe ich mich vorübergehend für Madame Mae gehalten? Ich muss an meine Mutter gedacht haben, denn ich habe immer wieder »gegen das Schicksal kommt man nicht an« gesagt.

War ich durch irgendein alchemistisches Phänomen zu einem Amalgam aus uns beiden geworden?

Schließlich waren wir beide auf Vorhersagen spezialisiert.

Es gibt gewisse Ereignisse in meinem Leben, die möglicherweise einen erheblichen Einfluss auf mich gehabt haben. Zum Beispiel: der kleine Junge, der im Blasloch ertrank, als ich ein Kind war. Die Schreie seiner Mutter habe ich niemals vergessen. Dieser Junge hatte braune Augen und dunkles Haar. Als ich an Bord das liebe braunäugige, dunkelhaarige Baby sah, habe ich da an jenen armen Jungen gedacht und deshalb prophezeit, das Kind werde im selben Alter ertrinken?

Hat mich der Anblick von Eve, der jungen Braut, an die charmante Frau erinnert, die sich von meiner Mutter wahrsagen ließ und sich so sehr auf ihre bevorstehende Hochzeit freute, die erste, bei der ich jemals war? Habe ich an unsere Begegnung beim Einkaufen gedacht, als ihr inneres Licht erloschen war, und mich daran erinnert, dass sie bei einem mutmaßlich von ihrem Mann gelegten Brand starb?

Warum habe ich für Allegra, die schöne Flugbegleiterin, Selbstverletzung gewählt? Lag es einfach daran, dass ich in ihrem Blick einen unterdrückten Schmerz wahrnahm, von dem ich jetzt weiß, dass er von der Rückenverletzung herrührte, die sie auf jenem Flug erlitt? Lag es daran, dass ich die Selbstmordrate bei jungen Frauen kannte, die in den letzten Jahren stetig angestiegen ist?

Dachte ich an Tod, als ich an Bord des Flugzeugs ging, sinnierte ich darüber, dass jeder in diesem Flugzeug eines Tages sterben würde, und fragte mich, welche letztlich die Todesursachen sein würden?

Nun. Das ist die einzige meiner Fragen, die ich sicher beantworten kann. Natürlich dachte ich an den Tod. Ich hatte die Asche meines Mannes im Handgepäck dabei. Ich vermisste meine beiden besten Freunde. Ich dachte an all die Menschen, die ich in meinem Leben verloren hatte.

Ich war außer mir vor Trauer.

Zuweilen bin ich noch immer außer mir vor Trauer.

Ich kann mich nur aufrichtig entschuldigen und dies klarstellen: Ich bin keine Hellseherin. Ich bin eine trauernde, pensionierte Aktuarin, die auf einem Flug eine psychische Krise durchlitt.

Kapitel 123

Eve ist bei der Arbeit in der Arztpraxis. Sie leitet Dom gerade den neuesten Artikel weiter – TODESDAME LEUGNET WEITER BESONDERE KRÄFTE –, da kommt ein Patient an den Empfang.

Am Ende war gar keine Bestechung nötig. Einhundert Kröten gespart. Gerade als Paula und sie sie identifiziert hatten, gab die Todesdame eine öffentliche Entschuldigung heraus, in der sie erklärte, sie habe auf dem Flug eine psychische Krise gehabt. Sie sei keine Hellseherin, sie sei Aktuarin und habe keine besonderen Fähigkeiten.

Dom geht es gut. Er ist noch nicht wieder ganz der Alte. Er macht sich noch immer Sorgen ums Geld, und er macht sich noch immer Sorgen, er könnte sie im Schlaf verletzen, aber von Trennung ist nicht mehr die Rede.

»Ich muss meine Adresse ändern«, sagt der Mann.

»Kein Problem«, erwidert Eve und lächelt strahlend. Die Frau, die sie angelernt hat, sagte, es sei wichtig, immer freundlich und höflich zu den Patienten zu sein, denn einige seien nervös, anderen sei übel, oder sie hätten Schmerzen, und ja, manche seien einfach schreckliche Menschen, aber das sehe man ihnen ja nicht an der Nasenspitze an. »Also seien Sie bitte zu jedem nett, Eve.«

Klickediklack, klickediklack auf ihrer Tastatur.

»Ja, ich ziehe wieder zu meinen Eltern, um Geld zu sparen«, erklärt der Patient seufzend.

Eve sieht ihn an. Er ist Geschäftsmann. Er trägt buchstäblich eine Krawatte. Als sie die Adresse in seiner Patientenakte ändert, sieht sie sich sein Geburtsdatum an. Zehn Jahre älter als sie. Wenn *er* finanzielle Probleme hat, warum schämt und verachtet Eve sich dann so wegen ihrer schwindelerregend hohen Schulden? Manche Menschen haben keine Familie, aber Eve und Dom schon. Sie haben Glück. Ja, sie haben es vermasselt, und ja, es ist peinlich, aber es ist nicht wirklich das Ende der Welt, oder?

»Fertig!«, sagt sie und lächelt noch einmal, und der Mann sieht sie einen Augenblick zu lange an, als wollte er sie gleich fragen, ob sie mit ihm ausgeht, daher hält sie die linke Hand so, dass er ihren Ehering sieht – *Abmarsch, Kumpel* –, und er versteht die Botschaft.

Die Lösung liegt auf der Hand. Sie werden Doms Vater fragen, ob sie eine Zeit lang in Doms altes Zimmer ziehen dürfen, und zwei Fliegen mit einer Klatsche schlagen oder wie das heißt. Dom muss sich keine Sorgen mehr machen, dass er sie verletzt, wenn er schlafwandelt, denn *sein Vater wird da sein, um sie zu retten!*

Ihr Mietvertrag läuft demnächst aus. Zum Glück haben sie nur einen Sechsmonatsvertrag bekommen. Eves Mutter sagte damals, das sei schlecht, aber jetzt erweist es sich als gut, du bist also nicht so schlau, wie du denkst, Mum.

Auf ihrem Telefon geht eine Nachricht von ihrer Flugzeugfreundin Paula Binici ein. Sie überlegen, ob sie ihre Todesdame-Social-Media-Accounts schließen sollen, jetzt, da sie Cherry Lockwood erfolgreich aufgestöbert haben wie echte Detektivinnen, auch wenn irgendein Mann aus dem Flugzeug zuerst bei ihr war. Paula sagte, das sei ja typisch, dass ein Mann in letzter Sekunde ankommt und das gesamte Verdienst für sich beansprucht, aber das stimmt eigentlich nicht, denn er hat überhaupt nichts für sich beansprucht.

Noch immer posten die Leute ständig. Einige weigern sich zu glauben, dass Cherry keine Hellseherin ist: *Macht mal halblang, Leute, sie hat drei Tode vorhergesagt! Ihre Mutter war eine berühmte Wahrsagerin!* Paula sagt, möglicherweise sollten sie die Seite lieber behalten, damit sie die Kommentare moderieren und Leute berichten können, wenn Cherrys Vorhersagen sich (hoffentlich!) als falsch erweisen.

Doch bei dieser Nachricht von Paula geht es um etwas ganz anderes: *Gerade fiel mir ein, dass der Mann neben mir auf dem Flug Fachmann für Schlafstörungen war. Habe ihn aufgespürt (Kinderspiel nach Cherry). Er ist reizend. Hat gesagt, ihr könnt ihn jederzeit anrufen, du oder Dom, er kann auf jeden Fall helfen. Warnung: breiter schottischer Akzent. xx*

Seit ihren Hochzeitsfotos hat Eve nicht mehr so strahlend gelächelt.

In guten und in schlechten Tagen. Das haben sie in ihren Ehegelübden gesagt. Sie hatte nicht damit gerechnet, dass es so schnell schlechter wird, aber es wird wieder besser werden.

Sie denkt an Kayla Halfpenny. Durch ihre Online-Schnüffelei weiß Eve, dass Kaylas Freundin, die das TikTok-Live-Video vom Unfall filmte, aus dem Krankenhaus entlassen wurde und jetzt in Schulen Vorträge zum Thema Sicherheit im Straßenverkehr hält, zusammen mit Kaylas Freund, dem übergroßen dünnen Jungen aus dem Flugzeug. Es ist eine Art, Kaylas Andenken zu ehren, aber es scheint, als wären sie außerdem ein Paar. Eines Tages werden sie wahrscheinlich ein Baby bekommen und es Kayla nennen oder wenigstens mit dem zweiten Vornamen, was nett ist, schön sogar, aber irgendwie auch ätzend, denn es beweist: Wenn man weg ist, ist man wirklich weg, und alle anderen haben immer noch ein Leben, sie trauern um einen, haben aber auch Spaß, und deine beste Freundin mag dich vermissen, aber sie kommt vielleicht auch mit deinem Freund zusammen, worüber du dich nicht beschweren kannst, weil du *nicht da* bist, und Eve hat das Gefühl, darin liegt irgendeine Lebenslektion. Vielleicht einfach: Lebe dein Leben, Eve. Möglichst intensiv.

Sie spürt eine Aufwallung von Stärke, Optimismus und Macht. Sie ist Wonder Woman, sie ist Barbie, sie ist Ruth Bader Ginsburg, sie ist Taylor Swift …

»Hallo? Jemand zu Hause?« Eine Patientin streckt die Hand über den Empfangstresen und wedelt damit vor Eves Augen.

»Tut mir leid«, sagt Eve. Wie peinlich. »Was kann ich für Sie tun?«

Sie ist *Eve Archer-Fern,* und die Zukunft liegt in ihren Händen.

Kapitel 124

Man kann sich seine Zukunft nicht aussuchen. Nicht in einer Welt der Risiken und Ungewissheiten. Egal, was einem die Selbsthilfe-Gurus erzählen. Man kann versuchen, sein Leben in die richtige Richtung zu lenken wie ein eigenwilliges Pferd, aber man muss akzeptieren, dass es Zeiten geben wird, da es in eine Richtung davongaloppieren wird, die man nicht gewählt hat. Niemand kann einem mit hundertprozentiger Genauigkeit sagen, was vor einem liegt. Wenn der Arzt Ihnen erklärt, dass neunundneunzig von hundert Menschen an Ihrer Krankheit sterben, werden Sie wahrscheinlich sterben, aber Sie könnten auch die eine sein, die aller Wahrscheinlichkeit trotzt, und dann werden Sie sich für gesegnet und für etwas Besonderes halten, und Ihre Lieben werden glauben, die Inbrunst ihrer Gebete hätte sich ausgezahlt, aber es ist bloß Mathematik. Es ist alles bloß Mathematik.

Ich war sehr erleichtert, als meine Prophezeiungen nicht mehr eintrafen.

Menschen überlebten die beängstigenden Fristen, die ich ihnen gesetzt hatte. Sie posteten Fotos von ihren Geburtstagsfeiern. Manchmal standen unter den Fotos Sätze wie dieser: *Leck mich, Todesdame!,* aber ich freute mich trotzdem für sie.

Die Schwangere auf dem Flug, die sich später nicht in Behandlung begeben wollte, weil sie glaubte, es ändere nichts, beschloss, den Rat ihres Onkologen doch zu befolgen, und ist jetzt krebsfrei. Ihr Mann schickte mir einen netten Brief, in dem er schrieb, ich habe seiner Frau das Leben gerettet, und ein Foto ihres süßen, riesengroßen Babys beifügte.

Einige Leute schickten mir auch Nachrichten, in denen sie mir mitteilten, dass dank meiner Vorhersagen ernsthafte Krankheiten frühzeitig entdeckt worden waren.

Eine Familie ließ sämtliche Brandmelder überprüfen, nachdem ich einen Hausbrand prophezeit hatte, und kurz darauf retteten diese Brandmelder ihnen das Leben.

Und dann starb eine Frau, der ich prophezeit hatte, sie werde vierundneunzig, im Alter von fünfundvierzig Jahren plötzlich im Schlaf. Das war natürlich sehr traurig, aber zugleich ziemlich hilfreich.

Ich sah Fotos von ihr. Sie war die Frau im Kaftan, die sich nicht entschuldigte, als sie mit dem Ellbogen gegen meinen Kopf stieß.

Nach einer Weile begannen die Leute, mich »Betrügerin« zu nennen, was mich zum Lachen bringen würde, wissen Sie, wenn ich nicht immer noch solche Schuldgefühle hätte.

Kapitel 125

Allegra und ihr Bruder sitzen einander gegenüber an einem roten Laminattisch im lauten Gastronomiebereich eines Einkaufszentrums und essen »Mighty Mega Burger« mit allem Drum und Dran.

Sie haben gerade erfolgreich Geschenke für ihre Eltern gekauft, deren Geburtstage nur drei Tage auseinanderliegen und daher immer zusammen gefeiert werden. Ein Armband für ihre Mutter, ein neues Hemd für ihren Vater, möglicherweise das gleiche wie im letzten Jahr, doch das macht ihm sicher nichts aus, er hat gern mehrere Exemplare seiner Lieblingsstücke.

Immer wenn Allegra und Taj allein sind so wie jetzt, gönnen sie sich in einem trotzigen, kindischen Ritual die Sorte fettiges Junkfood, das ihre Mutter ihnen als Kindern immer verweigert hat. Taj hat bereits ein Foto der Burger an ihre Mutter geschickt, die antwortete: *Ja, ja, ihr hattet so eine unglückliche Kindheit.*

»Ist dein Rücken immer noch okay?« Taj leckt sich Fett von den Fingern.

»Ja. Klopf auf Holz.«

Taj hält sich die gewölbten Hände hinter die Ohren. »*Nazar na lage*«, zitiert er den Hindi-Ausdruck ihrer Großmutter, der dasselbe ausdrückt.

Es fühlt sich wie eine Leistung an, die sie in ihrem Lebenslauf aufführen könnte: *Ich habe eine Operation vermieden.*

Ihr Orthopäde war bereit gewesen, sie zu operieren, sagte aber: »Ich bin Ihr letztes Mittel, Allegra.« Er erklärte ihr, es gebe keine Garantie. Taj erzählte ihr, erfolglose Rückenoperationen seien so weit verbreitet, dass es eine eigene Bezeichnung dafür gibt: Postnukleotomiesyndrom.

Daher stürzte sie sich auf die konservativen Behandlungen: Akupunktur, Physiotherapie, Sport. Bis zu ihrem neunundzwanzigsten Geburtstag war sie schmerzfrei und ging wieder arbeiten. Jonny und Anders kamen beide mit zum Abendessen zu Allegras Eltern. Noch letztes Jahr um die gleiche Zeit wäre ihr das unmöglich erschienen: alle diese kollidierenden Welten, Allegras sämtliche verschiedenen Seiten gleichzeitig präsent. Doch es ist gut gegangen. Sicher, es fühlte sich ein bisschen schräg an, aber vor allem war es lustig, als sie mit Jonny und Anders in der Garage ihres Vaters landete, wo dieser auf die vermeintlich einzigartigen Eigenschaften seines Laufbands hinwies. Jonny hockte sich, ehrlich interessiert, neben ihren Vater, um sich den Keilriemen anzusehen, während Anders Allegra über ihre gebeugten Köpfe hinweg ansah und verstohlen kunstvolle Grimassen schnitt.

Anders hat ihr hochherzig vergeben, dass sie mit einem Piloten zusammen ist, nicht jedoch, dass sie es geheim gehalten hat, und er hat sogar ein paar großzügige Zugeständnisse gemacht wie: »Vielleicht ist er doch nicht so übel, wie ich dachte.«

Ihre Eltern sagten, sie machten sich wegen der Selbstverletzungsprophezeiung keine Sorgen mehr, seit sie Cherry Lockwoods öffentliche Erklärung sahen. Als Allegra über die Fluggesellschaft eine persönliche, handschriftliche Entschuldigung von Cherry erreichte, beruhigte sie das erst recht, doch Allegra glaubt, mindestens ihre Mutter habe sich erst dann wirklich keine Sorgen mehr gemacht, als Allegra das prognostizierte Todesalter überlebt hatte. Da schrieb sie die Geschichte um und sagte, *zu keinem Zeitpunkt* sei sie besorgt gewesen, ganz und gar nicht, sie habe immer gewusst, dass die Dame keine besonderen Fähigkeiten habe, ebenso wie sie korrekt vermutet habe, dass sie in der Versicherungsbranche arbeitete. Dann sagte sie: »Wenn ich raten müsste, welches meiner Kinder anfällig für Depressionen ist, würde ich sogar eher an deinen Bruder denken, nicht an dich.«

»Aber warum?«, fragte Allegra. »Taj ist immer fröhlich.«

»Darum«, erwiderte ihre Mutter. »Deine Großmutter war genauso.«

Doch dann weigerte sie sich, noch etwas dazu zu sagen. Sie erklärte, sie habe das Thema satt. Allegra drang nicht weiter in sie, aber in letzter Zeit denkt sie über etwas nach, worüber sie bei ihrer Recherche zum Thema Depression gelesen hat: ein Phänomen namens »lächelnde Depression«. Offenbar zeigen manche Menschen, die unter Depression leiden, keine der typischen Merkmale. Sie sind außergewöhnlich gut darin, ihre wahren Gefühle zu verbergen und zu tarnen. Sogar die

Menschen, die ihnen am nächsten stehen, haben keine Ahnung. Sie wirken zufrieden. Häufig sind sie sehr erfolgreich.

Jetzt mustert Allegra Taj, während er seinen Burger verzehrt.

»Wie geht's dir?«, fragt sie.

»Gut«, antwortet er mit vollem Mund.

»Bist du … glücklich?«

»Ekstatisch«, erwidert er ausdruckslos.

Er wirkt, als ginge es ihm gut. Wahrscheinlich geht es ihm auch gut. Sie lässt den Blick über sein vertrautes Gesicht wandern. Ihr nerviger, gut aussehender, total von sich eingenommener großer Bruder. Der Selbstsichere. Der Kluge. In ihrer Kindheit und Jugend gab es Phasen, in denen sie ihn vergötterte, und solche, in denen sie ihn wirklich hasste, aber er war immer auf ihrer Seite.

»Das Karma ist ein Miststück«, sagte er, als er vom plötzlichen, unerwarteten Tod der kaftantragenden Passagierin erfuhr, die Allegras Rückenverletzung verursacht hatte. Wenn er das in Hörweite ihrer Mutter gesagt hätte, hätte er sich einen Vortrag über die wahre Natur des Karmas anhören müssen.

»Triffst du dich mit jemandem?«

»Im Moment nicht.« Taj blickt an ihrer Schulter vorbei, als faszinierte ihn irgendetwas, was bei Sushi Hub vorging.

Sowohl Piloten als auch Flugbegleiter benötigen ein »Situationsbewusstsein«. Sie müssen immer wissen, was passiert ist, was gerade passiert, was vielleicht passieren wird. Sie müssen wissen, wann sie ihrer Intuition vertrauen können und wann sie ihre natürlichen Instinkte ignorieren müssen. Allegra ist eine gute Flugbegleiterin. Eines Tages könnte sie eine gute Pilotin sein. Vor ein paar Wochen hat sie sich um ein Stipendienprogramm beworben, das ihre Fluggesellschaft für Flugbegleiter anbietet. Jonny spricht immer noch von ihrem Gesichtsausdruck an dem Tag, an dem sie ihren Einführungsflug machte. Er sagt, er wird ihn niemals vergessen. Er redet darüber wie über etwas Wundervolles, das *ihm* passiert ist. Sie ist noch nie von jemandem geliebt worden, den es glücklich macht, wenn er sie nur glücklich sieht.

Ist ihr Bruder glücklich?

»Bereit zum Aufbruch?« Taj lässt den halb gegessenen Burger auf seinen Teller fallen. Sie essen das ungesunde Junkfood niemals auf, und um ehrlich zu sein, ist ihnen hinterher immer ein bisschen schlecht, wie ihre Mutter es ihnen als Kindern prophezeit hat. Es ist ihre Schuld. Sie hat ihre Gaumen mit ihrem hochwertigen Essen grausam verdorben.

Allegra denkt an Cherry Lockwoods schriftliche Entschuldigung: *Es tut mir so leid, dass unsere Wege sich auf diese Weise gekreuzt haben. Es gab keinen Grund für das, was ich zu Ihnen gesagt habe.*

Aber was, wenn es doch einen Grund dafür gäbe, dass ihre Wege sich gekreuzt haben?

Jonny hat ihr erzählt, einer seiner ersten Fluglehrer habe gesagt, der Unterschied zwischen einem Piloten und einem Flieger sei die Leichtigkeit der Handgriffe. Ein Flieger reiße oder zerre nicht an der Steuervorrichtung. Ein Flieger bewege die Steuervorrichtung nicht. Er – oder *sie* – übe Druck aus, und zwar immer nur so viel wie nötig.

Allegra knüllt ihre Serviette zusammen und lässt sie auf ihren Pappteller fallen. Sie beugt sich nicht zu ihrem Bruder vor, sondern lehnt sich zurück. Nicht zu ernst, aber auch nicht im Scherz.

Ihr Tonfall ist fingerspitzenleicht.

»Taj«, sagt sie.

Kapitel 126

Wenn man mit jemandem zusammenlebt, den man liebt, teilt man auch die banalsten Sorgen: *Wann sollen wir essen, wann sollten wir losfahren, was sollen wir uns anschauen, ich dachte, sie hätten gesagt, dieser Teppich würde spätestens heute geliefert, uns ist der schwarze Pfeffer ausgegangen, habe ich noch Zeit, um zu duschen, kannst du Spülmaschinentabs kaufen, bist du müde, hast du Hunger, hast du die Nachrichten über diesen Politiker, diese Gräueltat, diesen Unfall, diese Katastrophe gesehen, du glaubst ja nicht, was ich gerade gelesen habe, ich gehe ins Bett, hör dir das an, es ist so witzig, isst du das noch, ich rufe wegen des Teppichs an, wann kommst du nach Hause, wir treffen uns dort, wir sehen uns, wenn ich zurück bin, wirst du schon gegessen haben, ich werde noch nicht gegessen haben, was diesen Teppich betrifft, haben wir die richtige Entscheidung getroffen …* und immer so weiter, ein endloser Strom täglicher kleiner Entscheidungen, Meinungen und Gedanken, die mitgeteilt werden, und man weiß nicht einmal, dass es einen am Leben erhält.

Ohne Ned musste ich eine neue Struktur für meine Woche und mein Leben finden. Ich musste mir Menschen suchen, mit denen ich banale Sorgen teilen konnte, denn sie müssen geteilt werden – natürlich nicht, dass ich Pfeffer brauche, aber man benötigt einen Menschen in seinem Leben, bei dem man sich darüber beklagen kann, wie frustrierend es ist, dass der örtliche Supermarkt ständig die verdammten Gewürze irgendwo anders hinräumt. (Warum? Lasst sie in Ruhe!)

Ivy und ich bestimmten einen Zeitpunkt für ein wöchentliches Telefonat. Es ist ihr Sonntagabend in Amerika, mein Montagmorgen in Australien, und wir unterhalten uns bis zu einer Stunde lang, häufig über Kindheitserinnerungen wie die an Mr Madigan, der einmal auf den Hütehund eines Freunds aufpasste. Als Miss Piper mit ihren Milchkühen Gassi ging und am Haus vorbeikam, war der Hund begeistert und trieb die Kühe zügig in Mr Madigans Garten, wo sie umherliefen und die Beete seiner Frau zertrampelten, während Miss Piper »Buttercup! Buttercup!« schrie. Was für ein Tumult.

Diese Telefonate holen mein barfüßiges, sommersprossiges Ich mit den maulbeerfleckigen Fingern aus der Zeit vor Männern, Trauer und Liebeskummer zurück. Es ist immer noch da! Allerdings weiß ich nicht, ob ich noch so mühelos wie damals auf einen Baum klettern könnte.

Dienstag ist Wassergymnastik mit Mira, gefolgt von nicht verpflichtendem Kaffeetrinken.

Mira lässt mich großzügig an ihrer wunderbaren Familie teilhaben, die zurück nach Hobart gezogen ist, und lädt mich häufig zu Familienaktivitäten ein (ich nehme nicht *jede* Einladung an, keine Sorge, nur hin und wieder). Eines Sonntags kämpfte Bridie mit ihren Mathematikhausaufgaben, und ich sagte: »Vielleicht könnte ich dir helfen, Bridie.«

Sie flüsterte: »Ich bin zu dumm für Mathe.«

Das brach mir das Herz, und ich kann Ihnen nicht sagen, wie schmerzlich ich Ned in diesem Augenblick vermisste. Sie wissen ja, dass ich nicht mit Kindern umgehen kann, aber ich beschloss, seine Notizbücher durchzusehen und nach Ideen zu suchen, die mir helfen könnten, Bridie zu helfen. Wohin er auch ging, hatte er ein kleines gebundenes Notizbuch in der Tasche, um Ideen, Gedanken und Unterrichtspläne festzuhalten, auch nach seiner Pensionierung noch.

Er verwahrte seine Notizbücher in einem Schuhkarton. Es waren über vierzig.

Ich wählte aufs Geratewohl eines aus und bemerkte, dass das Akronym »EGS« immer wieder auftauchte. Anfangs konnte ich nichts damit anfangen, bis mir eine lange zurückliegende Unterhaltung mit Jill und Bert einfiel, bei der Jill von einem »Dankbarkeitstagebuch« gesprochen hatte. Es soll sehr gut für uns sein, Entzündungen mindern, uns zu einem längeren Leben verhelfen und so weiter. Ned sagte: »Das mache ich seit Jahren.« Er erzählte, nach seiner Scheidung habe er eine Phase durchgemacht, in der er sehr niedergeschlagen gewesen sei. An manchen Tagen habe er sich zum Aufstehen zwingen müssen, und da habe er beschlossen, täglich »eine gute Sache« zu finden und aufzuschreiben. Das mache er noch immer an den meisten Tagen, sagte er.

Ich hatte es ganz vergessen. Wenn ich nicht seine Notizbücher durchgesehen hätte, wäre es mir vielleicht nie wieder eingefallen.

Er hatte seine Notizbücher nicht datiert (dummer Mann), deshalb wusste ich nie, in welchem Jahr ich landen würde, wenn ich ein Notizbuch zur Hand nahm, aber sehr häufig betraf die »eine gute Sache« mich.

Cherrys Augen

Cherry im blauen Kleid

Cherry, die das Kamel anschreit

Cherrys Beine

Verregneter Tag, mit Cherry über Erinnerungen an unsere Väter gesprochen

Cherry mit dem grünen Strohhut

Sonnenblumen in der Toskana, mit Cherry über die Fibonacci-Folge gesprochen

Cherry sagt, sie würde mich mit auf ihre Tür lassen

Langes Gespräch mit Cherry über mathematischen Platonismus, ihre Mutter und Gott

An einen grünen Strohhut kann ich mich nicht erinnern (kommt mir unwahrscheinlich vor, vermutlich war er blau), aber so vieles, was er als »eine gute Sache« notiert hat, beschwört Erinnerungen herauf.

Wie die an ein langes Gespräch über »mathematischen Platonismus«.

Eines Sonntagmorgens lagen wir im Bett, weil wir nichts vorhatten, und sprachen über die Auffassung, dass mathematische Gegenstände nicht erfunden, sondern entdeckt werden, weil sie schon existieren, was, falls es stimmt, bedeutet, dass die Realität über die physische Welt hinausreichen *muss.* Wir sprachen über die Idee, dass Mathematik ein Sinn wie Sehen und Tasten ist, und wenn das zutrifft, nun, war es dann auch möglich, dass meine Mutter einen weiteren Sinn besessen hatte, der ihr Zugang zu einer anderen Realität gewährt hatte? Ich fragte mich, ob meine Liebe zur Mathematik und ihre Liebe zum Spirituellen auf weitaus schönere und mysteriösere Weise verbunden sein könnten als dadurch, dass Mum meiner zynischen Überzeugung nach ihre Vorhersagen anhand von Daten und Wahrscheinlichkeiten erstellt hatte, die sich nicht von den Tabellen einer Aktuarin unterschieden.

Und dann fragten wir uns, ob wir bloß auf Gott oder die Erleuchtung zustolperten oder das nur eine andere Art war zu sagen, dass wir es nicht wussten, und das war alles so spannend, doch dann saß Ned plötzlich kerzengerade im Bett und schlug sich an die Stirn, denn ihm war eingefallen, dass wir *doch* etwas vorhatten: Aldi hatte Campingstühle im Angebot.

Ich weiß noch, dass wir wie die Irren umherliefen, uns anzogen und im Auto gereizt über die Belüftung zankten.

Vom Erhabenen zum Banalen, alles vor dem Frühstück.

Übrigens war die eine gute Sache nicht immer ich.

Manchmal lautete sie *Steak*.

Manchmal war es *Golf mit Bert*.

Jills Pavlova tauchte mehrmals auf.

Mittlerweile bewahre ich Neds Notizbücher an meinem Bett auf und gestatte mir jeden Abend vor dem Einschlafen (immer auf meiner Seite, und dem Kopfkissen auf seiner Seite wünsche ich mit einem sanften Tätscheln eine gute Nacht), »eine gute Sache« auszuwählen, und das weckt sehr oft verschüttete Erinnerungen, und dann denke ich über die Zeit nach und darüber, dass wir in so vielerlei Hinsicht nicht verstehen, wie sie funktioniert, und ich gebe meine Bestes, um in meinen Erinnerungen zurückzureisen, und manchmal, wenn ich mir große, aber auch nicht zu große Mühe gebe, wenn ich es einfach geschehen lasse, bin ich wieder dort, im damaligen Augenblick, bei Ned.

Sie erinnern sich vielleicht daran, dass meine Mutter in ihrer allerletzten Wahrsagesitzung »Notizbücher« erwähnte. *Such nach den Notizbüchern.* Ich dachte nicht sofort daran, aber ein paar Wochen nachdem ich sie gefunden hatte, träumte ich von Mum. Sie tanzte durch unsere alte Küche mit der Tapete mit den blauen Trauben und sang: »Hab's dir doch gesagt, hab's dir doch gesagt!« (sie hatte unheimlich gern recht), und ich entgegnete, griesgrämig, denn in diesem Traum schien ich ein Teenager zu sein: »*Was* hast du mir gesagt?« Ich erwachte, und das Erste, was ich sah, war eines von Neds Notizbüchern, das noch immer mit dem Rücken nach oben aufgeschlagen auf meiner Brust lag. Ich schlafe oft so ein, drücke seine Worte statt seiner an mich.

Ich legte das Notizbuch auf den Nachttisch und dachte: *Ja, du hattest recht, Mum.*

Dann blickte ich zu Neds verlassener Bettseite, das Laken so glatt und kalt, und dachte: *Sicher, die Notizbücher sind wundervoll, Mum, aber daran, mich zu warnen, dass ich auf das kostbare Herz meines Mannes aufpassen muss, hast du nicht gedacht?*

Sie antwortete nicht.

Die Beziehung zwischen Mum und mir ist weiterhin ein wenig angespannt.

Die Notizbücher lieferten mir auch Ideen für Bridies Nachhilfeunterricht, und von da an kam sie jeden Mittwochnachmittag zur Mathematiknachhilfe zu mir.

Ich bin kein Ned. Ich bin keine geborene Lehrerin, aber das macht nichts, ich werde zusammen mit Bridie besser, und ich glaube, wir machen Fortschritte. Die Zeit, in der wir einfach plaudern, ist mir der liebste Teil unserer Treffen. Sie will Schauspielerin werden. Nicht Aktuarin. Schauspielerin – *actress.* Ihr Vater und ich stimmen überein, dass sie später sämtliche Academy Awards abräumen wird.

Eines Tages sagte Bridie, nachdem sie ihren Monte-Carlo-Keks gegessen hatte: »Ich mag den Mittwoch total gern.«

Ich nahm an, sie meine eine andere Aktivität an diesem Wochentag, vielleicht in der Schule, aber sie meinte *mich.* Sie meinte, sie möge den Mittwoch total gern, weil sie zu mir kam.

Ich sagte: »Ich mag den Mittwoch auch total gern, Bridie.« Und dann erzählte ich ihr von Mum, und dass sie mir vor all den Jahren geweissagt hatte, eines Tages werde ein Mädchen mit einem Flugzeug kommen, genau dann, wenn ich sie am meisten brauche, und ihr Name werde mit dem Buchstaben B beginnen.

Sie musterte mich mit ernster Miene, mit demselben Ernst wie das einzige Mädchen, als dessen Mutter ich mich je gesehen hatte, und dann sah ich, wie es ihr klar wurde, und sie fragte bedächtig: »Warte mal, Cherry, glaubst du, sie meinte *mich?*«

Ich sagte: »Ja, Bridie, ich glaube, sie meinte dich.«

Epilog

»Timothy Binici, dies sind Ihre ersten Olympischen Spiele, Sie sind bestimmt sehr aufgeregt.«

Der Junge ist siebzehn und hochgewachsen, breite Brust und kurzes dunkles Haar, Badekappe und Schwimmbrille in der Hand. »Sehr.«

»Also, wie ich höre, und korrigieren Sie mich, falls ich das falsch verstanden habe, aber man hat mir gesagt, Sie konnten schwimmen, bevor Sie laufen konnten? Stimmt das?«

»Das stimmt. Als ich ein Baby war, erzählte eine Wahrsagerin meiner Mutter, ich würde mit sieben Jahren ertrinken«, antwortet Timmy. »Also hat sie mich ziemlich früh zum Schwimmen gebracht.«

»Das ist ja erstaunlich!«, ruft der Sportreporter. »Und offensichtlich haben Sie ihr das Gegenteil bewiesen, denn Sie sind eindeutig *nicht* mit sieben ertrunken.«

»Nein, aber mit sieben habe ich einen Schulausflug mitgemacht und wurde von einer hohen Welle von einer Felsplattform ins Meer geschleudert, vollständig bekleidet. Ich hätte ertrinken *müssen.* Die meisten Kinder in meinem Alter *wären* ertrunken. Aber ich war ein superstarker Schwimmer, und hier bin ich also.«

»Tja, ich sage Ihnen was, ein großes Lob an diese Wahrsagerin, Australien dankt Ihnen!«

»Gern geschehen«, sagt Cherry Lockwood auf ihrem Sessel vor dem Fernseher. »Jetzt hol das Gold nach Hause, Timmy.«

Und als er das macht, springt sie auf und reckt beide Fäuste in die Luft.

»Erst, wenn wir wirklich begriffen haben, dass wir auf Erden nur eine begrenzte Zeit zur Verfügung haben – und dass es keinerlei Möglichkeit gibt, zu wissen, wann diese Zeit vorüber ist –, erst dann werden wir damit beginnen, jeden Tag so vollständig zu leben, als wäre es der einzige, der uns zur Verfügung steht.«

Elisabeth Kübler-Ross

Danksagung

Ein Riesendank geht an meine unglaublich talentierten Lektorinnen: Claire Craig, Amy Einhorn, Maxine Hitchcock, Danielle Walker, Brianne Collins, Lori Kusatzky, Madeleine Woodfield und Bhavna Chauhan.

Besonderer Dank gebührt Catherine Nance, Aimee Thompson, Nam Hyun (Natalie) Kim und Jocelyn Milward (Autorin des zum Nachdenken anregenden Buchs *Zero, Infinity and Me,* auf Deutsch etwa »Die Null, die Unendlichkeit und ich«), die mir so großzügig und geduldig ihre Zeit schenkten, um Fragen zu ihren jeweiligen Berufen zu beantworten. Außerdem schulde ich George Gates, Jolie Futterman und Rochelle Blacklock Dank dafür, dass sie mir persönliche Anekdoten erzählten, die mir halfen, Lebensgeschichten für meine Figuren zu entwerfen. Danke, Lena Spark, dass du meine medizinischen Fragen zu fiktionalen Zwecken beantwortet hast, während unsere Söhne Fußball spielten (wodurch du eine hervorragende Torwart-Parade verpasst hast – tut mir leid!).

Ich danke meinen tollen Presseagentinnen Tracey Cheetham, Gaby Young und Dyana Messina. Und ich danke meinen wunderbaren Literatur- und Filmagent*innen: Fiona Inglis, Faye Bender, Jonathan Lloyd, Kate Cooper, Sam Loader, Jason Richman und Addison Duffy. Danke für die Erinnerungen, Jerry Kalajian. Ich danke all den großartigen Sales- und Marketingteams, Buchhändlern und Bloggern, die den Leser*innen helfen, meine Bücher zu finden, insbesondere Julie Cepler, Rufus Cuthbert und Ellie Morley.

Vielen Dank, Caroline Lee, dafür, dass du meine Hörbücher so toll eingelesen hast. Ich danke meinen wunderbaren Übersetzer*innen überall auf der Welt, darunter Alice Jakubeit, der Übersetzerin dieses Buchs!

Ich danke meinen Schwestern Jaci, Kati, Fiona und Nicola. Danke, Jaci, dass du meine erste und schnellste Leserin bist und mir so viele ausgefallene Komplimente machst. Danke, Kati, für deine großzügige Hilfe beim Korrekturlesen. (Meine Schwestern Jaclyn und Nicola Moriarty sind beide wunderbare Schriftstellerinnen. Suchen Sie nach ihren Büchern!) Ich danke meinem Schwager Steve Menasse dafür, dass er online und in technischen Dingen alles geduldig für mich regelt.

Ihnen, meinen Leser* innen, bin ich zutiefst dankbar für Ihre überwältigende Unterstützung. Ich verspreche Ihnen, das ist für mich nicht selbstverständlich, und Ihre liebenswürdigen Kommentare bedeuten mir wirklich sehr viel. Es ist jetzt über zwanzig Jahre her, dass mein erster Roman erschienen ist, und ich habe Leser* innen, die von Anfang an dabei waren, während andere damals noch nicht geboren waren. Ich freue mich immer, bei meinen Veranstaltungen Mütter und Töchter zu sehen, neben Lesezirkeln und Gruppen von Freund* innen. Zwei Leserinnen erzählten mir einmal, sie hätten sich angefreundet, nachdem sie Jahre zuvor bei einer meiner früheren Veranstaltungen in der Signierschlange ins Plaudern gekommen seien. Das hat mich sehr gefreut.

Sue Fern meldete sich bei mir, nachdem sie *Neun Fremde* gelesen hatte, und erzählte mir vom Tod ihres wundervollen Sohns Dom. Es war mir eine Freude, Doms Andenken zu ehren, indem ich seinen Namen, Dominic Archer-Fern, einer meiner liebsten Figuren in *Vorsehung* gab.

Danke, Dad, für Schmetterlinge und Parkplätze und dafür, dass du mir in den Kopf kommst, wenn ich dich brauche.

Ich danke meinen australischen Kolleg* innen, insbesondere Ber Carroll (die jetzt als B. M. Carroll schreibt) und Dianne Blacklock (heute eine außergewöhnliche Lektorin).

Ich danke meiner schönen Mutter Diane Moriarty und ihrer Freundin, meiner schönen Patentante Sandi Spackman, die mir so viele Geschichten und Details über ihre herrliche Kindheit im Upper North Shore von Sydney erzählt haben, wo sie auf Bäume geklettert sind und Brombeeren gepflückt haben.

Apropos lebenslange Freundschaft: Dieses Buch widme ich zweien meiner Freundinnen: Marisa Colonna und Petronella McGovern. Wir haben uns mit Mitte zwanzig als Arbeitskolleginnen kennengelernt und werden mit Mitte neunzig hoffentlich noch immer zusammen lachen. Ich danke euch für eure Freundschaft und Unterstützung.

Last, but not least gilt meine gesamte Liebe und Dankbarkeit Adam, George und Anna. Ich habe so ein Glück. Danke für all die schönen, kostbaren Augenblicke. Danke auch für die nicht ganz so schönen Momente, denn die liefern mir fantastisches Material.

Als Neve einen Artikel über Bedauern auf dem Sterbebett erwähnt, bezieht sich das auf Bronnie Wares wunderbares Buch *5 Dinge, die Sterbende am meisten bereuen*. Die folgenden Bücher waren bei meiner Recherche ebenfalls hilfreich: *The Joy Thief* von Penny Moodie, *Narren des Zufalls* von Nassim Nicholas Taleb, *A Taste of Ginger* und *A Bit More Ginger* von Hedley Somerville, *Baby Boomers* von Helen Townsend, *Psychic Blues: Confessions of a Conflicted Medium* von Mark Edward sowie *Palm Reading and Tarot for Beginners* von Rebecca Hood.

Sämtliche Fehler sind natürlich, leider, meine.